R. Schweitzer

**Basiswissen**

**Die Heilpraktiker-Akademie Band 1**

Rudolf Schweitzer

# Basiswissen

## Terminologie · Chemie/Biochemie · Zytologie/Histologie · Allgemeine Pathologie

Die Heilpraktiker-Akademie Band 1

3. Auflage

ELSEVIER

ELSEVIER
Hackerbrücke 6, 80335 München, Deutschland
Wir freuen uns über Ihr Feedback und Ihre Anregungen an books.cs.muc@elsevier.com

ISBN 978-3-437-58012-3
eISBN 978-3-437-18229-7



**Wichtiger Hinweis für den Benutzer**
Ärzte/Praktiker und Forscher müssen sich bei der Bewertung und Anwendung aller hier beschriebenen Informationen, Methoden, Wirkstoffe oder Experimente stets auf ihre eigenen Erfahrungen und Kenntnisse verlassen. Bedingt durch den schnellen Wissenszuwachs, insbesondere in den medizinischen Wissenschaften, sollte eine unabhängige Überprüfung von Diagnosen und Arzneimitteldosierungen erfolgen. Im größtmöglichen Umfang des Gesetzes wird von Elsevier, den Autoren, Redakteuren oder Beitragenden keinerlei Haftung in Bezug auf jegliche Verletzung und/oder Schäden an Personen oder Eigentum, im Rahmen von Produkthaftung, Fahrlässigkeit oder anderweitig, übernommen. Dies gilt gleichermaßen für jegliche Anwendung oder Bedienung der in diesem Werk aufgeführten Methoden, Produkte, Anweisungen oder Konzepte.
Obwohl alle Werbemittel mit ethischen (medizinischen) Standards übereinstimmen, stellt die Erwähnung in dieser Publikation keine Garantie oder Anerkennung der Qualität oder des Wertes dieses Produkts oder der Aussagen der Herstellerfirmen dar.

**Für die Vollständigkeit und Auswahl der aufgeführten Medikamente übernimmt der Verlag keine Gewähr.**
Geschützte Warennamen (Warenzeichen) werden in der Regel besonders kenntlich gemacht (®). Aus dem Fehlen eines solchen Hinweises kann jedoch nicht automatisch geschlossen werden, dass es sich um einen freien Warennamen handelt.

**Bibliografische Information der Deutschen Nationalbibliothek**
Die Deutsche Nationalbibliothek verzeichnet diese Publikation in der Deutschen Nationalbibliografie; detaillierte bibliografische Daten sind im Internet über http://www.d-nb.de/ abrufbar.

18 19 20 21 22 5 4 3 2 1



Um den Textfluss nicht zu stören, wurde bei Patienten und Berufsbezeichnungen die grammatikalisch maskuline Form gewählt. Selbstverständlich sind in diesen Fällen immer Frauen und Männer gemeint.

Planung: Ingrid Puchner, München
Projektmanagement: Ulrike Kriegel, Dagmar Wiederhold, München
Redaktion: Dr. Nikola Schmidt, Berlin
Bildredaktion: Adriane Andreas, München
Herstellung: Ute Landwehr-Heldt, Bremen
Satz: abavo GmbH, Buchloe
Druck und Bindung: Printer Trento, Trento/Italien
Umschlaggestaltung: SpieszDesign, Neu-Ulm
Titelfotografie: © fotolia

Aktuelle Informationen finden Sie im Internet unter **www.elsevier.de**

# Vorwort zur 1. Auflage

Das wichtigste Ziel der vorliegenden Lehrbuchreihe besteht darin, den Heilpraktiker-Studenten auf eine Weise zur Prüfung zu begleiten, dass der Weg dorthin trotz aller Anstrengungen Spaß macht. Die Heilpraktikerprüfung hat sich in den zurückliegenden Jahren verändert. Sie wurde um zahlreiche Krankheitsbilder erweitert und hinsichtlich abgefragten Detailwissens erheblich erschwert. Während zuvor vergleichsweise einfache medizinische Grundkenntnisse zum Bestehen der Prüfung ausreichten, geht es nun darum, Erkrankungen unterschiedlichster Fachbereiche nicht nur hinsichtlich ihrer Symptome zu kennen, sondern sie tatsächlich auch in all ihren Aspekten verstanden zu haben. Überprüft wird zunehmend medizinisches Verständnis. Dies muss man nicht bedauern. Der berufliche Alltag des Heilpraktikers kann nur gewinnen, wenn eher vage medizinische Vorstellungen durch Sachverstand ersetzt werden.

Die Heilpraktikerprüfung setzt sich aus einem schriftlichen und einem mündlichen Teil zusammen, wobei in beiden Teilen nahezu ausschließlich schulmedizinische Inhalte abgefragt werden. Es kann demzufolge in der üblichen zwei- bis dreijährigen Ausbildung nicht darum gehen, Teilbereiche der komplementären oder Ganzheitsmedizin zu erlernen. Vielmehr reicht diese Zeitspanne gerade dazu aus, sich die Prüfungsinhalte anzueignen – als Fundament für angestrebte Spezialisierungen im Anschluss an die Prüfung.

Die Lehrbuchreihe ist aus Skripten hervorgegangen, die unterrichtsbegleitend beständig und über viele Jahre an die sich verändernde Prüfungssituation und damit an die jeweils neu zu optimierende Ausbildung angepasst worden sind. Ihr Zweck besteht darin, dem angehenden Heilpraktiker medizinische Lehrbücher an die Hand zu geben, die es ihm ermöglichen, sich den vollständigen Prüfungsstoff aus einem einzigen Werk zu erarbeiten. Die Lehrbuchreihe erhebt den Anspruch, auf jede Frage, die jemals in den Prüfungen gestellt worden ist, eine vollkommen ausreichende Antwort zur Verfügung zu stellen. Sie geht zusätzlich immer dann über dieses Ziel hinaus, wenn ein vollständiges Verständnis medizinischer Inhalte andernfalls nicht hätte erreicht werden können. Von daher werden Sachverhalte so manches Mal eingehender als unbedingt notwendig erörtert, denn Medizin wird genau dann interessant bzw. geradezu spannend, wenn man die Zusammenhänge ganz versteht. Und sie wird mühsam und unbefriedigend, wenn verlangt wird, endlose Auflistungen von Fakten auswendig zu lernen – ganz abgesehen davon, dass auswendig Gelerntes, Unverstandenes sehr schnell in Vergessenheit gerät. Zusätzlich soll das angestrebte Verständnis Reserven für die Heilpraktikerprüfung wie für den nachfolgenden medizinischen Alltag schaffen.

Die Vollständigkeit der Lerninhalte ermöglicht es dem ausgebildeten Therapeuten gleichzeitig, das Lehrbuch in den Folgejahren zum schnellen Nachschlagen zu benutzen, um verloren gegangenes Wissen wieder aufzufrischen. Diesem Ziel dienen zusätzlich einzelne Kapitel, die sich mit wichtigen medizinischen Themen befassen, die (noch) nicht prüfungsrelevant, jedoch auf besondere Weise praxisorientiert sind. Um den Lernenden im Hinblick auf die Prüfung nicht zu überfordern, sind solche Themenbereiche gesondert gekennzeichnet.

Einzelne medizinische Fächer kann man als Puzzlesteinchen betrachten. Sie müssen, um ein Bild zu ergeben, zusammengesetzt werden. Dies beinhaltet auch, dass die Einzelteile zunächst noch kein vollständiges Verständnis erzeugen können, weil dieses Verständnis im Ganzen liegt und nicht in seinen Teilen. Fächer wie Herz/Kreislauf, Atmung, Endokrinologie oder Hämatologie müssen getrennt voneinander erarbeitet werden, doch greifen sie ineinander, sind abhängig voneinander, können im wachsenden Verständnis nicht isoliert bleiben. Von daher benötigt der Studierende zunächst nicht nur Fleiß, sondern auch sehr viel Geduld. Nicht alles wird auf Anhieb verstanden werden. Erst wenn das Bild beginnt, Gestalt anzunehmen, wenn in nachfolgenden Fächern bereits gelernte Inhalte aus neuer Perspektive betrachtet werden, beginnt der eigentliche medizinische Denk- und Lernprozess. Und so besteht ein weiteres Ziel dieser Lehrbuchreihe darin, den Lernenden bis zum Ende seiner Ausbildung dorthin zu führen, wo er begreift, dass Medizin nicht nur spannend ist, sondern letztendlich auch äußerst logisch und in weiten Teilen fast naiv in dem Sinne, dass alles aufeinander aufbaut, das eine aus dem anderen folgt und der Studierende die Symptome einer Krankheit selbst formulieren kann, sobald er ihr Wesen ganz verstanden hat.

Aus dem Erreichen dieses Ziels resultiert gleichzeitig die Befähigung zu medizinisch verantwortlichem Handeln. Ich wünsche den Studenten auf dem Weg dorthin Fleiß und Ausdauer, aber auch sehr viel Freude beim Betrachten des entstehenden Bildes.

Es ist mir ein Bedürfnis, an dieser Stelle denjenigen Dank zu sagen, die auf besondere Weise zum Gelingen der Lehrbuchreihe beigetragen haben. Treffender formuliert wäre sie ohne die Mitwirkung dieser Personen nicht zustande gekommen. Auf Seiten des Verlags ist dies Frau Ingrid Puchner, die das anspruchsvolle Werk von Anfang an in verantwortlicher Position begleitet und mit großem Sachverstand und menschlicher Kompetenz an allen Hindernissen vorbei zum Ziel geführt hat. In besonderer Dankbarkeit blicke ich auch auf die Redaktionsarbeit, für die in Gestalt der geschätzten Kollegin Dr. Gräfin v. Pfeil eine dem Anspruch der Reihe höchst angemessene, ungewöhnlich kompetente Redakteurin gefunden wurde. Die menschliche und fachliche Kompetenz beider Persönlichkeiten finden sich schließlich auch in meiner geliebten Frau Florentine wieder. Sie hat dieses Werk viele Jahre lang mitgetragen, fachliche und sprachliche Unsauberkeiten aufgedeckt, Unverständliches angeprangert und nicht zuletzt klaglos auf zahllose Stunden gemeinsamer Zeit verzichtet.

Bad Wurzach, im Oktober 2011
Rudolf Schweitzer

# Vorwort zur 2. Auflage

Die Heilpraktiker-Akademie hat sich in erstaunlich kurzer Zeit zu einem neuen Standard in der Heilpraktiker-Ausbildung entwickelt. Das neuartige Konzept mit der Aufteilung in handliche Einheiten, den zahlreichen Info-Kästen und Zusammenfassungen wurde neben der hochwertigen Ausstattung besonders lobend herausgestellt. Eine geradezu begeisterte Resonanz erfuhr die Tatsache, dass neben der Vollständigkeit der Lerninhalte nun erstmals ein Lehrwerk zur Verfügung steht, welches das Verständnis der Medizin in den Vordergrund rückt, als Alternative zum eher mühsamen Auswendiglernen.

Der Erfolg der Lehrbuchreihe führte dazu, dass früher als geplant eine Neuauflage notwendig wurde. Diese Gelegenheit wurde dazu genutzt, weitere Verbesserungen vorzunehmen, ohne das Konzept des Werkes zu verändern. Besonderes Augenmerk wurde darauf gelegt, die Verständlichkeit der Erklärungsmodelle und medizinischen Zusammenhänge nochmals besser herauszuarbeiten. Die Berücksichtigung der neu hinzugekommenen Prüfungsfragen machte einzelne zusätzlich eingefügte Kapitel und Themenbereiche notwendig. Daneben wurden kleinere Fehler, die scheinbar unumgänglich zu einer 1. Auflage gehören, berichtigt. Zusätzliche Abbildungen dienen dem Verständnis, einzelne fehlerhafte bzw. schwer durchschaubare Abbildungen wurden ausgetauscht. Ergänzt wird die Lehrbuchreihe nun durch einen Gesamtindex, sodass sich die Themen schneller auffinden lassen.

Mein besonderer Dank gilt auf Seiten des Verlags Frau Ingrid Puchner, die auch die 2. Auflage begleitet hat und für die unverändert vertrauensvolle und fruchtbare Zusammenarbeit zwischen Verlag und Autor verantwortlich zeichnet. Für die redaktionelle Bearbeitung der 2. Auflage konnte Frau Dr. Nikola Schmidt gewonnen werden. Ihre fachliche Kompetenz und menschlich angenehme Art erwiesen sich als Bereicherung und Garant harmonischer Zusammenarbeit.

Bad Wurzach, im Mai 2014
Rudolf Schweitzer

# Vorwort zur 3. Auflage

Auch für die dritte Auflage wurde die Heilpraktiker-Akademie umfassend überarbeitet und ergänzt, um den aktuellen und zu erwartenden Veränderungen der Heilpraktiker-Prüfung Rechnung zu tragen. Außerdem galt es, die sich in rasantem Tempo entwickelnde Medizin mit ihren faszinierenden Möglichkeiten abzubilden – mit einem Schwerpunkt auf Themen, die für den angehenden Heilpraktiker von Bedeutung sind oder werden könnten.

Das bewährte Konzept der Lehrbuchreihe blieb unangetastet. Ganz im Vordergrund stand deshalb wiederum die ausführliche Darstellung der medizinischen Zusammenhänge, damit dieselben in all ihren Aspekten verstanden werden können. Das dient bekanntermaßen der Freude am Lernen und schafft gleichzeitig Reserven im Hinblick auf kommende Heilpraktiker-Prüfungen.

Zur großen Freude des Autors blieb das bisherige Team beieinander. Mein besonderer Dank gilt deshalb Frau Ingrid Puchner auf Seiten des Verlags und Frau Dr. Nikola Schmidt, die für die redaktionelle Arbeit verantwortlich war. Abgerundet wurde die wiederum ungewöhnlich harmonische und kompetente Zusammenarbeit durch Frau Adriane Andreas, die der umfangreichen Bebilderung des Werks einen bewundernswerten Feinschliff verpasste.

Bad Wurzach, im April 2018
Rudolf Schweitzer

# Optimale Nutzung des Buches

## Fachbegriffe

Der Einstieg in die medizinische Terminologie ist für den Anfänger schwierig. Dennoch wird von ihm erwartet, dass er sich die Begriffe aneignet. In diesem Buch werden die fachspezifischen Begriffe erklärt und sowohl die deutsche als auch fremdsprachige Bezeichnung angegeben. Im Text wird dann zwischen den Begriffen gewechselt, wenn beide gebräuchlich sind.

Aus didaktischen Gründen werden in diesem Buch außerdem unterschiedliche Schreibweisen bzw. Abkürzungen verwendet (z.B. „s" oder „Sek." oder „Sekunden").

Im Unterkapitel Terminologie des ➢ Bandes Basiswissen sind die wichtigsten Bezeichnungen mit Erklärungen erläutert. In diesem Band finden sich auf der Innenseite des Rückumschlags die allgemeinen Lagebezeichnungen und Ebenen des menschlichen Körpers.

## Abbildungen und Tabellen

Die Abbildungen und Tabellen sind getrennt voneinander innerhalb jedes Kapitels fortlaufend nummeriert.

Die große Menge an Abbildungen zeichnet dieses Buch aus. Nutzen Sie diese zusätzlichen Informationsquellen – ein Bild sagt häufig mehr als viele Worte, ist einprägsam und macht schwierige Zusammenhänge anschaulicher.

Bei den Abbildungen zusätzlich enthaltene Informationen oder auch Diskrepanzen, die im seltenen Einzelfall gegenüber dem Text entstehen, sollten nicht beachtet werden. Von Bedeutung im Hinblick auf die Heilpraktiker-Prüfung wie auch im Sinn des angestrebten Verständnisses sind allein die Ausführungen des Textes.

## Querverweise

Der menschliche Körper ist ein überaus fein abgestimmter Organismus, bei dem unzählige Rädchen ineinander greifen, damit er funktioniert. Verweise finden sich daher auch auf andere Bände dieser Reihe und sind z.B. mit ➢ Fach Dermatologie gekennzeichnet.

## Abkürzungen

Die verwendeten Abkürzungen finden sich auf S. VIII.

## Kästen

Ein System aus farbigen Kästen erleichtert das Lernen.

**Einführung**

Hinführung zum Thema

**ACHTUNG**

Hinweise auf unverzichtbare Notfall- oder Vorsichtsmaßnahmen

**PATHOLOGIE**

direkter Bezug zu Krankheitsbildern

**HINWEIS PRÜFUNG**

wichtige Anmerkungen zur Prüfung

**MERKE**

Informationen zum Einprägen, hilfreiche, interessante Tipps, Hinweise oder Merksätze

**EXKURS**

interessante Informationen, die über das Thema hinausgehen, um Zusammenhänge aufzuzeigen oder herzustellen

**HINWEIS DES AUTORS**

Erfahrungen des Autors, die über das allgemeine schulmedizinische und prüfungsrelevante Wissen hinausgehen

# Abkürzungsverzeichnis

| | |
|---|---|
| **A(a).** | Arteria(e) |
| **BSG** | Blutkörperchensenkungsgeschwindigkeit |
| **CRP** | C-reaktives Protein |
| **CT** | Computertomographie/Computertomogramm (geschichtete Röntgenaufnahmen werden im Computer zu einem Bild hoher Auflösung zusammengesetzt) |
| **DGE** | Deutsche Gesellschaft für Ernährung |
| **EKG** | Elektrokardiographie |
| **ICR** | Interkostalraum (Zwischenrippenraum) |
| **kgKG** | Kilogramm Körpergewicht |
| **M(m).** | Musculus (Musculi) |
| **MCL** | Medioklavikularlinie (senkrechtes Lot von der Mitte der Klavikula [Clavicula] nach kaudal) |
| **min/Min.** | Minute(n) |
| **MRT** | Magnetresonanztomographie (Kernspintomographie) |
| **N(n).** | Nervus (Nervi) |
| **Nl(l).** | Nodus lymphaticus (Nodi lymphatici) |
| **PSE** | Periodensystem der Elemente |
| **s/Sek.** | Sekunden |
| **TNF** | Tumornekrosefaktor |
| **V(v).** | Vena(e) |
| **WHO** | Weltgesundheitsorganisation mit Sitz in Genf (World Health Organization) |
| **ZNS** | Zentralnervensystem |

# Abbildungsnachweis

Der Verweis auf die jeweilige Abbildungsquelle befindet sich bei allen Abbildungen im Werk am Ende des Legendentextes in eckigen Klammern.

| | |
|---|---|
| **[E426]** | Kanski J.J.: Clinical Diagnosis in Ophtalmology. Elsevier/Mosby, 1. Aufl. 2005 |
| **[E431]** | Pane, Simrock: Praktical Ophthalmology. Elsevier/Churchill-Livingston, 1. Aufl. 2005 |
| **[E580]** | Drake R. L. et al.: Gray's Anatomy for Students. Elsevier/Churchill-Livingstone, 2. Aufl. 2010 |
| **[F547]** | Koning R.I., Koster A.J.: Cryo-electron tomography in biology and medicine. In: Annals in Anatomy, Vol. 191/5, 2009 |
| **[G095]** | Adkison L.R., Brown M.D.: Elsevier's Integrated Genetics. Elsevier/Mosby, 1. Aufl. 2007 |
| **[L106]** | Henriette Rintelen, Velbert |
| **[L107]** | Michael Budowick |
| **[L112]** | Mary Anna Barrat-Dimes |
| **[L141]** | Stefan Elsberger, Planegg |
| **[L157]** | Susanne Adler, Lübeck |
| **[L190]** | Gerda Raichle, Ulm |
| **[L231]** | Stefan Dangl, München |
| **[L252]** | Formelsatz/abavo für Elsevier/Urban & Fischer |
| **[L253]** | Dr. Wolfgang Zettlmeier, Barbing |
| **[L287]** | Formelsatz/Kösel für Elsevier/Urban & Fischer |
| **[M174]** | Prof. Dr. Gernot Rassner, Tübingen |
| **[M375]** | Prof. Dr. Ulrich Welsch, München |
| **[R186]** | Gruber G., Hansch A.: Kompaktatlas Blickdiagnosen. Elsevier/Urban & Fischer, 1. Aufl. 2006 |
| **[R235]** | Böcker, W. et al.: Pathologie. Elsevier/Urban & Fischer, 4. Aufl. 2008 |
| **[R300]** | Matzen P. et al.: Kinderorthopädie. Elsevier/Urban & Fischer, 1. Aufl. 2007 |
| **[S007-22]** | Sobotta, Atlas der Anatomie. Elsevier/Urban & Fischer, 22. Aufl. 2007 |

# Inhaltsverzeichnis

KAPITEL

# 1 Terminologie (Nomenklatur)



## Einführung

Die **medizinische Sprache** leitet sich überwiegend aus dem **Lateinischen**, in etwas geringerem Umfang auch aus dem **Griechischen** ab. Dies ist historisch bedingt. Manchmal werden lateinische und griechische Begriffe synonym verwendet. Zum Beispiel heißt die Milz sowohl Lien als auch Splen, der Magen sowohl Gaster als auch Ventriculus. Arteria splenica und Arteria lienalis sind synonyme Übersetzungen für die Milzarterie, auch wenn inzwischen die Übersetzung Arteria splenica gebräuchlicher ist. Ulcus ventriculi ist die Bezeichnung für ein Magengeschwür. Dagegen wird die Entzündung des Magens nicht als „Ventriculitis", sondern als Gastritis bezeichnet. Meist wird der Stamm der griechischen Übersetzung isoliert benutzt, um z.B. über die Endung -itis eine Entzündung anzuzeigen (Gastritis); der lateinische Begriff kommt eher in zusammengesetzten Übersetzungen wie Ulcus ventriculi vor. Das wird allerdings nicht durchgängig eingehalten und spielt letztendlich auch keine Rolle.

Natürlich gibt es für sämtliche medizinischen Begriffe **deutsche Übersetzungen**, doch sind dieselben **überwiegend ungebräuchlich**. Man spricht eben im medizinischen Alltag nicht von einer Magenentzündung, sondern von einer Gastritis. Dagegen wird das Ulcus ventriculi tatsächlich häufig auch einfach als Magengeschwür bezeichnet. Das Gespür dafür, wann eine deutsche Übersetzung möglich ist und wann zwingend die medizinische Terminologie gewählt werden muss, um nicht belächelt zu werden, entwickelt sich im Lauf der Zeit. Dies kann nicht einfach auswendig gelernt werden. Grundsätzlich ist man jedoch mit der medizinischen Terminologie immer auf der sicheren Seite. Dies gilt auch hinsichtlich der Prüfung, in der überwiegend die medizinische Nomenklatur verwendet wird. Lehrbücher enthalten in der Regel die übliche medizinische Ausdrucksweise. Auch in Krankenhausberichten oder Arztbriefen, die der Patient möglicherweise dem Heilpraktiker vorlegt, werden ausschließlich medizinische Termini benutzt. Der angehende Heilpraktiker kommt also nicht umhin, sich diese Sprache anzueignen. In den einzelnen Bänden der Lehrbuchreihe werden die Begriffe im Wechsel sowohl in der medizinischen Sprache als auch in ihrer deutschen Übersetzung verwendet, soweit dieselbe im Alltag ebenfalls gebräuchlich ist. Dies soll den Studierenden an den Umgang mit der Terminologie gewöhnen bzw. das Hineinwachsen in diese „Fremdsprache" erleichtern sowie ein Gefühl für die korrekte Verwendung der Begriffe entstehen lassen. Vor allem in den ersten Monaten des Lernens scheint dies schwierig und kaum zu bewältigen. In Wahrheit ist es nicht so kompliziert, wenn man einige Dinge beherzigt, die im Folgenden beschrieben werden sollen.

1

## 1.1 Wortbildung und Aussprache

### 1.1.1 Ableitung aus Wortstämmen

Wesentlich sind zunächst nicht die einzelnen Begriffe und Wörter, sondern lediglich eine überschaubare Anzahl an **Wortstämmen**. Aus diesen lässt sich nahezu jeder Begriff problemlos ableiten. Der Studierende sollte nicht versuchen, die Übersetzungen am Stück und ohne Zusammenhang auswendig zu lernen – es sei denn, er kann auf einige Jahre Latein und/oder Griechisch in der Schule zurückgreifen. Sinnvoller ist es, in den ersten Monaten des Lernens jeden neuen oder wieder entfallenen Begriff sofort nachzuschlagen und auf seinen Wortstamm hin zu lernen. Dies geht im Zusammenhang mit dem Erarbeiten eines definierten Stoffes wesentlich einfacher. Dadurch, dass sich die Begriffe, zumindest im Hinblick auf ihre Wortstämme, ständig wiederholen, wächst so allmählich das Verständnis im Umgang mit der medizinischen Sprache. Es würde sich also anbieten, ➤ Kap. 1.4 stets griffbereit neben die aktuelle Literatur zu legen, um keine Zeit zu verlieren. Seltenere Begriffe, die hier nicht aufgelistet sind, können bei Bedarf in einem medizinischen Wörterbuch (z.B. Pschyrembel, Roche Lexikon) nachgeschlagen werden.

### 1.1.2 Aussprache

Die Sprechweise der Begriffe ist relativ einfach zu erlernen, weil es hier, anders als im Englischen oder Französischen, keine Abweichungen zum Deutschen gibt. Man kann einen Begriff also genau so ablesen, **wie er dasteht**. Zu berücksichtigen ist lediglich, dass **jede Silbe getrennt** von der vorausgehenden bzw. nachfolgenden angesehen werden muss. So gibt es z.B. kein „ie", das zu einem gesprochenen „i" zusammenzuziehen wäre. Das Wort Lien (Milz) besteht demnach aus den beiden Silben „Li" und „en" und heißt „Li-en" und nicht „Lin". Eine seltene Ausnahme von diesen klaren Vorgaben entsteht bei manchen Krankheitsbezeichnungen, die mit dem Namen des Erstbeschreibers verbunden sein können. Wenn derselbe Engländer oder Franzose war, muss sich dies auch in der gesprochenen Sprache ausdrücken.

Auch bei dem **Buchstaben C** gibt es eine kleine Erschwernis: Das lateinische „C" wird vor i, e, oe und ae wie „C" ausgesprochen. In allen anderen Fällen wird hieraus ein gesprochenes „K". Truncus (Gefäßstamm) wird als „Trunkus" gesprochen. Der Plural von Truncus ist Trunci (die Gefäßstämme). Hier spricht man das „C" als „C".

### 1.1.3 Betonung

Die Betonung der einzelnen Begriffe erfolgt meist auf der vorletzten Silbe. Nur wenn die letzte Silbe kurz ist, betont man auf der drittletzten Silbe: For**a**men, Bifurc**a**tio, prof**u**ndus, Art**e**ria vertebr**a**lis, Umb**i**licus, Ventr**i**culus, V**e**rtebra.

**MERKE**

> Die korrekte Aussprache sollte möglichst oft gehört und nachgesprochen werden. Irgendwann geht sie dann in Fleisch und Blut über. Wichtig ist, v.a. komplizierte Begriffe beim häuslichen Lernen **laut** zu sprechen, weil erst dann erkennbar wird, ob sie korrekt und flüssig ausgesprochen werden können.

### 1.1.4 Wortendungen

Die Bildung von **Plural** und **Genitiv** gehorcht überwiegend einfachen Gesetzmäßigkeiten: Aus der Endung -us wird -i (Truncus, Trunci), aus der Endung -a wird -ae. Der Wirbel heißt Vertebra. Daraus wird dann Vertebrae = die Wirbel bzw. des Wirbels. Das Loch im Zwerchfell für den Durchtritt der Vena cava („c" als „k" gesprochen) heißt „Loch für die Vena cava", also Foramen venae cavae. Man erkennt hieran auch die Naivität der medizinischen (lateinischen) Sprache. Der Mediziner sieht ein Loch und er nennt es Loch (= Foramen), nur dass es eben nach seiner Übersetzung wissenschaftlicher klingt. Dagegen ist ein Loch, das in seinem Durchmesser veränderbar ist, eher ein Durchlass, also ein Hiatus. Das veränderbare „Loch" im Zwerchfell für den Durchtritt der Speiseröhre (Ösophagus) heißt deswegen nicht Foramen, sondern Hiatus oesophageus. Weitere Pluralbildungen oder Endungen des Genitivs ergeben sich im Lauf der Zeit mit dem Wachsen des Sprachgefühls. Wenn man einen bestimmten Begriff zum zehnten Mal hört oder liest, kennt man ihn allmählich. Abgesehen hiervon stellt eine falsch gesprochene Wortendung im Hinblick auf die Prüfung kein Problem dar.

Einige wenige Wortendungen sind von besonderer Bedeutung. Hierzu gehören -itis und -ose, -oid und -ulus bzw. -ulum. Die Endung **-itis** bezeichnet die **Entzündung**, die Endung **-ose** eine **degenerative** oder **unspezifische Veränderung**. Arthron ist das Gelenk, Arthritis die Gelenkentzündung und Arthrose der Gelenkverschleiß. Karditis, Gastritis, Pankreatitis, Appendizitis bezeichnen die Entzündung von Herz (Kardia), Magen (Gaster), Bauchspeicheldrüse (Pankreas) und Blinddarmwurmfortsatz (Appendix). Die Endung **-oid** leitet sich von -eides = **so ähnlich wie** ab und bezieht sich wie -itis oder -ose grundsätzlich auf den Anfangsteil des Worts. Das Erysipeloid sieht dem Erysipel zum Verwechseln ähnlich, ist aber eine eigenständige Erkrankung. Das Coracoid sieht aus wie ein Rabenschnabel (Korax = Rabe), das Mastoid erinnert an eine Brustwarze (Mastos = Brust). Die Endungen **-ulus** bzw. **-ulum** sind **Verkleinerungsformen**. Lobus heißt Lappen, Lobulus Läppchen; Caput ist der Kopf, Capitulum das Köpfchen.

### 1.1.5 Groß- und Kleinschreibung

Hinsichtlich der Groß- und Kleinschreibung gilt eine einfache Regel: Das erste Wort, z.B. in zusammengesetzten Begriffen, wird grundsätzlich groß geschrieben, die nachfolgenden klein. Die rechte Schlüsselbeinarterie schreibt sich Arteria subclavia dextra.

### 1.1.6 Abkürzungen

Vieles wird in der Medizin abgekürzt, v.a., wenn es sich um ständig wiederkehrende Begriffe handelt. Arteria wird mit A. bezeichnet, Musculus mit M., Vena mit V., Nervus mit N. usw. Zur Pluralbildung werden die Buchstaben verdoppelt: Aus A. wird Aa. (Arterien), aus M. wird Mm. (mehrere Muskeln), aus V. wird Vv. und N. wird zu Nn. Die wichtigsten Abkürzungen Abkürzungsverzeichnis.

**MERKE**

Ganz allgemein sollte der Studierende beim Erlernen der medizinischen Sprache sehr viel Geduld mit sich selbst haben. Das geht nicht in drei Wochen, auch nicht in drei Monaten. Lediglich die einleitend aufgelisteten Körperachsen und Lagebeziehungen (➤ Kap. 1.2) sollten bereits zu Beginn des Studiums auswendig gelernt werden – der Rest wächst von ganz alleine.

## 1.2 Körperebenen, Lagebezeichnungen, Achsen und Bewegungsrichtungen

### 1.2.1 Körperebenen (➤ Abb. 1.1)

Um die Lage eines Organs oder einer Struktur im menschlichen Körper zu beschreiben, benötigt man zunächst die 3 Dimensionen bzw. Achsen des Raums. Zusätzlich ist es hilfreich, z.B. eine Schnittführung durch eine Struktur mit verbindlichen Begriffen zu belegen und damit zu vereinheitlichen.

Danach betrifft ein quer geführter Schnitt durch irgendeinen Teil des Körpers die Horizontal- bzw. Transversalebene. Die Schnittführung parallel zur Stirn (= Frons) wird als Frontalebene bezeichnet, die Schnittführung im rechten Winkel hierzu (parallel zum Ohr) als Sagittalebene. Hierbei ist zu beachten, dass ungezählte Schnitte einer bestimmten Ebene möglich sind. Ein Sagittalschnitt kann das linke oder das rechte Ohrläppchen streifen, aber auch mehr oder weniger vollständig abtrennen oder irgendwo zur Mitte des Körpers hin erfolgen. Dies alles sind Sagittalschnitte, denn sie erfolgen allesamt in einer Ebene parallel zum Ohr. Sämtliche Bezeichnungen beziehen sich auf die sog. **Nullstellung:** aufrechte Körperhaltung, Handflächen nach vorne gerichtet.

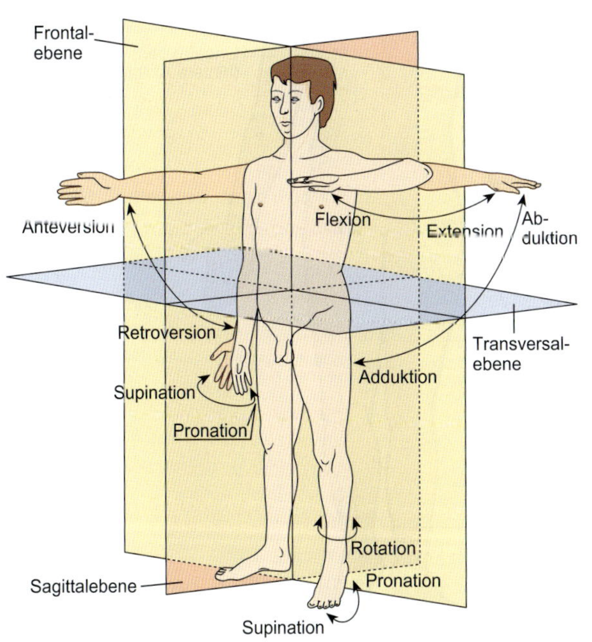


**Abb. 1.1** Körperebenen und Bewegungsrichtungen der Extremitäten [L141]

**MERKE**

- **Sagittalebene:** Schnittführung parallel zum Ohr
- **Frontalebene:** Schnittführung parallel zur Stirn
- **Transversalebene (Horizontalebene):** Schnittführung quer durch den Körper

### 1.2.2 Lagebezeichnungen und Bewegungsrichtungen (➤ Tab. 1.1, ➤ Tab. 1.2)

Will man die Lage von Organen genauer bezeichnen, müssen sie sowohl ihrem Raum zugeordnet als auch in Beziehung zu Nachbarstrukturen gesetzt werden. Ein Organ kann z.B. im Bauchraum links oder rechts sitzen, oben oder unten, vorne oder hinten oder natürlich auch genau in der Mitte. Ein Organ, das hinten angeordnet ist, befindet sich dennoch vor weiteren Strukturen wie Wirbelsäule oder Haut. Man könnte z.B. formulieren, dass sich die Nieren hinten im Oberbauch befinden, oberhalb von Darmanteilen, aber unterhalb von Leber bzw. Milz. Für solche Zuordnungen und relativen Lagebezeichnungen gibt es eine überschaubare Anzahl an Übersetzungen in die medizinische Sprache (➤ Abb. 1.2):

**Ventral** und **dorsal** sowie **kranial** und **kaudal** stehen als Begriffe jeweils für sich **alleine**. Zum Beispiel befindet sich das Herz ventral der Wirbelsäule, dorsal des Brustbeins, kranial des Bauchs und kaudal des Halses. Dagegen werden die Bezeichnungen **anterior**, **pos-**

**Tab. 1.1** Lagebezeichnungen

| | |
|---|---|
| ante**r**ior – poste**r**ior | vorne – hinten (vor bzw. hinter einem Bezugssubstrat) |
| ve**n**tral – do**r**sal | vorne – hinten (bauchwärts – rückenwärts) |
| super**i**or – inf**e**rior | oben – unten (über bzw. unter einem Bezugssubstrat) |
| kr**a**nial | oberhalb, in Richtung Kopf (von Cranium = Kopf) |
| ka**u**dal | unterhalb, in Richtung Beine (von Cauda = Schwanz) |
| medial – **l**ateral | zur Mitte hin – zur Seite hin gelegen |
| median | exakt in der Mittellinie gelegen (die Mediansagittale schneidet den Körper in zwei gleich große Hälften) |
| d**e**xter, de**x**tra | rechts |
| sin**is**ter, sin**is**tra | links |
| prof**und**us – superfici**a**lis | tief, in der Tiefe – oberflächlich gelegen |
| zent**r**al | im Körperinneren oder im Inneren eines Organs |
| periph**e**r | auf der Oberfläche des Körpers oder eines Organs bzw. auch in der Umgebung eines Organs |

**terior**, **superior** und **inferior** in der Regel einem Namen **hinzugefügt**, stehen also nicht für sich alleine: Die A. mesenterica superior befindet sich kranial der A. mesenterica inferior.

**Tab. 1.2** Bewegungsrichtungen

| | |
|---|---|
| d**is**tal | vom Rumpf weg, in Richtung Extremitätenende |
| pr**ox**imal | zum Rumpf hin (der Ellenbogen liegt distal des Oberarms und proximal der Hand) |
| palm**ar** – dors**al** | zur Handfläche – zum Handrücken hin (Palma = Handfläche, Dorsum = Rücken) |
| plant**ar** – dors**al** | zur Fußsohle – zum Fußrücken hin (Planta = Fußsohle) |
| Fl**e**xion – flektieren | Beugung – beugen |
| **Ex**tension – extendieren | Streckung – strecken |
| **Ab**duktion – abduzieren | Bewegung von der Körperachse weg – abspreizen |
| **Ad**duktion – adduzieren | Bewegung auf die Körperachse zu – heranführen |
| **An**teversion | die Extremität nach vorne bewegen |
| R**e**troversion | die Extremität nach hinten bewegen |
| R**o**tation | Drehung |
| S**up**ination – Pr**o**nation | Drehbewegung von Hand oder Fuß; bei der Supination werden Handfläche bzw. Fußsohle nach oben gewendet, bei der Pronation nach unten |

Entsprechendes gilt für die Begriffe **zentral** und **peripher**, die für sich **alleine** stehen, und die Bezeichnungen **profundus** und **superficialis**, die einem Wort **hinzugefügt** werden: Das Herz befindet sich zentral im Thorax, ein Nävus (Muttermal) dagegen peripher. Peripher muss sich nicht unbedingt auf die Körperoberfläche, also die Haut beziehen. In der Peripherie (= Umgebung) des Herzens befindet sich z.B. die Lunge. Manchmal ist auch der gesamte Organismus als Gegensatz zum Gehirn (Zerebrum) gemeint: Zerebral finden sich anders aufgebaute Kapillaren als peripher. Es hängt also vom jeweiligen Zusammenhang ab, wie der Begriff verstanden werden muss.

An den **Extremitäten** (Armen und Beinen) gelten zusätzliche Bezeichnungen, um die Lage einer Struktur oder eine Bewegung verwechslungssicher zu bezeichnen (➤ Abb. 1.1, ➤ Abb. 1.2, ➤ Abb. 1.3):

**MERKE**

Bei der **Sup**ination der Hohlhand bildet sich eine „**Sup**pentasse".
In **Pro**nation legt man die Hand auf das **Bro**t, wenn man es schneiden will.

### 1.2.3 Orientierungslinien am Rumpf (➤ Abb. 1.2)

Wenn man die Lage einer Struktur in Beziehung zu ihren Nachbarstrukturen setzt, hat man damit gleichzeitig ihre ungefähre Lage in einem bestimmten Raum definiert. Eine Angabe wie diejenige, dass

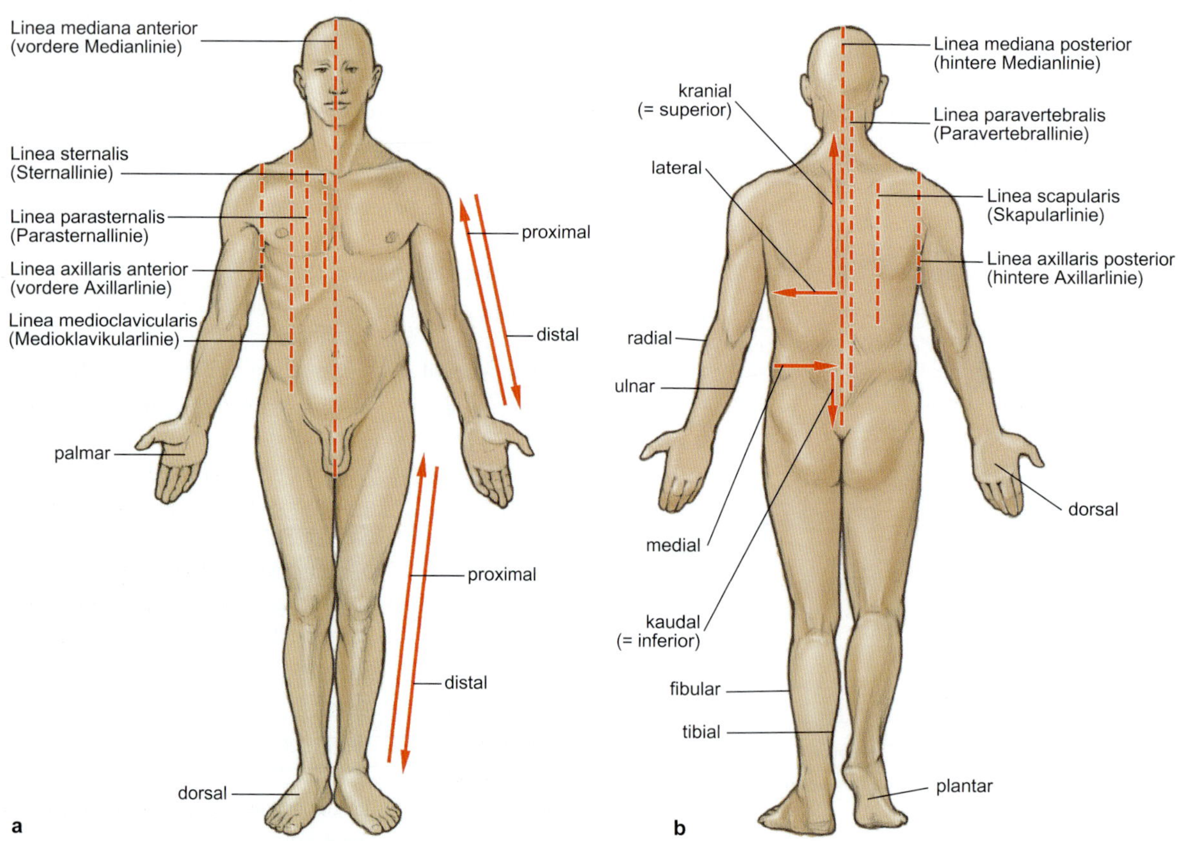


**Abb. 1.2** Orientierungslinien am Rumpf und Lagebezeichnungen [S007-22]

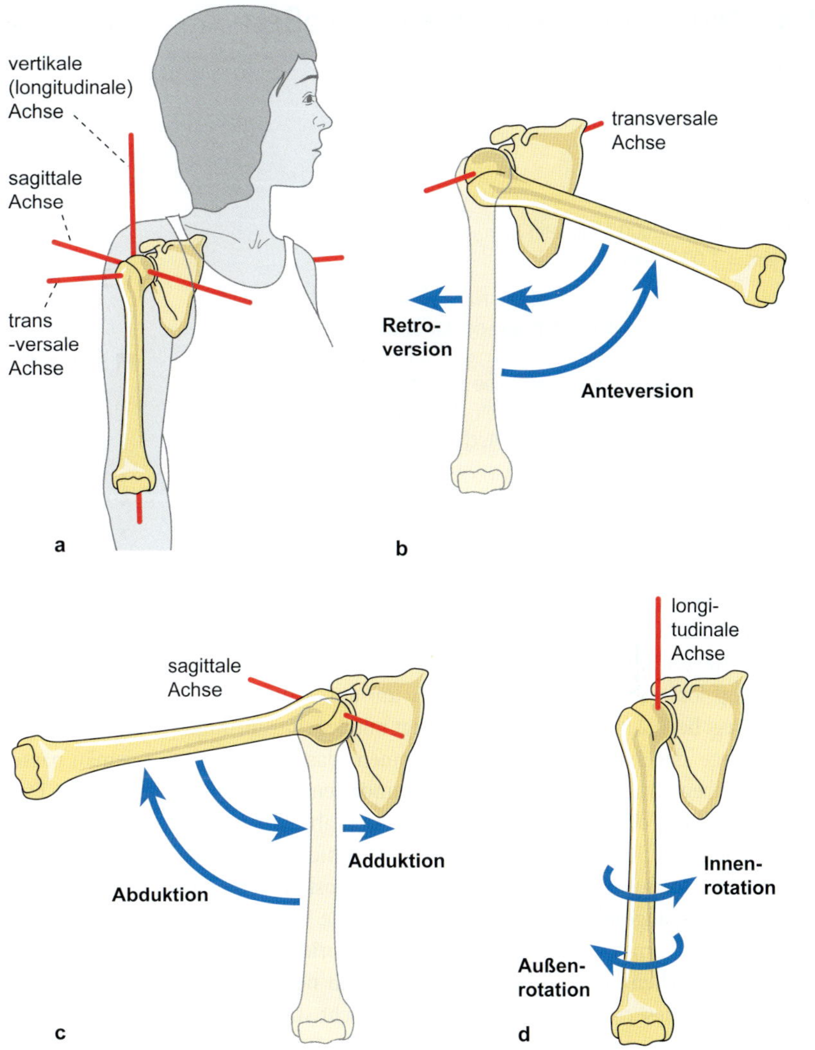


**Abb. 1.3** Bewegungen im Schultergelenk: **a** Lage der Hauptachsen, **b** Bewegung um die transversale Achse: Ante- und Retroversion, **c** Bewegung um die sagittale Achse: Ab- und Adduktion, **d** Bewegung um die longitudinale Achse: Innen- und Außenrotation [L106]

z.B. die linke Niere im linken Oberbauch liegt, lateral von Magen und Pankreas, kaudal der Milz und kranial der linken Kolonflexur, grenzt die Lage weiter ein. Will man dieselbe noch exakter beschreiben, kann man hierfür knöcherne Strukturen zu Hilfe nehmen. Damit liegt die linke Niere also nun vor den Rippen 9–11.

Es gibt einzelne Strukturen wie die Herzspitze, bei der eine zentimetergenaue Lagebeschreibung größere Bedeutung für die Abgrenzung des Gesunden vom Pathologischen (Krankhaften) besitzt. Auch hier kann man knöcherne Strukturen benutzen und mit Bezug auf das gewählte Beispiel definieren, dass sich die Herzspitze eines normal großen Herzens in der Atemruhelage im 5. Zwischenrippenraum (= 5. **Intercostalraum** [ICR]; von Costa = Rippe, inter = dazwischen) befindet. Ein ICR reicht allerdings vom Brustbein (Sternum) bis zur Wirbelsäule, an der die Rippen befestigt sind, sodass weitere Bezugspunkte gefunden werden müssen.

Hierfür bieten sich ventral am Körper Brustbein (Sternum) und Schlüsselbein (Klavikula) an, dorsal das Schulterblatt (Skapula). Man benutzt also für Strukturen wie die Aorta ascendens oder den rechten Vorhof des Herzens, die hinter dem Sternum liegen (retrosternal) und dessen rechten Rand überragen, den Begriff **parasternal** (neben dem Sternum) bzw. rechts parasternal. Entsprechend nimmt man die gut sichtbare und leicht tastbare Klavikula, fällt von ihrer Mitte aus ein Lot senkrecht nach unten und gewinnt damit die (fiktive) **Medioclavicularlinie** (MCL). Nun lässt sich die angesprochene Lage der Herzspitze auf den $cm^2$ genau beschreiben: Sie liegt im 5. ICR links ganz leicht medial der MCL. Entsprechend kann man das Lot aus der Achselhöhle (Axilla) senkrecht nach unten fällen und gewinnt damit die **Axillarlinie** für genauere Lagebeschreibungen am seitlichen Rumpf, oder das Lot des unteren Schulterblattwinkels **(Skapularlinie)** für Zuordnungen am Rücken.

1

## 1.3 Medizinisch bedeutsame Größenordnungen

### 1.3.1 Längenmaße

**MERKE**

- 1 Meter (m) = 1.000 Millimeter (mm)
- 1 mm = 1.000 Mikrometer (µm)
- 1 µm = 1.000 Nanometer (nm); ein Nanometer ist also der tausendste Teil (= $10^{-3}$) eines Mikrometers und der millionste Teil (= $10^{-6}$) eines Millimeters.

Es ist zu beachten, dass der griechische Buchstabe „µ" als „mü" gesprochen wird, dass µm aber trotzdem nicht „Mümeter", sondern Mikrometer heißt. Es gibt keine „Mümeter" und auch keine „Mükrometer".

Beispiele: Eine übliche Zelle weist einen Durchmesser von 20–30 µm auf. Dies sind 0,02–0,03 mm. Die Zellmembran ist etwa 5 nm dick, Ribosomen sind 20 nm (0,02 µm) dick.

Das menschliche Auge vermag Strukturen bis knapp unterhalb 0,1 mm (100 µm) noch als winzigen Punkt zu erkennen. Das Lichtmikroskop löst Strukturen bis etwa 0,25 µm auf – die absolute Grenze liegt bei 0,2 µm (200 nm). Dies hängt mit der sinusförmigen Wellenlänge des sichtbaren Lichts zusammen, das bei 400 nm (= violett) beginnt. Nur Gegenstände, die mindestens einer halben Lichtwelle (Berg oder Tal) entsprechen, werden abgebildet. Zellmembranen oder Ribosomen können also längst nicht mehr gesehen werden. Auch Viren lassen sich im Lichtmikroskop nicht darstellen, weil es, abgesehen vom „Mimi-Virus" keine Viren gibt, die größer als 200 nm sind. Wenn also in den Theorien Enderleins menschliche Zellen lichtmikroskopisch von Viren bevölkert werden, kann an dieser Behauptung irgendetwas nicht stimmen. Erst im Elektronenmikroskop werden auch kleinste Strukturen bis 0,3 nm sichtbar – entsprechend der hier verwendeten Wellenlängen. Die Erkenntnisse der modernen Zellbiologie haben sich u.a. hieraus entwickelt.

### 1.3.2 Potenzen

**MERKE**

- $10^1$ = 10
- $10^2$ = 100
- $10^3$ = 1.000
- $10^4$ = 10.000
- $10^5$ = 100.000
- $10^6$ = 1.000.000 = 1 Million
- $10^9$ = 1.000.000.000 = 1 Milliarde
- $10^{12}$ = 1 Billion, eine Eins mit 12 Nullen dahinter

Sehr große Zahlen werden i.d.R. nicht als Milliarden, Billionen usw. bezeichnet und schon gar nicht ausgeschrieben, sondern als $10^{xx}$ definiert.

Beispiele: Der Körper des Erwachsenen besteht aus etwa $10^{13}$ ortsständigen Zellen. Dies sind 10 Billionen Zellen – eine Eins mit 13 Nullen. Im Stuhl des Erwachsenen finden sich pro Gramm bis zu $10^{12}$ (1 Billion) Bakterien. Ein Harnwegsinfekt gilt erst ab einer Keimzahl von $10^6$ pro ml Urin als nachgewiesen (signifikant); Keimzahlen bis $10^5$ sind demnach normal.

### 1.3.3 Raummaße

**MERKE**

- 1 l (Liter) = 10 dl (Deziliter) = 1.000 ml (Milliliter)
- 1 dl = 100 ml
- 1 ml = 1.000 µl (Mikroliter)
- 1 µl = 1.000 nl (Nanoliter)
- 1 nl = 1.000 pl (Picoliter)
- 1 pl = 1.000 fl (Femtoliter)

Ein Nanoliter ist also $10^{-3}$ µl = $10^{-6}$ ml = $10^{-9}$ l.

Beispiel: Der Rauminhalt einer roten Blutzelle (Erythrozyt) beträgt definitionsgemäß ca. 90 Femtoliter (fl). Dies sind $10^{-15}$ Liter (l).

In Bezug auf Einnahmeanweisungen für den Patienten haben das Fassungsvermögen von Tee- und Esslöffel Bedeutung: Definitionsgemäß passen in einen **Teelöffel 5 ml** einer wässrigen Flüssigkeit, in einen **Esslöffel 15 ml**. Dass moderne Tee- und Esslöffel in der Regel kleiner sind als zu den Zeiten, als diese Vorgaben gemacht wurden, bleibt hierbei unberücksichtigt.

Bedeutung hat daneben die Umrechnung von Tropfen in Milliliter. Definitionsgemäß enthält **1 ml** einer wässrigen Flüssigkeit **20 Tropfen** und wiegt **1 g**. Ein einzelner Tropfen entspricht demnach 0,05 ml (20 × 0,05 ml = 1 ml) und wiegt 0,05 g (= 50 mg).

**MERKE**

- 1 Teelöffel fasst 5 ml bzw. 5 g Wasser.
- 1 Esslöffel fasst 15 ml bzw. 15 g Wasser.
- 1 ml Wasser = 20 Tropfen

### 1.3.4 Gewicht, Masse

**MERKE**

- 1 kg (Kilogramm) = 1.000 g (Gramm)
- 1 g = 1.000 mg (Milligramm)
- 1 mg = 1.000 µg (Mikrogramm)
- 1 µg = 1.000 ng (Nanogramm)
- 1 ng = 1.000 pg (Picogramm)

1 Picogramm ist also $10^{-3}$ ng = $10^{-6}$ µg = $10^{-9}$ mg = $10^{-12}$ g = $10^{-15}$ kg.

Beispiel: Ein einzelner Erythrozyt wiegt rund 30 pg (Referenzbereich 28–32 pg).

### 1.3.5 Zeit

**MERKE**

- 1 Minute (Min. bzw. min) = 60 Sekunden (Sek. bzw. s)
- 1 s = 1.000 ms (Millisekunden)
- 1 ms = 1.000 µs (Ms)

Beispiel: Natriumkanäle (Poren für Natrium in den Zellmembranen) haben Öffnungszeiten von gerade mal 1–2 ms. Danach sind sie wieder geschlossen.

### 1.3.6 Prozent

**1 Prozent (%)** ist der hundertste Teil einer bestimmten Menge, also 1 g von 100 g oder 3,5 g von 350 g oder 0,7 g von 70 g usw.

**1 Volumenprozent** (Vol.%) ist 1 ml auf 100 ml bzw. 1 dl. Glukose ist im Blutserum definitionsgemäß in einer Konzentration von 65–100 mg pro 100 ml (= mg/dl) enthalten. Der Begriff des „Prozents" wird in der Medizin insoweit zweckentfremdet, als man die Konzentration mg/dl „medizinisch-umgangssprachlich" auch als mg% bezeichnet. Normbereich für Glukose also: 65–100 mg/dl oder mg% (Milligrammprozent).

Beispiel: Um 1,5 l einer 0,9 %-igen Kochsalzlösung herzustellen, löst man 13,5 g NaCl auf 1,5 l = 1,5 kg Wasser (0,9 g/100 ml = 9 g/1.000 ml = 13,5 g/1,5 l).

### 1.3.7 Druckmessung

Der Blutdruck bzw. ganz allgemein der Druck, den das strömende Blut in den Gefäßen verursacht, wird zumeist in **mmHg** gemessen.

Hg ist das chemische Symbol für **H**ydrar**g**yrum = Quecksilber. Es ist das einzige flüssige Metall und mehr als 10-mal so schwer wie Wasser. Ein systolischer Blutdruck von 120 mmHg verursacht einen Druck der Blutflüssigkeit auf die Gefäßwände, der dem Gewicht einer Quecksilbersäule mit einer Höhe von 120 mm entspricht. Die Quecksilbersäule eines üblichen Tischgeräts steigt also bei diesem Blutdruck auf eine Höhe von 12 cm. Würde man Wasser anstatt Quecksilber verwenden, müssten Blutdruckmessgeräte in Raumhöhe oder darüber hinaus verwendet werden. In den Zeiten vor der Einführung elektronischer Messungen existierte demnach kein praktikabler Ersatz für die Quecksilber-Messung.

## 1.4 Allgemeine Nomenklatur (➤ Tab. 1.3)

**MERKE**

Bei der folgenden Auflistung ist **fett** gedruckt, was **betont** wird.

**Tab. 1.3** Allgemeine Nomenklatur

| A | |
|---|---|
| ab | weg, fort (Abduktion = seitliche Wegbewegung einer Extremität) |
| Abd**o**men | Bauch (abdominelle Schmerzen = Bauchschmerzen) |
| Acet**a**bulum | Hüftgelenkspfanne (wörtlich: Essigschälchen) |
| Acr**o**mion | Schulterhöhe |
| ad | zu, hinzu, heran (Adduktion = Heranführen einer Extremität zum Rumpf hin) |
| Adip**o**sitas | Fettleibigkeit |
| Adn**exe** | dem Uterus anhängend (Eileiter und Ovar) |
| A**e**r | Luft (aerobe Bakterien vermehren sich ausschließlich bei Anwesenheit von Luft bzw. Sauerstoff). Gesprochen wird Aer zweisilbig – also A-er und nicht „Är". |
| Ästhes**ie** | Empfindung (Parästhesie = para Ästhesie = neben der Empfindung = Missempfindung) |
| Ätiolog**ie** | Ursache, Verursachung (Ätiologie einer Krankheit) |
| akut | plötzlich einsetzend, kurz dauernd (Gegenteil: chronisch) |
| **Al**gos (D**o**lor) | Schmerz (Analgesie = Schmerzlosigkeit, Schmerzbefreiung) |
| alimentär | nahrungsbedingt, nahrungsabhängig |
| Alkal**o**se | Verschiebung des Serum-pH-Werts in Richtung alkalisch (> 7,44) |
| Alve**o**le | Lungenbläschen |
| An-, A- | Verneinung (Anurie = keine Harnausscheidung; Anämie = Blutarmut) |
| Anamn**e**se | Krankengeschichte (eigentlich Erinnerung) |
| Anastom**o**se | Verbindung zwischen zwei Gefäßen |
| **An**gulus | Winkel, Ecke (Angulus scapulae = Schulterblattwinkel) |
| Anorex**i**a | Appetitlosigkeit (= Inappetenz) |
| **an**te | vorne, vorwärts, voraus (Anteversion = Bewegung nach vorne) |
| **an**ti | gegen, entgegen (Antihypertonika = Medikamente gegen hohen Blutdruck) |

**Tab. 1.3** Allgemeine Nomenklatur *(Forts.)*

| | |
|---|---|
| A**or**ta | Hauptschlagader |
| Aper**tu**ra | Öffnung (z.B. obere Thoraxapertur) |
| **A**pex | Spitze (Apex pulmonis = Lungenspitze) |
| Aponeur**o**se | flächenhaft ausgebreitete Sehnenplatte |
| Apople**xi**a | Schlag, Schlaganfall, Apoplex |
| App**en**dix | Anhängsel, Fortsatz (Appendix vermiformis = Wurmfortsatz) |
| **A**qua | Wasser (Aquapor**i**ne = Poren bzw. Kanäle für Wasser; Aqua destill**a**ta = destilliertes Wasser) |
| **Ar**cus | Bogen (Arcus aortae = Aortenbogen) |
| Art**e**ria (A.) | Schlagader, Arterie; Plural: Arteriae (Aa.) = Arterien |
| **Ar**thron | Gelenk (Arthr**o**se = Gelenkverschleiß) |
| Articul**a**tio | Gelenk |
| asc**en**dens | aufsteigend (Colon ascendens = aufsteigender Teil des Dickdarms) |
| -**a**se | bezeichnet ein spaltendes Enzym (Lipase = fettspaltendes Enzym) |
| **At**las | 1. Halswirbel |
| **A**trium | Vorhof (des Herzens) |
| Atroph**ie** | Rückbildung eines Organs oder Gewebes |
| Aur**i**cula | Ohrmuschel, Herzohr (retroaurikulär = hinter dem Ohr gelegen) |
| Ax**il**la | Achselhöhle (Axillarlinie = senkrechte Linie seitlich am Thorax) |
| **A**xis | Achse oder 2. Halswirbel |
| Azid**o**se | Verschiebung des Serum-pH-Wertes in Richtung sauer (< 7,36); wird auch in zusammengesetzten Wörtern verwendet: Laktatazidose ist die Übersäuerung des Blutes durch Milchsäure (= Laktat). |
| Azotäm**ie** | pathologische Vermehrung stickstoffhaltiger Moleküle im Serum, z.B. als Harnstoff und Kreatinin |
| **B** | |
| bas**a**lis | basal, an der Basis liegend (die A. basilaris versorgt die Hirnbasis) |
| ben**ig**ne | gutartig (benigner Tumor) |
| bi- (di-) | zwei (M. biceps = Muskel mit zwei Köpfen) |
| Bifurc**a**tio | Gabelung, Aufzweigung (Bifurcatio trach**e**ae = Aufteilung der Luftröhre in die nachfolgenden Stammbronchien) |
| Biops**ie** | Gewinnung einer Gewebeprobe (am lebenden Patienten) |
| Br**a**chium | Arm, Oberarm (A. brachi**a**lis = Oberarmarterie) |
| brad**ys** | langsam (Bradykardie = langsamer Herzschlag) |
| **Bul**bus | Anschwellung (Bulbus duo**de**ni = verdickter Anfangsteil des Duodenum) |
| B**ul**la | Blase |
| **Bur**sa | Beutel, Schleimbeutel (Bursa infrapatell**a**ris = Schleimbeutel unterhalb der Kniescheibe) |
| **C** | |
| C**ae**cum (Coecum) | Blinddarm (caecus = blind), Anfangsteil des Dickdarms |
| C**a**put | Kopf, Haupt (Caput femoris = Kopf des Oberschenkelknochens) |
| cardi**al** | zum Herzen gehörend, das Herz betreffend |
| Cartil**a**go | Knorpel (Cartilago thyro**i**dea = Schildknorpel) |
| c**a**vus | hohl (V. cava = Hohlvene) |
| Cereb**ell**um | Kleinhirn (Verkleinerungsform zu Cerebrum = Großhirn) |
| cerebr**al** (zerebral) | zum Gehirn gehörend, im Gehirn gelegen |
| C**e**rebrum (Zerebrum) | Großhirn |
| C**e**rvix | Hals (Cervix **u**teri = Gebärmutterhals) |
| Cho**a**na | Trichter, hintere Nasenöffnung |
| Ch**o**le | Galle (Ductus choledochus = galleführender Gang) |
| Ch**on**dros | Knorpel; wird nur in zusammengesetzten Wörtern verwendet: Chondrozyt, Chondrosarkom usw.; dagegen steht Cartilago für sich alleine. |
| Chr**o**ma | Farbe |

| **Tab. 1.3** Allgemeine Nomenklatur *(Forts.)* | |
|---|---|
| Chr**o**nos | Zeit |
| Cl**a**va | Knüppel, Schlüssel |
| Clav**i**cula | kleiner Knüppel, Schlüsselchen (= Schlüsselbein) |
| C**o**chlea | Schnecke (schneckenförmiger Teil des Innenohrs) |
| C**oe**cum (C**ae**cum) | Blinddarm (coecus = blind), Anfangsteil des Dickdarms |
| coel**i**acus | zur Bauchhöhle gehörend (Tr**un**cus coeliacus = Gefäßstamm im Oberbauch) |
| C**o**llum | Hals (Collum uteri = Gebärmutterhals) |
| C**o**lon (Kolon) | Grimmdarm, Teil des Dickdarms |
| Col**um**na | Säule (Columna vertebr**a**lis = Wirbelsäule) |
| Comm**o**tio | Erschütterung (Commotio cerebri = Gehirnerschütterung) |
| comm**u**nis | gemeinsam (A. carotis communis = gemeinsame Kopfarterie) |
| C**on**cha | Muschel (Concha nasalis = Nasenmuschel) |
| C**on**dylus | Gelenkkopf (Epicondylus = Knochenfortsatz auf einem Condylus) |
| Cont**u**sio | Prellung (Contusio c**e**rebri = Gehirnprellung) |
| Cor (Kard**i**a) | Herz |
| C**o**rium (Korium) | Lederhaut (mittlere Schicht der Haut) |
| C**or**nea | Hornhaut des Auges |
| C**or**pus | Körper, Rumpf (Corpus ventr**i**culi = Magenkörper) |
| C**or**tex | Rinde (der äußerste Anteil mancher Organe) |
| C**o**sta | Rippe (Aa. intercost**a**les = Zwischenrippenarterien) |
| C**ox**a | Hüfte (Articulatio coxae = Hüftgelenk) |
| Cr**is**ta | knöcherne Leiste (Crista iliaca = Darmbeinkamm) |
| Crus, cr**u**ris | Unterschenkel (Ulcus cruris = Unterschenkelgeschwür) |
| C**u**bitus | Ellenbogen (A. cubit**a**lis = Ellenbogenarterie) |
| C**u**spis | Zipfel, Segel (Trikuspidalklappe = Herzklappe mit 3 Zipfeln) |
| C**u**tis (K**u**tis) | Haut (Subcutis, Subkutis = Unterhaut) |
| Cystis | Blase, Harnblase (Cyst**i**tis = Harnblasenentzündung) |
| **D** | |
| Dens | Zahn |
| D**er**ma (K**u**tis) | Haut (Epidermis = Oberhaut) |
| desc**en**dens | absteigend (Colon descendens = absteigender Teil des Dickdarms) |
| D**e**smos | Band (Desmosom = bandartiger Körper) |
| d**ex**ter | rechts (A. subclavia dextra) |
| di- (bi-) | zwei (M. digastricus = Muskel mit zwei Bäuchen) |
| Diaphr**a**gma | Zwerchfell (muskuläre Platte zwischen Thorax und Abdomen) |
| Diaph**y**se | Mittelstück eines Röhrenknochens |
| Diath**e**se | Bereitschaft, Neigung (hämorrhagische Diathese = Blutungsneigung) |
| Dilatati**o**n – dilat**ie**ren | Erweiterung – erweitern (M. dilatator pupillae = die Pupille erweiternder Muskel) |
| D**i**scus | Scheibe (Discus intervertebr**a**lis = Zwischenwirbelscheibe) |
| D**o**lor (**Al**gos) | Schmerz (Druckdolenz = Druckschmerzhaftigkeit) |
| D**o**rsum – dors**al** | Rücken – rückenwärts, hinter einem Bezugssubstrat |
| D**uc**tus | Gang, Kanal (Ductus thor**a**cicus = Milchbrustgang) |
| Duod**e**num | Zwölffingerdarm, Anfangsteil des Dünndarms |
| -dynie | Schmerz (Mastodynie = Spannung bzw. Schmerzen in den Brüsten) |
| Dys- | das Fehlerhafte, Missempfundene (Dyspnoe = erschwerte Atmung; Dysphagie = Missempfindung beim Schlucken) |

**Tab. 1.3** Allgemeine Nomenklatur *(Forts.)*

| | |
|---|---|
| **E** | |
| Effloresz**en**zen | Hautveränderungen, „Hautblüten" |
| Ektas**ie** | Erweiterung (Angiektasie = Erweiterung von Gefäßen) |
| -ektom**ie** | herausschneiden (Cholezystektomie = Entfernung der Gallenblase) |
| **E**mbryo | ungeborenes Kind vor der 13. **S**chwanger**s**chafts**w**oche SSW (ab der 13. SSW = Fetus) |
| Enc**e**phalon (Enz**e**phalon) | Gehirn (Enzephalitis = Entzündung des Gehirns) |
| **e**ndo<br>**E**nteron | innen<br>Dünndarm, Darm (Enteritis = entzündliche Durchfallerkrankung) |
| **e**pi | auf, obendrauf gelegen (Epikard = Struktur auf dem Herzen) |
| Epidid**y**mis | Nebenhoden (Epididym**i**tis = Nebenhodenentzündung) |
| Epigl**ott**is | Kehldeckel (das, was der Glottis aufsitzt) |
| Epiph**y**se | das, was obendrauf gewachsen ist (phyein = wachsen): 1) Endstück eines Röhrenknochens, 2) Hormondrüse des Zwischenhirns |
| essenzi**ell** (essentiell) | notwendig, lebenswichtig |
| et | und |
| Ethmo**id** | Siebbein (Os ethmoid**a**le) |
| eu | gut, in Ordnung, normal (Eupnoe = normale Atmung) |
| **E**xazerbation | Verschlimmerung, Steigerung, neuerliches Aufflammen einer Krankheit |
| **E**xspiration | Ausatmung (spirare = atmen) |
| **E**xstirpation | operative Entfernung eines Gewebes |
| **F** | |
| F**a**cies | Gesicht, Aussehen, Gestalt |
| faci**al** (fazi**al)** | zum Gesicht gehörend |
| fakultat**i**v | gelegentlich, möglicherweise |
| F**e**bris | Fieber (≥ 38°C) (subfebril = Temperaturerhöhung ≤ 38°C) |
| F**e**mur | Oberschenkelknochen (A. femoralis = Oberschenkelarterie) |
| F**e**t, F**e**tus | ungeborenes Kind nach der 12. Schwangerschaftswoche |
| Fibr**o**se, Fibros**ie**rung | Vermehrung von Bindegewebe |
| F**i**bula | Wadenbein |
| Fl**u**or | Ausfluss (Fluor vaginalis = Ausfluss aus der Vagina) |
| For**a**men | Loch (Foramen venae cavae = Loch für die V. cava) |
| F**oss**a | Graben, Grube (Fossa supraspinata = Einsenkung oberhalb der Spina des Schulterblatts) |
| Fov**e**a | Grube |
| Fov**e**ola | Grübchen (Foveolae g**a**stricae = die Magengrübchen) |
| Frakt**ur** | Knochenbruch |
| Fr**e**nulum | Bändchen (Frenum = Band; Frenulum linguae = Zungenbändchen) |
| Frons | Stirn |
| frontal | vorne, der Stirne zu gelegen (Os frontale = Stirnbein) |
| F**un**dus | Boden, Grund, auch Augenhintergrund |
| **G** | |
| **Gang**lion | Überbein, Ansammlung von Nervenzellen, Nervenknoten |
| Gangr**än** | ischämische Nekrose (abgestorbenes Gewebe ohne Reparaturmöglichkeit) |
| Gast**er** | Magen (A. gastrica = Magenarterie; Gastritis = Magenentzündung, Magenschleimhautentzündung) |
| Gen**e**rikum (Plural: Generika) | Nachahmermedikament |
| G**e**nu (Gony) | Knie (Gonarthrose = Verschleiß des Kniegelenkes) |
| Ging**i**va | Zahnfleisch |
| Gl**an**dula | Drüse (Glandula thyro**i**dea = Schilddrüse) |

**Tab. 1.3** Allgemeine Nomenklatur *(Forts.)*

| | |
|---|---|
| Glom**e**rulus | kleiner Knäuel (Kapillarknäuel in den Nierenkörperchen) |
| Gl**o**mus | Zellhäufchen, Knäuel (Glomus car**o**ticum) |
| Gl**o**ssa (L**i**ngua) | Zunge (Glossitis = Entzündung der Zunge) |
| Gl**o**ttis | Stimmritze (Spalt zwischen den Stimmbändern) |
| G**o**ny (Genu) | Knie (Gonarthritis = Entzündung des Kniegelenks) |
| Gr**a**nulum | Körnchen (Granum = Korn) |
| Gyn**ä**, Gyn**ai**kos | Frau (Gynäkologie = Lehre von der Frau) |
| G**y**rus | Windung (Gyrus postcentralis = hintere Zentralwindung des Gehirns) |
| **H** | |
| H**ai**ma, Häm- | Blut (Hämatom = Bluterguss, Einblutung) |
| H**a**llux | Großzehe (Hallux valgus = nach lateral gebogene Großzehe) |
| h**e**mi | halb (Hemiparese = Halbseitenlähmung) |
| H**e**par | Leber (Hepat**i**tis = Entzündung der Leber) |
| heredit**ä**r (kongenital) | angeboren, vererbt |
| H**e**rnia | Hernie, Bruch der Bauchwand |
| Hi**a**tus | Lücke, Spalt, (Hiatus a**o**rticus = Zwerchfelllücke für die Aorta) |
| H**i**lum, H**i**lus | Wurzel, Eintrittsstelle (Hilum pulmonis = Lungenwurzel) |
| Hirsut**is**mus | verstärkter, männlicher Behaarungstyp bei Frauen (von hirsutus = stachelig) |
| H**i**stos | Gewebe (Histologie = Gewebelehre) |
| hum**a**nus | menschlich, „human" |
| H**u**merus | Oberarmknochen, Oberarm |
| H**y**dor | Wasser (hydrophil = wasserliebend, in Wasser löslich; Hydrathülle = Wasserhülle) |
| H**y**men | dünne Haut, Jungfernhäutchen |
| hyp**er** | darüber (hinaus) (Hyperthyreose = Überfunktion der Schilddrüse) |
| Hyperplas**ie** | Gewebevergrößerung durch Zunahme der Zellzahl |
| Hypertrich**o**se | verstärkte Körperbehaarung bei Männern |
| Hypertroph**ie** | Gewebevergrößerung durch Vergrößerung der Zellen |
| hyp**o** (sub) | unterhalb (Hypothyreose = Unterfunktion der Schilddrüse) |
| Hypothen**a**r | Kleinfingerballen |
| Hypox**ie** | Mangel an Sauerstoff im peripheren Blut |
| **I** | |
| idiop**a**thisch | eigengesetzlich, aus unklarer Ursache |
| **Ik**terus | Gelbsucht (Gelbfärbung der Haut) |
| **I**leum | Krummdarm, letzter Teil des Dünndarms |
| **I**leus | Darmverschluss |
| iliak**al** | im Bereich des Darmbeins gelegen (A. Illaca interna = innere Darmbeinarterie) |
| **in**apparent | unbemerkt, symptomlos |
| **In**appetenz | Appetitlosigkeit (= Anorex**i**a) |
| Inf**a**rkt | ischämisch bedingter Gewebeuntergang |
| inf**e**rior | unten, unterhalb |
| Infund**i**bulum | trichterartige Öffnung, aber auch Hypophysenstiel (Verbindung zwischen Hypophyse und Hypothalamus) |
| inguin**al** | in der Leistengegend gelegen (inguinale Lymphknoten) |
| **In**kontinenz | Harn-, Stuhlinkontinenz = unwillkürlicher Abgang von Harn bzw. Stuhl |
| **In**spiration | Einatmung (spir**a**re = atmen) |
| **In**suffizienz | unzureichende Funktion (Herzinsuffizienz = Herzschwäche) |
| Integum**ent** | die Haut der Körperoberfläche |
| **in**ter | dazwischen (Interkostalraum = Zwischenrippenraum) |

**Tab. 1.3** Allgemeine Nomenklatur *(Forts.)*

| | |
|---|---|
| Intest**i**num | Eingeweide, Darm (im Gegensatz zu Enteron oder Kolon der gesamte Darm) |
| **in**tra (i.) | innerhalb, in, hinein (intrazellulär = innerhalb der Zelle; intramuskuläre, intravenöse Injektion: i.m.-, i.v.-Injektion) |
| Intr**o**itus | Eingang (Introitus vaginae = Scheideneingang) |
| Inzid**e**nz | Zahl der Neuerkrankungen an einer bestimmten Erkrankung pro Jahr |
| Inzisi**on** | das Hineinschneiden (Abszesse werden inzidiert, mit dem Skalpell eröffnet) |
| **I**ris | Regenbogenhaut des Auges (Iris = griechische Göttin des Regenbogens) |
| Ischäm**ie** | Mangeldurchblutung eines Gewebes |
| **Isth**mus | Engstelle (Isthmus a**or**tae = physiologische Verengung am Ende des Aortenbogens) |
| -**i**tis | Wortendung, die eine Entzündung des Wortteils anzeigt, der davor steht (Arthr**i**tis = Gelenkentzündung, Kol**i**tis = Darmentzündung, Hepat**i**tis = Leberentzündung) |
| **J** | |
| Jej**u**num | Leerdarm (mittlerer Teil des Dünndarms) |
| J**u**gulum | Drosselgrube (die Einsenkung oberhalb des Brustbeins), im weiteren Sinne die gesamte vordere Halsgegend (V. jugul**a**ris = Drosselvene) |
| **K** | |
| K**a**ra, K**a**ros | Kopf, Schwindel (A. carotis = Kopfschlagader) |
| Kard**i**a | Herz, Mageneingang |
| kardi**al** | zum Herzen gehörend, das Herz betreffend |
| K**ar**pus | Handwurzel (der Karpaltunnel befindet sich im Bereich der Handwurzelknochen) |
| Karzin**om** | maligner Tumor aus Epithelgewebe |
| K**e**toazid**o**se | Azidose des Serums aufgrund vermehrter Ketosäurenbildung |
| Kohabitation | Geschlechtsverkehr |
| K**o**lon | Grimmdarm, Teil des Dickdarms (Kol**i**tis = Dickdarmentzündung) |
| K**ol**pos (Vag**i**na) | Scheide (Kolpitis = Scheidenentzündung) |
| k**on**genital (hereditär) | angeboren, vererbt |
| K**on**zeption | Empfängnis (Antikonzeption = Empfängnisverhütung) |
| K**o**rium (C**o**rium) | Lederhaut (mittlere Schicht der Haut) |
| kura**tiv** (als Gegensatz zu palliativ) | heilend (von cur**a**re = heilen) |
| K**u**tis (D**e**rma) | Haut (Subkutis = Unterhaut) |
| **L** | |
| L**a**bium | Lippe (Labium pudendi = Schamlippe; die Schamlippen werden zumeist nur als Labien bezeichnet) |
| L**a**brum | Lippe von Gelenkpfannen (Labrum acetabu**la**re = Gelenklippe der Hüftgelenkpfanne) |
| L**a**crima | Träne (Os lacrimale = Tränenbein) |
| Lakt**at** | Milchsäure |
| Lakt**a**tazidose | Azidose des Serums aufgrund vermehrter Milchsäurebildung |
| L**a**mina | Platte, Scheibe (Lamina cribrosa = durchlöcherte Platte des Os ethmoidale) |
| L**a**rynx | Kehlkopf (Laryngitis = Kehlkopfentzündung) |
| **la**tus | breit, weit, großflächig (M. latissimus dorsi = der allerbreiteste Muskel des Rückens) |
| Letalit**ä**t | Anteil (in Prozent der Erkrankten) der an einer bestimmten Krankheit Verstorbenen |
| **leu**kos | weiß (Leukozyten = weiße Blutzellen) |
| Li**e**n (Splen) | Milz |
| Ligam**en**tum (Lig.) | Band (Lig. ingui**na**le = Leistenband) |
| L**i**ngua (Gl**o**ssa) | Zunge (Frenulum linguae = Zungenbändchen) |
| L**i**pos | Fett (Lipoproteine sind Moleküle aus Fett und Eiweiß) |
| liv**i**de | blau-rötliche Verfärbung |
| L**o**bus | Lappen (Lobus superior pulm**o**nis = Lungenoberlappen) |
| L**o**gos | Wort, Lehre (Dermatologie = die Lehre von der Haut) |

**Tab. 1.3** Allgemeine Nomenklatur *(Forts.)*

| | |
|---|---|
| L**um**bus | Lende (Lumbalgie = Kreuzschmerzen) |
| L**u**na | Mond (Lunula = kleiner Mond bzw. Halbmond) |
| L**u**pus | Wolf; steht für entstellende Hauterscheinungen (Lupus vulgaris = Hauttuberkulose des Gesichts) |
| Luxation | Verrenkung eines Gelenks (Gelenkkopf und Pfanne haben keinen Kontakt mehr zueinander) |
| -l**y**se | Auflösung (lyein = auflösen) (Thrombolyse = Auflösung eines Thrombus) |
| **M** | |
| M**a**cula | Fleck |
| m**a**gnus, m**a**gna, m**a**gnum | groß (V. saphena magna = große Saphenavene) |
| m**aj**or, m**aj**us | größer (Tub**er**culum majus = knöcherner Vorsprung am Humerus – der größere von zwei vorhandenen Vorsprüngen) |
| M**a**kro- (M**e**ga-) | groß (Makrophagen = große Fresszellen) |
| mal**ig**ne | bösartig (Malign**om** = bösartiger Tumor) |
| m**a**lus | schlecht, schädlich, bösartig (Malabsorption = unzureichende Resorption aus dem Darm) |
| M**am**ma (Mastos) | weibliche Brust (Mammakarzinom = bösartiger Tumor der weiblichen Brust) |
| Mam**ill**e | Brustwarze |
| Mand**i**bula | Unterkiefer |
| M**a**nus | Hand (manuelle Untersuchung = Untersuchung mit den Händen) |
| M**ar**go | Rand (margin**a**lis = randständig, randbetont) |
| M**as**tos (M**a**mma) | weibliche Brust (Mastektomie = operative Entfernung der Brust) |
| Max**ill**a | Oberkiefer |
| Me**a**tus | Gang (Meatus ac**us**ticus = Gehörgang) |
| medi**al** | zur Mitte hin |
| medi**an** | genau in der Mitte |
| Mediast**i**num | Raum, der in der Mitte steht (zwischen den Lungenflügeln), „Mittelfell" |
| Mediat**o**ren | Substanzen, die irgendeine Wirkung im Organismus vermitteln |
| Med**ull**a | Mark (Rückenmark, Knochenmark) |
| -m**e**ga (M**a**kro-) | groß (Hepatomegalie = Vergrößerung der Leber) |
| Meiose | Zellteilung, bei der die Tochterzellen nur noch einen einfachen (haploiden) Chromosomensatz aufweisen (Eizelle, Spermium) |
| Men, Mens | Monat (Menses = Menstruation = Monatsblutung) |
| M**e**ninx | Hirnhaut (die Meningen sind die Hirnhäute) |
| ment**a**lis | zum Kinn gehörend |
| M**en**tum | Kinn (Foramen mentale = Loch im Unterkiefer) |
| Mesent**e**rium | Dünndarmgekröse (die A. mesenterica verläuft im Gekröse) |
| migr**a**re | wandern (Eryth**e**ma m**i**grans = Wanderröte) |
| m**i**kros | klein (Mikrophagen = kleine Fresszellen) |
| Miktion | Wasserlassen |
| m**i**nor, m**i**nus | kleiner (Tub**er**culum minus = kleinerer knöcherner Vorsprung am Humerus von zweien) |
| Mit**o**se | übliche Zellteilung, bei der die Tochterzellen einen doppelten (diploiden) Chromosomensatz erhalten |
| m**oll**is, m**oll**e | weich (Pulsus mollis = weicher, gut unterdrückbarer Puls) |
| Mons | Berg (Mons pubis = Schamberg) |
| M**or**bus | Krankheit, Erkrankung (Morbus Bechterew = Bechterew-Krankheit) |
| M**or**bidität | Zahl der von einer bestimmten Krankheit Betroffenen, in Relation zur Gesamtbevölkerung |
| Mors | Tod (post mortem = nach Eintritt des Todes) |
| M**or**talität | Sterbefälle (allgemein) in einem bestimmten Zeitraum, in Relation zur Gesamtbevölkerung |
| Muk**o**sa | Schleimhaut |
| M**us**culus (M.) | Muskel (M. brachialis = Oberarmmuskel); Plural: Musculi (Mm.) = Muskeln |
| Myk**o**se | Pilzinfektion (Antimykotika = Medikamente gegen Pilzinfektionen) |
| M**y**o- | Muskel (Myokard = Herzmuskel) |

1

**Tab. 1.3** Allgemeine Nomenklatur *(Forts.)*

| | |
|---|---|
| **N** | |
| nas**a**lis | zur Nase gehörend |
| N**a**sus | Nase |
| Nekr**o**se | Gewebeuntergang; geht in Restitutio ad integrum, eine Narbe oder Gangrän über |
| N**e**phros (Ren) | Niere (Nephritis = Nierenentzündung) |
| N**e**rvus (N.) | Nerv, N. facialis = Gesichtsnerv; Plural: Nervi (Nn.) = Nerven |
| N**eu**ron | Nerv (Neuralgie = Schmerzen im Versorgungsgebiet eines Nerven) |
| N**o**dus | Knoten (N**o**dulus = Knötchen; nod**ö**s = knotig) |
| N**o**xe | Schadstoff, schädigende Ursache |
| N**u**cha | Nacken |
| nuch**a**l | der Bereich des Nackens (nuchale Lymphknoten) |
| N**u**cleus | Zellkern, Anhäufung von Nervenzellen im ZNS |
| Nykturie | nächtliches Wasserlassen (Nyktos = Nacht, Uron = Urin) |
| **O** | |
| oblig**a**t | immer, unbedingt, in jedem Fall |
| obl**i**quus | schräg (M. obliquus abd**o**minis = schräg verlaufender Bauchmuskel) |
| oblong**a**tus, oblongata | verlängert (Medulla oblongata = verlängertes Mark – aus dem Rückenmark in den Hirnstamm) |
| obsol**e**t | ungebräuchlich, veraltet |
| occipit**a**lis | zum Hinterhaupt gehörend (Os occipitale = Hinterhauptbein) |
| occ**u**ltus | verborgen (okkulte Blutung = nicht sichtbare Mikroblutung) |
| **O**culus, **o**culi | Auge (M. **or**bicularis oculi = Ringmuskel des Auges) |
| Öd**e**m | Schwellung, Flüssigkeitsansammlung |
| Ös**o**phagus | Speiseröhre (Hiatus ösophageus = Lücke für die Speiseröhre) |
| -oid, -o**i**deus | so ähnlich wie (das Erysipeloid sieht dem Erysipel ähnlich, ist aber eine eigenständige Erkrankung; Processus styloideus = griffelförmiger Fortsatz von Stylos = Griffel) |
| **o**ligos | wenig (Oligurie = geringe Harnausscheidung ≤ 500 ml/Tag) |
| Om**e**ntum | Netz (Omentum majus = großes Netz des Bauchraums) |
| ophth**a**lmicus | zum Auge gehörend (der N. ophthalmicus versorgt einen Teil des äußeren Auges) |
| **o**pponens | gegenüberstehend (Opposition; der Daumen steht in Opponens-Stellung zu den übrigen Fingern) |
| **o**pticus | das Sehen betreffend (N. opticus = Sehnerv) |
| orbicul**a**ris | ringförmig (M. orbicularis oris = Ringmuskel des Mundes) |
| **O**rbita | Kreisbahn, Augenhöhle |
| **O**rchis (**T**estis) | Hoden (Orchitis = Hodenentzündung) |
| Os, **o**ris | Mund (M. orbicularis oris = Ringmuskel des Mundes) |
| Os, **o**ssis | Knochen, Bein (Os frontale = Stirnbein) |
| Ov**a**r | Eierstock (Ovum = Ei) |
| **P** | |
| Pal**a**tum | Gaumen (Os palatinum = Gaumenbein) |
| palliativ (Palliativmedizin) | symptom- bzw. schmerzlindernd, lebensverlängernd, die Lebensqualität erhaltend; palliative Therapien werden z. B. bei Malignomen eingesetzt, wenn eine kurative (heilende) Therapie nicht mehr möglich ist |
| P**a**lma | Handfläche |
| palm**a**r | im Bereich der Handfläche |
| P**a**lpation | Untersuchung durch Betasten mit den Händen |
| P**a**lpebra | Augenlid (der M. lev**a**tor palpebrae hebt das Oberlid) |
| P**a**lpitation | subjektiv als unangenehm empfundenes Herzklopfen |
| P**a**nkreas | Bauchspeicheldrüse (Ductus pancreaticus = Ausführungsgang der Bauchspeicheldrüse) |
| p**a**ra | neben, daneben (parasternal = neben dem Brustbein) |
| Paral**y**se | vollständige Lähmung (= Plegie) |

**Tab. 1.3** Allgemeine Nomenklatur *(Forts.)*

| | |
|---|---|
| P**a**rästhesie | Missempfindung, Sensibilitätsstörung |
| Parasymp**a**thikus | Teil des vegetativen Nervensystems, Gegenspieler des Sympathikus |
| Par**e**se | unvollständige Lähmung (Hemiparese = Halbseitenlähmung) |
| pariet**a**lis | seitlich, wandständig (Pleura parietalis = äußerer Teil der Lungenhaut, welcher der Thoraxwand innen anliegt) |
| par**o**xysm**a**l | anfallsartig (paroxysmale Tachykardie = anfallsartig auftretender schneller Herzschlag) |
| Pars | Teil, Anteil (Pars prostatica urethrae = der Teil der Harnröhre, der durch die Prostata läuft) |
| P**ar**tus | Geburt, Entbindung (postpartal = nach der Entbindung) |
| p**ar**vus, p**ar**va | klein (Pulsus parvus = kleine Pulsamplitude) |
| Pat**el**la | Kniescheibe |
| -path**ie** | von Pathos = Krankheit abgeleitet (Kardiomyopathie = Erkrankung des Herzmuskels; Enzephalopathie = nicht näher definierte Erkrankung des Gehirns) |
| pector**a**lis | zur Brust gehörend (M. pectoralis minor = kleinerer Brustmuskel von zweien) |
| P**ec**tus | Brust |
| P**el**vis | Becken |
| per s**e** | an sich, für sich genommen |
| p**e**ri | außen herum gelegen (Perikard = Herzbeutel) |
| Periton**e**um | Bauchfell (retroperitoneal = hinter dem Bauchfell gelegen) |
| Perspir**a**tio | „Hautatmung", Schwitzen = Transpiration (Perspiratio insens**i**bilis = unbemerkte Schweißabgabe) |
| Pes, p**e**dis | Fuß (A. dorsalis pedis = Fußrückenarterie) |
| phag**ein** | essen, fressen (Phagozyten = Fresszellen) |
| Ph**a**lanx | Finger- oder Zehenglied |
| Ph**a**rynx | Rachen (Epipharynx = oberer Anteil des Rachens) |
| ph**i**los | liebend, freundlich gesonnen (lipophil = das Fett liebend) |
| Ph**o**bos | Angst, Furcht (hydrophob = wasserfeindlich) |
| Plaz**en**ta | Mutterkuchen |
| Pl**an**ta | Fußsohle |
| plant**ar** | im Bereich der Fußsohle |
| Pleg**ie** | vollständige Lähmung (Paraplegie = Lähmung beider Beine) |
| Pl**eu**ra | Lungenhaut (Pleura viscer**a**lis = inneres Blatt der Lungenhaut) |
| Pl**ex**us | Geflecht (Plexus nervosus = Nervengeflecht) |
| -pneu, -pnoe | Wortstamm für Luft, Atem und Atmung (Dyspnoe, Tachypnoe; Pneumothorax = Luft im Pleuraspalt) |
| poll**a**kis | häufig (Pollakisurie = häufige Entleerung kleiner Harnmengen) |
| P**oll**ex | Daumen |
| pol**ys** | viel, zahlreich (Polyur**ie** = Entleerung großer Harnmengen) |
| P**o**ns | Brücke (Teil des Hirnstamms) |
| Popl**I**tea | Kniekehle (A. poplitea = Kniekehlenarterie) |
| P**or**ta | Türe, Pforte (V. portae = Pfortader) |
| P**or**tio | Teil, Anteil; gebräuchlich für Portio vagin**a**lis uteri (der in die Scheide hineinragende Teil der Gebärmutter) |
| post | hinten, dahinter (postprandial = nach dem Essen; Prandium = Mahlzeit) |
| Pous, pod**os** | Fuß (Podozyten = Zellen mit fußförmigen Fortsätzen) |
| prä (pro) | davor (prätibiale Ödeme = Flüssigkeitsansammlung vor der Tibia) |
| Proc**ess**us | Fortsatz (Processus styloideus = griffelartiger Fortsatz) |
| Pr**o**stata | männliche Vorsteherdrüse |
| Prote**in** | Eiweiß |
| Pub**er**tas | Geschlechtsreife, Pubertät |
| P**u**bes | Schamgegend, Schamhaare (Os pubis = Schambein; Pubarche = erstes Wachsen der Schamhaare in der Pubertät) |
| pud**en**dus | zur Schamgegend gehörend (N. pudendus) |

**Tab. 1.3** Allgemeine Nomenklatur *(Forts.)*

| | |
|---|---|
| Pulmo | Lunge (Aa. pulmonales = die beiden Lungenarterien) |
| Pustula | Eiterbläschen, Pustel |
| Pyelos | Becken, Nierenbecken (Pyelitis = Nierenbeckenentzündung) |
| Pylorus | Magenausgang, Pförtner |
| **Q** | |
| quadriceps | vierköpfig (quattuor = vier, Caput = Kopf; M. quadriceps femoris = vierköpfiger Muskel am Oberschenkel) |
| **R** | |
| Radikale | sehr reaktionsfähige Atome oder Moleküle (wegen einer unvollständigen Zahl an Außenelektronen) |
| Radius | Speiche (Knochen des Unterarms) |
| Ramus (R.) | Ast, Zweig (z.B. Gefäßast einer Arterie) |
| recurrere | zurücklaufen (N. laryngeus recurrens = aus dem Mediastinum zum Kehlkopf zurücklaufender Nerv) |
| Rektum | Mastdarm (letzter Darmabschnitt) |
| Ren (Nephros) | Niere (A. renalis = Nierenarterie) |
| Resektion | Teilentfernung eines Gewebes |
| Respiration | Atmung (spirare = atmen) |
| Restitutio | Wiederherstellung (Restitutio ad integrum = völlige Wiederherstellung) |
| Rete | Netz (Rete mirabile = Wundernetz) |
| Reticulum | kleines Netz (Retikulumzellen bilden mit ihren Fortsätzen ein Netz) |
| Retina | Netzhaut des Auges |
| Retraktionskraft | Kraft der Lunge, sich selbsttätig zusammenzuziehen |
| retro | dahinter (retroaurikulär = hinter dem Ohr) |
| Rezidiv | Rückfall, Wiederkehr einer Krankheit |
| rheo, rhein | fließen, strömen (Diarrhö = das „Durchfließen", Durchfall; Steatorrhö = Fettstuhl) |
| Rima | Spalte, Ritze (Rima ani =Analfalte, Rima pudendi = Schamspalte) |
| ruber | rot (Nucleus ruber = rötlich gefärbte Nervenzellansammlung im Zwischenhirn) |
| **S** | |
| Salpinx (Tube) | Eileiter (Salpingitis = Eileiterentzündung) |
| saltare | tanzen, springen, hüpfen (Arthritis bzw. Thrombophlebitis saltans = zwischen verschiedenen Gelenken bzw. Venen wechselnde Entzündung) |
| Sartor, Sartoris | Schneider (M. sartorius = Schneidermuskel) |
| Scapula | Schulterblatt (Spina scapulae = Schulterblattgräte) |
| Sectio | Schnitt (Sectio caesarea = Kaiserschnitt, Schnittentbindung) |
| Sella | Sattel (Sella turcica = Türkensattel – knöcherne Struktur des Keilbeins) |
| semi | halb (semilunaris = halbmondförmig) |
| Septum | Scheidewand (Ventrikelseptum = Scheidewand zwischen den Herzkammern) |
| siccus, sicca | trocken (Pericarditis sicca = „trockene" Entzündung des Herzbeutels) |
| signifikant | bedeutet „statistisch nachgewiesen", pathologisch (Signum = Zeichen) |
| simplex | einfach, „simpel" (Herpes simplex) |
| sinister | links (A. subclavia sinistra) |
| Sinus | Bucht, Ausbuchtung (Karotissinus = Erweiterung der A. carotis; Sinusoide = besonders weite Blutkapillaren, z.B. in Leber und Milz) |
| skleros | hart (Sklerosierung = Verhärtung eines Gewebes, Sklera = Lederhaut des Auges) |
| skopein | hineinschauen, untersuchen (Koloskopie = Dickdarmspiegelung) |
| Skrotum | Hodensack |
| Soma | Körper (somatisch = den Körper betreffend) |
| Spina | Dorn, Stachel, Gräte, knöcherner Vorsprung (Spina iliaca = knöcherner Vorsprung des Darmbeins = Os ilium) |
| Splen (Lien) | Milz |
| Steatos | Fett (Steatorrhö = Fettstuhl) |

**Tab. 1.3** Allgemeine Nomenklatur *(Forts.)*

| | |
|---|---|
| St**er**num | Brustbein (das Herz liegt retrosternal) |
| St**y**los | Stift, Griffel (Processus styl**o**ideus = griffelartiger Fortsatz) |
| sub (hypo) | unter, unterhalb (A. subclavia = Unterschlüsselbeinarterie, sublingual = unterhalb der Zunge) |
| subfebril | Temperaturerhöhung ≤ 38°C (Febris = Fieber) |
| Substitution | Zufuhr fehlender Substanzen (z. B. Vitaminsubstitution) |
| Symp**a**thikus | Teil des vegetativen Nervensystems |
| **T** | |
| tach**ys** | schnell (Tachykardie = schneller Herzschlag) |
| T**ar**sus | Fußwurzel; bindegewebige Platte des Augenlids |
| T**e**leangiektas**ie** | Erweiterung kleiner Hautgefäße, die dadurch erkennbar werden |
| **tem**nein – Tomä | schneiden – Schnitt (Laparotom**ie** = Bauchschnitt) |
| T**em**pus | Zeit, Schläfe (Os tempo**ra**le = Schläfenbein) |
| T**en**do | Sehne |
| T**es**tis (Orchis) | Hoden (Maldescensus testis = Hodenhochstand) |
| Then**ar** | Daumenballen |
| Th**o**rax | knöcherner Brustkorb (A. thor**a**cica = Brustkorbarterie) |
| Thyr**o**idea | Schilddrüse (vereinfacht für Glandula thyroidea) |
| T**i**bia | Schienbein (A. tibi**a**lis = Unterschenkelarterie) |
| Tons**ill**a | Mandel (Tonsilla palatina = Gaumenmandel) |
| T**o**nus | Spannung, Anspannung (hypertone Muskeln sind vermehrt angespannte Muskeln) |
| Trach**ea** | Luftröhre (Bifurcatio tracheae = Aufzweigung der Trachea in die Stammbronchien) |
| transv**er**sus | quer verlaufend (M. transversus abdominis = querer Bauchmuskel) |
| Tr**au**ma | Verletzung, Wunde, belastendes Ereignis |
| Tri- (von tr**i**a oder tris) | drei (1. Tr**i**menon = die ersten 3 Monate der Schwangerschaft; M. tr**i**ceps = dreiköpfiger Muskel) |
| Troch**an**ter | Rollhügel (Trochanter major = größerer knöcherner Vorsprung am Femur von zweien) |
| Tr**och**lea | Walze, Rolle (Trochlea h**u**meri = walzenförmiges Gelenk am Oberarm) |
| Tr**un**cus | Stamm, Gefäßstamm (Truncus pulmonalis = Lungengefäßstamm) |
| T**u**ba | Trompete (Tuba auditia = Ohrtrompete) |
| T**u**ber – Tub**er**culum | Höcker – kleiner Höcker (Tuberculum majus = größerer knöcherner Vorsprung am Humerus von zweien) |
| Tumor | Schwellung (auch entzündlich), Geschwulst (benigne oder maligne), tastbare Resistenz (z.B. vergrößertes Organ) |
| T**u**nica | Hülle, Gewebeschicht (Tunica albuginea = derbe weißliche Hülle um Hoden und Ovar; albus = weiß) |
| **U** | |
| ubiquit**ä**r | entspricht in etwa „generalisiert": überall, allgegenwärtig |
| **Ul**cus, **Ul**kus | Geschwür (Ulcus cruris = Unterschenkelgeschwür) |
| **Ul**na | Elle (Knochen des Unterarms) |
| -ulus, -ulum | Verkleinerungsform (Lobus = Lappen, Lobulus = Läppchen; Caput = Kopf, Capitulum = Köpfchen) |
| Umb**i**licus | Bauchnabel (V. umbilicalis = Nabelvene des Feten; periumbilical = im Bereich des Bauchnabels) |
| umschrieben | umschriebene Einblutungen, Stenosen, Ekzeme usw. sind **lokal begrenzt** – als Gegensatz zu diffusen oder generalisierten Ereignissen |
| Urämie | „Urin im Blut": terminale Niereninsuffizienz |
| **U**reter | Harnleiter |
| **U**rethra | Harnröhre |
| -urie- | Ausscheidung mit dem Harn (Glukosur**ie** = Glukose im Urin) |
| **u**rogenit**al** | Harn- und Geschlechtsorgane betreffend |
| **U**ron, Ur**i**na | Harn, Urin |
| **U**terus | Gebärmutter (A. uterina = Gebärmutterarterie) |

**Tab. 1.3** Allgemeine Nomenklatur *(Forts.)*

| | |
|---|---|
| **V** | |
| Vag**i**na (K**o**lpos) | Scheide (Scheide der Frau, aber auch z.B. Vagina **ten**dinis = Sehnenscheide) |
| V**a**gus (= N. vagus) | parasympathischer Hauptnerv (X. Hirnnerv) |
| v**al**gus | nach lateral gekrümmt (Hallux valgus = nach lateral verbogene Großzehe) |
| V**al**va | Klappe (Herzklappe) |
| v**a**rus, v**a**ra | nach medial gekrümmt (Coxa vara = nach medial verbogener Schenkelhalswinkel, führt zu X-Beinen) |
| Vas | Gefäß (Vasa vas**o**rum = Gefäße zur Versorgung der Gefäße) |
| V**e**na (V.) | Vene; Plural: Venae (Vv.) = Venen |
| Ventr**i**culus | Magen, Herzkammer, Ventrikel (Ventriculus dexter = rechte Herzkammer) |
| Verr**u**ca | Warze |
| V**er**tebra | Wirbel (A. vertebralis = in der Wirbelsäule laufende Arterie) |
| V**e**sica | Blase (Vesica urinaria = Harnblase) |
| Ves**i**cula | Bläschen |
| Vest**i**bulum | Vorhof, Eingang (Vestibulum vaginae = Scheideneingang) |
| V**ir**go | Jungfrau |
| Virilis**ie**rung | Vermännlichung der Frau (z.B. Amenorrhö, Hirsutismus, tiefe Stimme) |
| visce**ra**lis, viscerale | zu den Eingeweiden gehörend (Peritoneum viscerale = der Teil des Bauchfells, der als dünne Haut die Bauchorgane überzieht) |
| V**i**ta | Leben |
| vit**al** | lebendig, lebenstüchtig |
| V**i**tium | Fehler, steht üblicherweise für Vitium c**or**dis = Herzfehler |
| vulg**a**ris | einfach, gewöhnlich, vulgär (Verr**uc**a vulgaris = gewöhnliche Warze) |
| V**ul**va | äußeres Genitale der Frau |
| **Z** | |
| Zoon**o**se | Erkrankung, die bei Wirbeltieren vorkommt und auf den Menschen übertragen werden kann |
| Zyan**o**se | livide (= blau-rötliche) Verfärbung der Haut und Schleimhaut |
| Z**y**tos | Zelle (Zytologie = Lehre vom Aufbau der Zelle; Chondrozyten = Knorpelzellen) |

KAPITEL

# 2 Chemie



## Einführung

Das Fach Chemie gehört in der Schule nicht gerade zu den bevorzugten Lieblingsfächern (keine Regel ohne Ausnahme). Diese Behauptung lässt sich auf das Studium der Medizinstudenten ausdehnen, was zur Folge hat, dass manche medizinischen Zusammenhänge unmöglich verstanden werden können; sie werden stattdessen auswendig gelernt und wieder vergessen. Der Sinn eines Chemieunterrichts für Medizin- oder Heilpraktikerstudenten besteht also nicht darin, erwachsen gewordene Menschen mit traumatischen Kindheitserinnerungen zu quälen oder mit Ballast zu überfrachten, sondern einzig darin, die Voraussetzungen dafür zu schaffen, die Strukturen und Funktionen von Zellen und Organen überhaupt verstehen zu können. Dasselbe gilt mit Bezug auf die Zusammensetzung der Nahrung, ihre Resorption und Verstoffwechselung im Organismus.

Auch wenn Chemie und Biochemie nicht eigentlich prüfungsrelevant sind, bleibt die Erarbeitung eines gewissen Chemieverständnisses aus diesem Grunde keinem Heilpraktiker erspart – zumindest insoweit, als die eigenen Ansprüche ein gewisses Mindestmaß überschreiten. Andererseits kann sich dieses Lehrbuch auf das beschränken, was für das Verständnis der Medizin unumgänglich ist, ohne weiterreichende Ansprüche. Dem Verständnis zuliebe werden von daher manche, besonders wesentliche Grundgesetze nicht nur mehrfach an unterschiedlichen Stellen wiederholt, sondern auch einfacher dargestellt, als sie in Wahrheit sind. Studierenden mit tiefer reichenden chemischen Vorkenntnissen mag dadurch einiges als zu sehr vereinfacht und, hierdurch bedingt, als nicht mehr ganz korrekt erscheinen, doch ist genau dieser Punkt die wesentliche Voraussetzung für das angestrebte Verständnis. Das Bemühen um perfekte Detailinformation würde zur Aufblähung und Unlesbarkeit des Stoffes führen und damit seinem Sinn zuwiderlaufen. Zusätzlich resultierte hieraus keinerlei Zusatznutzen für das Verständnis medizinischer Zusammenhänge. Beispielhaft seien die sog. Nebengruppen des Periodensystems erwähnt, die hinsichtlich ihrer Elektronenkonfiguration komplizierter aufgebaut sind. Hier müsste sehr viel an theoretischen Zusammenhängen erklärt werden – wie gesagt ohne Gewinn für das angestrebte Grundverständnis. Sie werden deshalb übergangen.

Grundsätzlich wird zwischen der anorganischen und der organischen Chemie sowie der Biochemie unterschieden:

- Die **anorganische Chemie** (➤ Kap. 2.1) beschreibt die insgesamt existierenden rund 85 stabilen Elemente samt derjenigen Verbindungen zwischen ihnen, aus denen die „unbelebte" Materie besteht. Hierbei handelt es sich zumeist um sehr kleine Moleküle, die aus jeweils nur wenigen Atomen aufgebaut sind.
- Die **organische Chemie** (➤ Kap. 2.2) ist die Chemie des **Kohlenstoffs** und seiner chemischen Verbindungen. Hier entstehen große Moleküle, aus denen sich sowohl Stoffe wie Erdöl oder die industriellen Kunststoffe als auch die „belebte" Natur, also Menschen, Tiere und Pflanzen zusammensetzen. Sie greift sich aus den 85 stabilen Elementen diejenigen heraus, die sich neben ihrer Beteiligung an kleinen, anorganischen Molekülen zusätzlich auch an den Strukturen großer Moleküle beteiligen können, ganz zuvorderst Kohlenstoff und Wasserstoff.
- Die **Biochemie** (➤ Kap. 3) schließlich ist die „Chemie des Lebens". Sie befasst sich mit den **Umsetzungsvorgängen der Elemente**, aus denen Pflanze, Tier und Mensch aufgebaut sind, und versucht, aus der Reaktionsweise dieser Elemente untereinander und im Erkennen ihres Aufbaus zu größeren Molekülverbänden und Strukturen das zu erklären, was man unter Leben versteht. Sie ist also lediglich ein spezialisierter Zweig der organischen Chemie.

## 2.1 Anorganische Chemie

### 2.1.1 Was ist ein Atom?

Jegliche Materie, auf der Erde und im gesamten Kosmos, belebt oder unbelebt, besteht aus Atomen. **Atome** sind die **Teilchen** (atomos = unteilbar, wie man früher meinte), aus denen jegliche Struktur, jede Flüssigkeit und jedes Gas bestehen. Es gibt nichts anderes.

Atome sind so **unvorstellbar klein** ($\leq$ 0,2 nm), dass sie mit einem Lichtmikroskop längst nicht mehr gesehen werden können. Erst die modernsten Elektronenmikroskope vermögen annähernd bis in diesen Größenbereich vorzudringen und Atome als kleine Punkte darzustellen. Das folgende Beispiel möge der Veranschaulichung dienen: 23 g des Elements Natrium bestehen aus $6 \times 10^{23}$ einzelnen Atomen. 0,4 mg Natrium, also eine Menge, die als winziges Substanzhäufchen gerade noch problemlos mit dem Auge wahrgenommen werden kann, bestehen demnach aus etwa $10^{19}$ einzelnen Atomen. Dies sind ausgeschrieben 10.000.000.000.000.000.000 – also 10 Trillionen einzelner, identischer Teilchen. Nur dadurch, dass diese unvorstellbar große Zahl einzelner Atome aneinander haftet, also gewissermaßen einen riesigen „Klumpen" aus Atomen ergibt, wird ein Element wie Natrium überhaupt sichtbar. Ein Gas wie die Luft ist deswegen unsichtbar, weil es aus einzelnen Atomen oder nur wenig größeren Molekülen besteht, die nicht auf einem Haufen beieinander liegen, sondern sich getrennt voneinander durch den zur Verfügung stehenden Raum bewegen.

Insgesamt existieren auf der Erde wie auch im Kosmos gut **85**, in ihrer Größe unterscheidbare **Atome**. Mehr als **30** sind darüber hinaus in geringsten Mengen vorhanden oder können zusätzlich durch physikalische Kernveränderungen im Labor hergestellt werden. Diese sind allerdings nicht stabil und zerfallen früher oder später wieder in die kleineren Ausgangsatome.

Stoffe, die lediglich aus einer **einzigen Sorte von Atomen** bestehen, nennt man **chemische Elemente**. Wenn es im Kosmos rund 85 verschiedene (stabile) Atome gibt, muss es auch 85 Elemente geben. Verbinden sich **2 oder mehr Atome** miteinander, entsteht eine **chemische Verbindung**, ein **Molekül**. Durch chemische Verbindungen der 85 existierenden Atome untereinander entstehen viele Millionen unterscheidbarer Moleküle, Stoffe und Organismen.

Die chemischen Elemente, aus denen „das Leben" im Wesentlichen besteht, sind Kohlenstoff (C), Wasserstoff (H), Sauerstoff (O) und Stickstoff (N). Daneben haben Schwefel (S) und Phosphor (P) größere Bedeutung. Etwa 10 weitere Elemente stehen mengenmäßig im Hintergrund, doch wäre auch ohne sie kein Leben möglich, weil sie entweder als wichtige anorganische Ionen in den Körperflüssigkeiten fungieren wie Natrium (Na), Kalium (K), Calcium (Ca) und Chlor (Cl), oder weil sie wie Eisen (Fe) Bestandteil des Hämoglobin oder wie Zink (Zn), Chrom (Cr), Kupfer (Cu) und Magnesium (Mg) unverzichtbare Bestandteile von Enzymen sind. Ohne Iod (I) gäbe es keine Schilddrüsenhormone.

Tierische oder pflanzliche Organismen bestehen also weit überwiegend aus gerade mal 10 bis maximal 20 unterscheidbaren Atomen, die sich chemisch zu kleineren oder größeren Strukturen verbunden haben.

### 2.1.2 Aufbau eines Atoms

Jedes der 85 unterschiedlich großen Atome besitzt einen **Kern**, der die Hauptmasse des Atoms ausmacht, und eine **Hülle oder Schale**, die fast schwerelose Teilchen (Elektronen) enthält. Der **Aufbau** sämtlicher Atome ist also grundsätzlich **identisch**. Daneben existieren im gesamten Kosmos, ob in den Planeten oder Sonnen der Milchstraße oder irgendeiner anderen Galaxie, immer nur diese 85 Atome. Es gibt kein kleineres Atom als den Wasserstoff, weil ein kleinerer Kern nicht möglich ist. Es existiert auch kein schwereres Atom als das auf der Erde schwerste, weil massereichere Kerne instabil sind und zerfallen. Und weil Atome, die einander begegnen, auf die immer gleiche Weise miteinander reagieren, bedeutet dies gleichzeitig, dass die Chemie auf der Erde dieselbe sein muss wie die Chemie auf irgendeinem Planeten in oder außerhalb der Milchstraße. Die im Folgenden zu besprechenden Gesetze der Chemie sind immer und überall gültig. Eine weitere Gesetzmäßigkeit, die hieraus abgeleitet werden kann, ist, dass eine jede Lebensform, die außerhalb der Erde auf irgendeinem Planeten existieren mag, aus denselben Atomen bestehen muss wie Mensch, Tier oder Pflanze. **Es existiert kein weiteres Baumaterial**.

Es mag auf manchen ernüchternd wirken, dass auch die Lebensvorgänge in unterschiedlichsten **Organismen** nichts anderes als **chemische Reaktionen** darstellen. Wenn sich die Atome zu den Strukturen zusammenbinden, die eine Pflanze, ein Tier oder einen Menschen ausmachen, dann haben sie dies chemisch vollzogen. Natürlich gibt es Enzyme und weitere Steuerungsmechanismen, doch sind dieselben lediglich dazu da, den Atomen gewissermaßen den Weg zu weisen, ihnen Räume aufzuzeigen, in denen sie mit weiteren Atomen chemisch reagieren können. Dies ist auch der Grund dafür, dass die Lebensprozesse im menschlichen Organismus nur auf der Basis der Chemie verstanden werden können.

#### Bohr-Rutherford-Atommodell

Nach dem Bohr-Rutherford- bzw. Bohr-Sommerfeld-Atommodell, meist nur als **Bohr-Atommodell** bezeichnet, das in diesem Buch der Einfachheit halber benutzt wird, **umkreisen** die leichten Teilchen, die **Elektronen**, eines beliebigen Atoms in festgelegter Entfernung, auf „Schalen", den vergleichsweise schweren **Kern** wie die kleinen Planeten des Sonnensystems die große Sonne (➤ Abb. 2.1). So, wie Erde, Jupiter, Mars oder Venus in verschiedener Entfernung die Sonne umkreisen, ihre jeweilige Entfernung von der Sonne dabei aber immer ungefähr gleich bleibt, umkreisen auch die leichten Teilchen den Atomkern in immer etwa gleicher, aber voneinander verschiedener Entfernung.

Die **Schalen** sind als solche nicht wirklich vorhanden; sie entstehen vielmehr erst durch die Flugbahn der Elektronen um den Kern und sollen eben diese Flugbahn symbolisieren. Würden die Elektronen ihren Kern verlassen und wegfliegen, wären damit auch die Schalen verschwunden.

Ebenfalls entsprechend dem Sonnensystem ist die **Entfernung** zwischen dem **Kern** und den ihn **umkreisenden Teilchen riesengroß**, sodass der wesentliche Raum eines Atoms aus einer gähnen-

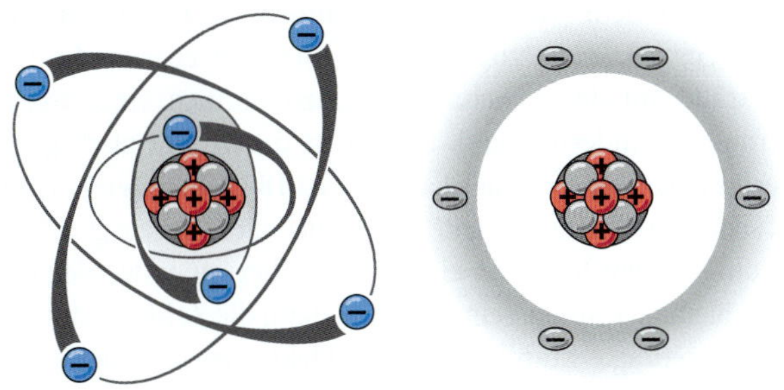

**Abb. 2.1** Bohr-Rutherford-Atommodell mit Kern und Schalen bzw. Flugbahnen der Elektronen. Die Schalen befinden sich bei der dargestellten Größenordnung in Wahrheit 1 km vom Kern entfernt. [L106]

den Leere besteht: Wenn man sich den Kern als eine kleine Kugel mit einem Durchmesser von 1 cm vorstellt, weisen die leichten Teilchen einen Durchmesser von weniger als 0,1 mm auf und umkreisen den Kern in einem Abstand von 1 km! Ein Atom besteht also, auf eine anschauliche Größenordnung umgerechnet, aus einem „Nichts" mit einem Durchmesser von 2 km, in dessen Zentrum sich ein materiell erkennbares Würfelchen von der Größe eines Zentimeters tummelt.

Der vergleichsweise **schwere Atomkern** ist aus zweierlei Teilchen identischer Masse aufgebaut – den **ungeladenen Neutronen** und den **positiv** geladenen **Protonen**. Die auf ihren Schalen **kreisenden leichten Teilchen** sind **negativ** geladen und heißen **Elektronen**. Protonen und Elektronen haben zwar eine sehr voneinander abweichende Masse, die positive bzw. negative Ladung jedoch liegt exakt in derselben Größenordnung, sodass die negative Ladung eines Elektrons die positive Ladung eines Protons genau egalisiert. Dadurch, dass ein jedes Atom **immer genauso viele Protonen wie Elektronen** besitzt, gleichen sich die Ladungen insgesamt aus. Ein **jedes Atom** erscheint aus diesem Grunde **nach außen ungeladen**.

Die **Schalen** des Bohr-Atommodells sind in Wahrheit **große Räume (Orbitale)**. Die Elementarteilchen Neutronen, Protonen und Elektronen lassen sich in weitere Teilchen unterteilen. Zum Beispiel bestehen Neutronen und Protonen aus jeweils 3 Quarks. Jedes Teilchen besitzt ein Antiteilchen. Die Antiteilchen der Elektronen heißen Positronen. Da solche Verfeinerungen des Atommodells aber ausschließlich den Physiker interessieren und für das angestrebte chemische Verständnis ohne jede Bedeutung sind, wird auf eine Erörterung verzichtet.

**EXKURS**

Zum Nachdenken könnte aber folgende (physikalische) Tatsache anregen: Jedes Teilchen, also Elektronen, Neutronen und Protonen, aber auch das einzelne Atom insgesamt, kann mathematisch-physikalisch als energetische Welle beschrieben werden, wodurch der Status von Materieteilchen verloren geht. Daraus folgt, dass jegliche Materie auch als Energieform beschrieben werden kann, was zuerst Einstein mit seiner Formel $E = m \times c^2$ (etwas vereinfacht: **Materie** = niedrig bzw. extrem langsam schwingende **Energie**) bewiesen hat, sondern was letztendlich auch geistig, z.B. in der Meditation, erfahren werden kann.

In der heutigen Physik, basierend auf Einsteins Relativitätstheorie, ist tatsächlich alles „relativ" und hängt allein vom Standort des jeweiligen Beobachters ab. Wenn wir z.B. mit annähernd Lichtgeschwindigkeit zum Pluto fliegen könnten, benötigten wir etwa 5 Minuten für diese Reise. Ein Beobachtungsposten auf dem Pluto, mit unbestechlichen Uhren ausgestattet, würde unsere Reise aber auf eine Dauer von 5 Stunden beziffern. Neben der Zeit änderte sich auch die Masse, und während wir uns dem Pluto näherten, erschiene uns der Planet in der Form einer Zigarre mit einem Durchmesser von gerade mal 25 km. Die Männer auf dem Beobachtungsposten haben ihren Himmelskörper allerdings mit einem Durchmesser von 2500 km vermessen. Es lässt sich hierbei auch keine objektivierbare Wahrheit mehr festlegen. Die materielle „Wirklichkeit" stellt für jeden Betrachter etwas anderes dar und hängt allein von seiner Betrachtungsweise ab.

Zeit, Masse und Raum sind also keine Konstanten, sondern abhängig vom Beobachtungsort und der Fortbewegungsgeschwindigkeit. Nur weil wir uns selten mit Lichtgeschwindigkeit bewegen, liegt dies nicht in unserem Erfahrungshorizont. Mit anderen Worten: Materie ist eine Form von Energie, letztendlich nichts anderes als eine Illusion, wahrgenommen von Sinnesorganen, die darauf abgestimmt sind.

## Unterschiede zwischen den Elementen

Die Atome, aus denen die verschiedenen Elemente zusammengesetzt sind, unterscheiden sich nicht prinzipiell, sondern allein durch ihre Größe voneinander. Da die 3 unterschiedlichen Teilchen, die ein Atom aufbauen, in ihrer Größe unveränderbar sind, kann die **unterschiedliche Größe** eines Gesamtatoms nur durch eine **unterschiedliche Anzahl an Protonen, Neutronen und Elektronen** zustande kommen, die in ihm enthalten sind.

Das kleinste und leichteste Atom des Universums besteht aus einem Kern, der 1 Proton und (theoretisch) 1 Neutron enthält und, zum Ladungsausgleich des Protons, auch 1 Elektron in seiner Schale. Das nächstschwerere Element besteht aus lauter Atomen, die in ihrem Kern 2 Neutronen und 2 Protonen sowie in ihrer Schale demnach auch 2 Elektronen enthalten. Das 85. und letzte, in der Umwelt noch stabile Atom enthält demgemäß 85 Protonen und (theoretisch) 85 Neutronen im Kern sowie 85 Elektronen in der Schale.

Die Zahl der **Protonen** und **Elektronen** ist bei jedem Atom absolut **gleich**. Die Zahl der ungeladenen **Neutronen** des Kerns, die gemeinsam mit den Protonen die Masse des Atoms bilden, muss dagegen **nicht immer** genau der Anzahl der Protonen und Elektronen entsprechen. Positiv geladene Teilchen stoßen sich gegenseitig ab. Zwei oder mehr Protonen würden aus diesem Grunde nicht beieinander bleiben. Der Atomkern wäre instabil. Man kann deshalb davon ausgehen, dass die Neutronen eine Art Kitt darstellen, der die Protonen des Kerns zusammenhält und verhindert, dass derselbe auseinander fliegt.

Ein einzelnes Proton kann sich nicht selbst abstoßen. Aus diesem Grunde hat das kleinste Atom des Universums (Wasserstoff), dessen Kern aus lediglich einem einzigen Proton besteht, keinen Bedarf an irgendwelchen Kittsubstanzen. Folgerichtig besteht der Kern dieses Atoms lediglich aus eben diesem Proton ohne Ergänzung durch ein Neutron. Das zweitkleinste Atom (Helium) mit 2 Protonen benötigt allerdings bereits eine Kompensation der Abstoßungskräfte, sodass sein Kern aus insgesamt 4 Teilchen (2 Protonen und 2 Neutronen) besteht. Beim nächstgrößeren Atom (Lithium) bauen 3 Protonen und 3 Neutronen den Kern auf. So ließe sich die Reihe noch eine Weile weiterführen, bis bei Atomen zunehmender Größe, offensichtlich wegen der hier zunehmenden gegenseitigen Abstoßungskräfte der geladenen Protonen, die Zahl an relativ hierzu vorhandenen Neutronen zunehmen muss, um den Kern zusammenzuhalten. **Mittlere und größere Atome** besitzen deswegen Kerne, deren Zahl an Protonen und Neutronen nicht mehr exakt übereinstimmt, sondern die **mehr Neutronen als Protonen** besitzen (z.B. sind zu 25 Protonen 27 oder 28 Neutronen hinzugefügt), sodass die Kerne und damit das gesamte Atom (Elektronen wiegen ja nichts) etwas schwerer werden als es dem 1 : 1-Verhältnis entsprechen würde. Da das Aussehen des jeweiligen Elements, sein chemisches Verhalten und sämtliche sonstigen Eigenschaften aber **ausschließlich** von der **Anzahl der Elektronen** bestimmt werden, spielt diese Tatsache für das chemische Verständnis keine Rolle. Lediglich für die Errechnung des Atomgewichts müsste die bei größeren Atomen in Relation zu den Protonen immer weiter ansteigende Zahl an Neutronen berücksichtigt werden.

### Aufbau der Schalen

Die negativ geladenen **Elektronen** der **Atomschale** werden vom positiv geladenen Kern (Protonen) angezogen und mit großer Kraft beim Kern gehalten wie die Planeten des Sonnensystems, die auch nicht einfach aus ihrer Umlaufbahn wegfliegen können. Natürlich sind es beim Sonnensystem die Schwerkraft und keine Ladungskräfte, doch ist das Ergebnis vergleichbar. Die Eigenenergie der Elektronen, die sich auch in ihren ungeheuer schnellen Bewegungen ausdrückt, verhindert dabei, dass sie in den Kern fallen. Auch die Erde fällt durch ihre Bewegungsenergie nicht in die Sonne. Gleichzeitig stoßen sich aber die negativ geladenen Elektronen gegenseitig ab, wie dies auch für die positiv geladenen Protonen des Kerns gilt. Dies stellt gleichzeitig eines der wichtigsten **Grundgesetze** der Physik wie auch der **Chemie** dar, das der Mehrzahl chemischer Reaktionen zugrunde liegt:

**MERKE**

- **Gleichsinnige Ladungen** (+ und +; - und –) **stoßen sich ab**.
- **Gegensinnige Ladungen**, also + und –, **ziehen sich an**.

Die **Flugbahn** der Elektronen um den Kern stellt daher einen Kompromiss dar zwischen dessen **Anziehungskraft** einerseits und der gegenseitig zwischen den Elektronen stattfindenden **Abstoßungskräfte** andererseits. Dies hat zur Folge, dass die 1 bzw. 2 Elektronen der beiden kleinsten und leichtesten Atome (Wasserstoff und Helium) noch gemeinsam auf einer Schale dicht beim Kern Platz finden. Auf der **1. Schale** kreisen also **1** bzw. **2 Elektronen**.

Das dazukommende 3. Elektron des nächstschwereren Elements Lithium wird aber nun gezwungen, eine Schale (Flugbahn) in weiterer Entfernung zum Kern zu besetzen. Diese Schale bietet, da sie entsprechend ihrem größeren Abstand zum Kern mehr Fläche bzw. Raum aufweist, auch einer größeren Anzahl von Elektronen Platz, ohne dass sich dieselben zu nahe kommen müssten. Es passen bis zu **8 Elektronen** auf diese **2. Schale**. Das 10. Element (Neon), das 10 Protonen, 10 Neutronen und 10 Elektronen besitzt, verteilt diese Elektronen also so, dass 2 davon in der innersten Schale und die nächsten 8 in der 2. Schale ihre Bahn um den Kern beschreiben.

Das 11. Element (Natrium) mit nunmehr 11 Elektronen ist gezwungen, eine 3. Schale zu beginnen, weil nun wiederum die Abstoßungskräfte auf der 2. Schale das Dazukommen eines weiteren Elektrons verhindern. Die **3. Schale** ist durch ihre noch größere Entfernung vom Kern in der Lage, bis zu **18 Elektronen** aufzunehmen, sodass erst beim Element Nr. 28 auch diese Schale gefüllt wäre und vom Element Nr. 29 an eine 4. Schale begonnen werden müsste. Dies bleibt allerdings reine Theorie, denn die **Zahl 8** bedingt eine derart ausgeprägte **Stabilität** für die Elektronen und den für ihre Bewegungen zur Verfügung stehenden Raum, dass der theoretisch vorhandene **zusätzliche Platz** bei den Schalen 3, 4 oder 5 gar **nicht beansprucht** wird. Das Element Nummer 18 hat seine 18 Elektronen auf die 1. (2), 2. (8) und 3. Schale (8) verteilt. Das Element 19 (Kalium) fügt nun sein zusätzliches Elektron nicht mehr der 3. Schale hinzu, obwohl dies theoretisch möglich wäre, sondern beginnt die nunmehr 4. Schale. Die wiederum nächstgrößeren Atome füllen nun diese 4. Schale weiter auf, bis hier ebenfalls die **„Idealzahl 8"** erreicht ist.

Nur der Vollständigkeit halber sei erwähnt, dass die **Nebengruppenelemente** (z.B. Zink oder Eisen) auch die kleineren Schalen zunehmend füllen, nachdem weiter außen liegende Schalen bereits begonnen wurden. Dies soll jedoch nicht weiter besprochen werden, weil diese Einführung in ein chemisches Grundverständnis dadurch unnötig kompliziert würde.

## 2.1.3 Das Periodensystem der Elemente (PSE)

Kluge Menschen haben bereits vor etwa 150 Jahren herausgefunden, dass bei einer Aneinanderreihung der Elemente nach dem Gewicht ihrer jeweiligen Atome **nach jeweils 8 Elementen** wieder ein **Element mit vergleichbaren chemischen Eigenschaften** erscheint. Die Eigenschaften der Elemente 3, 11 und 19 (Lithium, Natrium und Kalium) stimmen also genauso gut überein wie diejenigen der Elemente 4, 12 und 20 (Beryllium, Magnesium und Calcium). Das war damals, als man noch nichts über Atome und ihren Aufbau wusste, doch sehr erstaunlich. Eigentlich hätte man eher erwartet, dass sich direkt aufeinander folgende Elemente wie z.B. die Elemente 6, 7 und 8 (Kohlenstoff, Stickstoff und Sauerstoff) in ihren chemischen Eigenschaften ähneln sollten.

Es wurde also nach rein empirischen Erkenntnissen ein **System**, das Periodensystem (➤ Abb. 2.2), entwickelt, bei dem jeweils **8** aufeinanderfolgende **Elemente nebeneinander** stehen, während die **folgenden 8** in einer **Reihe unterhalb der ersten 8** angeordnet werden und die nächsten 8 wiederum darunter. Dadurch stehen jeweils in ihren Eigenschaften **vergleichbare Elemente** in einer **vertikalen Gruppe** untereinander, nach den oben erwähnten Beispielen also Lithium, Natrium und Kalium in der 1. Hauptgruppe, und Beryllium, Magnesium und Calcium in der 2. Hauptgruppe. Das Periodensystem besteht demgemäß aus **8 Hauptgruppen** – die sog. Nebengruppen können vernachlässigt werden. Eine 9. Hauptgruppe kann es nicht geben, weil ein Element, das um 8 Protonen schwerer ist als ein vorangehendes, wegen seiner chemischen Verwandtschaft nun zur Gruppe genau dieses Elements hinzugefügt wird. Es bildet sozusagen wiederum das erste Element der nächsten Achterreihe.

Hauptgruppen: 1 (IA), 2 (IIA), 13 (IIIA) – 18 (VIIIA); Nebengruppen: 3 (IIIB) – 12 (IIB)

| | 1 (IA) | 2 (IIA) | 3 (IIIB) | 4 (IVB) | 5 (VB) | 6 (VIB) | 7 (VIIB) | 8 | 9 (VIIIB) | 10 | 11 (IB) | 12 (IIB) | 13 (IIIA) | 14 (IVA) | 15 (VA) | 16 (VIA) | 17 (VIIA) | 18 (VIIIA) |
|---|---|---|---|---|---|---|---|---|---|---|---|---|---|---|---|---|---|---|
| 1. Periode | 1.0079 Wasserstoff $_{1}$H | | | | | | | | | | | | | | | | | 4.0026 Helium $_{2}$He |
| 2. Periode | 6.941 Lithium $_{3}$Li | 9.0122 Beryllium $_{4}$Be | | | | | | | | | | | 10.811 Bor $_{5}$B | 12.011 Kohlenstoff $_{6}$C | 14.007 Stickstoff $_{7}$N | 15.9994 Sauerstoff $_{8}$O | 18.998 Fluor $_{9}$F | 20.180 Neon $_{10}$Ne |
| 3. Periode | 22.990 Natrium $_{11}$Na | 24.305 Magnesium $_{12}$Mg | | | | | | | | | | | 26.982 Aluminium $_{13}$Al | 28.086 Silicium $_{14}$Si | 30.974 Phosphor $_{15}$P | 32.066 Schwefel $_{16}$S | 35.453 Chlor $_{17}$Cl | 39.948 Argon $_{18}$Ar |
| 4. Periode | 39.098 Kalium $_{19}$K | 40.078 Calcium $_{20}$Ca | 44.956 Scandium $_{21}$Sc | 47.88 Titan $_{22}$Ti | 50.942 Vanadium $_{23}$V | 51.996 Chrom $_{24}$Cr | 54.938 Mangan $_{25}$Mn | 55.847 Eisen $_{26}$Fe | 58.933 Cobalt $_{27}$Co | 58.69 Nickel $_{28}$Ni | 63.546 Kupfer $_{29}$Cu | 65.39 Zink $_{30}$Zn | 69.723 Gallium $_{31}$Ga | 72.61 Germanium $_{32}$Ge | 74.922 Arsen $_{33}$As | 78.96 Selen $_{34}$Se | 79.904 Brom $_{35}$Br | 83.80 Krypton $_{36}$Kr |
| 5. Periode | 85.468 Rubidium $_{37}$Rb | 87.62 Strontium $_{38}$Sr | 88.906 Yttrium $_{39}$Y | 91.224 Zirkonium $_{40}$Zr | 92.906 Niob $_{41}$Nb | 95.94 Molybdän $_{42}$Mo | 98.906 Technetium $_{43}$Tc* | 101.07 Ruthenium $_{44}$Ru | 102.91 Rhodium $_{45}$Rh | 106.42 Palladium $_{46}$Pd | 107.87 Silber $_{47}$Ag | 112.41 Cadmium $_{48}$Cd | 114.82 Indium $_{49}$In | 118.71 Zinn $_{50}$Sn | 121.75 Antimon $_{51}$Sb | 127.60 Tellur $_{52}$Te | 126.90 Iod $_{53}$I | 131.29 Xenon $_{54}$Xe |
| 6. Periode | 132.91 Caesium $_{55}$Cs | 137.33 Barium $_{56}$Ba | 57–71 | 178.49 Hafnium $_{72}$Hf | 180.95 Tantal $_{73}$Ta | 183.85 Wolfram $_{74}$W | 186.21 Rhenium $_{75}$Re | 190.2 Osmium $_{76}$Os | 192.22 Iridium $_{77}$Ir | 195.08 Platin $_{78}$Pt | 196.97 Gold $_{79}$Au | 200.59 Quecksilber $_{80}$Hg | 204.38 Thallium $_{81}$Tl | 207.2 Blei $_{82}$Pb | 208.98 Bismut $_{83}$Bi | 208.98 Polonium $_{84}$Po* | 209.99 Astat $_{85}$At* | 222.02 Radon $_{86}$Rn* |
| 7. Periode | 223.02 Francium $_{87}$Fr* | 226.03 Radium $_{88}$Ra* | 89–103 | 261 Rutherfordium $_{104}$Rf* | 262 Dubnium $_{105}$Db* | 263 Seaborgium $_{106}$Sg* | Bohrium $_{107}$Bh* | Hassium $_{108}$Hs* | Meitnerium $_{109}$Mt* | Darmstadtium $_{110}$Ds* | Roentgenium $_{111}$Rg* | Copernicum $_{112}$Cp* | | | | | | |

| | | | | | | | | | | | | | | | |
|---|---|---|---|---|---|---|---|---|---|---|---|---|---|---|---|
| Lanthanoide | 138.91 Lanthan $_{57}$La | 140.12 Cer $_{58}$Ce | 140.91 Praseodym $_{59}$Pr | 144.24 Neodym $_{60}$Nd | 146.92 Promethium $_{61}$Pm* | 150.36 Samarium $_{62}$Sm | 151.97 Europium $_{63}$Eu | 157.25 Gadolinium $_{64}$Gd | 158.93 Terbium $_{65}$Tb | 162.50 Dysprosium $_{66}$Dy | 164.93 Holmium $_{67}$Ho | 167.26 Erbium $_{68}$Er | 168.93 Thulium $_{69}$Tm | 173.04 Ytterbium $_{70}$Yb | 174.97 Lutetium $_{71}$Lu |
| Actinoide | 227.03 Actinium $_{89}$Ac* | 232.04 Thorium $_{90}$Th* | 231.04 Protactinium $_{91}$Pa* | 238.03 Uran $_{92}$U* | 237.05 Neptunium $_{93}$Np* | 244.06 Plutonium $_{94}$Pu* | 243.06 Americium $_{95}$Am* | 247.07 Curium $_{96}$Cm* | 247.07 Berkelium $_{97}$Bk* | 251.08 Californium $_{98}$Cf* | 252.08 Einsteinium $_{99}$Es* | 257.10 Fermium $_{100}$Fm* | 258.10 Mendelevium $_{101}$Md* | 259.10 Nobelium $_{102}$No* | 260.11 Lawrencium $_{103}$Lr* |

* radioaktive Elemente; angegeben ist die Masse eines wichtigen Isotops (soweit bekannt)

**Abb. 2.2** Periodensystem der Elemente [L252]

Im Periodensystem der Elemente werden die **senkrecht** untereinander stehenden Elemente als **Gruppen** bezeichnet. Die **waagrechten** Reihen, die aus jeweils 8 aufeinander folgenden Elementen bestehen, nennt man dagegen **Perioden**. Zum Beispiel steht der Schwefel mit dem Symbol „S" in der 6. Hauptgruppe und gleichzeitig in der 3. Periode.

**MERKE**

Aufeinanderfolgende Elemente einer Periode zeichnen sich dadurch aus, dass ihre Atome bzw. deren Kerne um jeweils 1 Proton und 1 Neutron schwerer sind als das davor stehende Element. Entsprechend besitzen sie auch 1 zusätzliches Elektron in ihrer Schale, indem die Anzahl an Protonen und Elektronen stets übereinstimmen muss. Das 12. der 85 existierenden Atome besitzt also 12 Protonen, 12 Neutronen und 12 Elektronen. Das 44. Element besitzt einen Kern mit 44 Protonen, ca. 57 Neutronen und 44 Elektronen, das 82. Element 82 Protonen, ca. 125 Neutronen und 82 Elektronen.

## Elemente und ihre Symbole

Das chemische Element, das aus den kleinsten, im Universum vorkommenden Atomen besteht, ist der **Wasserstoff**. Nach seiner griechischen Übersetzung **H**ydrogenium wird er mit dem Symbol **H** bedacht. Wenn also in einer chemischen Formel ein „H" auftaucht, ist damit immer das Wasserstoffatom gemeint. Entsprechend wird das Element **Sauerstoff** mit **O** von **O**xygenium und **Stickstoff** mit **N** von **N**itrogenium abgekürzt und in Formeln bezeichnet.

Das auf den Wasserstoff folgende, nächstschwerere Element ist das **Helium** mit dem Symbol **He**. Seine Atome besitzen 2 Neutronen, 2 Protonen und 2 Elektronen. Die beiden Elektronen besetzen die innerste Schale, die damit voll und stabil ist.

Das drittkleinste Element heißt **Lithium**, abgekürzt mit **Li**. Die 3 Elektronen haben nach dem oben Gesagten nicht alle auf der innersten Schale Platz. Das 3. Elektron beginnt also die 2. Schale. Dies führt dazu, dass der Gesamtdurchmesser dieses Atoms etwas größer ist als der Durchmesser von Wasserstoff oder Helium.

Beim nächsten Element **Beryllium (Be)**, befinden sich von den insgesamt 4 Elektronen 2 auf der 2. Schale. Die 6 folgenden Elemente, die nun mit jeweils einem dazukommenden Elektron allmählich die 2. Schale (= 2. Periode des Periodensystems) füllen, heißen in der korrekten Reihenfolge **Bor (B)**, **Kohlenstoff (C)**, **Stickstoff (N)**, **Sauerstoff (O)**, **Fluor (F)** und **Neon (Ne)**. Neon besitzt also 10 Neutronen, 10 Protonen und 10 Elektronen, von denen 2 die innere und 8 die 2. Schale besetzt haben. Damit sind beide Schalen gefüllt und stabil. Das nachfolgende Element **Natrium (Na)** mit 11 Elektronen beginnt mit der Besetzung der 3. Schale. Damit beginnt es gleichzeitig die 3. Periode des Periodensystems und steht in derselben 1. Hauptgruppe wie Lithium, das mit der 2. Periode begann.

## Vereinfachtes Periodensystem

Wenn man aus dem oben dargestellten Periodensystem aller Elemente diejenigen weglässt, die für die Medizin keine wesentliche Bedeutung haben, und wenn man sich darüber hinaus auf die Hauptgruppen beschränkt, kann man die Hauptgruppen 1–7 des Periodensystems wie in ➤ Abb. 2.3 darstellen.

Die 3. Hauptgruppe mit Bor (B) und Aluminium (Al) besitzt keine Bedeutung und kann deshalb übergangen werden. Auch dem

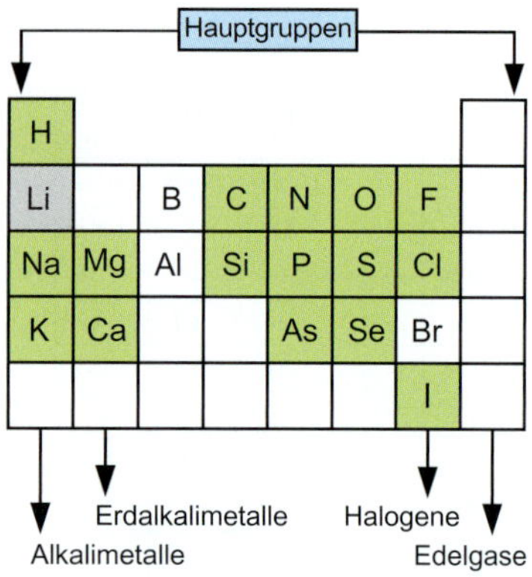


**Abb. 2.3** Vereinfachtes Periodensystem mit den für die Medizin relevanten Elementen [L252]

Arsen (As) der 5. Hauptgruppe kommt nur noch historisches Interesse zu – als Hilfsmittel für verzweifelte Ehepartner. Die übrigen **Hauptgruppenelemente** aber sollten in ihrer **Gruppenzugehörigkeit auswendig** gelernt werden.

Nebengruppenelemente wie Eisen (Fe), Kupfer (Cu) oder Zink (Zn), die im menschlichen Organismus durchaus Bedeutung besitzen, brauchen chemisch nicht verstanden zu werden. Im Fach Hämatologie wird lediglich darauf hingewiesen, dass Eisen zwei- oder dreiwertig sein kann (zur Wertigkeit eines Atoms ➤ Kap. 2.1.4).

## 2.1.4 Chemische Bindungen

### Außenelektronen

Die **Elektronen** der jeweils **äußersten Schale** werden als **Außenelektronen** bezeichnet – unabhängig davon, die wievielte Schale dies darstellt oder wie viele Elektronen insgesamt vorhanden sind. Wasserstoff mit seinem einzigen Elektron in der einen vorhandenen Schale hat also genauso 1 Außenelektron wie Lithium mit seinem einzelnen Elektron in der 2. Schale oder Natrium mit demjenigen in der 3. Schale.

Atome **reagieren ausschließlich** mit den **Elektronen** ihrer **äußersten Schalen**, wenn sie sich zu Molekülen zusammenbinden. Die Atomkerne beteiligen sich niemals an irgendwelchen chemischen Reaktionen – genauso wenig, wie dies im Allgemeinen auch die Elektronen der inneren Schalen tun. Die **chemische Eigenschaft** eines Elements wird also nahezu ausschließlich von der Anzahl seiner **Außenelektronen** bestimmt. Folgerichtig ist Lithium in seiner Reaktionsweise und seinen sonstigen Eigenschaften Natrium ähnlicher als Beryllium, obwohl dieses lediglich 1 Elektron mehr enthält, während es beim Natrium bereits 8 mehr als beim Lithium sind.

### Idealzahl 8

Die Ursache für dieses Verhalten ist darin begründet, dass der Zustand, bei dem eine Schale 2 (innerste Schale) oder 8 (alle folgenden Schalen) Elektronen erreicht hat, eine **besondere Stabilität** des gesamten Atoms erzeugt und daher auch von allen Atomen, die diese Zahl nicht von vornherein aufweisen, angestrebt wird. Wenn Lithium sein einzelnes Außenelektron abgibt, „verliert" es seine ganze bisherige Außenschale und erreicht dadurch die Stabilität der nächstinneren Schale, also der 1. Schale mit 2 Elektronen, die nun zur Außenschale wird. Entsprechendes gilt für Natrium, das auf seiner nächstinneren, der 2. Schale, die nun zur Außenschale geworden ist, die **Idealzahl 8** erreicht hat.

**MERKE**
Das Bestreben, durch eine chemische Verbindung eine Schalenstabilität von 2 (innerste Schale) bzw. 8 (folgende Schalen) und damit einen Idealzustand zu erreichen, bestimmt die Reaktionsweise eines jeden Elements.

Wenn Atome entstehen, durch physikalische Kernverschmelzungen in den Sonnen der Galaxis, besitzen sie zunächst vollkommen identische Zahlen an Protonen und Elektronen sowie eine zu den Protonen passende, identische oder etwas größere Anzahl an Neutronen. Wenn diese Zustände stabil wären, gäbe es keine Chemie, weil die Atome keinerlei Veranlassung hätten, miteinander zu reagieren, sondern von dem Augenblick ihres Entstehens an nur noch einsam ihre Bahnen ziehen würden. Wenn sich hierdurch aber keine chemischen Reaktionen mehr ereignen könnten, gäbe es ausschließlich einzelne, für das Auge unsichtbare Atome, aber keinerlei Organismen und auch keine Menschen.

**Leben** besteht und entsteht aus **Veränderung**. Veränderung aber bedeutet immer, dass verschiedene Atome chemisch miteinander reagieren und neue Strukturen aufbauen, die dann durch ihre Größe oder an ihren Folgen für den Gesamtorganismus erkannt werden können. **Lebewesen** stellen sog. **offene Systeme** dar und dies gilt auch für den **Menschen:** „Oben" werden chemische Strukturen (die Nahrung) hineingeworfen. Im Organismus wird hieraus Energie erzeugt und Strukturen werden neu aufgebaut oder umgestaltet. Was nicht benötigt wird oder abgebaut wurde, wird aus dem Organismus ausgeschieden. All dies sind chemische Prozesse, bei denen Atome miteinander reagieren und das hervorbringen, was man unter Leben versteht. Und der einzige Grund, weshalb die Atome dies tun, ist in dem Bestreben ihrer Außenelektronen begründet, auf eine energetisch möglichst Gewinn bringende Art die Idealzahl 8 zu erreichen.

Auf der Basis des Periodensystems zeigt sich eine ähnliche Verwandtschaft in der **Reaktionsweise** wie zwischen den Elementen der **1. Hauptgruppe** (z.B. Natrium [Na]) auch bei denjenigen der **7. Hauptgruppe** (z.B. Fluor [F] und Chlor [Cl]). Beide besitzen auf ihrer jeweils äußersten Schale 7 Elektronen, benötigen also lediglich ein weiteres dazu, um die **Idealzahl 8** zu erreichen. Mischt man nun die beiden Elemente **Natrium** und **Chlor** miteinander, sind die Natriumatome bestrebt, ihr einzelnes Außenelektron abzugeben, und die Chloratome genauso, das noch fehlende aufzunehmen, weil hierdurch beide Elemente ihre ideale und energetisch begünstigte Außenschale mit 8 Elektronen erreichen können. Die beiden Elemente werden genau aus diesem Grunde miteinander reagieren. Es entsteht eine **chemische Verbindung** zwischen den Atomen dieser Elemente, ein **Molekül,** das zu gleichen Teilen Natrium und Chlor enthält und dann als **Natriumchlorid (NaCl)** bezeichnet wird. Natrium ist ein höchst gefährliches, leicht brennbares, gelbliches Metall. Chlor ist ein grünliches, außerordentlich aggressives und giftiges Gas, das z.B. in sehr hoher Verdünnung zur Wasserdesinfektion benutzt werden kann. Die Verbindung zwischen beiden ergibt einen vollständig neuen Stoff, eine weiße, kristalline Substanz, das lebensnotwendige **NaCl = Kochsalz** (➤ Abb. 2.4).

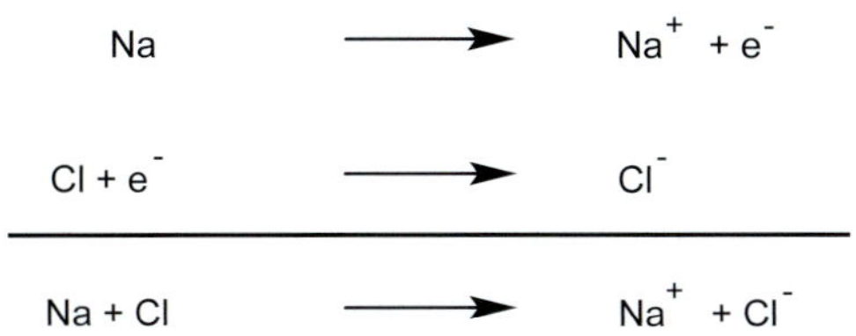


**Abb. 2.4** Das Metall Natrium und das Gas Chlor reagieren zu Natriumchlorid (NaCl), dem lebensnotwendigen Kochsalz. [L252]

Die Triebkraft dieser Reaktion ist also allein der angestrebte Idealzustand einer stabilen Außenschale mit 8 Elektronen. Nur diese Triebkraft bestimmt die Reaktionsweise eines jeden Elements. Die Anordnung der Elemente im Periodensystem erfolgt also so, dass die Elemente mit einer **übereinstimmenden Zahl an Außenelektronen** jeweils in einer senkrechten **Gruppe** angeordnet sind (➤ Kap. 2.1.3). Dabei steht das kleinste Element oben, dasjenige mit einer zusätzlichen Schale darunter und ganz am unteren Ende dasjenige mit der größten Zahl an Gesamtelektronen und damit Schalen (= Perioden).

Die Elemente der 1. Gruppe des Periodensystems bestehen also aus lauter Atomen mit einer äußersten Schale, auf der sich lediglich ein einzelnes Elektron befindet: Ganz oben der Wasserstoff, darunter das Lithium. Unter diesem folgen dann Natrium und darunter Kalium mit nun bereits insgesamt 4 Schalen (= 4. Periode). Die 2. Gruppe enthält ausnahmslos 2 Außenelektronen. Die 4. besitzt derer 4 und die 7. derer 7. Alle streben danach, die 1 oder 2 oder 3 **Außenelektronen abzugeben** oder die 1 oder 2 oder 3, die bei den Gruppen 5–7 noch fehlen, **aufzunehmen**. Nur aus diesem Grunde reagieren die einzelnen Elemente miteinander, wobei sich diejenigen der 1. Gruppen solche Partner suchen, die ihre eigenen Außenelektronen aufzunehmen vermögen, während die Elemente der Gruppen 6 und 7 sich solche Partner erwählen, die ihre Außenelektronen an sie abzugeben bereit sind.

Eine Abgabe oder Aufnahme von **mehr als 3 Elektronen** ist hierbei **nicht möglich**, weil die Relation des Kerns mit seinen Ladungen zu derjenigen der Schalenladungen zu weit auseinanderklaffen würde, denn die Kerne beteiligen sich ja an den Reaktionen nicht. Natrium oder Calcium können also ihr einzelnes bzw. ihre 2 Außenelektronen problemlos abgeben, sofern ein Partner für die Übernahme zur Verfügung steht. Sie wären aber niemals dazu in der Lage, 6 oder 7 zusätzliche Elektronen aufzunehmen, um damit ihre Außenschalen zur Idealzahl 8 zu ergänzen. Der Kern mit seinen positiven Ladungen würde hierfür nicht genügend Anziehungskraft entwickeln. Er wäre für eine derartige Diskrepanz zu schwach.

### Edelgase

Aus dem geschilderten Zusammenhang heraus folgt auch, dass die Elemente der **8. Gruppe**, die ausnahmslos über volle und stabile Schalen verfügen (2 Elektronen beim Helium, bei allen anderen Elementen 8), keinerlei Interesse an irgendwelchen Partnern haben können. Ihre Schalen sind **stabil**. Abgabe oder Aufnahme weiterer Elektronen wäre nicht möglich (1. und 2. Schale) oder würde keinen Gewinn bringen (ab der 3. Schale), sondern nur eine geringere Stabilität bedeuten.

Diese Elemente sind deshalb **inert**: Sie **reagieren** unter normalen Umständen **nicht** mit anderen Elementen, sondern fliegen als (unsichtbare) Einzelatome durch den zur Verfügung stehenden Raum. Da es sich bei der 8. Hauptgruppe des Periodensystems aus diesem Grunde um **gasförmige Elemente** handelt, nennt man sie die Edelgase.

Edelgase, v.a. Argon, sind zu knapp 1 % in der Atemluft enthalten. Sie gelangen mit der Atmung auch in den Körper, nehmen hier aber an keinerlei Reaktionen teil. Sie bleiben unverändert, weil es Chemie mit solchen Atomen nicht geben kann.

## Voraussetzungen für chemische Reaktionen

Eine chemische Reaktion zwischen zwei verschiedenen Elementen wird dann möglich sein und auch eintreten, wenn ein **energetischer Gewinn** resultiert. Dieser Gewinn wird allein aus einer **Stabilisierung der Außenschale** erreicht. Natrium aus der 1. Hauptgruppe wird also weder mit einem der Edelgase aus der 8. Gruppe noch mit einem Element der 2. oder 3. Gruppe reagieren können, sondern ausschließlich mit einem der Gruppen 5, 6 oder 7. Ein Element der 2. oder 3. Hauptgruppe mit seinen 2 oder 3 Außenelektronen könnte theoretisch durchaus das Außenelektron des Natriums aufnehmen, womit dasselbe die angestrebte Stabilität erreicht hätte. Ein Element der 2. Hauptgruppe hätte dann 3 anstatt 2 Außenelektronen. Dieser Vorgang ist jedoch nicht möglich, weil nichts mit Ausnahme der **Idealzahl 8** in Frage kommt. Und wenn diese Idealzahl nicht von **allen beteiligten Atomen** erreicht wird, ist eine chemische Reaktion **unmöglich**.

Entsprechendes scheint zunächst für die Elemente der 2. und 3. Gruppe zu gelten, wenn man sie mit einem Element der 7. Gruppe zusammenbringt: Im Falle des Calciums der 2. Gruppe und dem des Chlors der 7. Gruppe wäre Chlor mit der Aufnahme eines einzelnen Elektrons zufrieden, weil es damit seine Achterschale erreicht hätte, das Calcium aber nicht. Es hätte in diesem Fall von seinen beiden Außenelektronen lediglich eines abgegeben und damit ein weiteres übrig. Hier bietet sich nun allerdings ein Ausweg an, der zwischen den Atomen der ersten 3 Hauptgruppen untereinander nicht gegeben ist. Zur Erreichung eines stabilen Zustandes aller Beteiligten wird sich das Calciumatom gleich 2 Chloratome als Partner wählen und seine beiden Elektronen an diese abgeben. Es entsteht eine Verbindung aus 1 Calciumatom und 2 Chloratomen, nämlich $CaCl_2$ = Calciumchlorid. In dieser Verbindung erhalten alle beteiligten Atome stabile Achterschalen. Eine Verbindung CaCl wäre nicht stabil. Sie ist dadurch auch **nicht möglich** und in der Natur nicht vorhanden.

**MERKE**

Chemie wird immer dann stattfinden und sogar stattfinden müssen, wenn das Ziel, eine stabile Achterschale zu erreichen, für alle an der Reaktion beteiligten Atome möglich ist.

2

## Wertigkeit

Das Periodensystem zeigt auf Anhieb, wie viele Atome der beteiligten Partner für eine stabile Verbindung benötigt werden. Man bezeichnet die **Anzahl an Elektronen**, die von einem Element in einer Verbindung **abgegeben** (Natrium, Calcium) *oder* **aufgenommen** (Chlor) werden können, auch als **Wertigkeit**. Alle Elemente der 1. oder 7. Gruppe sind demnach einwertig, diejenigen der 2. oder 6. Gruppe zweiwertig. Die Elemente mit 3 (3. Gruppe) oder 5 Außenelektronen (5. Gruppe) schließlich sind dreiwertig. Elemente der 4. Gruppe, zu der Kohlenstoff und Silizium gehören, können (theoretisch) sowohl 4 Elektronen aufnehmen als auch 4 abgeben. Ihre Wertigkeit ist also 4.

Wenn nun, um ein weiteres Beispiel darzustellen, das 3-wertige Element Aluminium (Al) (3. Hauptgruppe) mit dem 1-wertigen Element Chlor (Cl) reagiert, folgt daraus, dass ein einzelnes Atom Aluminium sich mit 3 Atomen Chlor zum Aluminiumchlorid $AlCl_3$ verbinden muss. AlCl oder $AlCl_2$ oder $Al_2Cl$ usw. kann es nicht geben.

## Warum Atome beieinander bleiben

Wenn 2 Atome wie Natrium und Chlor miteinander reagieren, tun sie dies ausschließlich wegen der dadurch erreichbaren Stabilität ihrer Außenschalen. Formal gibt das Natrium sein Außenelektron ans Chlor ab und erreicht dadurch genauso seine stabile Achterschale wie jenes. Die beiden beteiligten Atome sind nach diesem Elektronenübergang allerdings **aneinander gebunden**. Es ist aus 2 Atomen ein Molekül entstanden, aus 2 Elementen eine chemische Verbindung.

Der Grund für diese Bindung ist der, dass das Natrium mit der Abgabe seines Außenelektrons unter Beibehaltung seines „angestammten" Kerns, an dem sich nichts verändert hat, jetzt eine **positive Überschussladung** (1 Proton) trägt. Den 11 Protonen des Kerns stehen ab diesem Zeitpunkt nur noch 10 Elektronen gegenüber. Das Gesamtatom ist deshalb positiv geladen. Das Chlor erhält durch die Aufnahme einer negativen Ladung (1 Elektron) nun eine **negative Überschussladung**. Den 17 Protonen des Kerns stehen ab diesem Moment 18 Elektronen gegenüber.

Bildlich gesprochen haben die beiden Atome keinerlei Interesse mehr aneinander. Das gegenseitige Interesse bestand ausschließlich im Augenblick der Begegnung. Der eine (Natrium) wollte ein Elektron loswerden, der andere (Chlor) eines aufnehmen. Beide besitzen im Anschluss hieran durch den Elektronenübergang eine stabile Außenschale und könnten ihrer Wege gehen, doch wurden gewissermaßen die Folgen nicht bedacht: Sie sind durch die **Anziehungskräfte gegensinniger Ladungen** (plus und minus) ab diesem Moment absolut fest miteinander zu einem neuen **Molekül** verbunden. Positiv geladenes Natrium ($Na^+$) und negativ geladenes Chlor ($Cl^-$) bleiben aneinander kleben. Ein solches Molekül, in diesem Fall Kochsalz (NaCl), besitzt immer und in jedem Fall vollkommen **andere Eigenschaften** als die **Atome**, aus denen es entstanden ist.

Eine Bindung zwischen 2 oder mehr Atomen, die aufgrund der entstandenen Ladungen erzwungen wurde, nennt man **Ionenbindung**. Ursache für diese Namensgebung ist, dass aus den geladenen Atomen dieser Moleküle in wässriger Lösung sog. **Ionen** entstehen (➤ Kap. 2.1.10).

## Kochsalzkristall

Ein einzelnes NaCl-Molekül könnte mit dem Auge nicht wahrgenommen werden. Dadurch aber, dass niemals ein einzelnes Natriumatom mit einem einzelnen Chloratom reagiert, sondern jeweils gleichzeitig **unvorstellbar große Mengen** (Trillionen oder noch weit mehr), entstehen auch gleichzeitig entsprechend große Mengen an NaCl-Molekülen.

Weil jedes Molekül auf der einen Seite aus einem positiv geladenen $Na^+$ und auf der anderen Seite aus einem negativ geladenen $Cl^-$ besteht ($Na^+$–$Cl^-$) und diese Ladungen nicht nur zum jeweiligen Partner hin, sondern in alle Richtungen wirken, **binden** sich nun sogar die **benachbarten NaCl-Moleküle** aneinander. Hierbei ordnen sich die Moleküle so an, dass der positiv geladenen Seite des einen Moleküls ($Na^+$) die negativ geladene Seite des Nachbarmoleküls ($Cl^-$) gegenüber steht. Auf diese Weise entstehen **Kochsalzkristalle**, die nun deswegen für das unbewaffnete Auge sichtbar werden, weil sie aus zumindest Trillionen von NaCl-Molekülen aufgebaut sind (➤ Abb. 2.5).

Bei den „Bindungen" der einzelnen NaCl-Moleküle zu ihren Nachbarmolekülen handelt es sich nicht um chemische Bindungen im eigentlichen Sinn, sondern lediglich um locker aneinander haftende Einzelmoleküle. Diese **Anziehungskräfte** sind **wesentlich schwächer** ausgeprägt als zwischen den eigentlichen Partnern $Na^+$ und $Cl^-$. Sie können bekanntlich problemlos überwunden werden, da man z.B. einen einzelnen Kochsalzkristall mechanisch zwischen den Fingern in feinste Anteile zu zerreiben vermag. Eine mechanische Trennung zwischen den eigentlichen Partnern $Na^+$ und $Cl^-$ wäre dagegen nicht möglich.

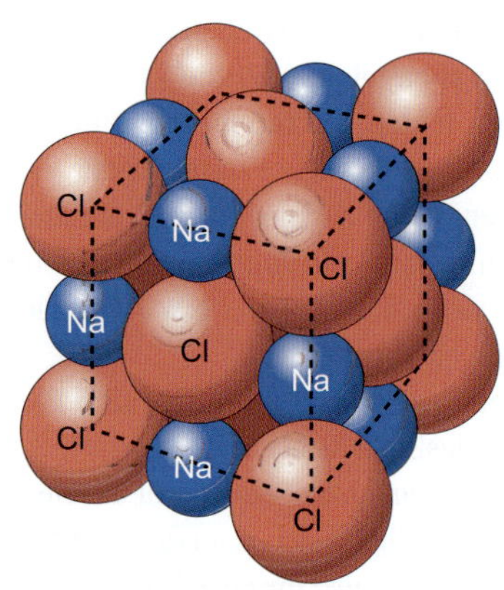


**Abb. 2.5** Kochsalz (NaCl) als Kristallgitter aus den Ionenverbindungen des Natriumchlorids [L190]

## Komplexere Moleküle

Anstatt zwei oder drei können sich auch sehr viel **mehr unterschiedliche Atome** miteinander verbinden, sofern jedes einzelne in dieser Verbindung eine stabile Außenschale erreichen kann. Die Gesetzmäßigkeit, dass selbst in Verbindungen aus Hunderten von Atomen ein jedes seine Achterschale erreichen muss, damit das Molekül überhaupt entstehen kann, kennt **keinerlei Ausnahmen**. Wäre auch nur ein einziges ohne Achterschale bzw. der Wasserstoff ohne Zweierschale darunter, wäre ein solches Molekül von vornherein unmöglich.

In der anorganischen Chemie entstehen so Moleküle wie $MgSO_4$ (Magnesiumsulfat = Bittersalz) oder $NaHCO_3$ (Natriumhydrogencarbonat). In der organischen Chemie entstehen auf diese Weise Riesenmoleküle aus Tausenden einzelner Atome, z.B. die Proteine (Eiweiße) oder Kohlenhydrate (Zucker).

## Atombindung

In Erweiterung der bisherigen Ausführungen muss nun betont werden, dass einzelne Atome, abgesehen von den Edelgasen, niemals über stabile Achterschalen verfügen und deswegen in dieser Form **gar nicht existieren können**. Es ist also nicht so, dass irgendein Atom der Hauptgruppen 1–7 sozusagen mit Muße Ausschau nach dem Traumpartner halten könnte. Vielmehr ist es gezwungen, **sofort** eine Bindung einzugehen. Irgendeiner ist besser als keiner. Wenn also Chloratome im Augenblick ihres Entstehens keinen bevorzugten Partner wie Natrium zur Verfügung haben, müssen sie ihre Außenschale eben auf andere Weise füllen. Hierzu binden sich 2 Chlor-Atome gegenseitig zu 1 **$Cl_2$-Molekül** zusammen, wobei beide jeweils **1 Elektron ihres Partners mitbenutzen**. Diese beiden Elektronen befinden sich ab diesem Zeitpunkt in einem Raum zwischen den beiden Atomen (➤ Abb. 2.6).

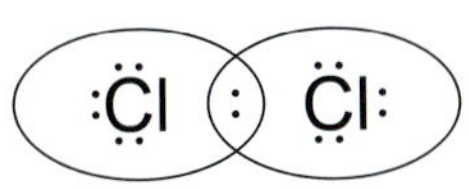


**Abb. 2.6** $Cl_2$-Molekül, das durch Atombindung entstanden ist [L252]

Wenn ein Atom mit 7 Außenelektronen ein weiteres zur Mitbenutzung erhält, hat es nun eine „gefühlte" Achterschale. $Cl_2$-Moleküle bleiben dadurch soweit und so lange stabil, bis sie einen Partner wie Natrium finden, der ihnen sein Außenelektron nicht nur bereitwilliger, sondern sogar vollständig überlässt. Die entstehende Verbindung NaCl ist deutlich stabiler als Cl–Cl und wird deshalb bevorzugt. Vor allem muss hier nicht mehr „getrickst" werden, indem die beiden sich verbindenden Chloratome dem Partner nur vorspielen, ihm ein Elektron, das sie in Wahrheit gar nicht hergeben können, zur Verfügung zu stellen, um ihrerseits ein 8. Außenelektron zu erhalten, das sich aber in Wahrheit immer noch beim Partner befindet.

Es ist zu beachten, dass hier eine ganz andere Art von Bindung entstanden ist als bei den Ionenbindungen zwischen Partnern aus den ersten Gruppen des Periodensystems mit denen der Gruppen 6 oder 7. Eine derartige Bindung, hergestellt aus **gemeinsam benutzten Elektronen**, wird **Atombindung** genannt.

Die Ionenbindung zwischen Natrium und Chlor entstand im Gegensatz dazu aus einem **vollständigen Elektronenübergang**, in dessen Folge die Atome Ladungen erhielten. Erst die aus diesen Ladungen entstandenen Anziehungskräfte plus und minus kettete die Atome aneinander.

## Doppelbindungen

Entsprechend dem Zustandekommen der Atombindung zwischen 2 Chloratomen verhält es sich auch bei dem Sauerstoff der Luft, der als einzelnes O-Atom wiederum nicht existieren kann und sich immer dann, wenn kein „besserer" Partner verfügbar ist, mit einem weiteren Sauerstoffatom zum Molekül $O_2$ verbinden muss. Hierbei entstehen Doppelbindungen, weil das Sauerstoffatom (6. Hauptgruppe) 2 zusätzliche Elektronen zum Erreichen einer Achterschale benötigt und dadurch auch seinerseits 2 Elektronen für den Partner zur Verfügung stellen muss. Die Luft, die tierische Lebewesen atmen, enthält also keine Sauerstoffatome O, sondern **Sauerstoffmoleküle $O_2$** (O=O).

## Dreifachbindungen

Luft enthält zu einem kleineren Anteil (21 %) $O_2$-Moleküle, in weit größerem Umfang jedoch Stickstoff (78 %). Stickstoff steht in der 5. Hauptgruppe und besitzt dementsprechend 5 Außenelektronen. Zum Erreichen der Achterschale werden 3 Elektronen benötigt, die von Atomen der ersten 3 Hauptgruppen geliefert werden könnten. Stehen dieselben nicht zur Verfügung, binden 2 Stickstoffatome über eine Atombindung aneinander. Hier müssen nun jeweils 3 Elektronen gemeinsam benutzt werden, sodass im **$N_2$-Molekül** eine Dreifachbindung entstanden ist. **Mehr als 3** gemeinsame Bindungselektronen sind allerdings **nicht** mehr **möglich**. Der Kohlenstoff der 4. Hauptgruppe hat also keine Möglichkeit, zu einem „$C_2$-Molekül" zu binden. Hier müssen andere Wege gefunden werden.

## Schreibweise von Formeln

**Gemeinsame Bindungselektronen** werden der Einfachheit halber, genauso wie ganz pauschal Elektronenpaare von Atomen, als **Strich** dargestellt. Man könnte das Chlormolekül $Cl_2$ demnach als Cl–Cl schreiben. Ein Strich bezeichnet also in chemischen Formeln grundsätzlich ein **Elektronenpaar**. Dagegen dürfte das Kochsalzmolekül NaCl nicht als Na–Cl dargestellt werden, weil es hier keinerlei gemeinsame Bindungselektronen gibt.

Die **Ladungen** Plus und Minus der an Ionenbindungen beteiligten Atome werden dagegen **nicht dargestellt**, weil sie sich aus dem Zusammenhang heraus ohnehin von selbst ergeben. Man beschreibt dementsprechend das Kochsalzmolekül nicht als $Na^+Cl^-$, sondern einfach nur als NaCl. Wird dagegen Natrium isoliert dargestellt, muss deutlich gemacht werden, ob es sich um das reine Element „Na" handelt, oder ob die Atome durch Abgabe ihrer Außenelektronen bereits eine stabile Außenschale erreicht haben. In diesem Fall ist Natrium zu $Na^+$ geworden, z.B. als $Na^+$-Ion in wässriger Lösung (➤ Kap. 2.1.10).

**Doppelbindungen**, bei denen insgesamt 4 Elektronen von 2 Partnern gemeinsam benutzt werden, symbolisiert man mit einem **Doppelstrich**. $CO_2$ (Kohlendioxid) beschreibt man also mit O=C=O, weil 2 Sauerstoffatome jeweils über eine Doppelbindung an das Kohlenstoffatom gebunden sind. Die beiden Sauerstoffatome benutzen in diesem Molekül jeweils 2 Elektronen des Kohlenstoffs und besitzen damit genauso 8 Elektronen in ihrer äußersten Schale wie der Kohlenstoff, der seinerseits von jedem Sauerstoffatom 2 Elektronen mitbenutzt. Die Formel für das $O_2$ der Atemluft beschreibt man entsprechend als O=O. Stickstoffmoleküle $N_2$ erhalten zur Verdeutlichung ihrer **Dreifachbindung** folgerichtig **3 Bindestriche:** N≡N.

## „Notfallbindungen"

Eine Spaltung von Molekülen wie $O_2$ in Einzelatome O ist durch die Zufuhr großer Energiemengen möglich. Grundsätzlich bedeutet jedoch die **Instabilität** einzelner Atome, dass dieselben **ungeheuer reaktionsfähig** sind und sich im Bruchteil einer Sekunde den dringend benötigten Partner suchen müssen. Steht **kein geeigneter Partner** zur Verfügung, reagieren sie eben wieder mit ihrem bisherigen Gefährten. Steht dieser ebenfalls nicht mehr zur Verfügung, entstehen **„Hilfskonstruktionen"**, die den üblichen Rahmen der Chemie verlassen.

Ein gutes **Beispiel** hierfür bietet die Atmosphäre, in der die Energie der Sonnenstrahlung (UV-C) Sauerstoffmoleküle in Atome spaltet. Findet ein solches Atom O im darauf folgenden Augenblick kein weiteres Sauerstoffatom zur erneuten $O_2$-Bindung, lagert es sich an ein $O_2$-Molekül an. Auf diese Weise entsteht das **Ozon** ($O_3$) der Atmosphäre (➤ Abb. 2.7). Auf ähnliche Weise wird es auch an heißen Sommertagen direkt auf der Erdoberfläche gebildet. Das entstandene Ozonmolekül ist ein vorübergehender, wiederum **instabiler „Notbehelf"**, der chemisch nicht beschrieben werden kann. Am ehesten könnte es formelmäßig mit $O{=}O^{+}{-}O^{-}$ bezeichnet werden, doch ist leicht zu erkennen, dass damit keine stabilen Achterschalen entstanden sein können. Aus diesem Grunde **zerfällt** es dann auch umgehend wieder. Was man jedoch hieraus ableiten kann, ist die im wörtlichen Sinne „ungeheure Not" von Einzelatomen, die so nicht existieren können und diesen Zustand deshalb auf irgendeine Art und Weise beenden müssen. Dies wird bei der im Folgenden beschriebenen Metallbindung auf eine besonders extreme Weise deutlich.

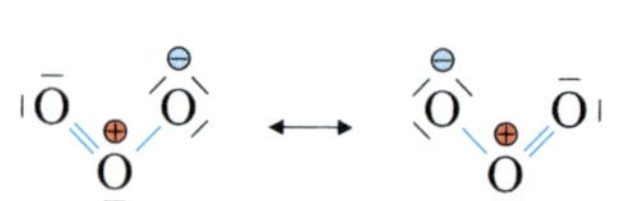


**Abb. 2.7** Ozonmolekül [L253]

## Metallbindung

Neben der Atombindung (gemeinsam benutzte Außenelektronen) und der Ionenbindung (vollständiger Elektronenübergang) existiert noch eine dritte (und letzte) Art einer chemischen Bindung, die sog. Metallbindung. Diese Bindungsmöglichkeit zwischen Atomen hat für das Verständnis der Medizin keine Bedeutung und soll deswegen nur kurz gestreift werden.

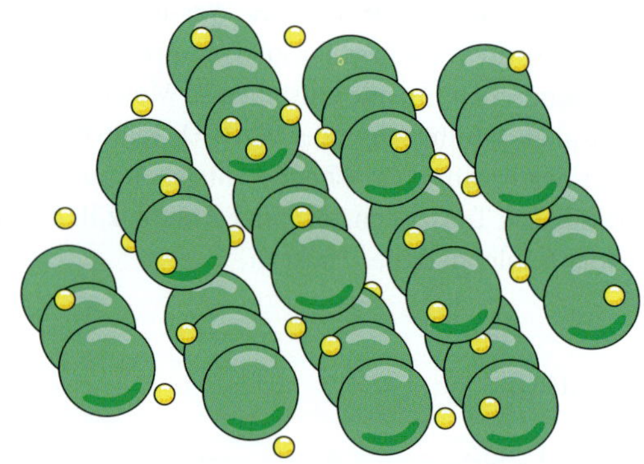

**Abb. 2.8** Herrenloses Elektronengas zwischen Metallatomen [L106]

Die Elemente der **ersten drei Hauptgruppen**, die **Metalle**, besitzen weder die Möglichkeit, ihre Außenschalen über gemeinsam benutzte Elektronen aufzufüllen, noch kann das eine Atom dem nächsten sein Außenelektron übergeben. Wenn z.B. zwei Natriumatome ihre Außenelektronen gemeinsam benutzen würden, hätten beide nunmehr zwei statt einem, was aber genauso instabil wäre wie zuvor. Eine derartige Bindung ist daher nicht möglich. Wenn ein Natriumatom sein Außenelektron an ein benachbartes weiterreichen würde, wäre es stabil, nicht jedoch der Nachbar mit nunmehr 2 Außenelektronen anstatt einem. Grundsätzlich ist ein **Zustand**, bei dem nicht **alle** beteiligten Atome ihre **Achterschale** erreichen, **nicht möglich**.

Da also eine vernünftige Art einer Bindung zwischen Atomen mit 1, 2 oder 3 Außenelektronen nicht zustande kommen kann, die Atome aber andererseits ohne stabile Achterschale nicht existieren können, greifen die Metallatome ganz tief in die Trickkiste: Ein jedes Atom wirft sein Außenelektron gewissermaßen zwischen die Nachbarn und behauptet ab diesem Moment, dass es ihm nicht gehöre und nie gehört habe. Ab diesem Zeitpunkt ist die entsprechende Schale nicht mehr vorhanden, sodass nun die darunter liegende Schale mit Edelgas-Konfiguration zur Außenschale wird. Indem alle Nachbaratome genau den gleichen Trick verwenden, entsteht eine **herrenlose Elektronenwolke** (➤ Abb. 2.8), die **zwischen den Atomen** herumirrt und die keiner haben will. Alle beteiligten Atome sind ab diesem Zeitpunkt aneinander gekettet, denn wenn eines den Verbund verlassen wollte, müsste es sich ein Elektron aus dem großen Haufen fischen und wäre wieder instabil. Erst wenn sich ein **geeigneter Partner** wie z.B. Sauerstoff dem Atomhaufen nähert, geben die Metallatome ihre Trickserei zu, schnappen sich ein Elektron aus der Elektronenwolke und **verlassen den Verband**, um sich unter heftiger Wärmeentwicklung an den neuen Partner zu binden. Im Beispiel entsteht das, was man als Rost bezeichnet. Rost ist also die chemische Verbindung eines Metallatoms mit Sauerstoff, ein sog. **Oxid** (abgeleitet von Oxygenium).

Die **Metallbindung** kann, im Gegensatz zu den stabilen Ionen- und Atombindungen, lediglich als **Notbehelf** und zur zeitlichen Überbrückung dienen, bis ein geeigneter Partner gefunden ist. Des ungeachtet ist diese Form einer „Bindung" **ungeheuer stabil**, wie man an einem Gold- oder Eisenstück erkennen kann. Der Grund hierfür liegt wiederum in der Unmöglichkeit der beteiligten Atome, den Verbund zu verlassen, solange keine chemischen Alternativen bestehen – ohne Achterschale geht das eben nicht.

Die **Elektronenwolke** der Metallbindung hat eine weitere, ganz besondere Eigenschaft: Legt man an ein Stück Metall eine Spannung an, strömen die (negativ geladenen) Elektronen zum Pluspol; es fließt ein elektrischer Strom. Strom besteht also aus Elektronen, die auf der einen Seite eines Metallstücks hineinfließen und die Elektronen ersetzen, die gleichzeitig auf der anderen Seite zum Pluspol und damit aus dem Metallstück herausgezogen werden. Wenn ganz pauschal **Metalle** im Gegensatz zu Nichtmetallen den **elektrischen Strom leiten**, liegt dies an den herumirrenden Elektronen, die keiner haben will.

### Das Periodensystem als „Eselsbrücke"

Die **senkrecht** übereinander stehenden Elemente des Periodensystems bilden die sog. **Gruppen**, die durch eine vollkommene Übereinstimmung in der Zahl ihrer jeweiligen **Außenelektronen** charakterisiert sind.

Die **waagerecht** aufeinander folgenden Elemente des Systems heißen **Perioden**. Alle in einer Periode stehenden Elemente haben als Gemeinsamkeit die gleiche Anzahl an **Schalen**.

In der ersten Periode stehen lediglich die beiden kleinsten Elemente Wasserstoff und Helium, die 1 bzw. 2 Elektronen auf ihrer einzigen Schale besitzen. Damit ist diese Schale voll. In der 2. Periode stehen die 8 Elemente, die vom Lithium bis zum Neon zunehmend die 2. Schale füllen. Alle Elemente der 5. Periode besitzen demnach 5 Schalen.

Wer sich also die sinnvolle Mühe machen will, die 8 Hauptgruppen des Periodensystems in der oben dargestellten Kurzversion (➤ Abb. 2.3) auswendig zu lernen, weiß bei jedem Element ohne weitere Überlegung, wie viele Schalen und Außenelektronen es besitzt. Er kennt damit gleichzeitig nicht nur die Wertigkeit des betreffenden Atoms in seinen Verbindungen, sondern auch die Art der möglichen Bindung, indem Atome der ersten Hauptgruppen mit anderen Elementen ausschließlich Ionenbindungen eingehen können, solche der 4. nur Atombindungen, der 5. und 6. Gruppe sowohl als auch und schließlich der 7. Hauptgruppe wiederum, zumindest mit Elementen der ersten Gruppen, nur Ionenbindungen. Mit der **8. Hauptgruppe** ist aufgrund ihrer stabilen, „fertigen" Außenschale **gar keine Chemie möglich**. Des Weiteren ergeben sich aus dem Periodensystem der Durchmesser eines Atoms, sein „Gewicht" (Atomgewicht) und seine Elektronegativität (➤ Kap. 2.1.7).

## 2.1.5 Atomgewicht

Das tatsächliche Gewicht eines Atoms lässt sich aus der **Anzahl** seiner Kernteilchen **errechnen**, weil das Gewicht von Protonen und Neutronen bekannt ist, sodass man dieselben lediglich zu addieren und mit dem Gewicht eines Kernteilchens zu multiplizieren bräuchte. Allerdings ergäbe dies angesichts der unvorstellbar kleinen Atome Gewichte mit derart vielen Nullen hinter dem Komma, dass man damit im chemischen Alltag nichts anfangen könnte. Viel praktikabler ist es deshalb, ein lediglich **relatives Atomgewicht** als **Summe** der jeweils vorhandenen **Kernteilchen** anzugeben, sodass man damit eine exakte und für den Bedarf des Chemikers völlig ausreichende **Gewichtsrelation** zwischen den insgesamt vorhandenen Atomen erhält. Ein Element mit 44 Kernteilchen ist damit doppelt so schwer wie eines mit 22 Kernteilchen und 4-mal so schwer wie eines mit 11 und man erhält dadurch nun Zahlen, mit denen man umgehen kann. Grundsätzlich bezeichnet also das **Atomgewicht** eines beliebigen Elements lediglich dessen **Gewichtsrelation** gegenüber den Atomen aller weiteren Elemente.

Das leichteste Atom des Kosmos (H) besteht aus einem einzigen Kernteilchen und einem Elektron, das vergleichsweise überhaupt nichts wiegt, und besitzt damit ein Atomgewicht von 1. Der Kohlenstoff mit seinen 12 Kernteilchen besitzt dementsprechend ein Atomgewicht von 12. Natrium mit seinen 11 Protonen sollte 22 Kernteilchen besitzen und damit auch ein Atomgewicht von 22, weist jedoch überwiegend als Ergänzung zu seinen 11 Protonen 12 Neutronen auf und wiegt deshalb etwa 23 statt der vermuteten 22. Die geringen Abweichungen, die bei schwereren Atomen allmählich immer weiter zunehmen, weil (s. oben) die Zahl der Neutronen relativ zu den Protonen allmählich immer weiter ansteigt, besitzt allerdings nicht die geringste Bedeutung, weil es bei diesen „Gewichten" immer nur um ungefähre Zahlen geht, die aufzeigen sollen, welches Atom in einer Reihe etwas oder sehr viel schwerer ist als eines der vorangehenden, also sozusagen weiter rechts steht.

Aus der Zugehörigkeit zu einer bestimmten Gruppe sowie Periode des Periodensystems ergibt sich die **Gesamtzahl der Elektronen** eines beliebigen Elements: Wenn Na das 3. Element der 1. Hauptgruppe ist, muss es 2 + 8 + 1 = 11 Elektronen besitzen, denn die Außenschale kann erst begonnen werden, wenn die inneren Schalen mit 2 (1. Schale) bzw. 8 Elektronen besetzt sind. Wer aber die Gesamtzahl der Elektronen eines Elements kennt, hat damit automatisch auch sein (ungefähres) **Atomgewicht**. Denn die Zahl der auf diese Weise „errechneten" Elektronen entspricht exakt der Zahl seiner Protonen und muss nun lediglich noch verdoppelt werden, weil die Anzahl an Neutronen wenigstens ganz grob damit übereinstimmt. Sofern jemandem der Sinn nach größerer Genauigkeit steht, kann er bei mittleren oder größeren Atomen noch 1 oder 2 oder (ganz nach Gefühl) noch mehr vermutete „Überschuss-Neutronen" hinzuaddieren, um dem tatsächlichen (relativen) Gewicht nahe zu kommen.

## 2.1.6 Molekulargewicht

Das (relative) Gewicht eines Moleküls entspricht der Summe seiner (relativen) Atomgewichte. Um das Molekulargewicht von Wasser $H_2O$ zu errechnen, braucht man lediglich die Gewichte der enthaltenen Atome zu addieren: **Wasserstoff** H ist das einzige Element des Kosmos, dessen Kern kein Neutron enthält, weil sein einzelnes Proton keinen Bedarf daran hat. Demzufolge ist sein **Atomgewicht 1**. **Sauerstoff** O steht in der 6. Hauptgruppe und dort in der 2. Periode. Er besitzt also 2 + 6 = 8 Elektronen, demzufolge doppelt so viele = 16 Kernteilchen und wiegt damit **16**. $2 \times 1$ mit 16 addiert ergibt ein **Molekulargewicht** von **18** für das **Wassermolekül**. Der **Kohlen-**

2

**stoff** C steht in der 4. Hauptgruppe und dort in der 2. Periode und wiegt dementsprechend 2 + 4 = 6 (Elektronen) multipliziert mit 2 = **12**. Kohlendioxid **$CO_2$** weist also ein **Molekulargewicht** von 12 + 32 (2 × 16) = **44** auf. **Glukose** (Traubenzucker) besteht aus 6 C-Atomen, 6 O-Atomen und 12 H-Atomen (➤ Kap. 3.2.1). Damit besitzt das Glukosemolekül ein Molekulargewicht von 72 (6 12) + 96 (6 × 16) + 12 (12 × 1) = **180**. Der tiefere Sinn einer ungefähren Abschätzung des Gesamtgewichts eines Moleküls wird später im Zusammenhang besprochen.

**EXKURS**

Hinter der Zahl für irgendein Atomgewicht oder Molekulargewicht müsste als Einheit eigentlich *Kernteilchen* stehen, weil es das ausdrückt. Es ist davon auszugehen, dass eine derartige Kennzeichnung für die Chemiker früherer Zeiten ziemlich peinlich gewesen wäre. Gar keine Einheit zu benutzen, kam jedoch auch nicht in Frage, hätte lediglich andauernde Nachfragen provoziert – mit ähnlich unangenehmem Ergebnis. Man benutzt deshalb seither den Namen des englischen Forschers **John Dalton** als „Einheit", um aus diesem Zwiespalt herauszukommen, wobei Dalton meist als **Da** abgekürzt wird. Kohlendioxid wiegt also nun 44 Da, das Glukosemolekül 180 Da. Um das Ganze noch chemischer zu gestalten, gibt man den immer noch Nachfragenden zur Antwort, dass 1 Da definitionsgemäß dem Gewicht eines Zwölftels des Kohlenstoffatoms beträgt. C besitzt 12 Kernteilchen, ganz außerordentlich selten als Folge eines zusätzlichen Neutrons auch einmal 13. 1 Da ist also definitionsgemäß $\frac{1}{12}$ von 12 und das ist schon wieder 1.

## 2.1.7 Elektronegativität

Eine **Periode** im Periodensystem, also z.B. die 2. Periode mit den Elementen Lithium, Beryllium, Bor, Kohlenstoff, Stickstoff, Sauerstoff, Fluor und Neon, besteht aus direkt aufeinander folgenden Elementen. Sie **unterscheiden sich** vom jeweils nachfolgenden bzw. vorausgehenden lediglich durch ein einzelnes **Proton** und **Neutron** im Kern und ein einzelnes **Elektron** in der Außenschale. Die Zahl der Schalen aber ist identisch. Erst beim Neon ist die Schale der 2. Periode mit 8 Elektronen voll besetzt, worauf beim folgenden Element Natrium wieder eine neue Schale und damit eine neue Periode begonnen wird.

Innerhalb einer Periode wird also jeweils ein weiteres Elektron in dieselbe Außenschale eingefügt, gleichzeitig aber ja auch ein zusätzliches Proton und Neutron in den Kern. Protonen und Elektronen ziehen sich wegen ihrer Ladungen gegenseitig an. Die Gesamtheit der **Kern-Protonen** übt einen **Zug** auf die Gesamtheit der **Schalen-Elektronen** aus, der in **Richtung Zentrum** gerichtet ist und den Schalendurchmesser aller vorhandenen Schalen, also auch den Gesamtdurchmesser des Atoms, desto kleiner macht, je mehr Protonen auf diese Schalen einwirken. Auf die 2. Schale (= Außenschale) des Lithium wirken insgesamt 3 Protonen, auf die ebenfalls 2. Schale des Fluor aber insgesamt 9 Protonen, die eine ungleich größere Kraft entfalten. Die Folge dieses größeren Zuges auf die identische Außenschale besteht darin, dass **von links nach rechts**, also vom Lithium bis zum Neon der **Gesamtdurchmesser** der einzelnen Atome immer weiter **abnimmt** (➤ Abb. 2.9). Die schwersten Atome einer Periode sind damit gleichzeitig die kleinsten.

Einen Vergleich, der dem Verständnis dienen mag, kann man hinsichtlich des Sonnensystems anstellen. Wäre die Sonne schwerer (massereicher), wäre auch die Anziehungskraft auf ihre Planeten größer. Die Erde würde sich in einem engeren Radius um die Sonne bewegen. Dasselbe gälte für alle Planeten des Systems, sodass der Gesamtdurchmesser des Sonnensystems umso kleiner wäre, je stärker die Anziehungskraft der Sonne (des „Kerns") an diesen Planeten („Elektronen") zöge.

Gleichbedeutend mit diesem immer größer werdenden Zug des Kerns auf seine Elektronen nimmt ganz allgemein auch bei einer **Atombindung** zwischen zwei ungleichen Elementen die Kraft des stärkeren, mit mehr positiven Ladungen im Kern versehenen Partners zu, die **gemeinsamen Bindungselektronen** auf seine Seite he-

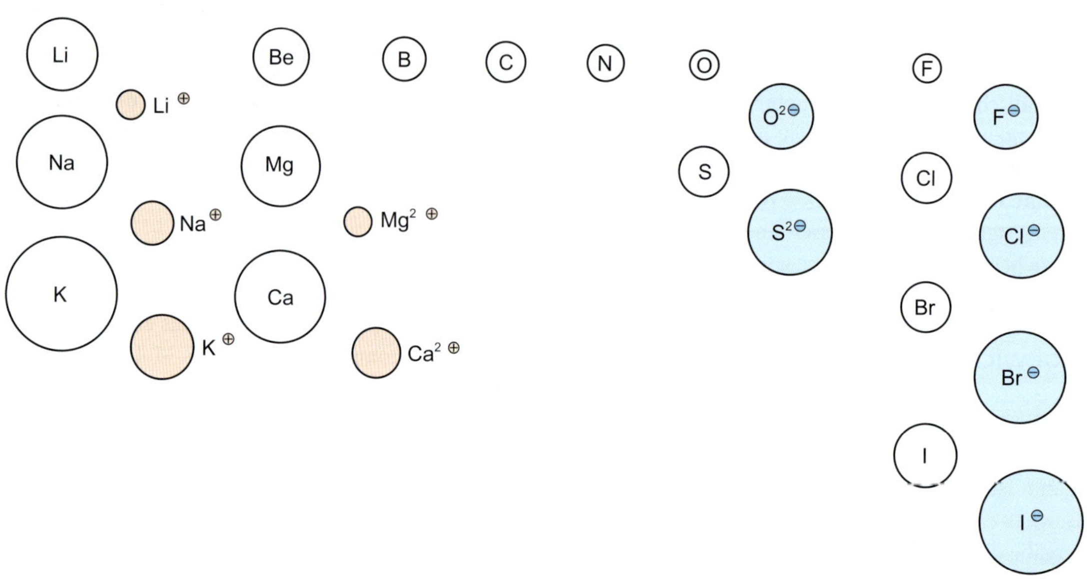


**Abb. 2.9** Relative Atomdurchmesser. Je weiter links und je weiter unten ein Atom im Periodensystem steht, umso größer ist sein Gesamtdurchmesser. [L252]

rüberzuziehen. Sie werden dann zwar immer noch von beiden gemeinsam benutzt, befinden sich aber mehr **beim stärkeren Partner** und nicht mehr genau in der Mitte zwischen beiden. Die **Kraft** eines Atoms, in einer chemischen Verbindung (Atombindung) die gemeinsam benutzten Elektronen zu sich heranzuziehen, bezeichnet man als **Elektronegativität**.

Bei zwei ungleich starken Partnern zeigt das Gesamtmolekül dadurch eine etwas ungleiche Ladungsverteilung. Elektronen als **negativ geladene Teilchen** nehmen ihre Ladung nach dorthin mit, wohin sie sich bewegen. Befinden sie sich mehr auf der Seite des stärkeren Partners, so muss gleichzeitig beim schwächeren Partner ein leicht positiver Überschuss entstanden sein, indem sein Kern unverändert bleibt. Von außen betrachtet, entsteht hier ein Molekül mit einer etwas negativeren und einer etwas positiveren Seite am anderen Ende. Es hat sich ein **Dipol** (di = zwei) gebildet, ein Molekül mit zwei unterschiedlichen (Ladungs-)Polen. Der Dipol wird dabei umso stärker ausgeprägt sein, je größer die Elektronegativitätsdifferenz zwischen den beteiligten Atomen ist. Ein Atom mit **7 Positivladungen** im Kern zieht gegenüber einem Atom mit **2 Positivladungen** im Kern eben noch **stärker** an den gemeinsam benutzten Bindungselektronen als ein Atom mit lediglich **5 Positivladungen**. Die Verschiebung von Plus und Minus innerhalb des jeweiligen Moleküls erreicht natürlich als Folge der lediglich mäßigen Verschiebung der Bindungselektronen nicht das Ausmaß, das bei einem vollständigen Elektronenübergang – z.B. beim Kochsalzmolekül NaCl – zu messen wäre, wird aber doch erkennbar und wirkt sich auf geladene Moleküle oder Teilchen (Ionen) der Umgebung aus.

**ACHTUNG**

Man sollte unbedingt versuchen, das Wesen der Elektronegativität mit ihrer Folge einer kleinen Verschiebung negativer Ladung zum einen Partner hin und einem kleinen verbleibenden Plus beim anderen Partner, in etwa zu verstehen, weil sozusagen die ganze Chemie aus den resultierenden Folgen verstanden werden kann.

Die **Elektronegativität** (➤ Abb. 2.10) ist beim **Fluor** mit einem Wert von **4,0** von allen Elementen am **stärksten** ausgeprägt. Danach folgen Sauerstoff mit einem Wert von 3,5, Stickstoff mit 3,1, Kohlenstoff mit 2,5 und erst ganz zum Schluss die Atome der ersten Hauptgruppe. Diese Elemente stehen in ihren jeweiligen Perioden am weitesten links. Sie besitzen damit den größten Atomdurchmesser. Ihr Kern wäre in Atombindungen, sofern sie möglich wären, am weitesten von den Bindungselektronen entfernt und könnte schon von daher nur einen geringen Zug ausüben. Darüber hinaus aber sind diese Kerne ohnehin die schwächsten in ihren Perioden. Auch von daher wird verständlich, dass die Elemente der **ersten Hauptgruppen** ihre Außenelektronen besonders leicht abgeben. Die Elektronegativitätswerte liegen dementsprechend überwiegend **unter 1** (0,7–0,9).

| | | | | | | |
|---|---|---|---|---|---|---|
| H 2,2 | | | | | | |
| Li 1,0 | Be 1,6 | B 2,0 | C 2,5 | N 3,1 | O 3,5 | F 4,0 |
| Na 0,9 | Mg 1,3 | Al 1,6 | Si 1,9 | P 2,2 | S 2,6 | Cl 3,2 |
| K 0,8 | | | Ge 2,0 | As 2,2 | Se 2,6 | Br 3,0 |
| Rb 0,8 | | | | | Te 2,1 | I 2,7 |

**Abb. 2.10** Elektronegativitätswerte wichtiger Elemente [L252]

**MERKE**

Man kann die Größe der Elektronegativität aus dem Periodensystem abschätzen, wenn man sich vergegenwärtigt, dass diese Bezeichnung lediglich ausdrückt, ob ein Atom lieber Elektronen aufnimmt oder lieber abgibt oder ob ihm dies nicht allzu wichtig ist, weil es in der 4. Hauptgruppe steht und (theoretisch) sowohl aufnehmen als auch abgeben kann.

Etwa in der Mitte stehen die Elemente **Kohlenstoff** (C) mit **2,5** und **Wasserstoff** (H) mit **2,2**. In einer Verbindung des 4-wertigen C mit 4 Atomen des 1-wertigen H (= Methan $CH_4$) befinden sich die **Bindungselektronen** also in etwa **gleichmäßig zwischen** den beteiligten Partnern. Es entstehen **keine Dipolmomente**. Derartige Moleküle sind nach außen **ungeladen**.

Beim Wasserstoff mit seinem einzelnen Außenelektron scheint ein Wert von 2,2, der ungefähr demjenigen des Kohlenstoffs der 4. Hauptgruppe und nicht den übrigen Atomen der 1. Hauptgruppe entspricht, zunächst erstaunlich. Hierzu sollte man sich vor Augen halten, dass das einzelne Wasserstoff-Elektron genauso 50 % der Außenelektronen ausmacht wie dies bei den Elementen der 4. Hauptgruppe der Fall ist: Auf der Wasserstoffschale finden nämlich insgesamt nur 2 Elektronen Platz. Wasserstoff ist dadurch das einzige Atom der 1. Hauptgruppe, das Atombindungen einzugehen vermag. Er wird aufgrund dieser Zusammenhänge manchmal auch der 4. Hauptgruppe zugeordnet.

Das elektronegativste Element Fluor besitzt für den Aufbau menschlicher Strukturen keinerlei Bedeutung. Grundsätzlich besteht jede Struktur des menschlichen Organismus aus langen Kohlenstoffketten C-C-C-C-..., an denen hauptsächlich Wasserstoff gebunden ist, und ab und zu Sauerstoff (O) und Stickstoff (N) sowie –selten und ohne Bedeutung für ein biochemisches Grundverständnis – auch einmal Schwefel (S) oder Phosphor (P).

Dem Verständnis menschlicher Strukturen zuliebe sollten die **Elektronegativitätswerte** von **O (3,5)**, **N (3,1)**, **C (2,5)** und **H (2,2)** gelernt werden. Alle weiteren sind nicht von Belang.

**MERKE**

Wichtige Elektronegativitätswerte:
- Sauerstoff 3,5
- Stickstoff 3,1
- Kohlenstoff 2,5
- Wasserstoff 2,2

**Sauerstoff** ist damit in **jeder** Verbindung, an der er beteiligt ist, der **stärkste (elektronegativste) Partner**. Immer müssen sich die gemeinsamen Bindungselektronen, der **negative Pol** des Dipols, auf **seiner Seite** befinden. Dagegen sind sämtliche Moleküle, die nur aus **Kohlenstoff und Wasserstoff** bestehen, **ungeladen**, weil sich die Elektronegativitäten der beiden Elemente so wenig voneinander unterscheiden, dass die Bindungselektronen weitgehend symmetrisch in der Mitte stehen. Diese Gegebenheiten besitzen allergrößte Bedeutung im Hinblick darauf, welche Moleküle **wasserlöslich (Dipol = geladen)** und welche **fettig (ungeladen)** sind, also Fette darstellen. Dies wird im Folgenden besprochen.

### 2.1.8 Wasser

Wasser hat die Formel $\mathbf{H_2O}$, stellt also eine chemische Verbindung zwischen 1 Atom Sauerstoff und 2 Atomen Wasserstoff dar. Es dient zur Festlegung der **Temperaturskala** nach Celsius (C), indem die Temperatur, bei der flüssiges Wasser zum festen Eis erstarrt, den Wert von 0 °C und diejenige, bei der es (auf Meereshöhe) siedet, den Wert von 100 °C erhalten hat.

Leben ohne Sauerstoff ist ohne Weiteres möglich, wie an den Pflanzen oder auch an zahllosen Mikroorganismen wie u.a. den anaeroben Bakterien erkennbar wird. **Leben ohne Wasser** dagegen ist **nicht vorstellbar**. Wenn Forscher über ihre Weltraumteleskope oder mittels weiterer Methoden auf fernen Sonnensystemen nach Leben suchen, suchen sie nach Wasser, nicht nach Sauerstoff.

Leben bedeutet den Austausch von Stoffen, also Aufnahme, Umwandlung und Ausscheidung von Molekülen. Jede **chemische Reaktion bedarf**, wenn man einmal von gasförmigen Molekülen absieht, eines **geeigneten Lösungsmittels**, in dem sich die Moleküle bewegen und die potenziellen Partner im eigentlichen Wortsinn treffen können. Legt man zwei feste Substanzen nebeneinander, haben die einzelnen Atome der beiden Stoffe keine Möglichkeit, einander zu begegnen und miteinander zu reagieren. Sie bleiben auf Dauer unverändert. Auch Nahrungsmittel, die in die Mundhöhle aufgenommen werden, werden erst dann erkannt, wenn einzelne Moleküle vom wässrigen Speichel des Mundes herausgelöst und zu den Geschmackspapillen der Zunge transportiert worden sind. Und sie werden erst und nur dann resorptionsfähig, wenn sie im Darmlumen in Wasser gelöst sind.

Das Wassermolekül besitzt verschiedene, ganz und gar einmalige Eigenschaften, die es als Vehikel für chemische Prozesse bzw. ganz allgemein für die Evolution unersetzlich machen. Es gibt kein zweites Molekül, das ersatzweise eingesetzt werden könnte. Und da die Atome und die von ihnen gebildeten Moleküle im gesamten Kosmos identisch sind, ist auch auf anderen erdähnlichen Planeten keine Ersatzflüssigkeit möglich. Im Folgenden soll nur die Eigenschaft des Wassers hervorgehoben werden, die für das Verständnis lebender Strukturen im Vordergrund steht.

Die Elektronegativität von Sauerstoff liegt bei 3,5, diejenige von Wasserstoff bei 2,2. Dies bedeutet, dass der Unterschied zwischen diesen beiden Werten einerseits nicht so groß ist, dass das Elektron des Wasserstoffs vollständig auf den Sauerstoff übergehen könnte, wie dies bei größeren Differenzen in der Elektronegativität, z.B. zwischen Natrium und Chlor, der Fall ist. Andererseits aber ist der Zug des Sauerstoffkerns auf die **gemeinsamen Bindungselektronen** der Atombindung doch so stark, dass dieselben nicht mehr genau zwischen den Partnern, sondern weit **näher beim Sauerstoff** zu liegen kommen. Es entsteht ein **Dipol**, bei dem der **Sauerstoff** eine **negative Teilladung** trägt und die beiden **Wasserstoffatome** im gemeinsamen Molekül $H_2O$ eine **positive** (➤ Abb. 2.11). **Teil**-Ladung deswegen, weil im Gegensatz z.B. zum NaCl-Molekül kein vollständiger, sondern lediglich ein teilweiser „Elektronenübergang" stattgefunden hat, bei dem die gemeinsamen Bindungselektronen nach wie vor von beiden Partnern benutzt werden. Symbolisiert werden Teilladungen mit $\delta+$ und $\delta-$ oder alternativ durch (+) und (−).

Trifft der Dipol $H_2O$ auf ein anderes Molekül, das ebenfalls eine ungleichmäßige Ladungsverteilung trägt, lagert sich das $H_2O$-Molekül mit seiner negativ geladenen Sauerstoffseite zur positiv geladenen Seite eines solchen Moleküls, und die positiv geladene Wasserstoffseite zur negativen. Dies bedeutet, dass ein jedes Fremdmolekül mit ungleichen Ladungsverteilungen zwischen mehrere Wassermoleküle eingelagert und auf diese Weise in Lösung gebracht wird. Ein **jedes in Wasser gelöstes Molekül** oder **Ion** erhält eine **Hydrathülle** (= Wasserhülle von Hydor = Wasser). Anders ausgedrückt: Wasserlösliche Moleküle sind wasserlöslich, weil sie Ladungen tragen. Trägt ein beliebiges Molekül keine Ladungen, kann es nicht wasserlöslich sein.

Weil jedes Wassermolekül von weiteren Wassermolekülen umgeben ist, die sämtlich positive und negative Ladungsseiten aufwei-

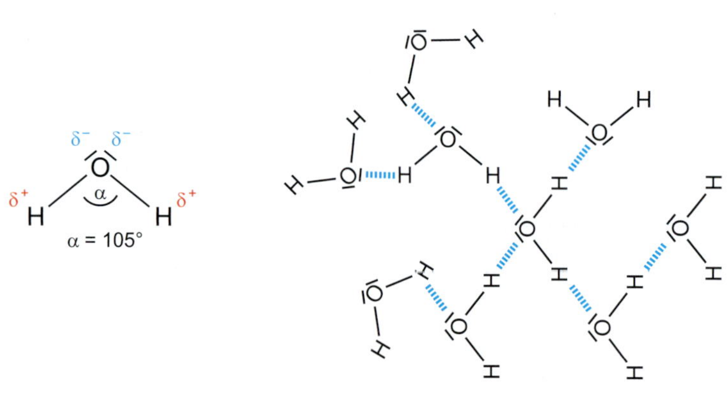


**Abb. 2.11** Der Dipol Wasser im gegenseitigen Verbund [L252]

sen, sind auch die **Wassermoleküle** selbst **untereinander verbunden**. An die Sauerstoffseite des einen Moleküls lagern sich mehrere benachbarte Moleküle mit ihren Wasserstoffseiten an (➤ Abb. 2.11). Insgesamt entsteht ein Verbund aus Molekülen, der aneinanderhaftet und deswegen eine **flüssige Konsistenz** besitzt. Führt man Energie (Wärme) zu, führt die zunehmende Bewegung der Moleküle schließlich bei **100 °C** dazu, dass die Anziehungskräfte überwunden werden. Aus der Flüssigkeit entsteht ein **Gas** (Wasserdampf). Wird aber die Beweglichkeit der Einzelmoleküle durch Temperaturabnahme der Umgebung immer langsamer, entsteht schließlich bei **0 °C** die feste Substanz **Eis**. Der Zusammenhalt der Moleküle ist so fest geworden, dass man darauf laufen kann. Dies zeigt von Neuem die Anziehungskraft gegensinniger Ladungen + und –. Was man daraus ebenfalls ableiten kann, ist die Übereinstimmung bzw. Gleichsetzung von Begriffen wie **Wärme**, **Energie** oder **Geschwindigkeit:** Je wärmer eine Flüssigkeit wie Wasser wird, desto schneller und energiereicher sind die in ihr enthaltenen Moleküle. Und wenn die $H_2O$-Moleküle 100 °C „schnell" geworden sind, übersteigt ihre Bewegungsenergie die gegenseitigen Anziehungskräfte, sodass aus dem Flüssigkeitsverbund ein Gas aus einzelnen Molekülen entsteht.

### 2.1.9 Fette

**Ungeladene Moleküle** werden vom Dipol Wasser nicht umgeben und damit auch **nicht gelöst**. Sie bleiben beieinander, **getrennt vom Wasser**, und schwimmen auf der Wasseroberfläche. Nochmals zur Wiederholung die ganz und gar simple Basisinformation: Jede Substanz, die sich in Wasser löst, muss Ladungen tragen, weil sie genau hierdurch erst wasserlöslich wird. Moleküle, die sich nicht lösen, können keine Ladungen tragen – gerade weil sie andernfalls wasserlöslich wären. Was aber keine Ladungen trägt und sich deswegen nicht löst, muss ein **Fett** sein. Damit ist gleichzeitig bereits die wichtigste Eigenschaft fettiger Substanzen beschrieben.

Nahezu alles, was in der Natur, v.a. aber in lebenden Organismen an Molekülen anzutreffen ist, besitzt eine kleinere oder größere Ladung aufgrund der enthaltenen Atome unterschiedlicher Elektronegativität. Aus diesem Grunde ist auch **nahezu alles**, woraus Organismen aufgebaut sind bzw. was sich in ihnen umsetzt, **wasserlöslich** (**hydrophil**; Hydor = Wasser, philos – liebend, wohlgesinnt). Eine Ausnahme stellen die **Membranen** des Körpers, v.a. die Zellmembranen dar, die überwiegend aus **Fetten** aufgebaut sind. Fette sind **hydrophob** (Phobos = Furcht). Der Vorstellungskraft zuliebe, und ganz dicht bei der Wahrheit, kann man sich eine Art Ekel zwischen Fett und geladenen Teilchen wie dem $H_2O$-Molekül vorstellen. Es ist unmöglich, dass Wasser durch eine Fettschicht hindurchgelangt, wie dünn diese Schicht auch immer sein mag. Dadurch erhalten Zellmembranen perfekt trennende bzw. **abschirmende Eigenschaften**, indem sie es ermöglichen, dass sich die flüssigen Phasen außerhalb und innerhalb der Körperzellen nicht miteinander vermischen, sodass hier sehr unterschiedliche Verhältnisse geschaffen werden können.

**MERKE**
Ganz pauschal lässt sich hieraus die wichtigste Eigenschaft von Lösungsmitteln ableiten: Wasser oder entsprechende Flüssigkeiten mit einem deutlichen Dipolmoment bringen geladene Moleküle oder Ionen in Lösung, niemals aber ungeladene Moleküle, bei denen sämtliche Bindungselektronen gleichmäßig zwischen den Partnern liegen.

Umgekehrt benötigt man zur Lösung von Fetten Lösungsmittel ohne wesentliche Dipolmomente: **Fett löst sich in Fett**. Zum Beispiel diffundieren fettige Substanzen problemlos durch die fetthaltigen Schichten der Haut und gelangen so bis in den systemischen Kreislauf, während dies für hydrophile Substanzen unmöglich ist. Aus diesem Grund sind Bäder mit darin gelösten (geladenen) Ionen weitgehend sinnlos, soweit die Haut nicht massiv geschädigt ist.

### 2.1.10 Ionen

Eine Substanz aus Molekülen mit Dipol-Charakter löst sich in der Form kompletter Moleküle in einer wässrigen Lösung, sodass jedes einzelne Molekül von Wassermolekülen umgeben (Hydrathülle) und so in Lösung gebracht wird. Moleküle, bei deren Bildung aber ein **vollständiger Elektronenübergang** zwischen den Partneratomen stattgefunden hatte, liegen, kaum dass sie in eine **wässrige Lösung** gelangen, nicht mehr als Gesamtmoleküle vor, sondern sie zerfallen in sog. **Ionen**. In der Form des festen Stoffes waren die Atome solcher Moleküle durch ihre Ladungen aneinander gekettet. Nun aber schiebt sich der **Dipol Wasser zwischen die Partner**, gleicht durch seine eigenen Ladungen deren gegenseitige Anziehungskräfte aus und umgibt jeden Teil des ursprünglichen Moleküls mit einer eigenen Hydrathülle.

In wässriger Lösung entstehen also nun aus 100 Molekülen, die aus 2 Atomen aufgebaut sind, 200 Ionen, die aufgrund des erfolgten Elektronenübergangs Ladungen + und – tragen. Handelt es sich um das Kochsalzmolekül (NaCl), bilden sich in wässriger Lösung positiv geladene Natriumionen ($Na^+$) und negativ geladene Chloridionen ($Cl^-$). Das Natrium hatte sein einzelnes Außenelektron ans Chlor abgegeben, hatte also eine negative Ladung verloren, während das Chlor mit dem zusätzlichen Elektron eine negative Überschussladung erhalten hatte.

Es sei daran erinnert, dass die beiden Partner ohne jegliches gegenseitiges Interesse ausschließlich wegen der entstandenen Ladungen beieinander bleiben **mussten**. In Wasser entsteht nun erstmals durch dessen Ladungen die Möglichkeit zur immer schon angestrebten Trennung. Hieraus kann gleichzeitig abgeleitet werden, dass es **ohne Wasser keine Ionen geben kann**.

**MERKE**
**Positiv** geladene Ionen nennt man ganz allgemein **Kationen**. **Negativ** geladene Ionen heißen **Anionen**. Die Bezeichnung rührt daher, dass beim Anlegen einer elektrischen Spannung die positiv geladenen Kationen (z.B. $Na^+$) zur negativen Kathode laufen, und die negativ geladenen Anionen (z.B. $Cl^-$) zur positiv geladenen Anode. Es gilt demnach auch in diesem Fall wiederum das einfache Grundprinzip der Anziehungskräfte zwischen + und –.

2

Alle Elemente der **ersten beiden Hauptgruppen** werden zu **Kationen**, wenn sie sich mit Elementen der Gruppen 6 und 7 zu Molekülen verbunden haben und dann **in Wasser** gelöst werden. Umgekehrt werden alle Elemente der **Gruppen 6 und 7** in Verbindungen mit Elementen der ersten beiden Gruppen in wässriger Lösung zu **Anionen**. Eine Verbindung zwischen Atomen der 1. Hauptgruppe und der 7. Hauptgruppe, in der ein Elektron den umgekehrten Weg nehmen, also z.B. Natrium zum Anion werden könnte, ist nicht möglich.

Verbindungen zwischen **Atomen großer Elektronegativitätsdifferenz** und daraus ableitbarem Elektronenübergang nennt man **Ionenbindungen**, weil solche Moleküle in Wasser zu (geladenen) Ionen zerfallen. Die Bindung zwischen Atomen ähnlicher oder doch zumindest **weniger großer Differenz** in der Elektronegativität, die **in wässriger Lösung** aus diesem Grunde **nicht in Ionen** zerfallen, sondern als Gesamtmoleküle bestehen bleiben, nennt man **Atombindung**. Man könnte demnach (theoretisch) aus der Kenntnis des Periodensystems und den sich hieraus ableitenden Elektronegativitäten abschätzen, ob es sich bei einem Molekül um eine Atombindung oder um eine Ionenbindung handelt. Natürlich besteht nach den bisherigen Ausführungen der sicherere Weg zur Einschätzung der entstehenden Bindung darin, sich zu überlegen, bei welcher der beiden theoretisch möglichen Bindungsarten eine Achterschale entsteht. Dies geht eben in aller Regel nur **entweder** durch Aufnahme/Abgabe von Elektronen (Ionenbindung) **oder** durch eine gemeinsame Bindung (Atombindung).

Anionen ändern gegenüber dem Ausgangselement ihren Namen: Aus Chlor (Cl) wird Chlorid ($Cl^-$), aus Fluor (F) wird Fluorid ($F^-$), aus Iod (I) wird Iodid ($I^-$). Die chemischen Substanzen heißen dann z.B. Natriumchlorid, Kaliumjodid oder Calciumfluorid. Während also, wie im richtigen Leben, das eine Atom durch seine Namensänderung die eingegangene Partnerschaft signalisiert, darf das andere (Natrium, Kalium usw.) seinen Namen behalten.

Zusammengefasst kann man davon ausgehen, dass **alle Atome** der **ersten Hauptgruppen**, die für die Medizin von Bedeutung sind (Natrium, Kalium, Magnesium und Calcium), **in der wässrigen Lösung des Körpers** als **Ionen** vorliegen. Dies muss dann auch auf deren Partner aus den **Gruppen 6 und 7** zutreffen (v.a. Chlor und Iod sowie Bikarbonat [$HCO_3^-$]). Eine weitere Konsequenz besteht darin, dass sich solche Atome niemals am Aufbau großer organischer Strukturen beteiligen können. Voraussetzung für lange Ketten aus Atomen in Eiweißen, Zucker- oder Fettstrukturen sind Atombindungen. Atome wie Natrium, Calcium oder Chlor vermögen aber **keine Atombindungen** einzugehen – Chlor lediglich bis zum $Cl_2$-Molekül –, weil hieraus keine Achterschalen entstehen könnten.

Schließlich ist zu bedenken, dass **Ionen chemisch nicht mehr veränderbar** sind. Ein Natriumatom kann ab dem Moment, in dem es sein Außenelektron an irgendeinen beliebigen Partner abgegeben hat, niemals wieder etwas anderes tun, als an diesem Partner zu kleben oder sich, sobald Wasser hinzukommt, als Ion zu lösen und umherzuschwimmen. Mineralien der Nahrung werden in der Form von Ionen aus dem wässrigen Milieu des Darmes resorbiert und schwimmen so lange unveränderbar in den Körperflüssigkeiten, bis sie über Niere, Darm oder Schweiß wieder ausgeschieden werden. Nur dieser Teil muss ersetzt werden. Nur aus diesem Grund gibt es einen sog. Tagesbedarf an diesen Ionen, der mit der Nahrung zugeführt werden muss.

Wesentlich ist noch, dass die **vollständige Trennung** der ehemaligen Partner in einer wässrigen Lösung auch beinhaltet, dass sich diese Partner tatsächlich fremd werden. Gibt man z.B. 1 Million Natriumchlorid- und 1 Million Kaliumiodid-Moleküle gleichzeitig in dieselbe wässrige Flüssigkeit, schwimmen 4 Millionen Ionen (durch die enthaltene Wärmeenergie mit sehr großer Geschwindigkeit) getrennt in eigener Hydrathülle in dem betreffenden Behältnis herum. Dabei muss die Zahl der insgesamt vorhandenen Kationen ausnahmslos und exakt derjenigen der Anionen entsprechen, denn das eine kann nicht ohne das andere entstehen. Jede wässrige Lösung ist demnach hinsichtlich der Gesamtzahl enthaltener Ladungen plus und minus neutral („elektroneutral"). Dampft man die Lösung ein, bis alles Wasser verschwunden ist, findet sich anschließend ein weißer Bodensatz aus jeweils 500.000 Molekülen Natriumchlorid und Natriumiodid, Kaliumiodid und Kaliumchlorid. Zur Erinnerung: Natürlich ist der weiße Bodensatz hier reine Theorie, denn ein paar Millionen Moleküle sind für menschliche Augen unsichtbar – es müssten schon Trillionen oder mehr sein, die beieinanderliegen, um überhaupt wahrgenommen zu werden.

Im Beispiel sind vier verschiedene Verbindungen entstanden anstatt der zwei, die hineingegeben worden waren: Wenn ein Ion durch Eindampfen des Wassers seine Hydrathülle verliert, entstehen wiederum die Anziehungskräfte gegensinnig geladener Ionen. Befindet sich ein $Na^+$ in diesem Moment in der Nähe eines $Cl^-$, erfolgt die Bindung zu NaCl. Befindet es sich dagegen in der Nähe eines $I^-$, entsteht eben Natriumiodid. Dies bleibt dem Zufall überlassen. Derjenige, welcher mit seinem Ladungsausgleich gerade zur Verfügung steht, bildet den neuen Partner.

Es ist wichtig, sich im Rahmen der Biochemie daran zu erinnern, weil andernfalls das Verständnis um die Vorgänge an Zellen mit ihren Membranpotenzialen erschwert wird: **Ionen** sind in wässriger Lösung lediglich **Ladungsträger**; und hier gilt ein Kalium-Kation ($K^+$) genauso viel wie ein Natrium-Kation ($Na^+$). Den Anionen jedenfalls sind beide recht.

Etwas einschränkend hinsichtlich des vollkommen freien Umherschwimmens der einzelnen Ionen muss noch erwähnt werden, dass dies nur für den „Normalfall" zutrifft, bei dem nicht einzelne Ionen, sondern vielmehr ein Heer aus Billiarden oder Trilliarden oder noch mehr in der Lösung verteilt sind. Hier hat ein jedes Kation ständig irgendein Anion irgendwo in unmittelbarer Nähe und entsprechend auch ein jedes Anion irgendein Kation. Würde man es aber schaffen, ein einzelnes Molekül NaCl zu isolieren, um es in ein Glas mit Wasser zu werfen, würden zwar ebenfalls zwei von einer Hydrathülle umgebene Ionen $Na^+$ und $Cl^-$ entstehen, doch könnten sich diese beiden nun nicht mehr beliebig weit voneinander entfernen, weil die Kräfte der Ladungen durch ihre Hydrathüllen hindurch wirksam bleiben und eine gewisse Anziehungskraft bewirken. Sobald sich also eines der beiden Ionen etwas weiter vom anderen entfernen würde, müsste ihm dieses nachfolgen. Könnte man dieses Ion aber festhalten, wäre das erstere aufgrund der Anziehungskräfte zur Umkehr gezwungen. Von Bedeutung ist diese **trotz Hydrathülle verbleibende** (geringe!) **Anziehungskraft** bei der Entstehung von Potenzialen an Zellmembranen (➤ Fach Herz-Kreislauf-System, ➤ Fach Neurologie, ➤ Fach Bewegungsapparat).

### 2.1.11 Säuren und Basen

#### Säuren

Etwas vereinfacht dargestellt ist eine **Säure** ein Molekül, das **in wässriger Lösung** Ionen **$H^+$ abspaltet**. $H^+$-Ionen werden auch (synonym) **Protonen** genannt, weil von einem Wasserstoffatom, das sein einziges Elektron abgegeben hat, tatsächlich nur noch der Kern, bestehend aus einem einzigen Proton, übrig bleibt. Protonen in wässriger Lösung säuern also diese Lösung an. Je mehr Protonen ein Molekül abspaltet, desto stärker sind die sauren Eigenschaften des betreffenden Moleküls. Wenn ein Molekül wie HCl (Salzsäure) in wässriger Lösung vollständig in Ionen $H^+$ und $Cl^-$ zerfällt, entstehen mehr Protonen als bei einem Molekül wie z.B. Essigsäure ($H_3C–COOH$), das nur teilweise in Ionen zerfällt und so auch nur eine geringere Anzahl an Protonen freisetzt:

$$HCl \rightarrow H^+ + Cl^-$$

(Salzsäure → Proton + Chlorid [vollständiger Zerfall])

$$H_3C–COOH \leftrightarrow H_3C–COO^- + H^+$$

(Essigsäure ↔ Anion (Acetat) + Proton [teilweiser Zerfall])

**MERKE**

Eine Säure ist umso stärker, je leichter sie ihr Proton abgeben kann bzw. je vollständiger sie in wässriger Lösung in Ionen dissoziiert ist.

Man kann dies dem Verständnis zuliebe auch anders formulieren: Das Proton selbst ist die Säure. Findet man in einer wässrigen Lösung $H^+$-Ionen, muss diese Lösung sauer sein. Findet man viele Protonen, handelt es sich um eine starke, findet man wenige, um eine schwache Säure. Sind dagegen keine Protonen vorhanden, kann die Lösung nicht sauer sein.

#### Basen

**Basen** sind demgegenüber Moleküle oder Ionen, die **Protonen binden** können. Paradebeispiel ist das Ion $OH^-$, das Protonen ($H^+$) zu binden vermag und dadurch zu Wasser ($H_2O$) wird:

$$H^+ + OH^- \leftrightarrow H_2O$$

Der Pfeil in dieser Gleichung zeigt in beide Richtungen. Dies symbolisiert die allgemein gültige Tatsache, dass chemische Reaktionen stets in beiden Richtungen ablaufen können. Häufig ist aber eines der beiden möglichen Produkte energetisch begünstigt, also stabiler als das andere, sodass es auch überwiegend oder nahezu ausschließlich entstehen wird. Bei der Base $OH^-$ (= Hydroxyl-Anion) ist es so, dass sie Protonen mit großer Kraft zu dem außerordentlich stabilen Wassermolekül $H_2O$ bindet, während das Wassermolekül nur zu einem derart geringen Prozentsatz wiederum in $H^+$ und $OH^-$ zerfällt, dass es bei dieser Einführung in die Chemie unberücksichtigt gelassen werden kann. Die Gleichung ist deswegen auch folgendermaßen zu beschreiben:

$$H^+ + OH^- \rightarrow H_2O$$

„Säuren sind sauer", „Basen sind basisch" (= alkalisch). Bringt man **Säuren** mit gleichen Anteilen **Basen** zusammen, **neutralisieren sie sich gegenseitig**, wie an obiger Formel, bei der (neutrales) Wasser entsteht, erkennbar wird.

Gibt man gleiche Teile der starken Base Kalilauge (KOH) und der starken Säure Salzsäure (HCl) in Wasser, liegen in der Lösung gleichzeitig die vier Ionen $K^+$, $OH^-$, $H^+$ und $Cl^-$ vor. Da $H^+$ und $OH^-$ immer miteinander zum stabilen $H_2O$-Molekül reagieren, entsteht eine neutrale Lösung, in der nur noch die Ionen $K^+$ und $Cl^-$ umherschwimmen. Dampft man diese Lösung ein, erhält man einen Bodensatz aus Kaliumchlorid (KCl):

$$KOH + HCl \rightarrow K^+ + OH^- + H^+ + Cl^- \rightarrow$$
$$K^+ + Cl^- + H_2O \rightarrow KCl + H_2O$$

#### pH-Wert

Der pH-Wert bezeichnet das **Ausmaß bzw. die Stärke einer Säure oder Lauge (Base)**. Gemessen wird er mit speziellen Apparaten oder durch ein Indikatorpapier wie Lackmuspapier. Anhand einer Skala **zwischen 0 und 14** kann der exakte Wert bis auf mehrere Kommastellen genau bestimmt werden. Dabei gilt, dass ein pH-Wert von **7,0** den **Neutralpunkt** markiert, der besagt, dass sich in der gemessenen Flüssigkeit weder Säuren noch Laugen befinden. Reines Wasser besitzt einen pH-Wert von 7,0. Alle Werte **unter 7** sind im **sauren** Bereich, alle **oberhalb** 7 im **basischen**. Ein pH-Wert von 6,0 drückt aus, dass es sich um eine sehr schwache Säure handelt, ein solcher von pH 0 besagt, dass es sich um die stärkste Säure handelt, die es geben kann. Hier sind sämtliche Moleküle des gelösten Stoffes vollständig in $H^+$ und das entsprechende Anion zerfallen. Entsprechend besitzen Kalilauge (KOH) oder Natronlauge (NaOH) einen pH-Wert von 14, der nicht mehr steigerbar ist.

Eine extrem **starke Lauge** wie Natron- oder Kalilauge vermag die menschliche Haut oder Schleimhaut aufzulösen. Sie frisst regelrechte Löcher ins Gewebe, vermag z.B. beim versehentlichen Verschlucken Perforationen in Mundhöhle oder Speiseröhre zu erzeugen. Es entsteht eine **Kolliquationsnekrose** („Verflüssigungsnekrose"). Demgegenüber sind **starke Säuren** wie Salzsäure **weniger gefährlich**. Sie verätzen lediglich oberflächliche Schichten, wodurch ein Schorf entsteht **(Koagulationsnekrose)**, der das weitere Eindringen verhindert.

#### Puffer

Im menschlichen Körper entstehen in jedem Augenblick und in jeder einzelnen Zelle Säuren aus den verschiedensten Stoffwechselwegen. Diese Säuren müssen laufend abgefangen, also neutralisiert werden, damit die physiologisch exakt auf den nahezu neutralen pH-Wert von **7,40** eingestellten **Körperflüssigkeiten** nicht übersäuern. Dies würde u.a. dazu führen, dass die Katalysatoren des Körpers, die Enzyme, nicht mehr funktionierten und es daneben auch zu gefährlichen Verschiebungen bei Ionen wie $Ca^{2+}$ und $Mg^{2+}$ käme.

Für dieses **Abfangen von Säuren** hat die Evolution sog. Puffersysteme entwickelt. Das **wichtigste Puffersystem** des Körpers besteht aus **Hydrogencarbonat (= Bikarbonat)**, das Protonen abfängt und in $CO_2$ überführt. **Kohlendioxid** wird dann über die **Lunge** abgeatmet:

$$HCO_3^- + H^+ \leftrightarrow H_2CO_3 \leftrightarrow H_2O + CO_2$$

(Hydrogencarbonat + Proton ↔ Kohlensäure ↔ Wasser + Kohlendioxid)

Alle fünf Ionen bzw. Moleküle in dieser Gleichung stehen miteinander im Gleichgewicht. Dies bedeutet, dass umso mehr $CO_2$ entsteht und abgeatmet wird, je mehr Protonen abzufangen (abzupuffern) sind, sodass der pH-Wert nahezu konstant bleibt.

## EXKURS

Der vorangehende Satz ist zwar korrekt formuliert, aber gleichzeitig auch vollkommen unverständlich, sodass dieses im menschlichen Organismus ungemein wichtige chemische Gleichgewicht genauer betrachtet werden soll: Grundsätzlich wird chemisch zwischen sich begegnenden Atomen und Molekülen ausnahmslos all das ereignen, was unter der Vorgabe stabiler Achterschalen wenigstens **theoretisch möglich** ist. Wenn sich also $CO_2$ und Wasser miteinander zu einem Molekül namens Kohlensäure verbinden können, wird es auch geschehen. Allerdings sind die Moleküle $CO_2$ und $H_2O$ sehr viel stabiler als das hieraus entstehende Molekül $H_2CO_3$, sodass entsprechend dieser sehr unterschiedlichen Stabilität, mit anderen Worten (synonym) diesem chemischen Gleichgewicht, fast nur Wasser und Kohlendioxid aufzufinden ist und das Molekül Kohlensäure nur nach längerem Suchen in verschwindend geringen Anteilen. Wenn also beispielsweise die Moleküle Kohlendioxid und Wasser 1.000-mal stabiler sind als das Molekül Kohlensäure, kommt in der wässrigen Lösung, in welcher diese Moleküle vorhanden sind, genau 1 Molekül $H_2CO_3$ auf 1.000 $CO_2$-Moleküle vor. Man formuliert deshalb, dass in der Gleichung $CO_2 + H_2O \leftrightarrow H_2CO_3$ das (chemische) Gleichgewicht weit auf der linken Seite liegt. Dabei ist zu beachten, dass sich chemische Gleichgewichte immer exakt in derselben Relation einstellen. Dies bedeutet, dass es gleichgültig ist, ob man Kohlendioxid in Wasser einleitet oder ob man sozusagen auf der anderen Seite der Gleichung mit dem Molekül Kohlensäure beginnt. Immer entsteht nach Einstellung des Gleichgewichts dieselbe Relation zwischen den beiden Seiten der Gleichung, weil dies eben ausschließlich von der Stabilität der möglichen Moleküle abhängt. Und Wasser und Kohlendioxid sind nun einmal tausendfach stabiler als Kohlensäure.

Die Kohlensäure ihrerseits hat in dem geringen Umfang, in dem sie in der Lösung anzutreffen ist, **zwei Möglichkeiten**, sich **chemisch zu verändern**. Sie kann sich (wiederum) in die beiden ungewöhnlich stabilen Moleküle $CO_2$ und $H_2O$ trennen und wird das auch überwiegend vollziehen. Sie kann jedoch auch als Säure (Kohlen*säure*) nach der Gleichung $H_2CO_3 \leftrightarrow H^+ + HCO_3^-$ ein Proton abspalten. Auch für diese Gleichung existiert ein eigenes (chemisches) Gleichgewicht, das sich wiederum ganz entsprechend der Stabilität der entstehenden Moleküle bzw. Ionen einstellen wird. In diesem Fall ist die Kohlensäure sehr viel stabiler als die aus ihr entstehenden Ionen, sodass sehr viel Kohlensäure und nur ganz vereinzelt ihr Anion $HCO_3^-$ nebst einer identischen Zahl an Protonen $H^+$ in der wässrigen Lösung vorhanden sind.

Man kann nun diese beiden Gleichungen, die ohnehin immer gleichzeitig und parallel zueinander ablaufen, zusammenfassen und schauen, was passiert, wenn man zu Hause das Gas $CO_2$ in eine Flasche mit Leitungswasser einleitet, um dadurch den Sprudel selbst herzustellen statt zu kaufen, oder was eben im menschlichen Körper geschieht, wenn in seinen Zellen in jedem Augenblick aus der Oxidation der aufgenommenen Nahrung $CO_2$ gebildet wird. Auch in diesem Fall gelangt das entstandene Kohlendioxid in ein wässriges Milieu (das Zytosol der Zelle), bildet zu einem geringen Anteil Kohlensäure, aus der dann in wiederum minimalem Umfang Protonen hervorgehen:

$$CO_2 + H_2O \leftrightarrow H_2CO_3 \leftrightarrow H^+ + HCO_3^-$$

Das Gleichgewicht dieser „Doppelgleichung" liegt sehr weit links, also bei ihren stabilsten Anteilen Kohlendioxid und Wasser. Und selbst der hieraus entstehende geringe Anteil an Kohlensäure zerfällt seinerseits wieder nur in äußerst geringem Umfang in die Ionen $H^+$ und Bikarbonat. Anders ausgedrückt: Es muss eine ganze Menge Kohlendioxid in Wasser eingeleitet werden, damit hieraus nennenswerte Mengen an Kohlensäure und wenigstens kleine Zahlen an Protonen entstehen. Genau aus diesem Grund ist **Kohlensäure** eine **sehr schwache Säure** (pH 6). Und aus demselben Zusammenhang heraus besitzt mit Kohlendioxid versetztes Mineralwasser grundsätzlich einen pH-Wert von 6. Dies gilt so lange, bis eine offen stehende Flasche Mineralwasser das enthaltene Gas $CO_2$ weitgehend an die Luft des Raums abgegeben hat. Denn sobald kein $CO_2$ mehr enthalten ist, können sich auch keine Protonen mehr bilden und der pH-Wert wird 7 (neutral). Dasselbe geschieht im menschlichen Organismus, denn das in den Zellen entstandene $CO_2$ wird mit dem Blut zur Lunge transportiert und abgeatmet. Die in der Peripherie aus jeglicher Nahrung entstehende „Säure $CO_2$" (→ in wässriger Umgebung) wird von der Lunge wieder entsorgt, damit der sorgfältig eingestellte pH-Wert der Körperflüssigkeiten unangetastet bleibt.

Kohlensäure ist eine schwache Säure mit einem pH-Wert von 6. Im **Extrazellulärraum** beträgt der physiologisch notwendige **pH-Wert** jedoch **7,4** und ist damit neutral bis schwach alkalisch. Intrazellulär liegt der pH-Wert bei etwa 7,2. Beide pH-Werte sind essenziell. Bereits ein vollständig neutraler pH-Wert von 7,0 wäre mit dem Leben nicht mehr vereinbar und noch vorher, auf dem Weg von den eingestellten 7,4 zu diesen 7,0 befände sich der Mensch bereits im Koma. Ohne Puffersubstanzen wäre also, um es auf den Punkt zu bringen, nach der Vorspeise das Koma erreicht und noch vor dem Dessert würde der Tod eintreten, denn es existiert keine noch so gesunde, biologisch und fair erzeugte Nahrung, aus der nicht riesige Mengen an $CO_2$ entstehen müssten, wenn man von extrem einseitigen Gemüse- und Salatkonstellationen einmal absieht (➤ Kap. 3.1.2).

Bikarbonat als wichtigster Puffer menschlicher Körperflüssigkeiten verhindert wesentliche Abweichungen des pH-Werts und erlaubt dem Menschen damit, seine Mahlzeiten zu überleben. Diesen Prozess der Pufferung kann man sich folgendermaßen vorstellen:

Bikarbonat kann nicht für sich allein als $HCO_3^-$ in der Körperflüssigkeit herumschwimmen, denn wie oben ausgeführt gehört zu jedem Anion unabdingbar ein Kation. Im Blut ist der Puffer als Natriumbikarbonat $NaHCO_3$ vorhanden. Dabei handelt es sich analog zu NaCl oder KI um ein Salz und die Salze der 1. Hauptgruppe dissoziieren in wässriger Lösung grundsätzlich und **vollständig** in die **Ionen**, aus denen sie bestehen. $NaHCO_3$ dissoziiert also genau wie Kochsalz vollständig, sodass in der Gleichung der Pfeil nur in eine Richtung zeigt:

$$NaHCO_3 \rightarrow Na^+ + HCO_3^-$$

Wie üblich schwimmen die entstehenden Ionen in ihren Hydrathüllen frei durch den zur Verfügung stehenden Raum, ohne jeglichen Bedarf an ehemaligen Partnern. Sobald nun in den Zellen aus der Oxidation der Nahrung $CO_2$ entsteht und als gasförmiges Molekül aus der Zelle diffundiert, um in der Folge geringe Mengen an Protonen zu bilden, ändert sich die Situation. Nun treffen die laufend entstehenden Protonen auf das intra-

und extrazellulär vorhandene Bikarbonat, und weil die mit diesem Anion entstehende (undissoziierte) Kohlensäure weit stabiler ist als die beiden Einzelionen, werden die Protonen zu einem Großteil – entsprechend des o.a. chemischen Gleichgewichts – aus der Flüssigkeit entfernt. Indem die entstehende Kohlensäure ihrerseits in $CO_2$ und Wasser zerfällt, bleibt von der zunächst gebildeten Menge an $H^+$-Ionen so gut wie nichts mehr übrig. Es entsteht sozusagen eine Einbahnstraße mit Beginn bei den entstehenden Protonen und dem vorhandenen Bikarbonat über Kohlensäure zum $CO_2$. Mit dessen Abatmung in der Lunge ist dann die gesamte, ursprünglich aus der Nahrung entstandene Säure wieder entsorgt. Die sehr geringe Menge an Protonen, die entsprechend dem Gleichgewicht zunächst auf dem Weg zur Lunge in den Körperflüssigkeiten verbleibt, verschiebt aufgrund dieser Pufferung den pH-Wert von den ursprünglichen 7,40 auf lediglich etwa 7,37–7,38, um ab dem Lungendurchgang wieder bei 7,40 zu verharren. Diese minimale Verschiebung im Bereich der 2. Kommastelle ist evolutionär aufgrund des Energiegewinns aus der Oxidation vorgesehen und dementsprechend unkritisch.

Auch die **Niere** vermag auf ähnliche Weise **Protonen auszuscheiden** und den Organismus vor einer Azidose (Übersäuerung) zu schützen. Die ausgeschiedene Säure ist am sauren pH-Wert des Urins abzulesen. Der **saure Urin** wiederum stellt einen **Schutzmechanismus** für das Urogenitalsystem dar, indem er Bakterien am Wachstum hindert und so ihr Eindringen in den Körper bis hinauf zu den Nieren unterbindet.

Das gesamte System basiert sowohl auf der üblichen und alltäglichen Zufuhr von Säuren mit der Nahrung als auch auf der zusätzlichen Entstehung großer Mengen an Säuren aus jeglicher Nahrung. Die Niere ist auf Säuren angewiesen – u.a. auch deshalb, damit sie dieselben ausscheiden und so den Urin anzusäuern vermag. Es kann also nicht gerade von Nutzen sein, wenn man sich das Modethema von der angeblichen Übersäuerung des Körpers zu eigen macht und durch Zufuhr von basischen Substanzen den Urin neutralisiert oder sogar in alkalische Bereiche verschiebt. Physiologisch ist allein ein schwach saurer Urin zwischen pH 4,5 und etwa 6,5. Genauer besprochen wird dies beim Säure-Basen-Haushalt im ➤ Fach Urologie.

## 2.1.12 Oxidation und Reduktion

### Oxidation

Vereinfacht dargestellt bedeutet Oxidation die **Verbindung irgendeines Elements mit Sauerstoff** (Oxi oder Oxy von Oxygenium = Sauerstoff). Die entstehenden Verbindungen bezeichnet man als **Oxide:**

$$Mg + O \rightarrow MgO$$
(Magnesium + Sauerstoff → Magnesiumoxid)
$$2\,Na + O \rightarrow Na_2O$$
(2 Atome Natrium + Sauerstoff → Natriumoxid)
$$2\,H + O \rightarrow H_2O$$
(2 Atome Wasserstoff + Sauerstoff → Wasser)

H wird vom Sauerstoff zu $H_2O$ oxidiert, stellt also sein Außenelektron dem Sauerstoff zur Mitbenutzung zur Verfügung. Sauerstoff (6. Hauptgruppe) benötigt für eine stabile Achterschale 2 Elektronen, wofür demnach 2 Wasserstoffatome gebraucht werden. Während die Wasserstoffelektronen vom Sauerstoff mitbenutzt werden (Atombindung), gehen sie von Mg oder Na vollständig auf den Sauerstoff über. Es entsteht eine Ionenbindung.

Die **Oxidation des Wasserstoffs** findet statt, sobald Wasserstoff-Gas $H_2$ mit Sauerstoffgas $O_2$ gemischt wird und ein kleiner Funke gezündet worden ist. Dieser Funke liefert die Energie, der die Trennung einzelner Moleküle $O_2$ in 2 Atome O bzw. $H_2$ in 2 Atome H bewirkt. Die darauf folgende Verbindung zwischen Wasserstoff und Sauerstoff zu Wasser findet unter einer **kräftigen Explosion** statt **(Knallgasreaktion)**. Dies bedeutet, dass die Oxidation, also der teilweise (H) oder vollständige (Mg, Na) Elektronenübergang zum Sauerstoff, energetisch außerordentlich begünstigt ist und **große Energiemengen freisetzt**.

Entsprechend verhält es sich bei der **Oxidation von Kohlenstoff** (C), also dem Verbrennen von Holz oder Kohle an der (sauerstoffhaltigen) Luft. Bekanntlich genügt ein kurzzeitiges Anzünden eines Stückes Holz oder Kohle, damit dieses Stück in der Folge unter der Entwicklung großer Hitze (= Energie) verbrennt:

$$C + O_2 \rightarrow CO_2 + \text{Wärme (Energie)}$$

**MERKE**

Jede Oxidation ist energetisch günstig und setzt große Energiemengen frei.

Tatsächlich bezieht der menschliche Körper seine Energien, die teilweise der Erwärmung auf knapp 37 °C Körpertemperatur dienen, aus der **Verbrennung** des mit der **Nahrung** aufgenommenen **Kohlenstoffs** und **Wasserstoffs** mittels des eingeatmeten Sauerstoffs. Damit es hierbei nicht zu Explosionen bzw. zumindest Stichflammen im menschlichen Körper kommt, geschieht die Oxidation **schrittweise** und unter gleichzeitiger **Speicherung der frei werdenden Energie** in Form von chemischen Molekülen (ATP). Das wird später genauer besprochen.

### Reduktion

Unter Reduktion versteht man den **zur Oxidation umgekehrten Vorgang**. Wird Wasserstoff (H) zu $H_2O$ oxidiert, kann entsprechend $H_2O$ wieder zum Wasserstoffatom H reduziert werden. Hierfür muss nun allerdings, um dies überhaupt zu ermöglichen, genau die Menge an **Wärme (Energie)**, die bei der Knallgasreaktion frei geworden ist, wieder **zugeführt** werden.

In einem erweiterten Sinn bedeutet Oxidation auch einfach nur Abgabe von Elektronen (an Sauerstoff). Beispielsweise können oxidierende Substanzen wie z.B. Nitrit $NO_2^-$ (aus der Nahrung oder durch die Bakterien der Mundhöhle aus Nitrat $NO_3^-$ entstanden) das $Fe^{2+}$ des physiologischen Hämoglobins (= roter Blutfarbstoff) zum $Fe^{3+}$ des sog. Methämoglobins oxidieren, das für einen Sauerstofftransport zu den Geweben des Organismus nicht mehr in der

2

Lage ist (➤ Fach Atmungssystem). Große Bedeutung im Körper besitzt deshalb die Reduktion dieses 3-wertigen Eisens $Fe^{3+}$ zum wiederum 2-wertigen Eisen. Dieser Wechsel der Wertigkeit bei dem **Nebengruppenelement** Eisen braucht chemisch nicht verstanden zu werden, weil es abgesehen von diesem Beispiel keine weitere Verwendung für dieses Verständnis gäbe. In den Erythrozyten des Blutes existiert das Enzym Methämoglobinreduktase, das diesen Vorgang katalysiert (ermöglicht) und damit wieder physiologisches Hämoglobin erzeugt.

Im folgenden **Beispiel** wird die schrittweise Oxidation von C über C–OH zu C=O gezeigt. Der nächste Oxidationsschritt führt zu COOH und der vierte und letztmögliche schließlich zum fertigen Endprodukt $CO_2$. Dabei scheint es teilweise hinsichtlich der Anzahl der Sauerstoffatome auf den beiden Seiten der Gleichungen nicht ganz aufzugehen, weil die Darstellung absichtlich vereinfacht wurde. Wesentlich ist allein das Grundprinzip einer schrittweisen Oxidation von C zum Endprodukt $CO_2$. Bei der Reduktion von $CO_2$ bis zum Endprodukt Methan würde man die einzelnen Reaktionsschritte einfach rückwärts laufen lassen – unter Zufuhr großer Mengen an Energie (Wärme).

$$CH_4 + O \rightarrow H_3C\text{–}OH$$
(Methan + Sauerstoff → Methanol)
$$H_3C\text{–}OH + O \rightarrow H_2C{=}O + H_2$$
(Methanol + Sauerstoff → Formaldehyd + Wasserstoff)
$$H_2C{=}O + O \rightarrow HCOOH$$
(Formaldehyd + Sauerstoff → Ameisensäure)
$$HCOOH + O \rightarrow CO_2 + H_2O$$
(Ameisensäure + Sauerstoff → Kohlendioxid + Wasser)

Natürlich isst der Mensch kein Methan. Er nimmt jedoch in Gestalt seiner Nahrung lange Kohlenstoffketten zu sich, an denen zahlreiche H-Atome angebunden sind, sodass das Grundprinzip identisch bleibt. Aus der Oxidation der C- und H-Atome wird die notwendige Energie erzeugt, die sämtliche Lebensprozesse ermöglicht. Die Endprodukte $CO_2$ und $H_2O$ werden ausgeschieden. Etwas ausführlicher besprochen wird dies in ➤ Kap. 3.1.1 sowie im ➤ Fach Verdauungssystem.

## 2.1.13 Diffusion und Osmose

### Diffusion

Alle in Wasser gelösten Moleküle oder Ionen besitzen eine extrem große Beweglichkeit, die sich auf die vorhandene Temperatur gründet bzw. derselben entspricht. Etwas vereinfacht ist **Energie = Wärme = Bewegung**. Beim sog. **absoluten Nullpunkt** von −273 °C gibt es in den Molekülen und Atomen **keinerlei Bewegungen** mehr. Wo aber alles still steht, ist keine weitere Steigerung mehr möglich; die vorhandene Kälte ist absolut und lässt sich nicht mehr unterschreiten.

Führt man solchen Atomen oder Molekülen Wärme zu, entspricht die nun einsetzende Bewegung dem Ausmaß der zugeführten Wärme. Bei einer Raumtemperatur von +27 °C besitzen die Atome eine Bewegungsenergie, die der Differenz von 300 °C zum absoluten Nullpunkt entspricht. Dieser **hohen Temperatur** entsprechend **bewegen** sich in Wasser gelöste Ionen oder Moleküle mit **extremer Geschwindigkeit**, prallen auf für sie undurchdringliche Wände (z.B. die Glaswände eines entsprechenden Gefäßes), werden analog zum Aufprallwinkel zurückgeworfen und sind so im nächsten Moment bereits in einem ganz anderen Bereich des zur Verfügung stehenden Raums anzutreffen. In der Konsequenz bedeutet dies, dass sich grundsätzlich **alle in wässriger Lösung** befindlichen **Ionen und Moleküle gleichmäßig** auf den **gesamten Raum** verteilen, der ihnen zur Verfügung steht.

#### Diffusion im Organismus

Befindet sich neben einer flüssigen Phase wie z.B. dem flüssigkeitsgefüllten Raum eines Gelenkes (Gelenkhöhle) eine Schicht wie (im gewählten Beispiel) der Gelenkknorpel und ist für die in der Flüssigkeit gelösten Moleküle wie z.B. Glukose oder Aminosäuren diese **Schicht passierbar** (permeable Membran), werden sie sich **gleichmäßig** sowohl auf die Flüssigkeit als auch auf den angrenzenden Gelenkknorpel mit seinen Zellen **verteilen** (➤ Abb. 2.12).

Diesen Vorgang nennt man **Diffusion**. Er gilt für sämtliche, in die Flüssigkeit bei ihrer Bildung ausgeschiedenen Stoffe, sodass auch die angrenzende Schicht (der Gelenkknorpel) zu seiner Versorgung und Ernährung sämtliche Stoffe erhält, die in der Flüssigkeit selbst vorhanden sind. **Knorpel** ist nicht durchblutet, stellt aber ein lebendes Gewebe dar. Seine Ernährung erfolgt durch Diffusion. Natürlich geschehen die Austauschvorgänge nicht ganz so schnell wie in reiner Flüssigkeit, weil die Moleküle gegen die Strukturen der Grundsubstanz des Knorpels prallen und abgelenkt oder zurückgeworfen werden, bis sie schließlich ihr eigentliches Ziel, die Knorpelzellen erreichen. Es ist deswegen sinnvoll, durch Bewegungen des Gelenks diesen Diffusionsvorgang zu unterstützen und zu beschleunigen (➤ Fach Bewegungsapparat). Eine entsprechende Ernährung gilt auch für alle weiteren Gewebe des Körpers, die nicht durchblutet sind und von daher einer Versorgung durch Diffusion bedürfen. Weitere wichtige Beispiele sind die **Epidermis**, die oberflächlichste Schicht der Haut oder auch Strukturen des **Auges**.

### Osmose

Während Diffusion eigentlich nur den selbstverständlichen Vorgang ausdrückt, dass Moleküle und Ionen in ihren wässrigen Flüssigkeiten den gesamten zur Verfügung stehenden Raum besetzen, bedeutet Osmose, dass die Grenzfläche zwischen zwei verschiedenen Räumen wohl für das Lösungsmittel (Wasser), nicht aber für darin gelöste Moleküle passierbar ist. Die trennende Fläche bzw. **Membran** nennt man aus diesem Grunde **semipermeabel** (halbdurchlässig). In diesem Fall strömt Wasser so lange zur Seite des Stoffes, der die Membran nicht passieren kann, bis der dort entstehende Druck das Wasser wieder zurücktreibt bzw. bis sich die beiden Kräfte gerade die Waage halten (➤ Abb. 2.12).

Für ein gewisses Verständnis soll die folgende Überlegung sorgen: Von der reinen Wasserseite her bewegen sich in jedem Augen-

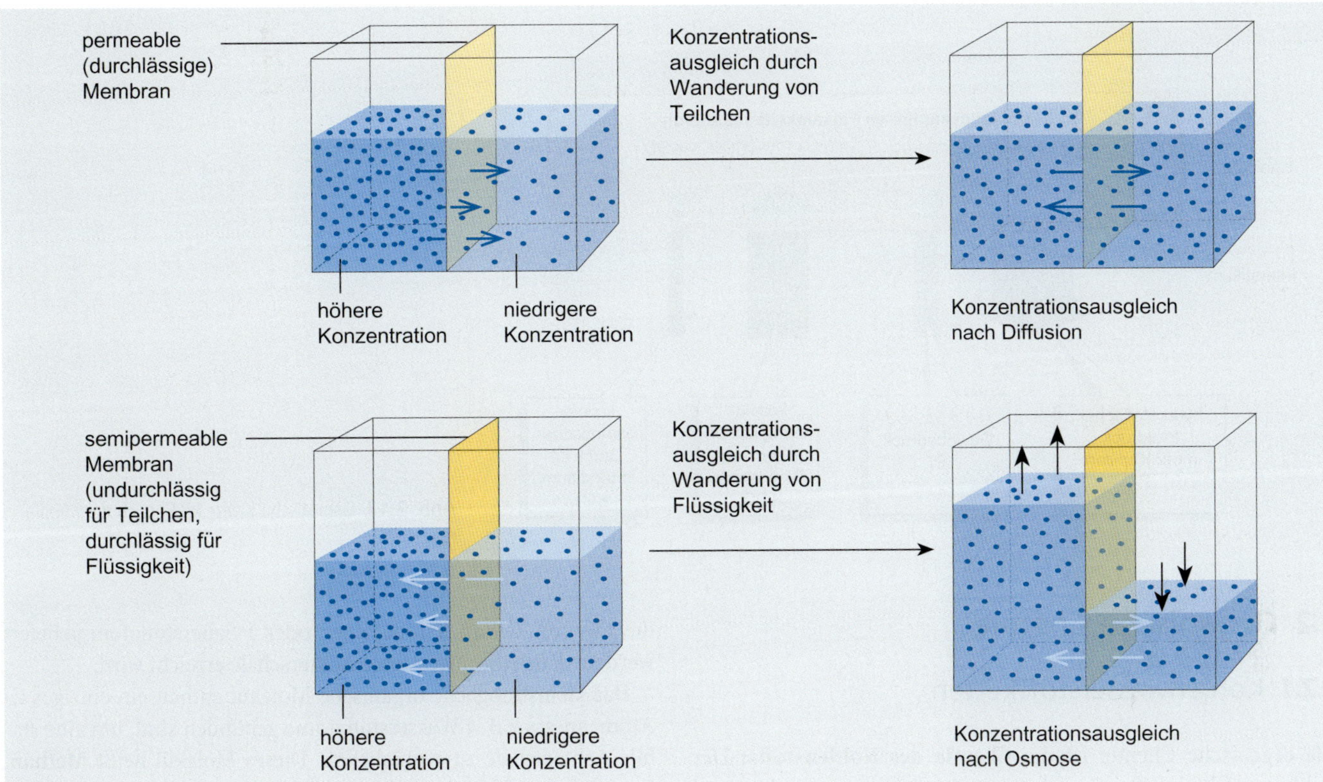


**Abb. 2.12** Permeable und semipermeable Membran [L190]

blick Wassermoleküle zu jedem kleinsten Bereich der Trennmembran und gelangen dort auch hindurch zur anderen Seite, weil die Membran kein Hindernis darstellt. Dagegen gelangen von der Seite der Lösung nicht nur $H_2O$-Moleküle zur Membran, sondern eben auch die enthaltenen Moleküle. Am Aufprallort eines Moleküls befindet sich in diesem Moment das Molekül, jedoch kein Wasser, sodass einerseits das Molekül zurückgeworfen wird, gleichzeitig aber auch kein Wassermolekül hindurchgelangt. Auf dieser Seite der Membran ist demnach ein Teil der Gesamtfläche gewissermaßen von den Molekülen besetzt, sodass in der Summe weniger Wasser zur Gegenseite gelangt als von der reinen Wasserseite aus in die Gegenrichtung. Es findet demnach eine Nettobewegung von Wasser von der Wasserseite zur Seite der Lösung statt, sodass dort die Flüssigkeitsmenge zunehmen muss.

### Osmose im Organismus

Der Vorgang der Osmose hat im menschlichen (tierischen) Körper eine besondere Bedeutung im Bereich der **kleinsten Blutgefäße (Kapillaren)**, in deren Wandungen sich Poren (Löcher) befinden, die sämtliche kleinmolekularen Stoffe hindurch lassen, nicht jedoch die großen Eiweißmoleküle des Blutes.

Dies bedeutet, dass **alle im Blut gelösten Stoffe**, mit **Ausnahme der Eiweiße**, sich mit den um die Kapillaren herum befindlichen Gewebe **frei austauschen** können (= Diffusion). Gleichzeitig jedoch üben die im Blut befindlichen Eiweiße auf die ins Gewebe geströmte Flüssigkeit einen (osmotischen) Sog aus, der verhindert, dass die Blutflüssigkeit zu sehr eindickt bzw. dass die abgeströmte Flüssigkeit die Kapazität des umliegenden Gewebes und seines Lymphsystems überfordert und zu Wasseransammlungen (Ödemen) führt.

Der **osmotische Druck der Eiweiße** wird auch als **kolloidosmotischer Druck** oder **onkotischer Druck** bezeichnet. Dies rührt daher, dass Lösungen aus besonders großen Molekülen in Wasser als kolloidale Lösungen bezeichnet werden.

Genauer betrachtet stehen sich zwei Kräfte gegenüber: Zum einen der **Fließdruck = hydrostatischer Druck**, mit dem die Blutflüssigkeit in die Kapillaren einströmt und hier durch die vorhandenen Poren abgepresst wird, und zum anderen der **osmotische = onkotische Druck**, den die Eiweiße erzeugen und mittels dem sie die abgepresste Flüssigkeit wieder zurückholen bzw. von vornherein das Hinauslaufen einschränken (➤ Abb. 2.13). Am Beginn der Kapillare ist der Fließdruck höher als der osmotische Druck der Eiweiße, sodass ein Teil der Blutflüssigkeit ins Gewebe abströmt. Am Ende der Kapillare hat der Fließdruck soweit abgenommen, dass nun der relativ höhere kolloidosmotische Druck der Eiweiße den größten Teil der abgepressten Flüssigkeit wieder ins Gefäßlumen zurückholt. Im Ergebnis ist Flüssigkeit mit allen für deren Ernährung wesentlichen Stoffen durch die Gewebe geströmt (➤ Fach Herz-Kreislauf-System).

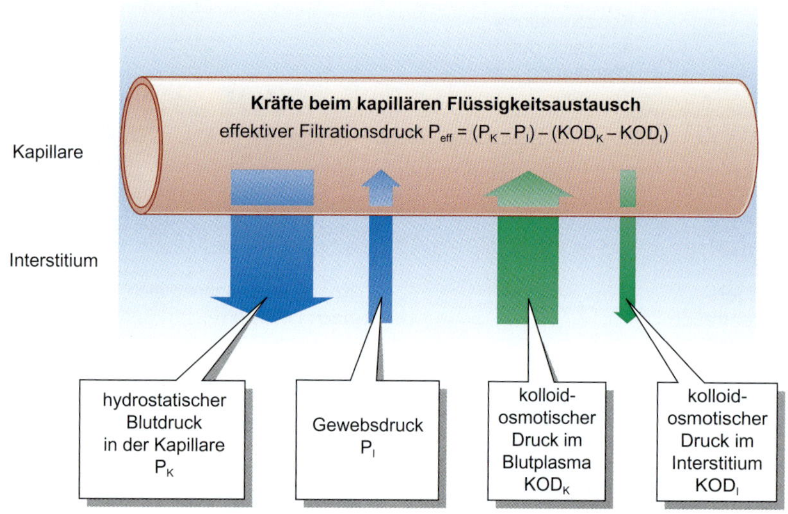


**Abb. 2.13** Osmotische Kräfte im Bereich der Kapillaren [L106]

## 2.2 Organische Chemie

### 2.2.1 Kohlenwasserstoffketten

Die organische Chemie ist die **Chemie des Kohlenstoffs:** Der Kohlenstoff bildet das Grundgerüst sämtlicher organischer und biochemischer Moleküle. Er steht in der **4. Hauptgruppe**, hat also 4 Außenelektronen und ist damit 4-wertig. Er bindet vier 1-wertige Elemente wie Wasserstoff, zwei 2-wertige Elemente wie Sauerstoff (6. Hauptgruppe) über Doppelbindungen oder z.B. 1 Sauerstoffatom und 2 Wasserstoffatome. Nur wenn sich zu den 4 Außenelektronen **4 weitere Elektronen** von beliebigen Partnern dazugesellen, entsteht eine **stabile Achterschale**. Nur diese Schale mit 8 Außenelektronen, die vom Kohlenstoffatom benutzt werden können, ist stabil. Keine andere Anordnung kann verwirklicht werden.

Zu beachten ist auch, dass Kohlenstoff **ausschließlich Atombindungen** eingehen kann. Sein Kern ist einerseits zu stark, um gleich 4 Außenelektronen an beliebige Partner abzugeben, wie dies für die Elemente der ersten 3 Hauptgruppen gilt. Gleichzeitig ist er jedoch zu schwach, um 4 zusätzliche Elektronen aufzunehmen und zu halten. Ohne diese Unmöglichkeiten wären tatsächlich die komplexen Strukturen, aus denen alles Lebendige zusammengesetzt ist, unbeständig. Denn Ionenbindungen zerfallen in Wasser in einzelne Ionen, sodass sich sämtliche Strukturen irgendeiner Lebensform spätestens im ersten Regen auflösen würden.

Die entstehenden Bindungen sind also ausnahmslos Atombindungen. Die **Bindungselektronen** werden von den beteiligten Partnern **gemeinsam benutzt**. Kohlenstoffatome können sich zu endlos langen, sehr stabilen, geraden oder verzweigten oder ringförmigen **Ketten** zusammenschließen: C–C–C–C– usw. Jedes Kohlenstoffatom hat dann inmitten einer solchen Kette auf beiden Seiten einen Partner, der ihm ein Elektron zur gemeinsamen Benutzung zur Verfügung stellt. Zu den 4 vorhandenen eigenen gesellen sich also noch 2 fremde Elektronen dazu, woraus 6 Außenelektronen resultieren. Jedes C benötigt demnach nochmals 2 weitere Elektronen, die z.B. von 2 Wasserstoffatomen oder 1 Sauerstoffatom geliefert werden, damit die angestrebte Achterschale erreicht wird.

Das kleinstmögliche organische Molekül enthält ein einziges C-Atom, an das z.B. 4 Wasserstoffatome gebunden sind, um eine stabile Achterschale zu ermöglichen. Dieses Molekül heißt **Methan**. Das nächstgrößere Molekül besteht aus 2 C-Atomen mit insgesamt 6 gebundenen H-Atomen und führt die Bezeichnung **Ethan**. Die Namensgebung für die nachfolgenden Moleküle bis zu einer Kettenlänge von 6 C-Atomen (= Hexan) ergibt sich aus ➤ Abb. 2.14.

Anstatt die Moleküle mit ihren Bindungselektronen aufzumalen, kann man sie der Einfachheit halber auch mit ihrer **Summenformel** notieren. Methan wäre dann als $CH_4$, Hexan als $C_6H_{14}$ zu beschreiben. Als Kompromiss, aus dem die eigentliche Formel noch ersichtlich wäre, böte sich für Hexan auch die Schreibweise $CH_3–CH_2–CH_2–CH_2–CH_2–CH_3$ an.

Die C-Atome **teilen** in den Molekülen der ➤ Abb. 2.15 jeweils nur **1 Elektron** mit ihren Nachbaratomen. Solche Kohlenstoffketten nennt man **gesättigt**. Teilen sich zwei benachbarte C-Atome jeweils 2 Elektronen, entsteht eine **Doppelbindung**. Entsprechend heißen solche Kohlenstoffketten mit einer oder mehreren Doppel- oder gar Dreifachbindungen **ungesättigt**.

Die Endung **-an** bei den gesättigten Verbindungen (Methan, Ethan usw.) wird bei den ungesättigten Molekülen mit Doppelbindung zu **-en** (aus Ethan wird Ethen) und mit Dreifachbindung zu **-in** (Ethin).

Im Falle einer Doppelbindung passen nur noch zwei weitere, einwertige Partner an die beteiligten C-Atome, bei der Dreifachbindung nur noch einer (➤ Abb. 2.15).

### 2.2.2 Elektronegativität und Wasserlöslichkeit

Wesentlich für das Verständnis der organischen Chemie bzw. Biochemie ist, dass man sich nochmals die unterschiedlichen **Elektronegativitäten** der Elemente in Erinnerung ruft – und die Konsequenzen hieraus (➤ Kap. 2.1.7).

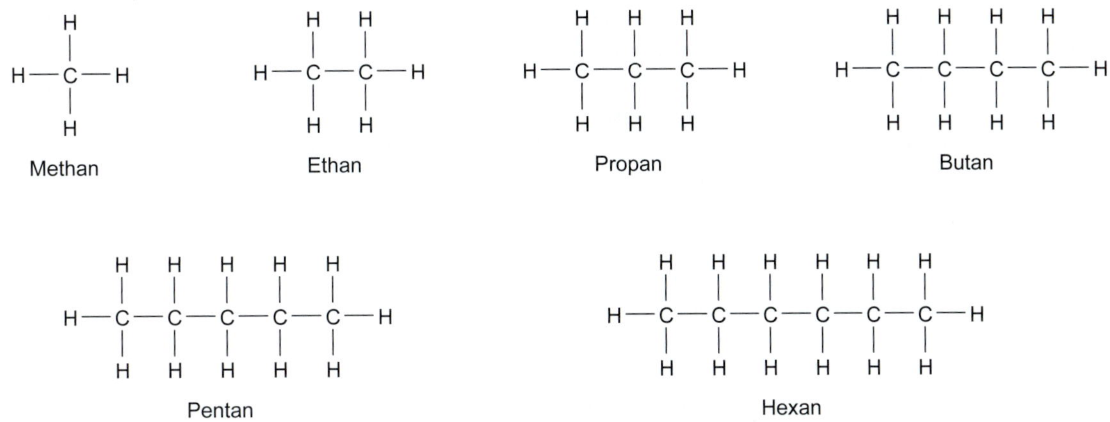


**Abb. 2.14** Kettenförmige Kohlenwasserstoffe [L252]

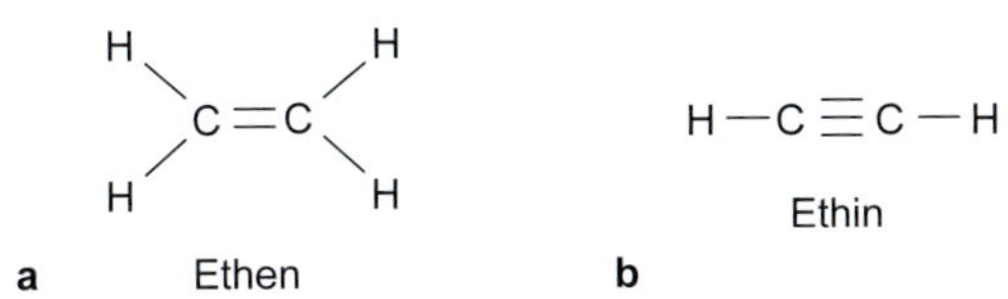


**Abb. 2.15** Kohlenwasserstoffketten mit Doppelbindung (**a**; Name = -en) und Dreifachbindung (**b**; Name = -in) [L252]

Unter den Elementen des menschlichen Körpers besitzt **Sauerstoff** die größte Elektronegativität, also denjenigen Kern, der Elektronen in seiner Nähe mit der größten Kraft an sich zieht. Dies bedeutet, dass in jeder Verbindung, die Sauerstoffatome enthält, die gemeinsamen **Bindungselektronen** zwischen Sauerstoff und einem beliebigen Partner (zumeist Kohlenstoff oder Wasserstoff) ausnahmslos **näher beim Sauerstoff** stehen, also nie genau in der Mitte. Hieraus resultieren gesetzmäßig eine **negative Teilladung** beim Sauerstoff und eine positive bei seinem Partner, sodass ein **Dipol** entsteht. Die Atombindung zwischen den Partnern ist polar; der Sauerstoff ist negativ, der Partner wird positiv, weil ihm ein Teil seines negativ geladenen Außenelektrons, das nach wie vor für die gemeinsame Bindung benutzt wird, entzogen wurde, der positiv geladene Kern aber wie immer unverändert blieb.

Wasser ($H_2O$) ist ein Dipol, bei dem Sauerstoff den negativen Pol und die Wasserstoffatome den positiven Pol darstellen. Für einen Alkohol wie Methanol ($CH_3$–OH) bedeutet dies entsprechend, dass am Kohlenstoff eine positive und am Sauerstoff eine negative Teilladung besteht (➤ Abb. 2.16).

Ausschließlich **geladene Ionen** oder **Moleküle mit Dipolmomenten**, also positiven und negativen Teilladungen, sind **wasserlöslich (hydrophil)**, weil der Dipol Wasser geladene Teilchen mit einer Hülle umgibt (Hydrathülle) und dadurch in Lösung bringt. Moleküle ohne solche Dipolmomente, bei denen alle beteiligten Partner auf die gemeinsamen Bindungselektronen einen ungefähr identischen Zug ausüben, sodass dieselben auch ungefähr in der Mitte zwischen den Partnern liegen, lassen sich niemals in Wasser lösen. Sie sind genau aus diesem Grund lipophil (= hydrophob, wasserfeindlich) und verbinden sich nur mit anderen Fetten.

Eine Verbindung zwischen **Sauerstoff und Kohlenstoff** ist aufgrund der großen Differenz in der Elektronegativität **immer wasserlöslich**. Eine Verbindung zwischen **Kohlenstoff und Wasserstoff** ist aufgrund der nahezu identischen Elektronegativität **immer fettlöslich**, also wasserunlöslich. Gleichzeitig erhalten apolare Moleküle, auch wenn sie sehr groß sind, eine außerordentliche Stabilität, weil die gleichmäßige Verteilung der Elektronen um alle beteiligten Atome sowie Kerne, deren positive Ladungen von symmetrischen Elektronenhüllen vollständig und harmonisch kompensiert werden, solche Moleküle nahezu unangreifbar für „chemische Angriffe" macht.

Überwiegen in einem großen Molekül aus z.B. 20 aneinander geknüpften Kohlenstoffatomen apolare Bindungen mit Wasserstoffatomen, entsteht ein wasserunlösliches Fett. Sind dagegen zahlreiche O- oder N-Atome daran geknüpft, enthält das Molekül zahlreiche Dipole bzw. polare Bindungen und ist wasserlöslich. Gleichzeitig sind solche Moleküle nicht sehr stabil, weil die unterschiedliche Verteilung der Elektronenwolken und Kerne, deren positive Ladungen nicht mehr vollständig ausgeglichen sind, sehr leicht den „Angriff" anderer Atome und Moleküle erlauben. Ist aber z.B. nur ein einziges Sauerstoffmolekül an eine lange Kohlenstoffkette gebunden, genügt dies nicht, um das Gesamtmolekül wasserlöslich zu machen. Es bleibt lipophil

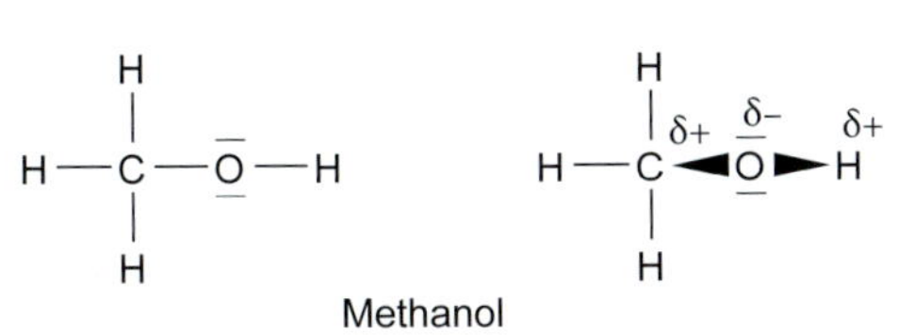


**Abb. 2.16** Negative und positive Teilladungen (Dipolmomente) bei Methanol [L252]

## 2.2.3 Funktionelle Gruppen

Im Folgenden werden diejenigen Atome und sog. funktionellen Gruppen vorgestellt, die **neben den H-Atomen** noch **zusätzlich an den Kohlenstoffgerüsten gebunden** sein können.

Die Frage, wann kleine und wann große Moleküle entstehen, wann es zur Bildung von Alkoholen kommt und wann Aldehyde oder Säuren oder wieder andere Moleküle entstehen, lässt sich ganz naiv betrachten und verstehen: Es hängt von den **Umgebungsbedingungen** ab und von der Frage, ob die Ausgangsprodukte oder eher die aus ihnen möglicherweise entstehenden Verbindungen eine **größere Stabilität** aufweisen. Zunächst einmal müssen natürlich diejenigen Atome, die zu einer beliebigen Verbindung gehören, auch tatsächlich vorhanden sein. Ohne Sauerstoff kann es kein Wasser geben, ohne Phosphor kein Phosphat. Zum anderen spielen die Bedingungen eine Rolle, die gerade vorherrschen, z.B. hinsichtlich der Umgebungstemperaturen.

In der frühen Erdgeschichte entstanden komplexe Strukturen, z.B. die ersten Aminosäuren, rein zufällig – abhängig von den vorhandenen Atomen und den gerade herrschenden Umweltbedingungen. Im Organismus bleibt dies alles nicht dem Zufall überlassen. Enzyme und weitere Strukturen sorgen dafür, dass sich gerade so viele „richtige" Atome beieinander versammeln, wie für das beabsichtigte Molekül benötigt werden. Andere Enzyme bringen dann die einzelnen Partner so zueinander, dass genau die richtigen im richtigen Moment miteinander reagieren. Auf-, Ab- und Umbau von zellulären Strukturen erfolgen so niemals „per Zufall" wie außerhalb lebender Organismen, sondern sie werden äußerst genau den Erfordernissen angepasst. Dies gilt auch für die Synthesen im Labor, bei denen der Chemiker genau die Bedingungen schafft, die für ein angestrebtes Molekül erforderlich sind.

## Alkohole

Alkohole enthalten eine oder mehrere **Hydroxylgruppen (-OH)** an einer kurzen oder langen Kohlenstoffkette. Der einfachste Alkohol ist **Methanol** $CH_3$–OH (➤ Abb. 2.16). **Ethanol** (➤ Abb. 2.17), also der Alkohol, der in Bier, Wein, Schnaps oder anderen Alkoholika enthalten ist, hat die Formel $CH_3$–$CH_2$–OH. Methanol und Ethanol sind **1-wertige Alkohole**, weil sie nur 1 Hydroxylgruppe tragen.

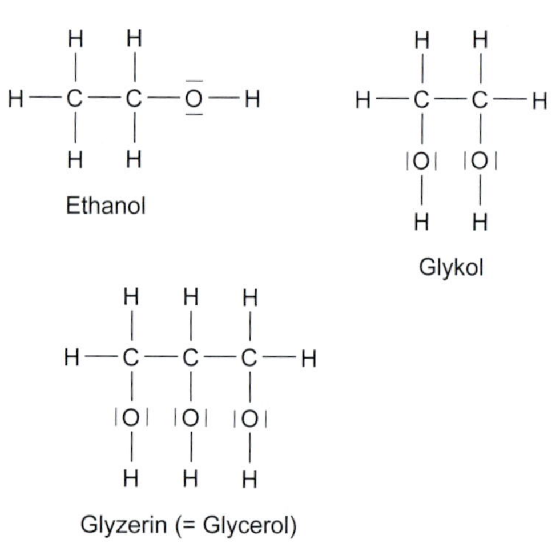


**Abb. 2.17** Alkohole enthalten eine OH-Gruppe. [L252]

Der einfachste **2-wertige Alkohol** ist das **Glykol** (➤ Abb. 2.17), das als Zusatz zum Kühlwasser von Motoren vor dem Gefrieren schützt: OH–$CH_2$–$CH_2$–OH. Der Begriff der „Wertigkeit" ist in diesem Zusammenhang recht unglücklich und hat mit der eigentlichen Wertigkeit der Atome nichts zu tun. Er drückt hier lediglich aus, ob an ein beliebiges Molekül 1 oder 2 oder noch mehr OH-Gruppen geknüpft sind.

Der wichtigste **3-wertige Alkohol** der Biochemie, der in jeder Zelle laufend entsteht und wieder umgesetzt wird, ist das **Glyzerin (= Glycerol)** (➤ Abb. 2.17), das an einer kurzen Kette von 3 C-Atomen jeweils eine Hydroxylgruppe trägt. Glyzerin ist daneben auch wesentlicher Bestandteil des Körper- und Nahrungsfetts, bei dem an jede der 3 OH-Gruppen eine Fettsäure gebunden ist (= Triglyceride, ➤ Kap. 2.2.4).

**Kleine Moleküle** wie Methanol, Ethanol oder Glyzerin (Glycerol) sind durch ihre Polarität **wasserlöslich**. **Lange Kohlenstoffketten**, die lediglich an einem einzigen Kohlenstoffatom eine Hydroxylgruppe tragen, sind **fettlöslich**, weil ein einziger, umschriebener Dipol in einem großen Molekül für eine Wasserlöslichkeit nicht ausreicht.

## Aldehyde und Ketone

**Aldehyde** sind Moleküle, bei denen an das **endständige Kohlenstoffatom** einer kurzen oder langen Kette ein **Sauerstoffatom in Doppelbindung** angeknüpft ist (➤ Abb. 2.18a), während es sich bei den Alkoholen um eine Einfachbindung handelt. Durch die Doppelbindung erhält der Sauerstoff beide noch benötigten Elektronen für seine Achterschale vom gebundenen Kohlenstoffatom, sodass kein weiteres Wasserstoffatom mehr Platz hat.

Der einfachste Aldehyd ist der **Formaldehyd**, bei dem an das C anstatt weiterer Kohlenstoffatome lediglich noch ein Wasserstoffatom gebunden ist: H–CHO.

Befindet sich ein **doppelt gebundener Sauerstoff** nicht am Ende der Kohlenstoffkette, sondern irgendwo **in deren Mitte**, spricht man von einem **Keton** (➤ Abb. 2.18b). Das einfachste Keton ist das Azeton mit der Formel $CH_3$–CO–$CH_3$. Der Sauerstoff ist hier über eine Doppelbindung mit dem mittleren C-Atom verknüpft.

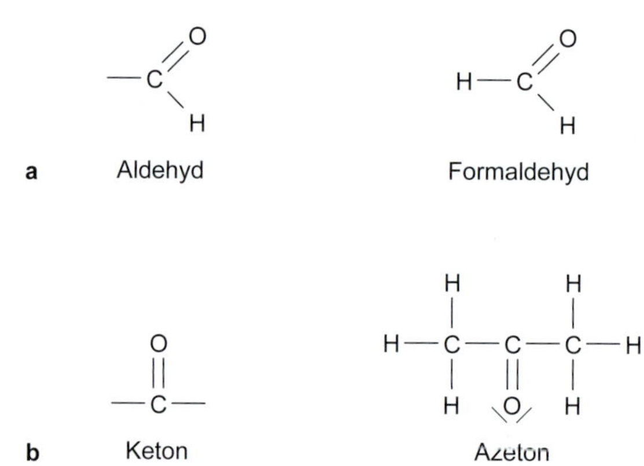


**Abb. 2.18** Die Carbonylgruppe (-C=O) befindet sich bei einem Aldehyd an einem endständigen Kohlenstoffatom (**a**), beim Keton an einem mittleren (**b**). [L252]

**MERKE**
Aldehyde und Ketone besitzen eine **Carbonylgruppe: -C=O**.

Die **chemischen Eigenschaften** der Aldehyde und Ketone werden von der **Polarität** der Carbonylgruppe (-C=O) bestimmt (➤ Abb. 2.19).

Die **Bildung** der Aldehyde und Ketone erfolgt zumeist durch **Oxidation von Alkoholen:**

- Wird die **endständige Hydroxylgruppe** (-OH) oxidiert, entsteht ein **Aldehyd** (➤ Abb. 2.20a).
- Befindet sich die **OH-Gruppe** irgendwo in der **Mitte**, führt die Oxidation zum **Keton** (➤ Abb. 2.20b).

**Oxidiert** man **Aldehyde** weiter, entstehen die **Carbonsäuren** (➤ Abb. 2.22 ) mit der Carboxylgruppe -COOH (➤ Abb. 2.21):

$$\text{R–CH=O} + \text{O} \rightarrow \text{R–COOH}$$

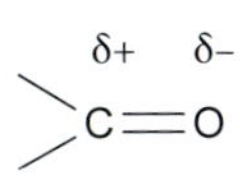


**Abb. 2.19** Polarität der Carbonylgruppe (-C=O) [L252]

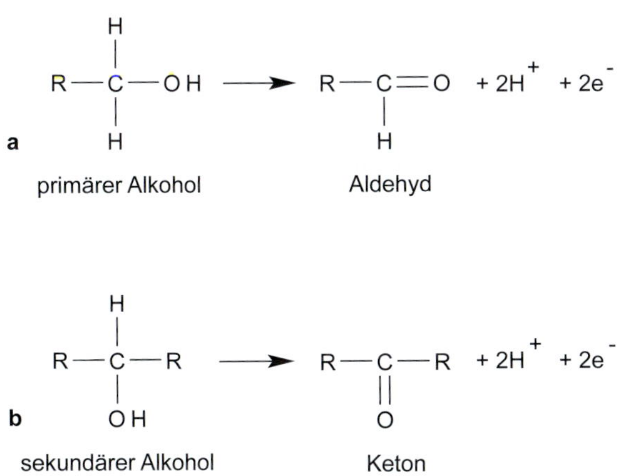


**Abb. 2.20** Oxidation von Alkoholen (R = beliebiges Restmolekül).
**a** Aus einem primären Alkohol entsteht ein Aldehyd.
**b** Aus einem sekundären Alkohol entsteht ein Keton. [L252]

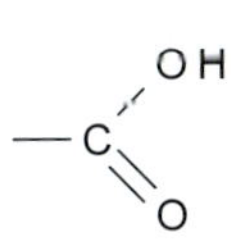

**Abb. 2.21** Carboxylgruppe [L252]

## 2.2.4 Organische Säuren

Eine Säure ist ein Molekül, aus dem in wässriger Lösung Protonen ($H^+$) abgespalten werden. Die anorganische Säure des Magens ist die Salzsäure HCl. Die wesentliche Säure der organischen Chemie und damit auch der Biochemie ist die Carbonsäure mit der Carboxylgruppe -COOH.

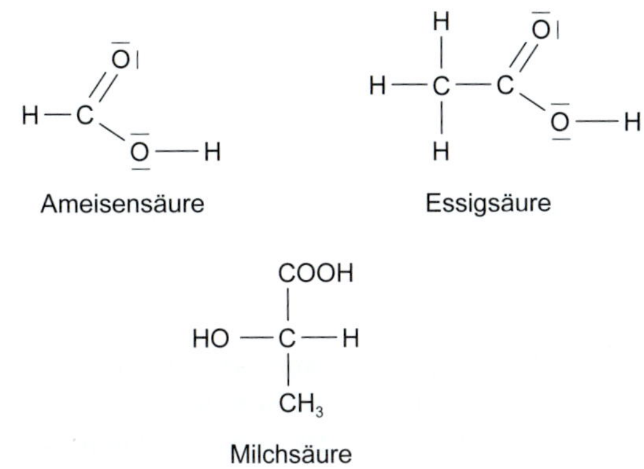


**Abb. 2.22** Beispiele für Carbonsäuren: Ameisensäure, Essigsäure und Milchsäure. [L252]

**MERKE**
**Sämtliche Säuren** des menschlichen Körpers (Ausnahme: Magen) sind Carbonsäuren und besitzen eine **Carboxylgruppe: -COOH** (➤ Abb. 2.21, ➤ Abb. 2.22).

Die Carboxylgruppe sorgt z.B. in Fettsäuren oder Aminosäuren für deren **saure Eigenschaften**, indem sie in der **wässrigen Lösung** des Körpers teilweise in die Ionen $H^+$ und $COO^-$ **dissoziiert** (zerfällt):

$$\text{R–COOH} \leftrightarrow \text{R–COO}^- + \text{H}^+$$

Der Wasserstoff kann sich in der Carboxylgruppe, im Gegensatz zu demjenigen der alkoholischen OH-Gruppe (!), v.a. deswegen als Proton vom Sauerstoff lösen, weil die Carboxylgruppe ($-COO^-$) durch **Umlagerung** eine gewisse Stabilität erreicht (➤ Abb. 2.23). Man spricht von mesomeren Formen. Dieses Umklappen der Doppelbindung mal zum einen und dann wieder zum anderen O-Atom ist weder prüfungsrelevant noch für das Verständnis von größerer Bedeutung. Es zählt lediglich die Konsequenz hieraus, dass eben Carbonsäuren bzw. die Carboxylgruppe sauer sind, während dies für Alkohole nicht gilt.

Die sonstigen **chemischen Eigenschaften** der Carboxylgruppe werden wie üblich von der **Polarität** bestimmt. Die hierdurch bedingten Teilladungen sind **ausgeprägter als üblich** (➤ Abb. 2.24), weil am Kohlenstoffatom gleich zwei elektronegative Sauerstoffatome, davon eines sogar über eine Doppelbindung, an den gemeinsamen Bindungselektronen ziehen.

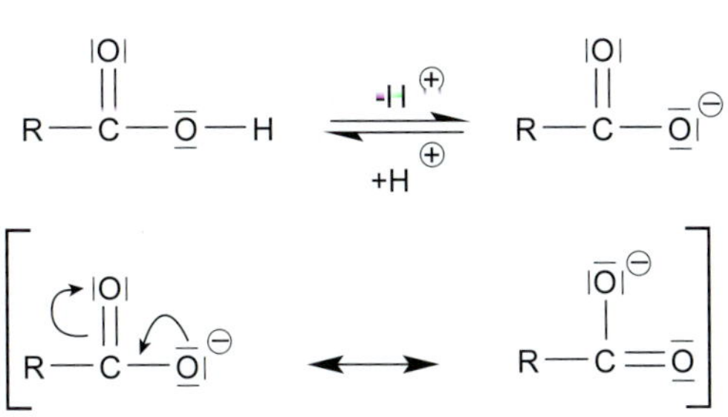


**Abb. 2.23** Umlagerung der Carboxylgruppe [L252]

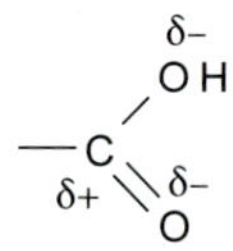


**Abb. 2.24** Teilladungen der Carboxylgruppe [L252]

### Fettsäuren

Einen wesentlichen Bestandteil sowohl der Nahrungsfette als auch der Strukturen des Organismus stellen **Kohlenstoffketten** aus 16 bzw. überwiegend 18 C-Atomen dar, deren **endständiges C-Atom zur Carboxylgruppe** (-COOH) oxidiert ist. Weil Kohlenstoffketten, an denen ausschließlich Wasserstoffatome hängen, **lipophil** sind, also Fette darstellen, und andererseits die endständige **Carboxylgruppe eine Säure** ist, werden diese Substanzen folgerichtig mit dem Oberbegriff der Fettsäuren belegt.

**MERKE**

Jede kürzere oder längere Kohlenstoffkette mit einer endständigen Carboxylgruppe ist eine Fettsäure.

Die einzelnen C-Atome mit den zugehörigen H-Atomen werden bei größeren Molekülen der Einfachheit halber nicht mehr ausgeschrieben; das Kohlenstoffgerüst wird vielmehr als Zickzacklinie dargestellt, wobei eine jede Ecke ein C-Atom symbolisiert (➤ Abb. 2.25).

Die zweifach ungesättigte Fettsäure **Linolsäure** ist für den Menschen **essenziell** (= lebensnotwendig). **Gesättigte** Fettsäuren können im menschlichen Organismus problemlos **synthetisiert** werden, brauchen in der Nahrung also nicht vorhanden zu sein. Die Mehrzahl an **ungesättigten** Fettsäuren entsteht dagegen **aus Linolsäure**, nachdem sie mit der Nahrung zugeführt wurde.

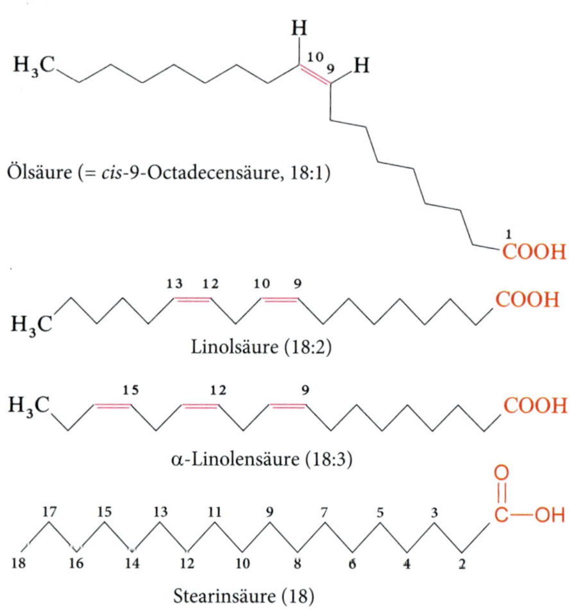


**Abb. 2.25** Gesättigte (nur mit Einfachbindungen) und ungesättigte (mit Doppelbindungen) Fettsäuren [L252]

**EXKURS**

In der Evolution haben sich v.a. zwei Arten von mehrfach ungesättigten Fettsäuren herausgebildet. Bei der einen Gruppe beginnt die erste von mehreren Doppelbindungen am **6. C-Atom**, wenn man das Molekül vom **Kettenende** her betrachtet, bei der zweiten Gruppe am **3. C-Atom**. Grundsätzlich beginnt eine Kette mit dem C-Atom, das am höchsten oxidiert ist, bei der Kette einer Fettsäure also mit der Carboxylgruppe. Das C des Kettenendes trägt die Bezeichnung **Omega** (ω), weil das der letzte Buchstabe des griechischen Alphabets ist. Aus diesem Grund heißen Fettsäuren, deren 1. Doppelbindung am drittletzten C beginnt, ω-3-Fettsäuren, und die andere Gruppe ω-6-Fettsäuren. Beide Gruppen stellen essenzielle Bausteine biologischer Moleküle dar, die nicht ineinander überführt werden können und deshalb auch beide mit der Nahrung zugeführt werden müssen. **Linolsäure** ist die Basis der ω-6-Fettsäuren, **α-Linolensäure** der essenzielle Ausgangsstoff der ω-3-Fettsäuren (➤ Abb. 2.25). Genauer besprochen wird dies im ➤ Fach Stoffwechsel.

### Kohlensäure

Eine weitere wesentliche Säure des menschlichen Körpers, die im Blut, in allen Zellen und allen Geweben vorhanden ist bzw. ständig neu entsteht, ist die Kohlensäure $H_2CO_3$. Sie entsteht aus **Kohlendioxid** ($CO_2$) und **Wasser** ($H_2O$). $CO_2$ ist neben $H_2O$ das **Endprodukt des Stoffwechsels**. Das chemische Gleichgewicht der Kohlensäure wurde oben bereits ausführlich besprochen. Interessant ist beim Betrachten ihrer chemischen Formel (➤ Abb. 2.26), dass es sich letztlich „auch nur" um eine Carbonsäure handelt, bei der gewissermaßen ein beliebiger Rest, beispielsweise die Methylgruppe $-CH_3$ der Essigsäure, durch eine zusätzliche Hydroxylgruppe -OH ersetzt wurde.

$$H_2O + CO_2 \leftrightarrow H_2CO_3$$

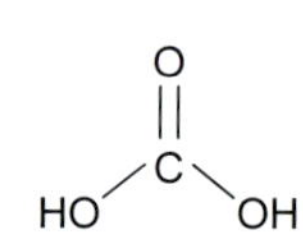


**Abb. 2.26** Kohlensäure [L252]

## 2.2.5 Organische Basen

Eine Base ist ein Molekül, das Protonen ($H^+$) binden kann. Die wesentliche Base der Biochemie, und damit der menschlichen Strukturen, ist die **Aminogruppe $-NH_2$**. Nimmt $-NH_2$ das positiv geladene Proton auf, entsteht das positiv geladene $-NH_3^+$.

Aminosäuren tragen entsprechend ihres Namens *sowohl* die **saure Carboxylgruppe** *als auch* die **basische Aminogruppe** in ihrem Molekül (➤ Kap. 3.3.1).

## 2.2.6 Ringförmige Moleküle

Neben den großen Gruppen der Kohlenhydrate, Fette und Proteine mitsamt den hier angeknüpften sog. funktionellen Gruppen (Hydroxyl-, Carbonyl-, Carboxyl- und Aminogruppe), die jeweils aus mehr oder weniger langen Kohlenstoffketten bestehen, gibt es in der organischen Chemie auch ringförmige Strukturen.

Die für das Verständnis wesentlichen sind Cyclohexan, der Benzolring, das Steran sowie Ringstrukturen, bei denen die Kohlenstoffatome teilweise durch andere Atome wie v.a. Stickstoff (N) ersetzt sind.

## Benzol

Benzol besteht entsprechend Cyclohexan aus **6 C-Atomen**, die einen Ring bilden, bei dem aber nun **jeweils 2 C-Atome** über eine **Doppelbindung** miteinander verbunden sind (➤ Abb. 2.27). Dies bedeutet, dass ein jedes der 6 C-Atome von dem benachbarten C-Atom der einen Seite 1 Elektron mitbenutzt, wie dies bei Einfachbindungen üblich ist, von demjenigen der anderen Seite aber 2. Damit hat jedes C-Atom insgesamt 7 Außenelektronen (4 „eigene" und 3 „fremde") und benötigt lediglich noch ein einziges für seine angestrebte Achterschale. Dies wird von einem H-Atom zur Verfügung gestellt.

Benzol ist Bestandteil von Motorkraftstoffen und wird zur Herstellung von Arzneimitteln (z.B. Lokalanästhetika wie Procain oder Lidocain) oder Farbstoffen der Industrie benötigt. Es ist aber auch in körpereigenen Molekülen enthalten, z.B. in einigen Aminosäuren.

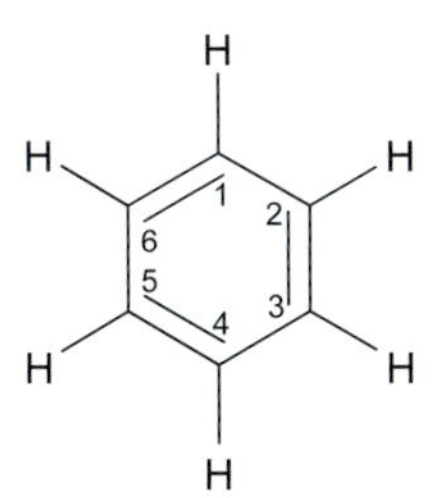


**Abb. 2.27** Benzol (analog zu Fettsäuren oder Steran werden die H-Atome der Einfachheit halber meist weggelassen) [L252]

## Steran

Die Ringstruktur des Steran besteht aus **4 miteinander verknüpften Ringen**, die keine Doppelbindungen tragen (➤ Abb. 2.28). Jedes C-Atom bekommt also von seinen benachbarten C-Atomen jeweils nur 1 Elektron zur Verfügung gestellt und benötigt aus diesem Grund 2 Elektronen von 2 H-Atomen. Das Steran besteht aus 3 Ringen mit jeweils 6 C-Atomen sowie einem sog. Fünferring.

Steran bildet das **Grundgerüst** des **Cholesterin**, der **Sexualhormone** beider Geschlechter, weiterer Nebennierenrindenhormone wie **Cortisol**, des **Vitamin D** und der **Gallensäuren**. Daneben bildet es aber auch die Grundstruktur von **Medikamenten**, z.B. der Digitalisglykoside (➤ Fach Pharmakologie).

Man bezeichnet ganz allgemein kettenförmige oder ringförmige Kohlenstoffskelette, die keinerlei Doppelbindungen, sondern **ausschließlich Einfachbindungen** aufweisen, als **gesättigt. Ungesättigte Moleküle** enthalten demnach eine oder mehrere **Doppel**- (Benzol) oder sogar **Dreifachbindungen**. Ungesättigte Verbindungen jeglicher Art sind nicht sehr stabil, weil die Doppel- oder erst recht Dreifachbindung chemisch leicht angegriffen werden kann. Zum Beispiel werden zahlreiche Doppelbindungen bereits durch Wärmezufuhr oder durch Licht in Einfachbindungen bzw. in Oxide umgewandelt, wodurch sich die Eigenschaften der Moleküle verändern.

Die vier Ringe des Steran, bezeichnet mit den Buchstaben A–D, sind gesättigt und tragen an jedem C-Atom Wasserstoffatome (in ➤ Abb. 2.28 nicht eingezeichnet). Durch das Fehlen polarer Gruppen ist das Gesamtmolekül **lipophil**. Dies gilt entsprechend auch für Cholesterin, weshalb Cholesterin gemeinsam mit den Triglyceriden zur Gruppe der **Fette** gerechnet wird. Hinsichtlich des Cholesterins gilt, dass eine einzige OH-Gruppe in einem riesigen, ansonsten völlig apolaren Molekül bei Weitem nicht ausreicht, um eine Wasserlöslichkeit zu ermöglichen. Cholesterin ist aufgrund seiner Hydroxylgruppe ein **Alkohol** und wird deshalb besser als **Cholesterol** bezeichnet. Dagegen stellt die Namensgebung für Benzol eine historisch entstandene Trivialbezeichnung dar, die chemisch in die Irre führt.

Weitere Steranabkömmlinge wie Cortisol oder die Sexualhormone erhalten durch mehrere polare Gruppen (-C=O und -C–OH) eine gewisse Wasserlöslichkeit (➤ Abb. 2.28).

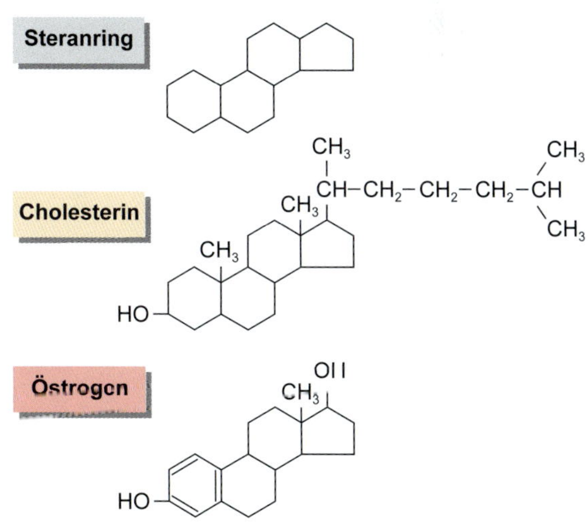


**Abb. 2.28** Vergleich zwischen den chemischen Strukturen von Steran, Cholesterin und Östrogen [L157]

KAPITEL

# 3 Biochemie



## 3.1 Energiegewinnung

In der anorganischen Chemie wurde ausgeführt, dass sich alle „Gedanken" der Atome immer nur darum drehen, wie sie am schnellsten zu einer **Achterschale** kommen können (➤ Kap. 2.1.4). Diese erreichte Zufriedenheit ist jedoch nicht von Dauer. Vielmehr kommt es bald zu neuen Begehrlichkeiten: Ein Treffen zwischen $H_2$ und $O_2$ lässt sich problemlos auf den menschlichen Alltag übertragen. Beide Paare sind Partner einer stabilen Achterkonfiguration (Lebensgemeinschaft). Solange der Partner dabei ist, passiert nichts. Sobald aber H- und O-Atome sich (durch Energiezufuhr) für den Bruchteil einer Sekunde (Kurzurlaub) voneinander trennen, kracht es gewaltig (Knallgasreaktion). Die neue Beziehung heißt dann $H_2O$.

Es lässt sich hieraus schlussfolgern, dass über das primäre Ziel der Achterschale hinaus auch noch von Bedeutung ist, mit wem dieses Ziel auf eine besonders angenehme und gewinnbringende Art und Weise zu erreichen ist. Ist der **Idealpartner** nicht sofort zur Stelle, wird zunächst eine Ersatzlösung gefunden und anschließend abgewartet, bis er eintrifft. Auch dann jedoch bedarf es einer Einrichtung, welche die potenziellen Partner zunächst **reaktionsfähig** macht, damit es zur gewünschten Bindung kommen kann. Dies ist im Labor des Chemikers in der Regel eine **Energiezufuhr**, teilweise sind es auch sog. Katalysatoren; im Organismus werden dafür neben **ATP** als Energielieferant in jedem Fall **Katalysatoren** benötigt.

### Katalysatoren

**Chemische Reaktionen** laufen grundsätzlich immer dann freiwillig und in größerem Umfang ab, wenn die entstehenden **Produkte energetisch begünstigt** sind, wenn also die entstehenden Moleküle **stabiler** sind als die Ausgangsprodukte. Im Augenblick der Entstehung solch stabiler Moleküle wird Energie in der Form von **Wärme frei**. Dies bedeutet, dass sich die wässrige Lösung, in der die Reaktionen ablaufen, spür- und messbar erwärmt.

Sehr häufig reagieren allerdings Atome oder Moleküle nicht miteinander, obwohl die entstehenden Produkte energetisch begünstigt wären. In solchen Fällen benötigt man einen **Anstoß** in Form einer kurzfristigen Erwärmung (z.B. der Funke bei der Knallgasreaktion) oder in Form eines Katalysators, um die beteiligten Partner **reaktionsfähig zu machen**. Danach geht es dann von alleine.

Der **Katalysator** wird bei diesen Reaktionen **nicht verbraucht oder verändert**; er weist den Molekülen lediglich den „richtigen Weg" für ihre Umsetzungen miteinander oder spaltet träge Moleküle in Einzelatome, die sich nun, nach der Trennung vom bisherigen Partner, neu entscheiden bzw. einen energetisch begünstigten Partner suchen können. Als Katalysator fungiert z.B. Platin in den Auspuffsystemen von Autos, in dem sich Wasserstoff atomar, also als H-Atom und nicht als $H_2$-Molekül, löst, wodurch er sehr reaktionsfreudig wird.

Auch die biochemischen Reaktionen des Organismus benötigen derartige Katalysatoren. Hierbei handelt es sich um **Eiweißmoleküle**, sog. **Enzyme**, an die sich die Reaktionspartner auf definierte Weise binden und reaktionsbereit gemacht werden. Auch diese Katalysatoren verändern sich bei den daraufhin folgenden chemischen Umsetzungen nicht und stehen dadurch für weitere Umsetzungen zur Verfügung. Allerdings ist die chemische Stabilität begrenzt auf Stunden, Tage oder wenige Wochen, abhängig von Art und Funktion des jeweiligen Enzyms, weil grundsätzlich sämtliche Strukturen im menschlichen Organismus, also Kohlenhydrate, Proteine und Fette, nur eine meist gut definierte Zeitspanne erhalten bleiben, die man in deren Halbwertszeit umrechnen und ausdrücken kann. Dies ist gerade bei den rund 3.000 unterschiedlichen Enzymen menschlicher Zellen von besonderer Bedeutung, weil die vielfältigen Prozesse andernfalls nicht kurzfristig an- oder abgeschaltet werden könnten. Die Halbwertszeit eines Enzyms ist jedoch der reibungslosen Gesamtfunktion der Zellen und nicht einem etwaigen Funktionsverlust aufgrund der Umsetzungen geschuldet.

### Das Grundprinzip des Chaos

Die Chemie weist weitere Parallelen zu den häuslichen Gegebenheiten auf: Alles strebt nach größter Unordnung bzw. nach dem **Chaos**. Dies geht bekanntlich, da es **ohne jeglichen Energieaufwand** zu bewerkstelligen ist, von ganz alleine. Will man aber die entstandene Unordnung beseitigen, also z.B. das Wohnzimmer zunächst aufräumen und anschließend auch noch säubern, muss hierfür eine ganze Menge an Energie aufgebracht werden.

Ordnung, also große und wohlgeordnete Moleküle, entsteht niemals von alleine. In der Chemie ist derjenige Zustand energetisch begünstigt, bei dem sich derartige Moleküle in kleine Bruchstücke aufspalten und jegliche Ordnung zusammenbricht. Das Ergebnis kann auch hier als Chaos bezeichnet werden. Bei dieser **Aufspaltung** wird **Energie (Wärme) freigesetzt**. Erkennbar wird dies z.B. daran, dass es einem im Verlaufe einer umfangreichen Nahrungsaufnahme, bei der große Moleküle im Darmlumen in kleine Bruchstücke gespalten werden, ziemlich warm werden kann – bei einem sehr umfangreichen Menü bis hin zu Schweißausbrüchen.

Sollen im Labor oder in der menschlichen Zelle aus solchen Bruchstücken wieder **komplexe Moleküle und Strukturen** geformt werden, sind hierfür neben den Katalysatoren auch große Mengen an **Energie notwendig**, damit das Ziel überhaupt erreichbar wird. 99 % der Nahrung, die der erwachsene Mensch zu sich nimmt, dienen aus diesem Grunde allein der Energieerzeugung. Der kleine Rest ist dazu bestimmt, die Verluste an Mineralien, Vitaminen und weiteren essenziellen Nahrungsfaktoren auszugleichen.

## 3.1.1 Erzeugung und Speicherung von Energie

### Adenosintriphosphat (ATP)

Biochemische, also **chemische Reaktionen** zum Erhalt oder Aufbau komplexer Strukturen bedürfen der **Energiezufuhr**. Nun gibt es in menschlichen Zellen keine Möglichkeit für ein gezieltes Erhitzen von Molekülen, um sie miteinander zu verbinden. Die Alternative besteht in sog. **energiereichen Molekülen**. Diese sind in der Lage, gewaltige Mengen an Energie in sich zu speichern, ohne heiß zu werden – ein ganz und gar einmaliger Vorgang. Der Hauptvertreter dieser Molekülklasse, der an den allermeisten Reaktionen des menschlichen Organismus beteiligt ist, ist das **Adenosintriphosphat (= ATP)**.

ATP (➤ Abb. 3.1) besteht aus dem Molekül **Adenin**, das mit einem Zucker namens **Ribose** zum **Adenosin** verknüpft ist. An den Zuckeranteil des Adenosin kann ein **Phosphat** $PO_4^{3-}$ angebunden werden, wodurch Adenosinmonophosphat (AMP) entsteht. Wird an den Phosphatrest ein weiteres Phosphat gebunden, entsteht Adenosindiphosphat (ADP). Ein dritter Phosphatrest schließlich führt zum ATP (tris oder tria = 3).

Wesentlich ist, dass die Bindungen der Phosphatreste mit dem Adenosin **energiereiche Bindungen** darstellen. Diese sind energetisch nicht begünstigt; begünstigt ist vielmehr ihre Abspaltung vom Gesamtmolekül, wobei sehr viel Energie (= Wärme) frei wird. Das bedeutet, dass man für die Anbindung eines jeden einzelnen Phosphats an das Adenosin bzw. an AMP bzw. an ADP zum abschließenden ATP jedes Mal eine große Menge an Energie **zuführen muss**, damit diese Bindungen überhaupt **zustande kommen**.

In ➤ Abb. 3.2 ist ATP in räumlicher Konfiguration und in Bindung an ein Enzym dargestellt. Zusätzlich wird erkennbar, dass es erst durch Bindung an **Magnesium** ($Mg^{2+}$) wirksam wird. Magnesiummangel führt deshalb u.a. zu einem Mangel an wirksamem ATP.

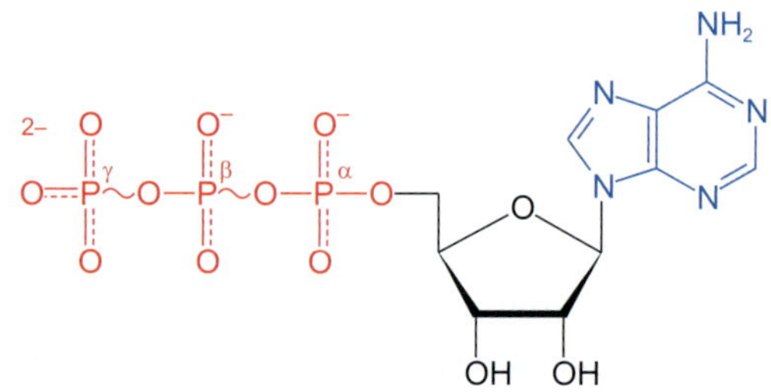


**Abb. 3.1** Adenosintriphosphat (ATP). Adenin (Ringsystem rechts oben) und daran geknüpfte Ribose (Ring unten) bilden das Adenosin. Drei an die Ribose geknüpfte Phosphatreste (links) führen zum ATP. [L253]

### Energiegewinnung und Übertragung auf ATP

**Energie entsteht** im menschlichen (tierischen) Körper grundsätzlich und ausschließlich **durch Oxidation**, also durch chemische Bindung von Sauerstoff (O) an weitere Atome – bevorzugt Wasserstoff (H) und Kohlenstoff (C). Verbinden sich zwei Atome Wasserstoff mit einem Atom Sauerstoff, entsteht Wasser ($H_2O$). Erfolgt der teilweise Elektronenübergang (Atombindung) vom Kohlenstoff auf den Sauerstoff, bildet sich Kohlendioxid ($CO_2$):

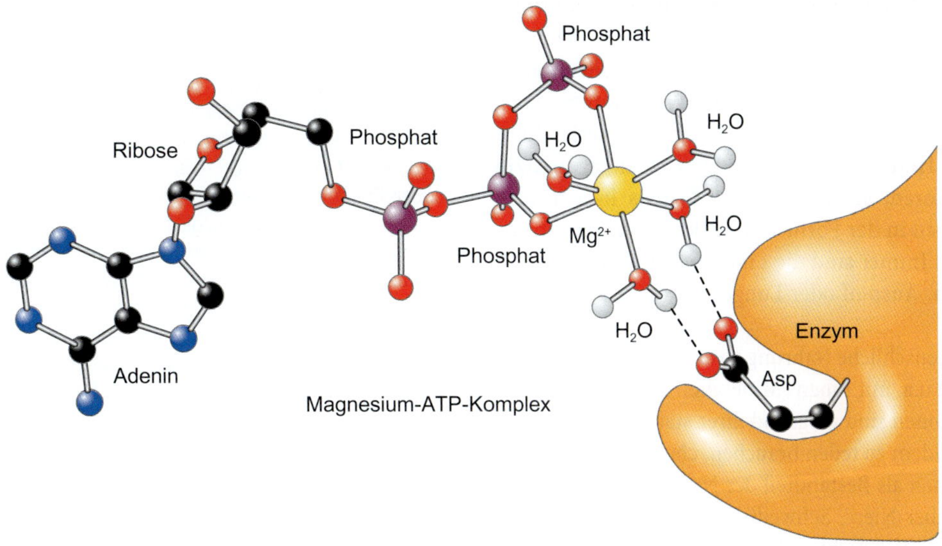


**Abb. 3.2** Magnesium-ATP-Komplex; schwarze Kugeln (Atome) = C, blaue = N, rote = O [L253]

$$2\,H + O \rightarrow H_2O + \text{große Mengen an Energie}$$
$$C + O_2 \rightarrow CO_2 + \text{große Mengen an Energie}$$

Man sollte sich an dieser Stelle noch einmal bewusst machen, wie gewaltig die entstehenden Energiemengen tatsächlich sind: Erzeugt man in einem Gemisch aus Wasserstoff und Sauerstoff einen kleinen Funken, kommt es zur Explosion (Knallgasreaktion). Übrig bleibt eine kleine Pfütze aus Wasser (und ein zerstörtes Gebäude). Wird C (und H) als Holz oder Kohle im Ofen verbrannt, heizt man damit ein ganzes Haus.

C und H stecken in jeglicher Form von Nahrung, die der Mensch zu sich nimmt, der Sauerstoff wird eingeatmet. Wasser wird hauptsächlich über die Niere oder als Schweiß wieder ausgeschieden, Kohlendioxid über die Lunge.

Die bei der Oxidation von Wasserstoff oder Kohlenstoff entstehende **Energie** wird teilweise als **Wärme** frei und bringt den Körper auf seine Solltemperatur von knapp 37 °C. Der größere Anteil der Energie wird allerdings stufenweise auf Adenosin bzw. die Phosphatreste übertragen und zu deren gegenseitigen Bindungen genutzt, die andernfalls gar nicht zustande kommen könnten. Damit steckt die bei der Oxidation gewonnene Energie in den **Phosphatbindungen** und kann auf diese Weise gespeichert werden, während sie andernfalls durch weit größere Wärmeentwicklung mit Aufheizung des Körpers verloren gegangen wäre bzw. – bildlich und doch korrekt formuliert – dazu führte, dass man das Essen gar nicht überlebt hätte. In den drei Bindungen der drei Phosphatreste an das Adenosin sind jeweils große Mengen an Energie enthalten, weshalb man von **energiereichen Bindungen** spricht.

Spaltet man das Phosphat wieder vom Adenosin ab, wird genau die Energiemenge, die zum Zustandekommen der Bindung benötigt worden war, wieder freigesetzt. Dadurch ist es möglich, die Energie dieser Bindungen **auf andere Systeme zu übertragen**, die ihrerseits Energie für das Zustandekommen irgendeines biochemischen Prozesses benötigen.

Dabei wird die Phosphatbindung im ATP gelöst, wodurch ADP und ein freier Phosphatrest entstehen. Diese Spaltung erfolgt gleichzeitig mit und gekoppelt an die chemische Reaktion desjenigen Systems, das die Energiezufuhr benötigt, sodass lediglich eine Energieübertragung zwischen zwei unterschiedlichen biochemischen Prozessen stattfindet, ohne dass Wärme entsteht oder verloren geht – eine der ungezählten evolutionären Entwicklungen, die Anlass dafür geben können, dass man aus dem Staunen kaum noch herausfindet.

**ATP** wird so zum vorherrschenden **Energieträger** des Organismus, zum Ersatz für das nicht durchführbare Erhitzen einzelner Körperzellen, in denen irgendein Molekül geknüpft werden bzw. irgendeine Reaktion ablaufen soll. Nahezu immer, wenn eine beliebige Reaktion Energie benötigt, damit sie zustande kommen kann, steht ATP bereit. Beispiele sind neben den Funktionen der meisten Enzyme die Muskelkontraktion im Skelett-, Herz- oder glatten Muskel oder die Arbeit der Ionenpumpen der Zellmembranen, und es ließen sich Tausende weiterer Beispiele anführen, bei denen ohne Bereitstellung von Energie in Form des ATP überhaupt nichts passieren würde. Chemische Umsetzungen zur Erzeugung des Lebendigen wären nicht möglich. Der Organismus würde zu anorganischer, toter Materie zerfallen.

## Regeneration von ATP (> Abb. 3.3)

ATP wird bei jeder Energieübertragung gespalten und damit verbraucht. Demzufolge muss es danach jedes Mal unter **Energiezufuhr** wieder regeneriert werden.

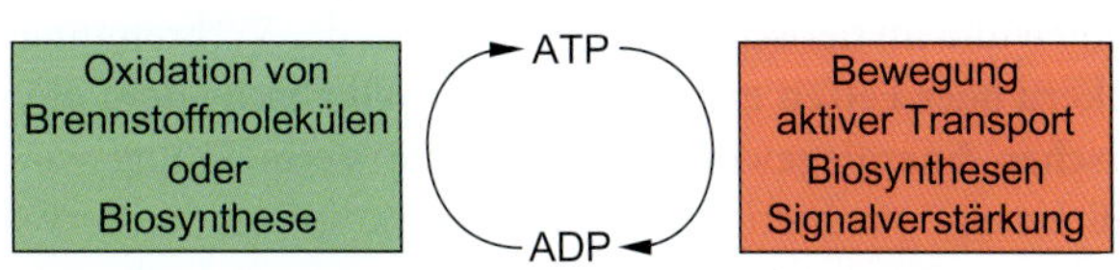


**Abb. 3.3** Verbrauch und Regeneration von ATP [L253]

Energie entsteht sowohl im häuslichen Ofen als auch in technischen Motoren und im tierischen Organismus durch den Vorgang der **Verbrennung (= Oxidation)**, bei der sich Sauerstoff $\mathbf{O_2}$ mit anderen Elementen wie **Kohlenstoff** und **Wasserstoff** zu den Molekülen $CO_2$ und $H_2O$ verbindet. Dabei spielt es keinerlei Rolle, ob C und H nun als **Holz** im Ofen verbrannt werden, als **Benzin** oder **Diesel** in Motoren, als **Heizöl** oder **Erdgas** in zentralen Heizanlagen oder eben in der Form von **Zucker** oder **Fett** im tierischen Organismus. Immer sind die Endprodukte $CO_2$ und $H_2O$, die über Schornstein, Auspuff oder Lunge und Niere ausgeschieden werden.

Angereichert ist menschliche Nahrung zu einem außerordentlich geringen Prozentsatz u.a. mit Ionen (Mineralien) wie Natrium, Kalium oder Calcium. Ionen sind aufgrund ihrer stabilen Achterschale, die sie mit niemandem zu teilen brauchen, chemisch nicht mehr veränderbar. Sie dienen als Bestandteil der Nahrung lediglich zum Ersatz dessen, was über Niere, Schweiß und Darm verloren geht. Ionen können auch im Ofen nicht verbrannt und zur Energiegewinnung genutzt werden. Sie bilden in der Bindung an die notwendigen Partner (+ und –) die Asche, die getrennt entsorgt werden muss. Entsprechendes gilt für weitere Spurenstoffe wie Vitamine, die in geringem Umfang verbraucht und wieder zugeführt werden müssen. Bei den Vitaminen handelt es sich allerdings um Moleküle aus C und H, sodass sie im Gegensatz zu den Mineralien chemisch verändert bzw. verbrannt werden können. Der geringe Anteil an aufgenommenem Stickstoff wird auf besondere Weise entsorgt (Harnstoffzyklus; ➤ Kap. 3.3.8). Geringe Mengen an Purinen werden zu Harnsäure abgebaut (➤ Fach Stoffwechsel).

Der wesentliche Anteil der Nahrung (99 %) besteht allerdings aus Kohlenhydraten (55–60 %), Fetten (25–30 %) und Eiweiß (10–15 %) – also aus C und H. Aus der Verbrennung von C und H resultieren jeden Tag der Energiespeicher ATP in einer Menge, die in etwa dem Körpergewicht des Menschen entspricht, und, gewissermaßen als Abfallprodukt, die Körperwärme. Selbstverständlich bedeutet diese Aussage nicht, dass täglich z.B. 70 kg ATP erst aus seinen kleinsten Bestandteilen gewissermaßen von Grund auf neu synthetisiert würden. Es soll lediglich ausdrücken, dass 70 kg umgesetztes, beim Zustandekommen einer Reaktion zu ADP und Phosphat gespaltenes ATP durch die Oxidationsprozesse aus der Nahrung wieder regeneriert werden, um den biochemischen Vorgängen der Gewebe erneut zur Verfügung zu stehen. Rund 50 % dieser Gesamtmenge an ATP werden allein zum Antrieb der Ionenpumpen in den Zellmembranen benötigt (s. später).

Wichtig ist (auch im Hinblick auf die Prüfung), dass die im menschlichen Körper aus Fetten und Kohlenhydraten produzierte Gesamtmenge an Energie (Körperwärme + ATP) exakt derjenigen Energiemenge entspricht, die man erhalten würde, wenn dieselben Moleküle im Kachelofen verbrannt würden. Die Gesetze und Bedingungen der Chemie sind immer gültig – im Labor, im Kachelofen und im tierischen Organismus: Bei der Verbrennung von **Zuckern** oder **Fetten entspricht der physikalische dem physiologischen Energiegewinn**. Lediglich die Verbrennung von **Eiweiß** erzeugt aus bestimmten Gründen (s. später) im tierischen Organismus etwas **weniger** Energie als physikalisch möglich wäre.

**EXKURS**

Wenn alles, was der Mensch zu sich nimmt, aus denselben Atomen besteht, die dann auf die immer gleiche Art und Weise verbrannt werden, kann – etwas überspitzt formuliert – die Art der Nahrung keine Rolle spielen. Es kann höchstens darauf ankommen, wie viel C und H insgesamt aufgenommen wurden oder wie viel davon vielleicht schon teilweise oxidiert war (-C–OH, -C=O, -COOH), sodass der Energiegewinn dann um diesen Betrag gemindert wäre. Natürlich muss die Nahrung auch geringe Mengen an essenziellen Begleitstoffen, z.B. in Form der Vitamine oder sekundären Pflanzenstoffe enthalten, die nicht als Brennstoff, sondern u.a. als Katalysatoren fungieren. Selbstverständlich werden auch im Organismus laufend Strukturen abgebaut, die wieder erneuert werden müssen, doch werden diese Strukturen dann ebenfalls zu $CO_2$ und $H_2O$ oxidiert, sodass der von der Nahrung hierfür abgezweigte Anteil nahtlos ersetzt wird. Andererseits führt eine einseitige Ernährung, z.B. ein Übermaß an Zucker, zu einem hormonellen Ungleichgewicht und damit zu Störungen, sodass die Art der zugeführten Nahrung, sofern sie keine Rücksicht auf physiologische Erfordernisse nimmt, sehr wohl ungünstige Auswirkungen haben kann. Dies liegt aber nicht daran, dass ein C oder ein H eines beliebigen Essens irgendetwas anderes machen könnte als ein jedes C oder H einer jeden Nahrung. Es liegt lediglich daran, dass die menschlichen Organe, Enzyme, Hormone oder weitere Botenstoffe evolutionär an die Bedingungen der gegebenen Umwelt angepasst worden sind.

Jenseits der vorherrschenden medizinischen Vorstellungen gibt es darüber hinaus weitere, aber eben nicht allgemein anerkannte steuernde Prinzipien, doch ist dies in chemischer Hinsicht ohne Belang. Sie entscheiden nicht chemisch über das, was mit der aufgenommenen Nahrung geschieht, weil dies nicht veränderbar ist. Der mögliche Zusatznutzen, der in einer naturbelassenen, biologisch erzeugten Nahrung zu finden ist, liegt eher auf der Informationsebene (nach Popp), auf dem Vermeiden toxischer Zusätze aus chemischer Vorbehandlung und in einem höheren Gehalt wertvoller (essenzieller) Begleitstoffe.

## 3.1.2 „Übersäuerung" des Organismus

Man kann die Behauptung, dass die Art der aufgenommenen Nahrung keine Rolle spielt, wenn man einmal von den essenziellen Begleitstoffen wie Aminosäuren, Vitaminen, pflanzlichen Antioxidantien, Linol- und Linolensäure usw. absieht, auch auf das Modewort von der „Übersäuerung" des Körpers ausdehnen: Aus jedem **C** entsteht $\mathbf{CO_2}$. **Kohlendioxid** aber ist eine Säure, weil es überall, wo es entstanden ist, sofort zu **Kohlensäure** umgewandelt wird. Das folgende Gleichgewicht liegt zwar sehr weit auf der linken Seite, weil $H_2O$ und $CO_2$ stabiler sind als Kohlensäure und weil der geringe Anteil an entstehender Kohlensäure wiederum nur teilweise in Ionen dissoziiert. Doch ändert dies überhaupt nichts daran, dass aus jeglicher Nahrung Wasser und Säuren entstehen **müssen. Es gibt nichts anderes:**

$$CO_2 + H_2O \leftrightarrow H_2CO_3 \leftrightarrow H^+ + HCO_3^-$$

Damit es nicht wirklich zur „Übersäuerung" (Azidose) kommt, müssen die riesigen, Tag für Tag entstehenden Säuremengen (etwa 1 kg $CO_2$ = **1 kg Säure pro Tag!**) zunächst **abgepuffert** und anschließend wieder aus dem Körper eliminiert werden. Diese Aufgabe übernimmt in erster Linie die **Lunge**, die mit jedem abgeatmeten Molekül $CO_2$ auch ein Proton aus dem Körper entfernt. Dies kann aus der rechten Seite der obigen Gleichung abgeleitet werden: Solange genügend Puffer (v.a. Bikarbonat = $HCO_3^-$) zur Verfügung steht, wird alles gebildete $H^+$ gebunden, in Kohlensäure bzw. schließlich $CO_2$ überführt und zuletzt von der Lunge abgeatmet. Entsteht zusätzliche Säure, wird sie mit einigen vertieften und/oder beschleunigten Atemzügen auf dieselbe Weise entfernt (➤ Fach Atmungssystem, ➤ Fach Urologie mit Säure-Basen-Haushalt).

Aus dem folgenden Schema (➤ Abb. 3.4) kann abgeleitet werden, dass die **Art der Nahrung keine Bedeutung** hat: (irgendwelche) Substrate → Zelle → $CO_2$ und $H^+$. Gleichzeitig erkennt man die riesigen Mengen an Säure $CO_2$ (24.000 mmol = 1 kg/Tag), die laufend entstehen und abgeatmet werden müssen, damit der pH-Wert der Körperflüssigkeiten sich nicht dem pH-Wert der Kohlensäure (pH 6) annähert. Bereits ein neutraler pH-Wert von 7,0 wäre mit dem Leben nicht vereinbar. Nur ein sehr kleiner Anteil der durch Oxidation entstandenen bzw. v.a. der zugeführten Säuren wird von der Niere in den Harn ausgeschieden und verleiht demselben seinen physiologisch vorgesehenen sauren pH-Wert (➤ Fach Urologie).

Um die die aus jeglicher Nahrung entstandenen Moleküle $CO_2$ und $H_2O$ wiederum in ihre Ausgangssubstanzen Sauerstoff, Wasserstoff und Kohlenstoff zu spalten, müssten genau die entstandenen, riesigen Energiemengen („das Feuer" und „der Knall") erneut zugeführt werden. In der Natur besorgt dies die Sonne, in ➤ Abb. 3.5 als Strahlungsenergie hν dargestellt, durch physikalische Kernverschmelzung von H zu He („Wasserstoffbombe").

Die **Pflanzen** haben den Mechanismus der **Photosynthese** entwickelt, um das $\mathbf{CO_2}$ der Luft und das $\mathbf{H_2O}$ des Bodens unter Einsatz der **Sonnenenergie** in Sauerstoff, Wasserstoff und Kohlenstoff zu spalten. Die Sonne liefert also die gewaltigen Energiemengen, die dazu benötigt werden, damit der Sauerstoff die von Wasserstoff

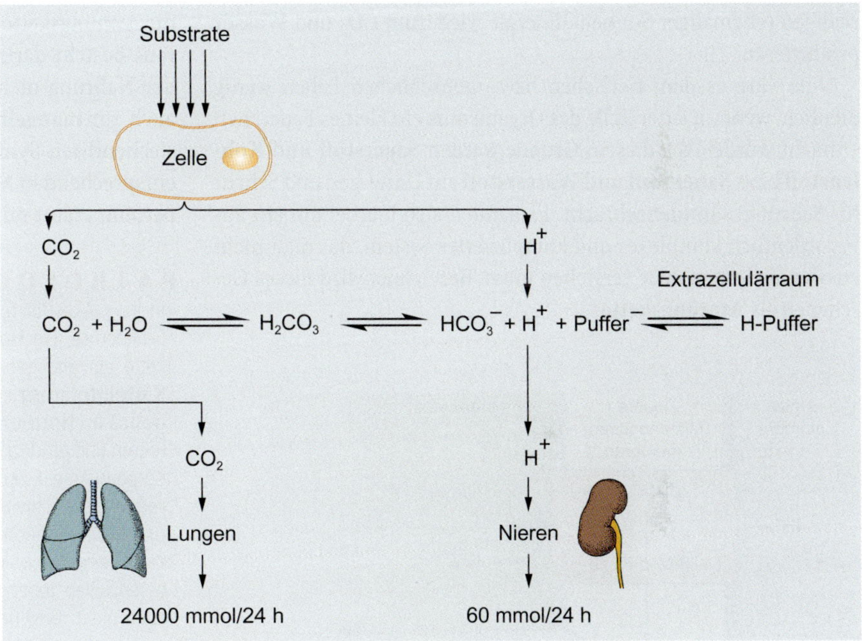


**Abb. 3.4** Grundprinzip der Bildung und Ausscheidung von $CO_2$ und $H^+$ [L190]

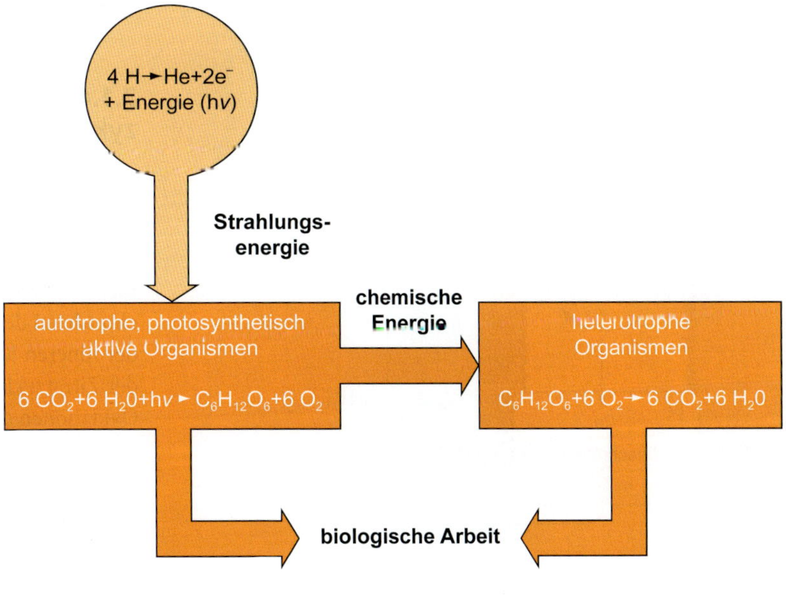


**Abb. 3.5** Kreislauf zwischen pflanzlichen und tierischen Lebensformen [L252]

3

oder Kohlenstoff gelieferten Elektronen wieder an diese Elemente zurückgibt und sich damit begnügt, stattdessen nur mit seinesgleichen zum $O_2$ zusammenzubinden. Der Sauerstoff wird von den Pflanzen an die Luft abgegeben. Den **Kohlenstoff** und **Wasserstoff** benutzen sie zum Aufbau ihrer organischen Moleküle, im Abbildungsbeispiel ein Zuckermolekül $C_6H_{12}O_6$.

## 3.1.3 Atmungskette

**Tierische und menschliche Lebewesen** kehren den geschilderten Prozess um, indem sie das organische Material der Pflanzen (überwiegend lange **Kohlenstoffketten** mit daran geknüpften **Wasserstoffatomen**) essen, den von den Pflanzen gelieferten **Sauerstoff** einatmen und aus diesen Komponenten unter Gewinnung großer Mengen (ehemaliger Sonnen-)Energie wiederum $CO_2$ und **Wasser** produzieren.

Nun wäre es dem tierischen bzw. menschlichen Leben wenig dienlich, wenn in jeder Zelle des Organismus ein kleines Feuerchen entfacht würde. Aus diesem Grunde werden **Sauerstoff und Kohlenstoff** bzw. **Sauerstoff und Wasserstoff** auf Umwegen und Schritt für Schritt zusammengebracht. Es handelt sich hierbei um ein außerordentlich komplexes und kompliziertes System, das man nicht auswendig lernen oder verstehen muss. Bezeichnet wird dieses Geschehen als **Atmungskette**.

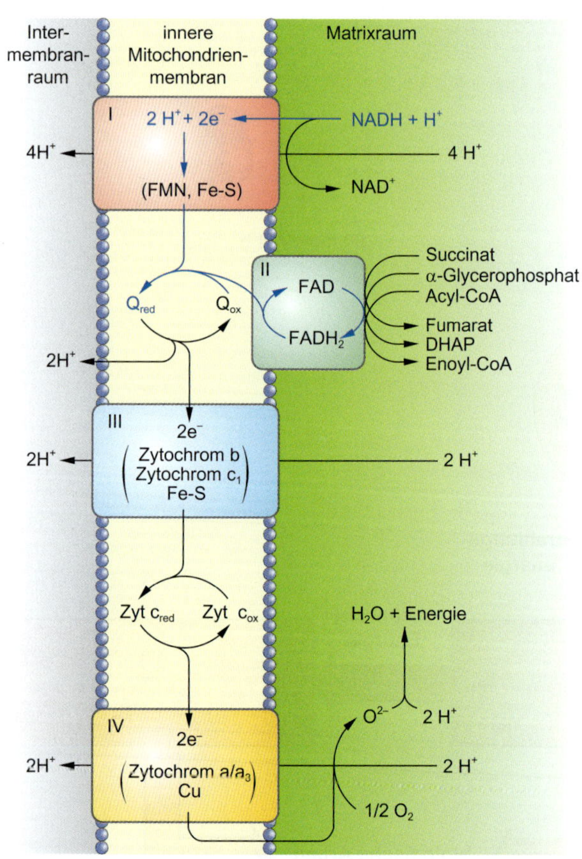


**Abb. 3.6** Atmungskette [L253]

Lokalisiert ist es in der **inneren Membran** der **Mitochondrien** jeder Zelle tierischer bzw. menschlicher Organismen. Die bei der Oxidation freiwerdende **Energie erwärmt** zum Teil den menschlichen Körper auf seine Solltemperatur von knapp 37 °C und wird zum anderen als **ATP** gespeichert.

Vereinfacht handelt es sich dabei um den Vorgang, dass Wasserstoff (H) sein Elektron abgibt, das dann über verschiedene Systeme (Ubichinon = Coenzym Q; Cytochrome) transportiert und schließlich auf Sauerstoff übertragen wird. Dabei entsteht Energie, die an ADP ein weiteres Phosphat knüpft und ATP entstehen lässt. Das „chemische Ergebnis" besteht demnach aus energiereichen Bindungen und Wasser (➤ Abb. 3.6). Das einzige, was der Heilpraktiker, abgesehen vom reinen Ergebnis der Energiegewinnung, diesem komplexen System zuordnen sollte, ist der Gehalt der Cytochrome an **Eisen** und **Kupfer**, also essenziellen Spurenelementen, ohne die die Atmungskette nicht funktionieren könnte. Die Quintessenz hieraus besteht darin, dass ein Mangel an Eisen und/oder Kupfer in der Nahrung nicht nur zur Anämie („Blutarmut") führt, sondern auch zur **mangelhaften Funktion der Atmungskette**. Die hervorstechendsten Symptome eines derartigen Mangels bestehen dementsprechend in **Müdigkeit** (Mangel an ATP) und erniedrigter Körpertemperatur mit **Kälteintoleranz** (Mangel an Wärmeerzeugung).

**PATHOLOGIE**

In ihrer Aktivität reguliert wird die Atmungskette von den Hormonen der Schilddrüse. Ein **Hormonmangel (Hypothyreose)** bremst die Atmungskette ein und entspricht damit hinsichtlich des Symptoms **Frieren** bzw. **Kälteintoleranz** einem Mangel an Eisen oder Kupfer. Bei einem **Überangebot an Hormonen (Hyperthyreose)** läuft die Atmungskette auf Hochtouren und produziert immer dann, wenn der ATP-Speicher voll ist, nur noch Körperwärme. Es kommt zur erhöhten Körpertemperatur (Hyperthermie) mit vermehrtem Schwitzen und damit zur **Wärmeintoleranz** der Betroffenen. Um Missverständnissen vorzubeugen: Ein Zuviel an Eisen oder Kupfer kann keine Auswirkungen auf die Atmungskette haben. Entweder sind die essenziellen Ionen ausreichend vorhanden und werden eingebaut oder eben nicht. Dies bedeutet nicht, dass ein Übermaß an Eisen oder Kupfer keine Folgen hätte, denn die Ionen werden in diesen Fällen in verschiedenen Organen abgelagert und führen dort zu Störungen. Nur der Atmungskette ist dies eben gleichgültig.

## 3.1.4 Zitratzyklus (Citratzyklus, Zitronensäurezyklus)

Eine besondere Drehscheibe des Stoffwechsels, in die letztendlich alle Nahrungsbestandteile münden, stellt der Zitronensäurezyklus bzw. Zitratzyklus dar. Bezeichnenderweise befindet sich dieser zentrale Stoffwechselweg ebenso wie die Atmungskette in den **Mitochondrien** der menschlichen Zellen. Während die Atmungskette in der inneren Membran der Mitochondrien lokalisiert ist, findet sich der Zitratzyklus in deren **innerem Matrixraum**, sodass der bei den Oxidationen des Zitratzyklus gewonnene Wasserstoff als $NADH_2$ direkt an die Atmungskette weitergereicht werden kann (➤ Abb. 3.7).

Die einzelnen Schritte sind für das angestrebte Grundverständnis der Biochemie nicht einmal ansatzweise von Bedeutung. Lediglich das Prinzip sollte verstanden werden: Jegliche **Nahrung**, die der Mensch zu sich nimmt, wird in kleine Bruchstücke zerlegt und

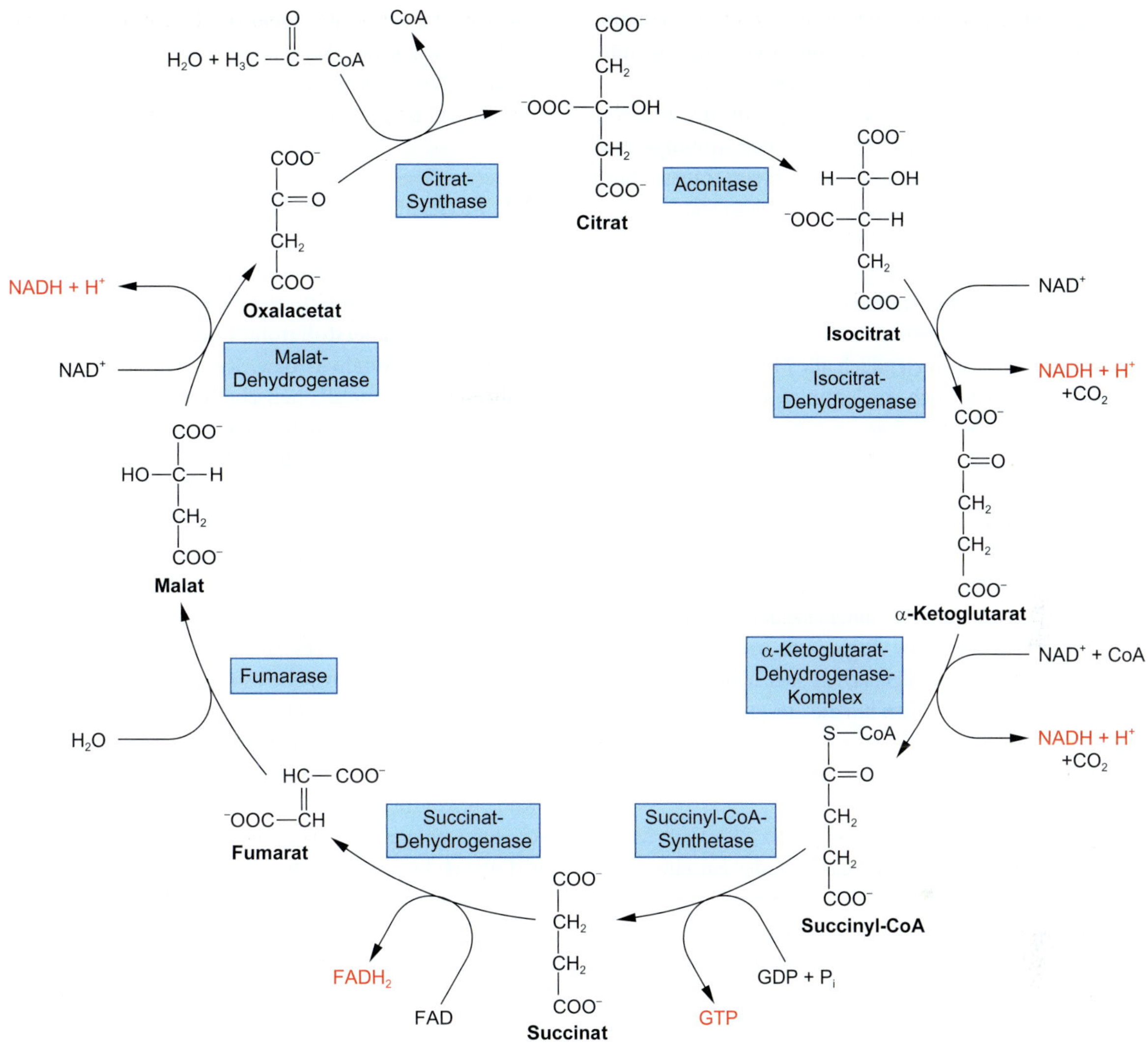


**Abb. 3.7** Zitratzyklus (Zitronensäurezyklus). Zu beachten sind die an mehreren Stellen gebildeten $CO_2$-Moleküle, die über die Lunge abgeatmet werden, sowie die zahlreichen NADH und $H^+$, aus denen in der Atmungskette ATP und $H_2O$ entstehen. [L253]

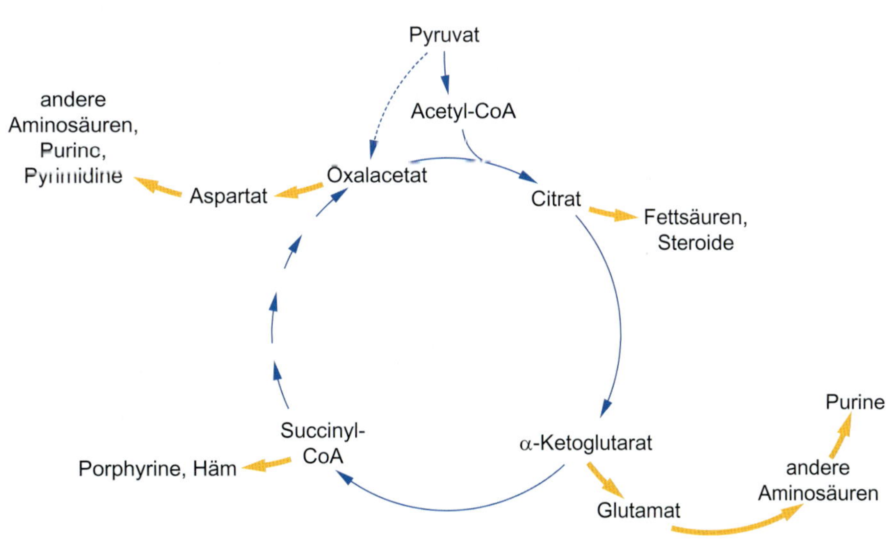


**Abb. 3.8** Der Zitratzyklus als Drehscheibe des Stoffwechsels [L253]

mündet im **Zitratzyklus**, sofern sie nicht zum Aufbau von Strukturen genutzt wird. Hier wird aus Oxidationen $CO_2$ erhalten, und gleichzeitig damit **Wasserstoff** und **Körperwärme**.

Der **Wasserstoff** wird, gebunden an ein Vitamin der B-Reihe (NADH), zur **Atmungskette** transportiert. In der Atmungskette werden die **Elektronen** des Wasserstoffs schrittweise transportiert und schließlich **auf Sauerstoff übertragen**, woraus wiederum **Körperwärme** und v.a. riesige Mengen an energiereichen Molekülen (ATP) entstehen. Das erhaltene **ATP** (pro Tag 50–80 kg) dient dazu, das zu ermöglichen, was man unter Leben versteht.

Der Zitratzyklus stellt im eigentlichen Sinn eine „Drehscheibe" des Stoffwechsels dar: So, wie letztendlich alle Moleküle in ihn eingehen, können seine Anteile auch wiederum zu Ausgangspunkten neuer Synthesen werden (➤ Abb. 3.8).

## 3.2 Kohlenhydrate

Entsprechend der recht geringen Anzahl chemischer Elemente gibt es auch nur einige wenige, voneinander unterscheidbare **Stoffklassen**, aus denen sich alles Lebendige bzw. Organische bzw. die Nahrung aufbaut und die unter sich einen identischen oder nahe verwandten Aufbau zeigen. Hierbei handelt es sich um die drei großen Klassen:

- **Zucker (Kohlenhydrate)**
- **Eiweiße (Peptide, Proteine**; ➤ Kap.3.3)
- **Fette (Lipide;** ➤ Kap. 3.4)

Dazu kommen einige **anorganische Ionen** (v.a. $Na^+$, $K^+$, $Ca^{2+}$, $Mg^{2+}$, $Cl^-$, $H_2PO_4^-$, $HCO_3^-$) in den Körperflüssigkeiten oder einzelnen Geweben (Calcium, Magnesium und Phosphat in Knochen und Zähnen) sowie wenige größere (organische) Moleküle, die sich nicht so ohne Weiteres in die obigen drei Gruppen einordnen lassen: **Vitamine** und **stickstoffhaltige Ringsysteme** wie dasjenige des Adenin, die neben ihrer Integration in energieliefernde Moleküle wie ATP auch die Erbsubstanz in den Chromosomen der Zellkerne aufbauen. Während Vitamine vom menschlichen Organismus nicht aufgebaut und deshalb in geringsten Mengen mit der Nahrung zugeführt werden müssen, sind die sog. Basen als Bestandteil der Erbsubstanz (z.B. Adenin und Guanin) nicht essenziell; sie werden von jeder kernhaltigen Zelle aus kleinsten Einheiten ganz nach Bedarf selbst synthetisiert.

Einzelne Aspekte der Kohlenhydrate, z.B. wichtige Disaccharide wie Haushaltszucker (Saccharose) oder Milchzucker (Laktose), werden im Zusammenhang mit der Nahrung und ihrer Aufnahme in den Körper besprochen (➤ Fach Verdauungsapparat).

### 3.2.1 Aufbau und Funktion

Die Zucker (Saccharide; von Saccharum = Zucker), die aus **Ketten** mit 5 oder 6 **Kohlenstoffatomen** bestehen, tragen an jedem einzelnen C-Atom ein **Sauerstoffatom**. **Eines** der Sauerstoffatome ist dabei doppelt zur **Aldehyd- bzw. Ketogruppe** gebunden, während **alle übrigen** C-Atome alkoholische **Hydroxylgruppen** tragen.

Die Zucker bestehen demnach aus zahlreichen polaren Gruppen und sind **perfekt wasserlöslich**. Durch die besonders ausgeprägte Polarität sind sie aber nicht nur einfach in Wasser löslich, sondern besitzen auch eine besonders ausgeprägte Wasserbindung bzw. besonders **große Hydrathüllen**. Schleimstoffe (Mucine) bestehen überwiegend aus Zuckern und erhalten ihre schleimige Beschaffenheit gerade durch diesen reichlichen Wasseranteil.

Die Summenformel eines Zuckermoleküls lässt sich als $C_6H_{12}O_6$ ausdrücken. 6 C-Atomen stehen sozusagen 6 $H_2O$-Moleküle zur Seite. C ist der *Kohlen*stoff, $H_2O$ ist das Wassermolekül (*Hydor* = Wasser). Wegen dieser Zusammensetzung und Relation hat man die Zucker ganz pauschal mit dem Oberbegriff der *Kohlenhydrate* belegt.

Kohlenhydrate kommen als einzelne Zucker (➤ Abb. 3.9), aber auch aus wenigen oder zahlreichen Molekülen zusammengesetzt vor. Entsprechend erfolgt ihre Benennung als **Mono-**, **Di-**, **Oligo-** (3–10 Einzelmoleküle) oder **Polysaccharide** (> 10).

Zentral in Nahrung und Stoffwechsel steht die **Glukose** (Traubenzucker). In weit geringeren Mengen ist **Fruktose** (Fruchtzucker) vertreten, noch seltener **Galaktose**, die u.a. Bestandteil der Blutgruppenmoleküle ist. Die **Desoxyribose**, ein Zucker aus lediglich 5 anstatt der üblichen 6 C-Atome, bildet einen wesentlichen Bestandteil der menschlichen Erbsubstanz, der **D**esoxyribo**n**ukleinsäure (DNS oder DNA; „A" für Acidum = Säure). Die **Ribose** ist u.a. Bestandteil von ATP und Ribonukleinsäure (RNA).

Nahezu sämtliche Kohlenhydrate in Nahrung und menschlichem Organismus bestehen also aus gerade mal 3 minimal unterschiedlichen Ketten aus 6 C-Atomen (Glukose, Fruktose, Galaktose) sowie

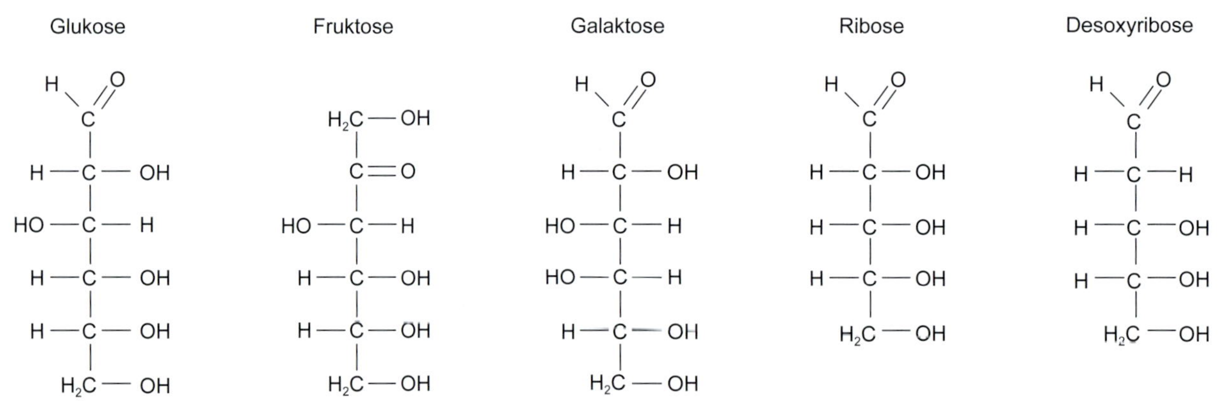


**Abb. 3.9** Alle wesentlichen Monosaccharide der Nahrung und des menschlichen bzw. tierischen Körpers [L252]

einem Zucker aus 5 C-Atomen (Ribose bzw. Desoxyribose) als Bestandteil von DNA, RNA und ATP. Dabei bildet die **Glukose** den Hauptzucker = **Hauptbrennstoff der Evolution**, der in nahezu allen Lebensformen, vom ersten Einzeller bis hin zum Menschen, zur Energiegewinnung genutzt wird.

**Monosaccharide** dienen im tierischen Organismus überwiegend der **Energiegewinnung**, wenn man einmal von Ribose und Desoxyribose absieht. **Polysaccharide** sind wesentliche Bestandteile der **Grundsubstanz** und dienen in der Form des Glykogen als schnell verfügbare **Energiereserve**. Gemeinsam mit den Proteinen, meist in direkter Bindung an dieselben (= Glykoproteine), dienen sie als **Gerüstsubstanzen**, als **Enzyme**, **Blutgruppenbestandteile** und **Plasmaproteine**.

## D- und L-Form

An optisch aktiven Atomen wie den Atomen 2–5 der Zuckermoleküle mit 6 C-Atomen kann die **Hydroxylgruppe** nach **links oder rechts** aus der Kette herausragen. Die beiden Konfigurationen sind **nicht identisch**, sondern verhalten sich **spiegelbildlich** zueinander.

Nahezu alle natürlich vorkommenden Zucker stellen **D-Formen** dar. Definiert wird dies nach der Hydroxylgruppe am fünften C-Atom – durchgezählt vom ersten C-Atom, das die Aldehydgruppe trägt. Bei einer D-Glukose steht also die Hydroxylgruppe rechts. Bei einer im Labor hergestellten L-Glukose wäre sie nach links angeordnet. Übertragen kann man dies auch auf Moleküle wie Milchsäure oder Aminosäuren (➤ Abb. 3.10). Wie spezifisch die Umsetzung chemischer Strukturen erfolgt, kann man z.B. daran ersehen, dass Enzyme, die D-Glukose umsetzen, mit der L-Form nichts anzufangen wissen. Auch D-Galaktose, bei der lediglich gegenüber D-Glukose eine einzige Hydroxylgruppe links statt rechts steht (an C4), wird nicht erkannt und bedarf für seine Umsetzungen eigener Enzyme.

**MERKE**

Rechts stehend bedeutet immer „D", links stehend „L" – bezogen auf die Hydroxylgruppe an C5. Nahezu alle Zuckermoleküle in Nahrung und menschlichem Körper sind D-Zucker.

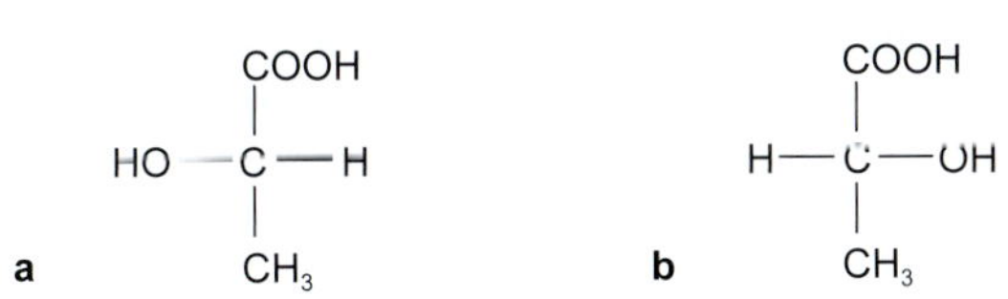


**Abb. 3.10** **a** Rechtsdrehende L-Milchsäure, **b** Linksdrehende D-Milchsäure [L252]

## Drehsinn von Molekülen

Der Drehsinn eines optisch aktiven Moleküls wird mit polarisiertem Licht im **Polarimeter** bestimmt. Das **Licht** wird hierbei von einem definierten Molekül immer zur selben Seite **„gedreht"** (abgelenkt) – also entweder nach links oder nach rechts. Bei einem Molekül wie Glukose oder Milchsäure ändert sich der Drehsinn in Abhängigkeit von der **Stellung der Hydroxylgruppen** des Moleküls (➤ Abb. 3.10). Der im Polarimeter bestimmte Drehsinn zeigt deshalb ohne zusätzliche chemische Analysen die jeweils vorliegende Formel an – bei der Milchsäure also die Stellung der OH-Gruppe entweder links (= L-Milchsäure) oder rechts (= D-Milchsäure) am Molekül. L-Milchsäure lenkt das polarisierte Licht nach rechts, D-Milchsäure nach links.

Milchsäure entsteht im tierischen bzw. menschlichen Organismus (und in Bakterien) immer als **L-Milchsäure** (OH-Gruppe links) und **dreht** das polarisierte Licht deswegen immer nach **rechts**. Auf die einschlägige Werbung (Joghurt „mit wertvoller rechtsdrehender Milchsäure") könnte also getrost verzichtet werden – ganz abgesehen davon, dass die enthaltene Milchsäure keinerlei positiven Beitrag zur menschlichen Ernährung leistet, sondern lediglich das Abfallprodukt der bakteriellen Glukoseverwertung darstellt. Auch nach ihrer Resorption im Dünndarm stellt sie überwiegend ein Abfallprodukt dar, das von den allermeisten Organen nicht verwertet werden kann und deshalb überwiegend von der Leber entsorgt werden muss. Dagegen besitzt Milchsäure, die erst im Dickdarm von der physiologischen bakteriellen Flora aus Ballaststoffen gebildet wird, durchaus positive Aspekte, weil sie u.a. den Stuhl ansäuert (➤ Fach Verdauungssystem).

## Alternative Formelschreibweise

Glukose (und die anderen Zuckermoleküle) kann als **Kohlenstoffkette** dargestellt werden (➤ Abb. 3.9). Sie bildet aber gleichzeitig und in erheblichem Umfang auch **Ringformen** aus, indem der Sauerstoff an **C-Atom 5** an den **Kohlenstoff 1**, der infolge des doppelt gebundenen Sauerstoffs eine besonders ausgeprägte positive Teilladung trägt, bindet. In wässriger Lösung finden sich bei den Monosacchariden sowohl Ketten- als auch Ringformen, weil sich die Stabilität der beiden Molekülformationen nicht wesentlich unterscheidet (➤ Abb. 3.11). Dagegen kann die **Verknüpfung** der einzelnen Zucker zu Oligo- oder Polysacchariden nur aus der **Ringform** heraus erfolgen, sodass sich in diesen Molekülen keine Ketten finden.

Die **Ringform** kann aufgrund der entstehenden Bindungswinkel auch als **Sessel-** oder **Wannenform** beschrieben werden (➤ Abb. 3.12), was aber nur der Vollständigkeit halber erwähnt wird.

## Glukose

Zumindest fünf verschiedene Hormone beschäftigen sich „hauptberuflich" mit dem Stoffwechsel der Glukose. Zahlreiche Enzyme tun es ihnen gleich. Hirnzellen können unter normalen Umständen ausschließlich Glukose zur Energiegewinnung verstoffwechseln. Im Darm und in der Membran jeder Körperzelle befinden sich Carrier-Systeme, die ganz spezifisch ausschließlich Glukose in die Zelle einschleusen können. In Hunger- und Notsituationen wird zunächst Glukose aus großen Speichern der Leber freigesetzt und dem Stoffwechsel zur Verfügung gestellt.

Die Aufzählung ließe sich fast beliebig fortsetzen. Wegen dieser **zentralen Bedeutung** der Glukose sollen im Folgenden nur dieses

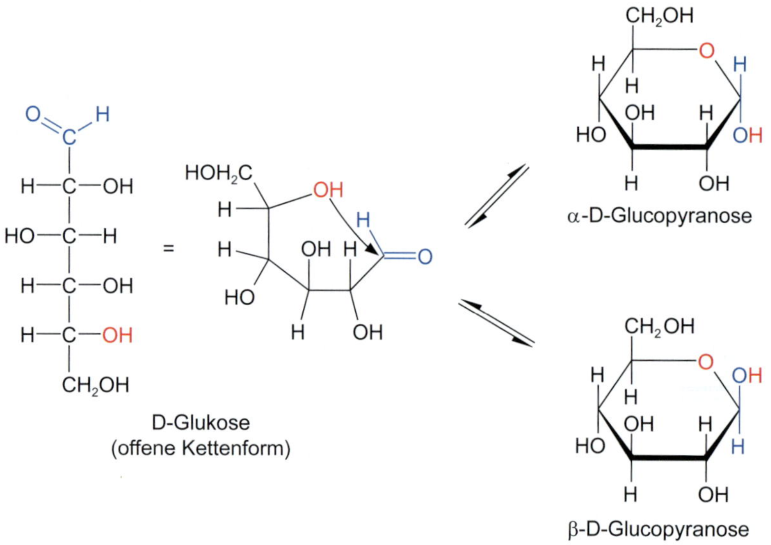


**Abb. 3.11** Übergang zwischen Ketten- und Ringform der Zuckermoleküle [L253]

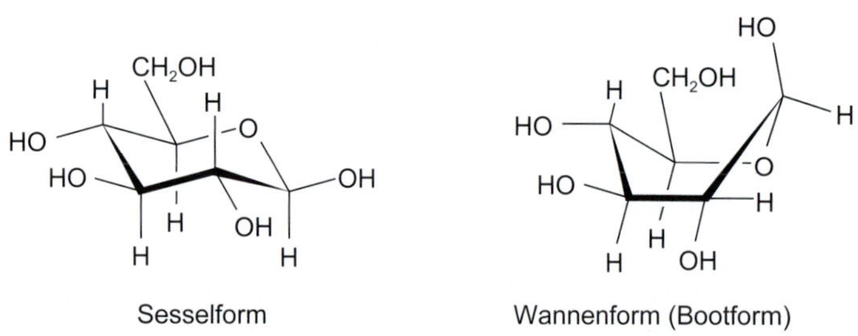


**Abb. 3.12** Sessel- und Wannenform der Zuckermoleküle [L253]

Zuckermolekül beschrieben und einige wesentliche Aspekte herausgegriffen werden.

## 3.2.2 Abbau der Glukose (Glykolyse)

Glukose ist der wesentliche **Energielieferant** aller Zellen des Körpers. Sie wird spezifisch in die Zellen aufgenommen und hier zu $CO_2$ und $H_2O$ verbrannt. Dieser **oxidative Abbau** der Glukose wird als **Glykolyse** bezeichnet (➤ Abb. 3.13).

Wichtige Zwischenprodukte sind **Pyruvat** und **Acetyl-CoA**, die in den Zitratzyklus (➤ Kap. 3.1.4) eingehen oder für Synthesen verwendet werden. Acetyl-CoA ist ein besonders wichtiges Zwischenprodukt des Stoffwechsels, aus dem u.a. Cholesterin oder Fettsäuren aufgebaut werden. Dies ist nur ein Beispiel dafür, wie die verschiedenen Grundstoffe im Stoffwechsel ineinander überführt werden können, hier also die Glukose in Fette (➤ Fach Stoffwechsel).

## 3.2.3 Milchsäurebildung

Für die vollständige Oxidation von Glukose in 6 Moleküle $CO_2$ und 6 Moleküle $H_2O$ ist das Vorhandensein von Sauerstoff eine unabdingbare Voraussetzung. Ist, wie im schwer arbeitenden, mangeldurchbluteten Muskel, **zu wenig Sauerstoff** vorhanden, entsteht im Rahmen der Glykolyse aus dem Zwischenprodukt Pyruvat die **Milchsäure (= Laktat)**. Dies bezeichnet man als **anaerobe Glykolyse** (Aer = Luft, an- ist die Verneinung, also „Glykolyse ohne Luft bzw. Sauerstoff"). Dieselbe Situation entsteht im Schock (➤ Fach Herz-Kreislauf-System), wenn sämtliche peripheren Organe zu wenig Blut, also auch zu wenig Sauerstoff erhalten.

**Rote Blutkörperchen** (Erythrozyten) besitzen **keine Mitochondrien** und damit weder Zitratzyklus noch Atmungskette. Dadurch ist von vornherein kein Abbau zu $CO_2$ und $H_2O$ möglich, sodass hier physiologischerweise **ausschließlich Laktat** entsteht und ins Blut abgegeben wird.

Die in einem mangelversorgten Gewebe (Muskel, im Schock) oder von den Erythrozyten gebildete **Milchsäure** wird ans **Blut** abgegeben, verursacht hier, je nach ihrer Menge, eine milde **Azidose (Laktatazidose)** und wird schließlich von Herz oder Leber endgültig zu $CO_2$ und $H_2O$ verbrannt. Die Leber ist auch in der Lage, bei einem Mangel an Glukose die Milchsäure wieder zu Glukose aufzubauen (Glukoneogenese).

In ➤ Abb. 3.14a ist dargestellt, wie die **Leberzelle** (= Hepatozyt) bei einem **Überangebot an Milchsäure** (z.B. aus Erythrozyten) und Glukose (aus der Nahrung) ihre Glykogenspeicher füllt und die beiden Moleküle zusätzlich entweder zur eigenen Energiegewinnung in Zitratzyklus (und Atmungskette) verbrennt oder für die Fett- oder Aminosäuresynthese verwertet. Dagegen benutzt die Leber bei einem **Glukosemangel** (z.B. im Hungerzustand) die Milchsäure des Stoffwechsels, um sie wiederum zu Glukose aufzubauen und zusätzlich zu ihren eigenen Vorräten (Glykogen) dem restlichen Körper

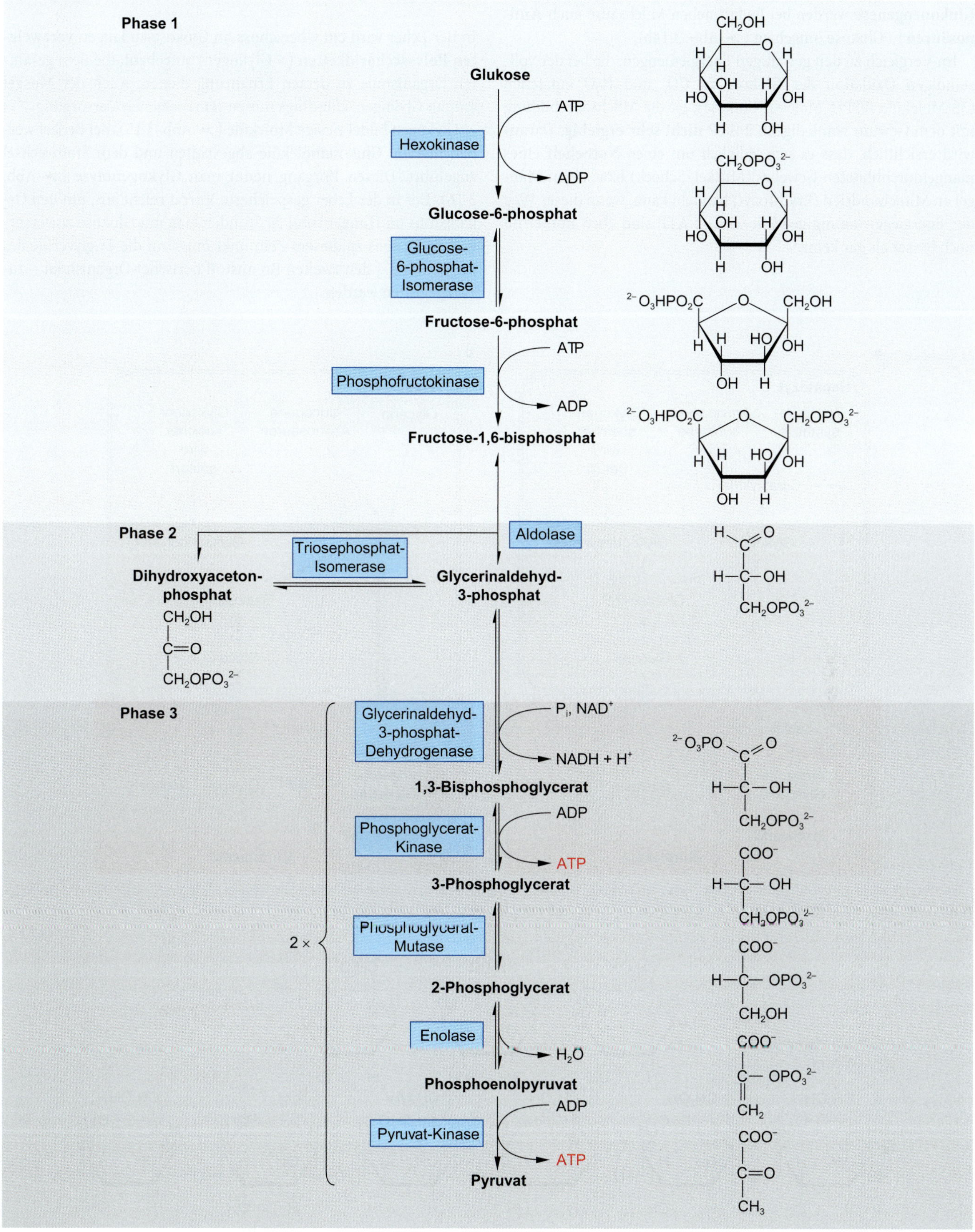


**Abb. 3.13** Glykolyse (Abbau der Glukose) [L253]

zu dessen Energiegewinnung zur Verfügung zu stellen. Für diese **Glukoneogenese** werden bei Bedarf neben Milchsäure auch **Aminosäuren** in Glukose umgebaut (➤ Abb. 3.14b).

Im Vergleich zu den gewaltigen Energiemengen, die bei der vollständigen Oxidation der Glukose zu $CO_2$ und $H_2O$ entstehen (38 Moleküle ATP/1 Molekül Glukose), ist die Milchsäurebildung mit dem Gewinn von lediglich 2 ATP **nicht sehr ergiebig**. Daraus wird ersichtlich, dass es sich lediglich um einen **Notbehelf** eines mangeldurchbluteten Gewebes (Muskel, Schock) bzw. einen Mangel an Mitochondrien (Erythrozyt) handeln kann, wenn dieser Weg der Energiegewinnung gewählt wird. 2 ATP sind eben immerhin noch besser als gar keins.



## 3.2.4 Glykogen

In der Leber wird ein Überschuss an Glukose zu langen **verzweigten Polysaccharidketten** (= Glykogen) aufgebaut, die dem gesamten Organismus zu dessen Ernährung dienen. Auch der Muskel enthält Glykogen, allerdings nur zu seiner eigenen Versorgung.

Glykogen bildet riesige Moleküle (➤ Abb. 3.15). Bei Bedarf werden hiervon Glukosemoleküle abgespalten und dem Stoffwechsel zugeführt. Diesen Vorgang nennt man **Glykogenolyse** (➤ Abb. 3.16). Der in der Leber gespeicherte Vorrat reicht aus, um den Organismus im Hunger rund 24 Stunden lang mit Glukose zu versorgen. Spätestens zu diesem Zeitpunkt muss auf die Triglyzeride des Fettgewebes – den zweiten Brennstoff tierischer Organismen – zurückgegriffen werden.

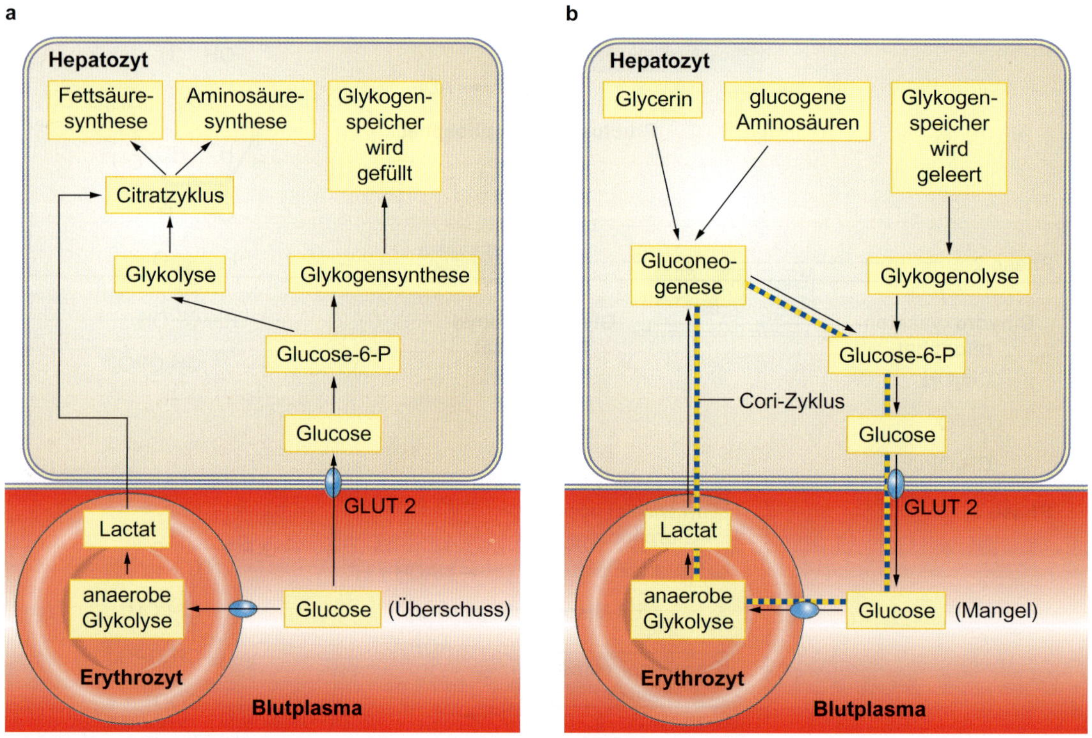


**Abb. 3.14** Wege der Milchsäure (Laktat) bei Überschuss an Glukose (**a**) und Mangel an Glukose (**b**) [L253]

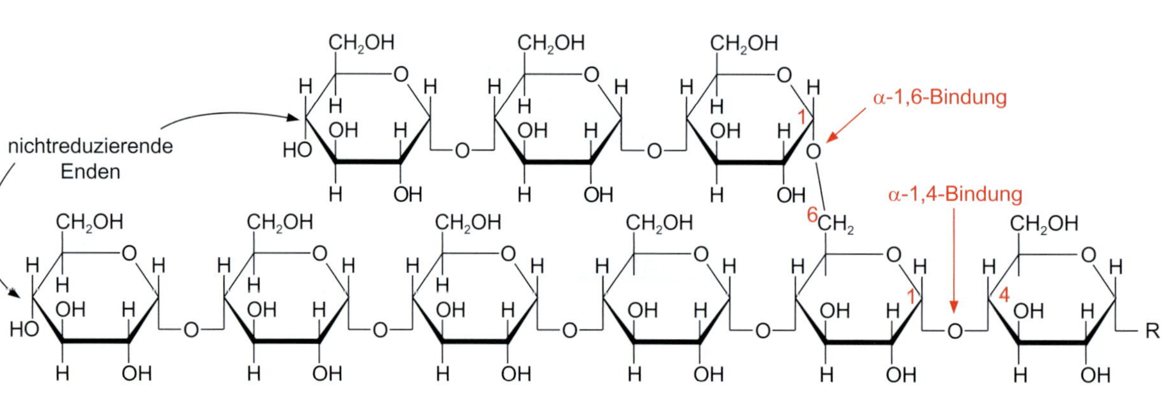


**Abb. 3.15** Ausschnitt aus einem Glykogen-Molekül [L253]

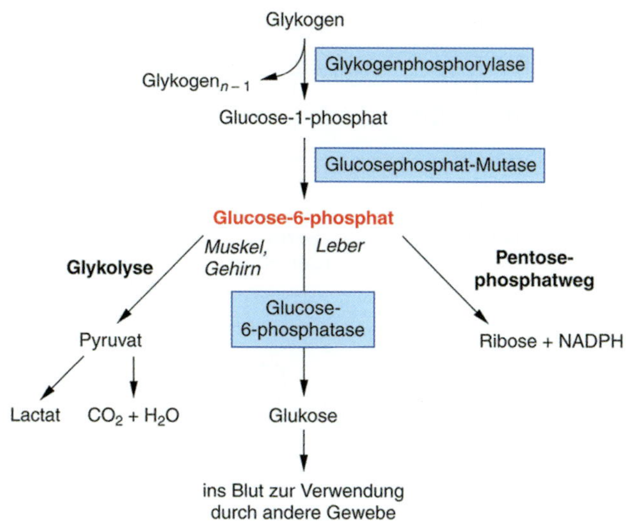


**Abb. 3.16** Glykogenolyse [L253]

Weil sich Nervengewebe unter normalen Umständen ausschließlich von Glukose ernährt, kann zusätzlich aus Aminosäuren neue Glukose hergestellt werden, sodass der Glukose-Serumspiegel auch im Hunger weitgehend konstant bleibt, abgesehen von einer kurzen Übergangsphase mäßig abgefallener Serumspiegel.

**MERKE**

Der Glukose-Speicher Glykogen sollte nicht mit Glukagon, einem Hormon der Bauchspeicheldrüse, verwechselt werden.

## 3.3 Aminosäuren und Peptide

### 3.3.1 Aufbau

Aminosäuren sind relativ kleine Moleküle (Molekulargewicht im Durchschnitt etwa 100 Da), deren gemeinsames Merkmal darin besteht, dass sie gleichzeitig eine **saure Carboxylgruppe** (-COOH) und eine **basische Aminogruppe** ($-NH_2$) besitzen (➤ Abb. 3.17): *Amino-Säure*. Schreibt man, wie dies Brauch ist, die Carboxylgruppe nach oben, weil übereinkunftsgemäß grundsätzlich das höchstoxidierte C-Atom oben stehen soll, findet sich die Aminogruppe **links** davon. Diese Anordnung wird als **L-Form** bezeichnet (➤ Kap. 3.2.1). Die theoretisch ebenfalls mögliche D-Form, bei der die Aminogruppe nach rechts gerichtet wäre, kommt in der Natur nur als extrem seltene Ausnahme ohne Bedeutung vor. Offensichtlich hat sich bereits bei den Einzellern die L-Form weitgehend durchgesetzt: So gut wie alle in der belebten Natur wie auch beim Menschen vorkommenden **20 Aminosäuren** sind **L-Aminosäuren.**

Die Carboxylgruppe kann ein Proton abspalten, die Aminogruppe kann als Base ein Proton binden. Die so entstehenden Zwitterionen sind beim physiologischen pH-Wert der Körperflüssigkeiten von 7,40 vorherrschend (➤ Abb. 3.17).

Die 20 unterscheidbaren Aminosäuren, aus denen sich sämtliche Peptide und Proteine aller auf der Erde vorhandenen Lebensformen zusammensetzen, stimmen in der $H_2N-CH-COOH$-Struktur vollständig überein und unterscheiden sich nur in den mit „R" bezeichneten Molekül-Resten.

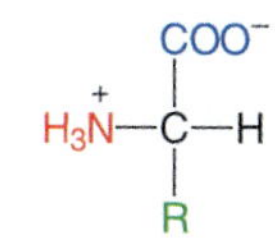


**Abb. 3.17** Grundgerüst der Aminosäuren als Zwitterionen [L253]

### 3.3.2 Die 20 Aminosäuren (➤ Abb. 3.18)

Die einfachste Aminosäure ist das **Glycin** (Gly), bei dem lediglich ein einziges H-Atom den Rest R bildet. Die Aminosäuren **Alanin** (Ala), **Valin** (Val), **Leucin** (Leu), , **Isoleucin** (Ile) und **Phenylalanin** (Phe) besitzen Seitenketten (= Reste R), die **lipophil** sind (nur C und H), während diejenigen von **Serin** (Ser) und **Threonin** (Thr) **hydrophile Eigenschaften** aufweisen, weil sie polare Anteile besitzen.

**Methionin** (Met) und **Cystein** (Cys) sind die beiden einzigen **schwefelhaltigen** Aminosäuren. Der Schwefel S in Cystein ist manchmal durch **Selen** (Se) ersetzt, ebenfalls ein Atom der 6. Hauptgruppe. Da die entstehende Aminosäure **Selenocystein** tatsächlich in einzelne Peptide bzw. Proteine eingebaut wird, kann man die **Zahl** der proteinogenen, also für Proteine benutzten menschlichen Aminosäuren auch mit **21** angeben. Auf entsprechende Weise kann der Schwefel in Methionin durch Selen ersetzt werden, wodurch **Selenomethionin** entsteht. Diese Aminosäure hat für den Menschen keine weitere Bedeutung, wird jedoch teilweise anstelle von Methionin ohne Funktionsänderung in Proteine eingebaut und dient ansonsten als Selenspeicher, aus dem u.a. Selenocystein hergestellt werden kann. Es wird manchmal als preiswertes Nahrungsergänzungsmittel mit weitgehend vollständiger Resorption aus dem Darm, gewonnen aus Hefe, zur Selenversorgung genutzt. Dies ist eigentlich sinnvoller als die ausschließliche Selensubstitution mittels anorganischer Selenverbindungen (Natriumselenit), die ebenfalls auf dem Markt sind. Zumindest könnte man zwischen den Präparaten abwechseln.

Die Aminosäuren **Arginin** (Arg), **Lysin** (Lys) und **Histidin** (His) erhalten durch den Stickstoff in ihrer Seitenkette **basische Eigenschaften**, können also mittels ihrer Aminogruppen Protonen binden.

**Asparaginsäure** (Aspartat, Asp) und **Glutaminsäure** (Glutamat, Glu) besitzen **saure Eigenschaften**, da ihre Seitenkette eine Carboxylgruppe enthält. In **Asparagin** (Asn) und **Glutamin** (Gln) werden die OH-Anteile der Carboxylgruppe durch eine Aminogruppe ersetzt, wodurch die sauren Eigenschaften von Asparaginsäure und Glutaminsäure verloren gehen.

**Histidin** (His), **Phenylalanin** (Phe), **Tyrosin** (Tyr) und **Tryptophan** (Trp) enthalten ein **Ringsystem** als Seitenkette.

Bei der Aminosäure **Prolin** (Pro) ist bereits die Aminogruppe in ein Ringsystem integriert. Überwiegend in hydroxylierter Form (=

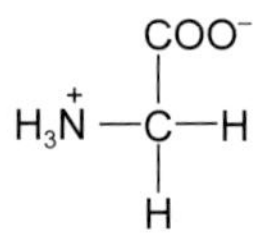

**Glycin**
(Gly, G)

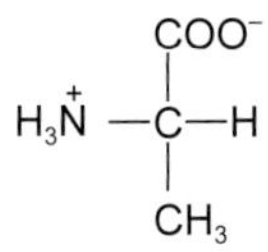

**Alanin**
(Ala, A)

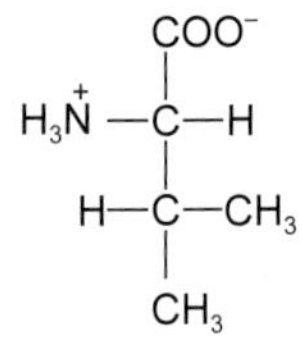

**Valin**
(Val, V)
essenziell

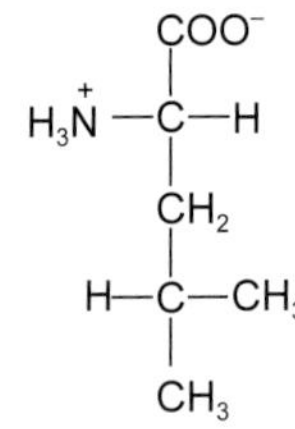

**Leucin**
(Leu, L)
essenziell

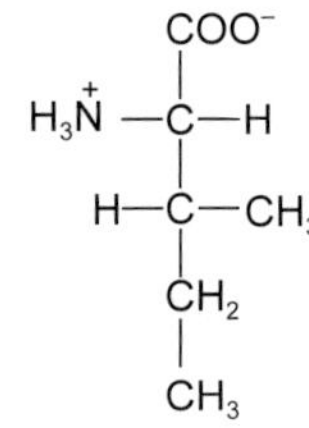

**Isoleucin**
(Ile, I)
essenziell

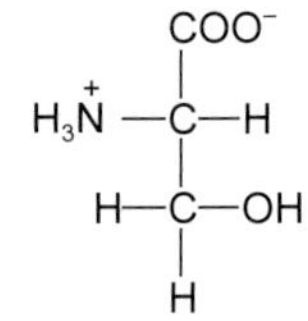

**Serin**
(Ser, S)

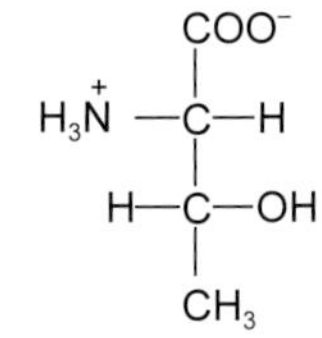

**Threonin**
(Thr, T)
essenziell

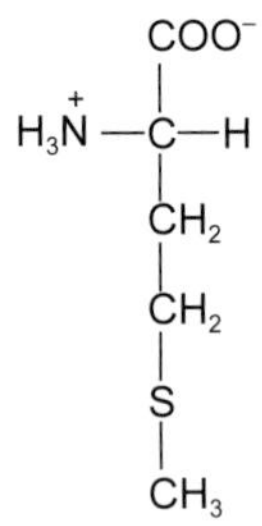

**Methionin**
(Met, M)
essenziell

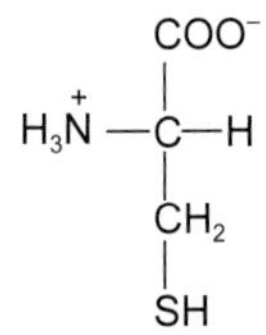

**Cystein**
(Cys, C)

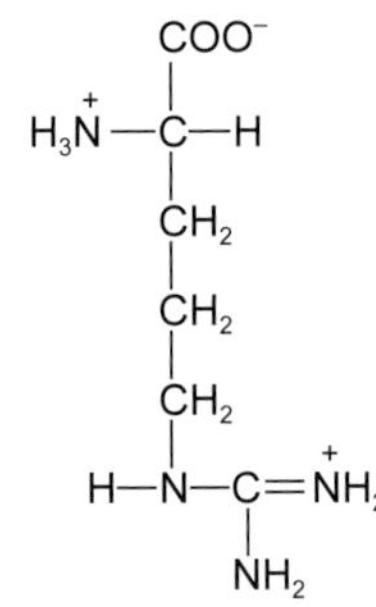

**Arginin**
(Arg, R)

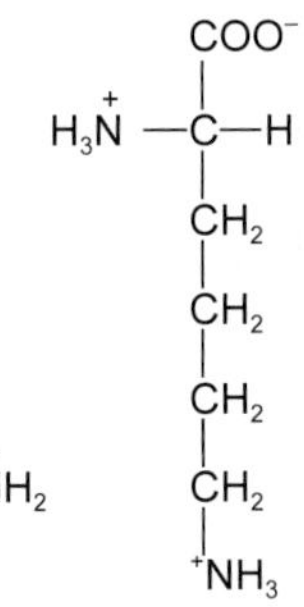

**Lysin**
(Lys, K)
essenziell

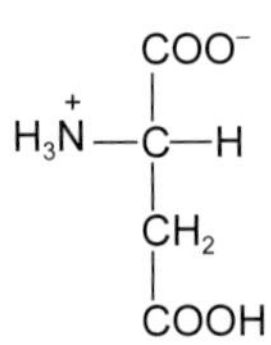

**Asparaginsäure**
(Aspartat, Asp, D)

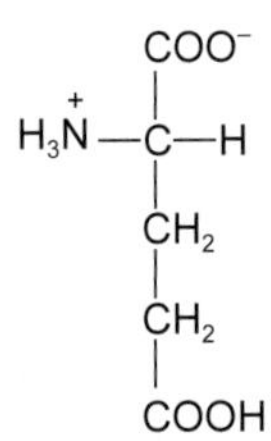

**Glutaminsäure**
(Glutamat, Glu, E)

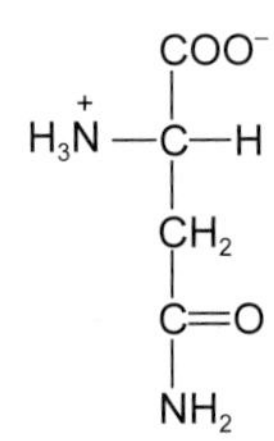

**Asparagin**
(Asn, N)

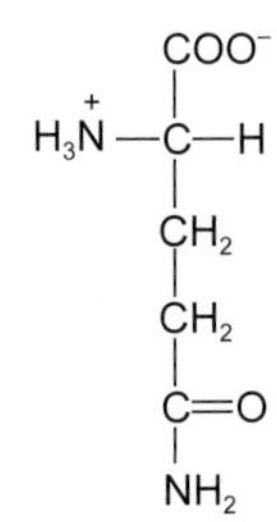

**Glutamin**
(Gln, Q)

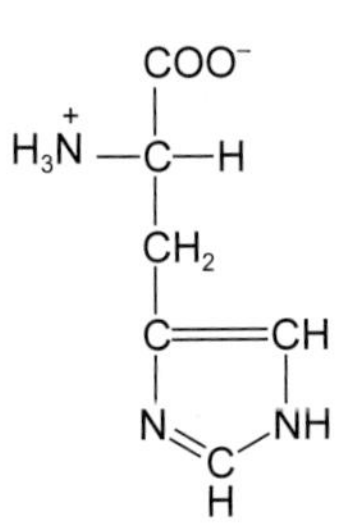

**Histidin**
(His, H)

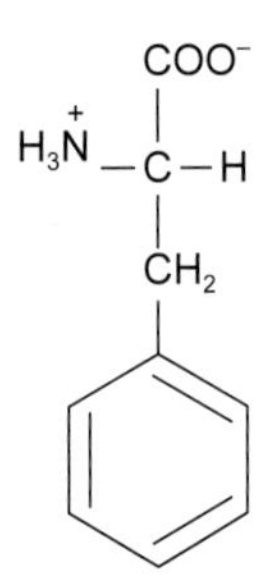

**Phenylalanin**
(Phe, F)
essenziell

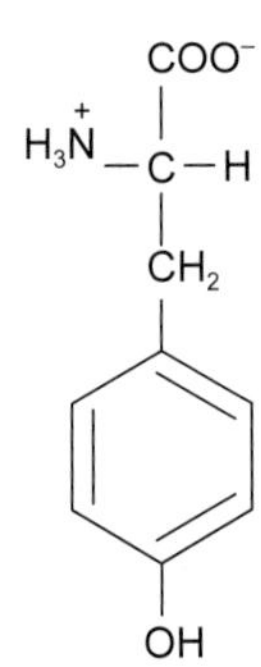

**Tyrosin**
(Tyr, Y)

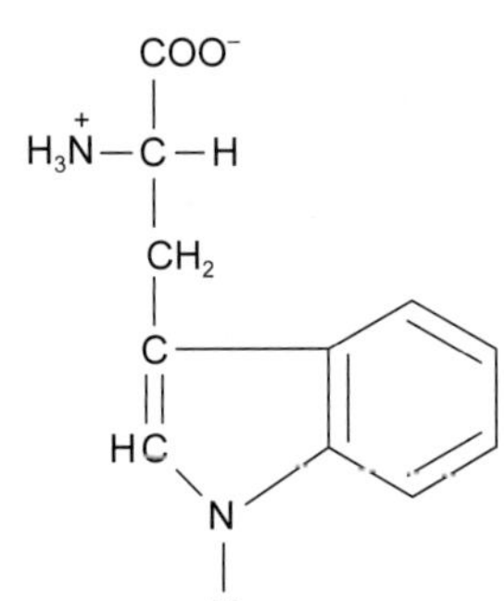

**Tryptophan**
(Trp, W)
essenziell

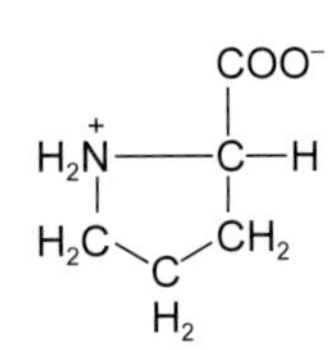

**Prolin**
(Pro, P)

**Abb. 3.18** Die 20 Aminosäuren, aus denen sich sämtliche Peptide und Proteine zusammensetzen [L253]

**Hydroxy-Prolin**) ist Prolin in besonders großem Umfang Bestandteil von **Kollagen** (s. unten). Kollagen stellt das **häufigste Protein** des menschlichen Körpers dar.

Saure und basische Aminosäuren besitzen polare Seitenketten, sind also hydrophil. Auch Serin und Threonin mit ihren polaren Hydroxylgruppen sind hydrophile Aminosäuren, jedoch ohne saure oder basische Eigenschaften.

Aminosäuren können zur **Energiegewinnung** verbrannt werden. Dies wird besonders von den Organen Herz und Leber genutzt. Sie können auch (teilweise) im Hungerzustand von der Leber in Glukose umgewandelt (**Glukoneogenese**) und dem restlichen Organismus zu dessen Versorgung zur Verfügung gestellt werden. Einzelne Aminosäuren stellen Ausgangssubstanzen für biogene Amine dar. Unter normalen Bedingungen dienen Aminosäuren jedoch weit überwiegend als **Bausteine** für rund 30.000 unterschiedliche **Peptide und Proteine**.

**EXKURS**

Als Besonderheit sei die **Glutaminsäure** erwähnt, eine Aminosäure, die aufgrund ihres würzigen Geschmacks häufig von der Lebensmittelindustrie als **Geschmacksverstärker** eingesetzt wird. Glutaminsäure steht für den Geschmack **„Umami"**, der erst vor wenigen Jahren als eigene Geschmacksempfindung mit **spezifischen Rezeptoren** in den Zungenpapillen erkannt wurde. Während man heutzutage gerne damit wirbt, dass irgendein Nahrungsmittel *„ohne Geschmacksverstärker"* hergestellt wurde, um damit dessen Natürlichkeit und besonderen Wert für die Gesundheit herauszustreichen, könnte man bei genauerer Betrachtung auch mit dem Gegenteil werben:

Aminosäuren schmecken ähnlich süß wie Kohlenhydrate und verleiten damit, evolutionär höchst beabsichtigt, zum Konsum. Da sie teilweise eine noch ausgeprägtere Süße besitzen, weshalb z.B. für gesüßte Getränke sehr viel geringere Mengen benötigt werden, können sie für Diabetiker oder zur Kalorienreduktion auch als **natürlicher Zuckeraustauschstoff** dienen. Beispielsweise scheint der Süßstoff Aspartam (z.B. Canderel®, Assugrin Premium®) aus „schädlicher Chemie" zu bestehen, weshalb er überwiegend abgelehnt wird, während das leicht bitter schmeckende pflanzliche Stoffgemisch namens Stevia als „natürlich" gilt, obwohl die Erforschung seiner zahlreichen Inhaltsstoffe noch gar nicht abgeschlossen ist. Nun handelt es sich bei Aspartam allerdings um ein Dipeptid aus Asparaginsäure und Phenylalanin, das noch vor seiner Resorption im oberen Dünndarm in die beiden Aminosäuren gespalten wird. Man führt mit diesem „künstlichen Süßstoff" also die wertvolle Aminosäure **Asparaginsäure** und die darüber hinaus sogar **essenzielle Aminosäure Phenylalanin** zu!

Das in Spuren (µg) aus dem Methylester im Darmlumen entstehende Methanol ist vollkommen unkritisch. Es entspricht von der Menge her allerhöchstens dem, was u.a. in Früchten oder Gemüse ohnehin enthalten ist und über Formaldehyd zu $CO_2$ oxidiert wird. Um den in der EU vorsichtshalber eingeführten Grenzwert von 40 mg/kg Körpergewicht und Tag zu überschreiten, müsste man seine Tagesgetränke mit 260 Aspartam-Tabletten süßen! In den USA sind sogar 50 mg Aspartam/kg KG und Tag als absolut sichere Obergrenze zugelassen. Nun sollte man dazu allerdings wissen, dass Grenzwerte bei lebensnotwendigen Aminosäuren etwa so sinnvoll sind wie ein fiktiver (oberer) Grenzwert einer täglichen Sauerstoffaufnahme. Sie wurden eingeführt, um nach einer jahrzehntelangen Diskussion mit den Gegnern „künstlicher Süßstoffe" mitsamt deren zumindest teilweise eher fragwürdigen und längst widerlegten Studienergebnissen ein großes Sicherheitspolster zu schaffen und die Gemüter zu beruhigen.

Süß schmeckende Nahrungsmittel wie Zucker und Aminosäuren sind evolutionär aus gutem Grund mit dieser Geschmacksrichtung ausgestattet. Es handelt sich weit überwiegend bzw. nahezu ausschließlich um Nahrungsfaktoren, die der Gesundheit zuliebe auch tatsächlich zugeführt werden sollten, eben weil sie lebensnotwendig sind. *Bitter* wurde dagegen evolutionär als Warnung bzw. Aufforderung zum Ausspucken entwickelt, weshalb das leicht bitter schmeckende „natürliche Stevia" so lange in Frage zu stellen ist, wie nicht alle Inhaltsstoffe erfasst und geprüft sind.

Der würzige Geschmack *Umami* der **Glutaminsäure** ist evolutionär sicherlich nicht umsonst **zusätzlich** zu *süß*, *salzig*, *sauer* und *bitter* entstanden, ist er doch aufgrund des natürlicherweise reichlichen Glutamatanteils gerade besonders wertvollen Nahrungsmitteln wie u.a. Soja, reifen Tomaten, manchen Fisch- und Fleischarten, Vollkorn, Nüssen, Hefe oder Käse zu eigen – bis hin zu Kuhmilch und **Muttermilch**! Der tiefere Sinn besteht nicht nur darin, dass eiweißreiche Nahrungsmittel ganz allgemein von größter Bedeutung sind und ganz spezifisch die Glutaminsäure notwendiger Bestandteil nahezu **aller körpereigener Proteine** ist, sondern dass diese Aminosäure zusätzlich den mengenmäßig vorherrschenden, schlicht **wichtigsten Neurotransmitter des Nervensystems** überhaupt darstellt. In der Form des Glutamats wirkt die Aminosäure an ihren zahllosen Rezeptoren **erregend**, in Gestalt ihres biogenen Amins (= GABA) an dessen nicht minder umfassend vertretenen Rezeptoren **hemmend**. Der geringste Mangelzustand hätte unabsehbare Folgen. Die Aminosäure ist deshalb nicht nur in praktisch jeder tierischen und pflanzlichen Eiweißquelle der Nahrung enthalten, sondern auch **Teil des Zitratzyklus**. Die Leber benutzt sie zusätzlich, um den toxischen Ammoniak daran zu knüpfen (Glutaminsäure → Glutamin) und denselben nach dem Transport zur Niere aus dem Organismus auszuscheiden. Das mengenmäßig weit vorherrschende Protein des Blutplasmas (**Albumin**) besteht zu nicht weniger als **einem Viertel** aus Glutaminsäure (19 %) und Asparaginsäure (7 %, → Aspartam!).

Eine weitere Eigenschaft, die der begehrten Geschmacksrichtung *Umami* (= Glutamat) noch mehr evolutionäre Sinnhaftigkeit verleiht, wurde 2015 erstmals nachgewiesen. Danach wird Glutamat vom Gehirn neben Glukose offensichtlich als **2. Brennstoff** zur **Energiegewinnung** genutzt. Verhindert man im Tierversuch (bei Mäusen) durch spezifische Enzymblockade diese oxidative Energiegewinnung, erhöht sich der Glukosebedarf des Gehirns auf teilweise derart dramatische Weise, dass im Sinne eines ausreichenden Glukose-Serumspiegels sogar die Glukoneogenese der Leber auf Kosten der Muskulatur hochgefahren wird. Das Gehirn scheint hierfür aus Sicht der Forschergruppe direkt über Botenstoffe mit der Leber zu kommunizieren, doch würde auch der ohnehin vorhandene Weg über ACTH und Nebennierenrinde (➤ Fach Endokrinologie) vollauf genügen, um dieses Ziel zu erreichen. Bisher war man davon ausgegangen, dass Nervengewebe sich unter normalen Umständen **ausschließlich von Glukose ernährt** und lediglich in Zeiten des Hungers zusätzlich auf **Ketosäuren** zurückgreift. Auch wenn man Studien an Mäusen zunächst nicht 1:1 auf den Menschen übertragen kann, so sind doch zumindest die beteiligten Enzyme und Stoffwechselwege zwischen Mensch und Maus identisch.

Interessanterweise gab es vor einigen Jahrzehnten in den Apotheken Glutaminsäure-Tabletten zu kaufen, empfohlen z.B. für Schulkinder zur Steigerung der zerebralen Leistungsfähigkeit. Davon ist man dann wieder abgekommen, als manche Menschen erkannt zu haben glaubten, dass der Geschmacksverstärker Glutamat irgendwie unnatürlich und schädlich zu sein hat. Schließlich weist ja bereits die Begrifflichkeit *Geschmacksverstärker* auf „Chemisches" bzw. Unnatürliches hin. Beispielsweise soll Glutamat bei etlichen Personen Kopfschmerzen erzeugen. Zu diesem Thema besonders interessant ist eine seriöse Studie, nach der bei den Betroffenen das verabreichte Placebo weit öfter zu Kopfschmerzen führte als das Verum (= Original).

3

Der Vollständigkeit halber sei erwähnt, dass die von vielen angenommene Unverträglichkeit von Glutamat ohnehin längst widerlegt wurde. Sie war ungeachtet aller mystischen Hysterie immer schon unglaubwürdig, weil dies bei einer derart lebenswichtigen, in jeglichem Nahrungseiweiß vorhandenen und mit zahlreichen Funktionen versehenen sowie evolutionär sogar „über *Umami* bevorzugten" Aminosäure gar nicht möglich sein kann – entsprechend der gerne benutzten Diagnose einer „Jodallergie", als ob dies bei dem lebensnotwendigen Ion $I^-$ auch nur theoretisch möglich sein könnte. Sofern also jemand ein beliebiges „geschmacksverstärktes" Lebensmittel oder das Abendessen „beim Chinesen" schlecht verträgt, liegt dies nicht an der Glutaminsäure, sondern an einem der unzähligen weiteren Inhaltsstoffe (bis hin zu Histamin). Auch die oftmals unterstellte Appetitanregung mit Gewichtszunahme konnte durch Studien widerlegt werden, wobei man höchstens anführen könnte, dass man von Nahrungsmitteln, die dermaßen gut schmecken, mehr isst als von solchen, bei denen erst dann Freude aufkommt, wenn sie endlich unten sind.

3

Die Mehrzahl der Aminosäuren kann im menschlichen Organismus problemlos aus kleinsten Einheiten, teilweise auch z.B. aus Glukose synthetisiert werden. Für **8 Aminosäuren** gilt dies nicht; sie sind aus diesem Grund **essenziell** und müssen mit der Nahrung zugeführt werden. Als täglich aufzunehmende Mindestmenge kann man für jede dieser Aminosäuren eine Größenordnung von 1 g definieren.

**Essenzielle Aminosäuren:**

- Leucin
- Isoleucin
- Valin
- Threonin
- Lysin
- Methionin
- Phenylalanin
- Tryptophan

**Arginin** gilt als **semiessenziell**, weil sie zwar im Harnstoffzyklus der Leber gebildet wird, jedoch nicht unbedingt in der für den restlichen Organismus benötigten Menge. Diese basische Aminosäure ist in der Mehrzahl aller Proteine enthalten, in besonders großen Mengen in den basischen Histonen des Zellkerns (s. dort) sowie als Ausgangssubstanz für NO in den Gefäßendothelien. Sie sollte also ebenfalls in der Nahrung vorhanden sein. Besondere Bedeutung erhält sie bei kardial vorgeschädigten Patienten sowie bei der arteriellen Hypertonie (➤ Fach Herz-Kreislauf-System). Reichlich enthalten ist Arginin u.a. in Fisch, Hülsenfrüchten und Nüssen. Arginin Kapseln zur Substitution sind preiswert erhältlich. Zu bedenken ist dabei allerdings, dass Aminosäuren im Gegensatz zu den Zuckern nicht einzeln über spezifische Carrier durch Membranen transportiert werden, sondern gemeinsam mit weiteren Aminosäuren über **Gruppentransporter**. Dies gilt für die Resorption im Dünndarm, für die Reabsorption aus den Nierentubuli, für die Aufnahme in jede Körperzelle und auch für die zielgerichtete Überwindung der Blut-Hirn-Schranke. Arginin konkurriert hierbei mit weiteren basischen Aminosäuren wie Lysin und Histidin, sodass bei übermäßiger und isolierter Arginin-Zufuhr ein Mangel an diesen „Konkurrenten" entstehen könnte. Das ist bei physiologischer Nahrung unkritisch, weil hier die Aminosäuren meist in angemessenen Relationen enthalten sind. Wird Arginin also zusätzlich isoliert in Kapselform substituiert, sollte man sie nicht täglich, sondern beispielsweise 2-mal/Woche zuführen, wobei dann durchaus hoch dosiert werden kann.

**Cystein** gilt in der Schwangerschaft sowie im Kindesalter ebenfalls als **semiessenziell**, weil es in diesen Phasen besonders zahlreiche Disulfidbrücken (s. unten) zu knüpfen gilt. Die Aminosäure ist als **Acetylcystein** Wirkstoff von Brausetabletten (oder Säften), die zur Schleimlösung bei Husten eingesetzt werden. Da dieser Zusammenhang im Beipackzettel nicht erwähnt wird und zahlreiche Patienten grundsätzlich „keine Chemie" schlucken wollen, sollte man als Therapeut auf die Natürlichkeit des „Medikaments" hinweisen. Fluimucil©, ACC, NAC und weitere Generika kann man problemlos auch ohne aktuelle Erkältung einnehmen.

## 3.3.3 Peptidbildung

Werden **2** oder **mehr Aminosäuren** zu einem **gemeinsamen Molekül** zusammengeknüpft, entsteht ein **Peptid**. Besteht ein solches Peptid aus 2 bis etwa 10 miteinander verbundenen Aminosäuren, spricht man von einem **Oligopeptid** (oligos = wenig). Besteht ein Peptid aus 11 bis zu etwa 100 Aminosäuren, bezeichnet man dieses Molekül als **Polypeptid** (polys = viel). Riesenmoleküle mit mehr als 100 Aminosäuren heißen dann nicht mehr Peptide, sondern **Proteine (Eiweiße)**. Oligopeptide kann man genauer bezeichnen, indem man sie als Di- oder Tripeptid usw. benennt.

In der Carboxylgruppe (-COOH) ziehen gleich zwei Sauerstoffatome mit ihrer großen Elektronegativität an einem einzelnen Kohlenstoffatom bzw. an 3 von dessen 4 Elektronen, sodass an diesem **C** eine **besonders große positive Teilladung** entsteht. Stickstoff folgt mit seiner Elektronegativität von 3,1 recht dicht auf den Sauerstoff, erhält in der Aminogruppe also eine negative Teilladung, indem er sowohl vom gebundenen C als auch von beiden gebundenen H-Atomen die gemeinsamen Bindungselektronen zu sich heranzieht. Dadurch entsteht um das **N** herum gleichzeitig eine **große „Wolke" negativer Ladung** (eigene Elektronen und Teile der Elektronen von 3 Partnern). Eine derartige, negativ geladene „Wolke" kann positivierte Kerne in seiner Nähe „aufspüren". Durch die Anziehungskräfte (plus und minus) entstehen neue Verbindungen, indem sich die Elektronenwolke des N an das positiv geladene C der Carboxylgruppe bindet.

**EXKURS**

Da dieser Mechanismus im menschlichen (tierischen) Körper den allermeisten chemischen Umwandlungen von Molekülen, die eigentlich dank stabiler Achterschalen „chemisch fertig" sein sollten, zugrunde liegt, soll er stellvertretend für all diese Reaktionen (den Interessierten zuliebe) etwas ausführlicher besprochen werden:

Die beiden Atome O und N werden als nukleophil bezeichnet („Kerne liebend" von Nukleus = Kern und philos = liebend, wohlgesonnen), weil sie in der Lage sind, (positive bzw. positivierte) Kerne von in der Nähe befindlichen Atomen aufzuspüren und an diese Atome zu binden. Voraussetzung für diese Eigenschaft ist – abgesehen von einem freien Elektronenpaar an O und N – ihre große Elektronegativität, wodurch sie in ihren Verbindungen grundsätzlich sämtliche gemeinsamen Bindungselektronen zu sich heranziehen. Elektronen bewegen sich in dreidimensionalen Räumen in definierten Entfernungen zu ihren Kernen. Wir wollen also dem Verständnis

zuliebe (nur) in diesem Zusammenhang das Modell der Bohr'schen **Schalen** durch dreidimensionale **Räume** (Orbitale) ersetzen, angefüllt von negativer Ladung – gewissermaßen also negativen Ladungswolken, die den positiven Kern des Atoms umgeben. Diese Wolken sind bei den Verbindungen von Sauerstoff und Stickstoff gerade aufgrund deren besonderen Elektronegativität größer als üblich, sodass sie sozusagen nicht nur weiter in ihre Umgebung reichen, sondern auch nochmals negativer sind als die „Elektronenwolken" der übrigen Atome.
Elektronen können zwar korpuskulär als Teilchen beschrieben werden, aber auch als energetische Schwingungen bzw. – als Ergebnis ihrer ungeheuer schnellen Bewegungen – als **dreidimensionaler Raum, angefüllt mit schwingender Energie negativer Ladung**, weshalb man die Begrifflichkeit der „**negativen Ladungswolke**" durchaus wörtlich nehmen kann. Und bei dieser Vorstellung ist es nicht mehr von Bedeutung, zu welchem Atom genau diese Wolke gehört; sie wird als „Minus" dem wichtigsten chemischen Grundgesetz gehorchend zu einem jeden „Plus" in ihrer Nähe hingezogen. Und wenn 2 Elektronen dieser Wolke nun an das aufgespürte Plus binden, ist eben in diesem Moment eine neue Atombindung entstanden, wobei erst jetzt wieder von Interesse ist, zu welchem Atom das Minus gehörte und wie der neue Partner mit dem Plus heißt. Doch gibt es auch dabei keine Schwierigkeiten zu überwinden, denn das **Plus** wird grundsätzlich von einem **Kohlenstoffatom** gebildet, dessen Außenelektronen von stärkeren Partnern (O oder N) zu sich gezogen wurden, während die negative Wolke zu O oder N gehören muss, weil keine weiteren Atome vergleichbarer Elektronegativität existieren. Das Ganze ist also übersichtlich, indem bei diesen Reaktionen grundsätzlich entweder **O** oder **N** an ein **C** bindet und dieses C zu einer Aldehyd- bzw. Ketogruppe oder, noch geeigneter, zu einer Carboxylgruppe gehören muss, weil es andernfalls das erforderliche Ausmaß der positiven (Teil-)Ladung nicht erreichen würde. „Chemisch angreifbar" sind nach diesem Mechanismus also z.B. die Kohlenstoffatome der Aldehydgruppe der Glukose (→ Ausbildung der Ringform), das C der Carboxylgruppe einer Fettsäure (→ Esterbindung mit Glycerin) oder einer Aminosäure (→ Peptidbindung). Ganz entsprechend können sich auch u.a. bei Trans- oder Desaminierungen O und N gegenseitig aus ihren Kohlenstoffbindungen verdrängen. Für derlei im Organismus grundsätzlich sehr beabsichtigte Umwandlungen stehen jeweils **spezifische Enzyme** sowie ATP bereit.

Nähern sich also bei der **Verknüpfung zu Peptiden** 2 Aminosäuren einander an bzw. werden sie durch die Katalyse eines Enzyms in die geeignete Position zueinander gebracht, bindet der negativierte Stickstoff der Aminogruppe (die negative Ladungswolke) des einen Moleküls an den positivierten Kohlenstoff der Carboxylgruppe des anderen Moleküls. Gleichzeitig, exakt im Moment der neuen Bindung, wird das -OH dieser COOH-Gruppe gewissermaßen hinausgeworfen, weil es am 4-wertigen C nun keinen Platz mehr findet (➤ Abb. 3.19). Das O wird durch ein N ersetzt und weil am ursprünglichen O lediglich ein H gebunden war, während nun am N eine ganze Aminosäure hängt, entsteht ein Peptid.

Ebenso wird der Stickstoff im Augenblick der neuen Bindung eines seiner beiden H-Atome als $H^+$ hinauswerfen. Dieses $H^+$ bindet daraufhin an das ehemalige $OH^-$ der Carboxylgruppe zum stabilen Wassermolekül. Im Ergebnis haben sich 2 Aminosäuren unter Freisetzung eines Moleküls $H_2O$ zu einem **Dipeptid (Oligopeptid)** verbunden, wobei grundsätzlich ATP verbraucht wird. Zur Erinnerung: Zur Knüpfung großer Moleküle wird eine Energiezufuhr benötigt, bei der Spaltung großer Moleküle wird Energie freigesetzt – die Lösung erwärmt sich.

Weitere hinzutretende Aminosäuren werden erneut unter der Katalyse von Enzymen an dieses Oligopeptid gebunden, sodass auf diese Weise **Polypeptide** oder sogar **Proteine** aus Hunderten oder Tausenden von Aminosäuren entstehen können (➤ Abb. 3.20).

Ein **Peptid bzw. Protein** besteht also aus einer kürzeren oder längeren **Kette** der immer gleichen Abfolge -C–C–N–C–C–N- usw., aus der seitlich diejenigen Reste R herausragen, die zu den einzelnen Aminosäuren gehören. Jedes Eiweißmolekül des Körpers besitzt dabei eine klar definierte und streng eingehaltene **Reihenfolge** in der **Sequenz seiner Aminosäuren** (= **Primärstruktur**), die darüber hinaus auch bei Lebewesen derselben Art **identisch** ist, weil die Information für beliebige Eiweißstrukturen in der Erbsubstanz des Zellkerns enthalten ist.

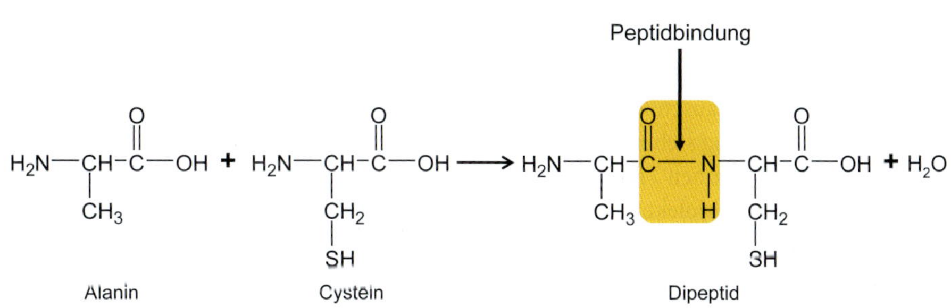


**Abb. 3.19** Mechanismus der Peptidbindung [L287]

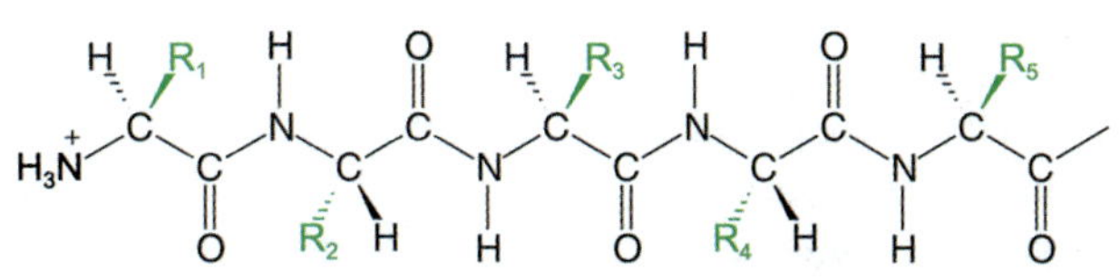

**Abb. 3.20** Mechanismus der Peptidbindung [L253]

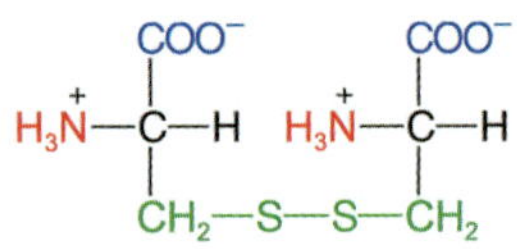

**Abb. 3.21** Cystin als verbindendes Molekül zweier Peptidketten [L253]



Das Peptid aus 51 Aminosäuren mit dem Namen **Insulin** z.B. besitzt bei allen Menschen eine vollkommen identische Struktur und bewirkt in jedem Menschen exakt die gleichen Vorgänge. Der nahe Verwandte des Menschen, das Schwein, besitzt ein Insulin, das sich vom menschlichen Insulin in nur einer einzigen Aminosäure unterscheidet; 50 von 51 Aminosäuren stimmen mit dem menschlichen Insulin also völlig überein. Es gibt eine ganze Reihe von Peptiden, die sich seit ihrer erstmaligen Bildung in Einzellern oder Pflanzen im Verlauf von Milliarden von Jahren bis hin zum Menschen kaum noch verändert haben.

Zahlreiche Proteine oder Peptide wie Insulin bestehen aus zwei oder mehr einzelnen Ketten, die erst miteinander verknüpft werden müssen, damit ihre biologisch definierte Wirkung zustande kommt. Eine solche **Bindung** zwischen **verschiedenen Peptidketten** zu einem **Gesamtmolekül** erfolgt **grundsätzlich** über **Disulfidbrücken**, also über 2 (= di) Schwefelatome (Sulfur, Sulfid = Schwefel), bei denen ein Schwefelatom S der einen Kette mit einem Schwefelatom S der anderen Kette verknüpft ist (Kette1–S–S–Kette2). Dieser Schwefel gehört ausnahmslos zur schwefelhaltigen Aminosäure **Cystein**. Sind zwei Ketten über ihre Cysteine chemisch miteinander verbunden, kann man die entstandene „Doppel-Aminosäure“ als **Cystin** bezeichnen: Cystein–S–S–Cystein = Cystin (➤ Abb. 3.21).

## 3.3.4 Aufgaben von Peptiden und Proteinen

Peptide und Proteine besitzen im Organismus vielfältigste Aufgaben, wobei jeweils ein Molekül definierter Struktur nur eine einzige klar festgelegte Aufgabe übernimmt, sodass Tausende solcher Moleküle für ebenso viele Aufgaben zur Verfügung stehen müssen. Sie bauen die Strukturen des Körpers auf, übernehmen Transportfunktionen in den Körperflüssigkeiten, schleusen Moleküle oder Ionen durch Zellmembranen, wirken als Hormone oder als Enzyme, ohne deren katalytische Funktion alle Lebensvorgänge zum Erliegen kämen usw. Im Folgenden sollen lediglich einzelne besonders wichtige Aspekte der Proteine kurz vorgestellt werden.

### Strukturproteine

- Die besonders widerstandsfähige Hornschicht der Haut, aber auch Haare und Nägel bestehen aus einem Protein namens **Keratin**, das viel Schwefel in Gestalt der Aminosäure Cystein enthält.
- Die extreme Festigkeit und Stabilität von Bändern und Sehnen, Geweben wie (Faser-)Knorpel, des Corium der Haut (= Leder der Tiere) oder des Narbengewebes rührt von dem hier enthaltenen Protein **Kollagen**, in welchem jeweils 3 lange Proteinfäden zopfartig umeinander verdrillt sind. Kollagen ist daneben auch Bestandteil jeglichen menschlichen Bindegewebes. Insgesamt macht es etwa **25 % aller Proteine** des Menschen aus. Wesentliche Co-Faktoren für die Biosynthese von Kollagen sind Vitamin C (Ascorbinsäure) und Magnesium. Eiweiß ist also nicht automatisch etwas Weiches, Nachgiebiges wie ein rohes Hühnerei. An die Achillessehne eines Menschen, die fast ausschließlich aus Kollagen besteht, kann man das Gewicht einer Tonne hängen, ohne dass sie reißt.
- Einige Proteine des Bindegewebes besitzen eine weniger große Festigkeit, sind dafür aber elastisch **(Elastin)**.

### Peptide als Hormone

Zahlreiche Hormone gehören zu den sog. Peptid-Hormonen, bestehen also aus Oligo- oder Polypeptiden. Zum Beispiel besteht das Peptidhormon **Insulin** aus zwei Peptidketten mit 20 und 31 Aminosäuren, die über Disulfidbrücken miteinander verbunden sind.

### Proteine in Zellmembranen

Zellmembranen bestehen aus Fetten und sind damit für Wasser und die hierin gelösten Stoffe nicht durchlässig (➤ Kap. 3.4.3). Damit aber dennoch ein **Stoffaustausch** zwischen dem **Zytosol** der Zelle und ihrer **Umgebung** stattfinden kann, sind in jede Zellmembran des Körpers Tausende von Proteinen eingelassen, die unterschiedliche Funktionen erfüllen und demnach auch über unterschiedliche Strukturen verfügen müssen.

Ein Teil dieser membranständigen Proteine fungiert als **Ionenkanäle** mit eingelassenen Hohlräumen, durch die, sofern sie geöffnet sind, Ionen von der einen Seite zur anderen gelangen können, ohne mit dem Fett der Zellmembran in Berührung zu kommen. Ähnlich sind die **gap junctions** der Herzmuskelzellen (und weiterer Gewebe) aufgebaut, die nicht nur kleine Ionen, sondern ganze Moleküle wie Glukose oder Harnstoff von einer Zelle zur Nachbarzelle passieren lassen. Andere membranständige Proteine besitzen gewissermaßen eine Greiffunktion, schnappen sich an der Zellaußenseite befindliche Ionen und transportieren sie nach innen ins Zytosol oder umgekehrt von innen nach außen (= **Ionenpumpen**). Wieder andere sind nicht auf Ionen wie $Na^+$ oder $K^+$ spezialisiert, sondern gleich auf ganze Moleküle wie einzelne Zucker oder Aminosäuren, die zielgerichtet von der einen Membranseite zur anderen transportiert werden **(Carrier-Systeme)**. Auf diese Weise werden auch große Anteile der Nahrung vom Darmlumen aus in den Körper aufgenommen.

### Enzyme

Enzyme sind Proteine oder Peptide, die als **Katalysatoren** fungieren. Sie ermöglichen die Reaktion verschiedener Moleküle miteinander, indem sie diese binden und in dieser Bindung einander so

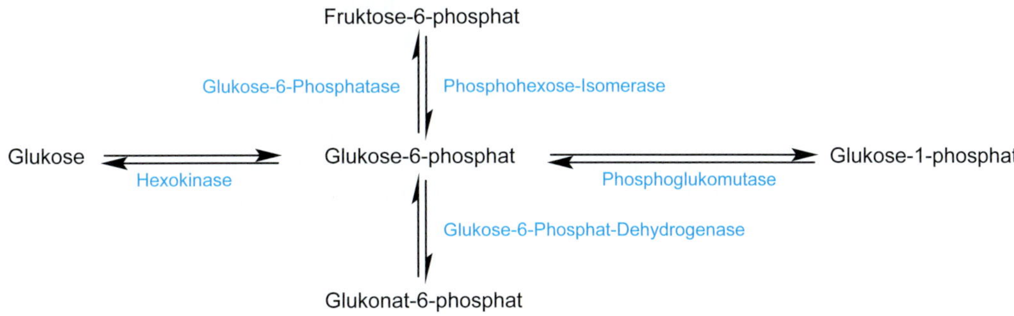


**Abb. 3.22** Verstoffwechselung von Glukose-6-phosphat [L252]

annähern, dass genau die Anteile der Moleküle, die miteinander reagieren sollen, einander gegenüber liegen.

Hierbei sind sie **hochspezifisch** – d.h. ein bestimmtes Enzym kann in der Regel nur eine einzige, exakt definierte biochemische Reaktion katalysieren. Dies bedeutet natürlich auch, dass für Tausende unterschiedlicher chemischer Reaktionen in Zellen, Blut und Geweben auch Tausende unterschiedlicher Enzyme bereit stehen müssen. Fällt von diesen Tausenden ein einziges aus, weil es z.B. durch einen angeborenen Chromosomendefekt in unwirksamer Form produziert wird, bedeutet dies zunächst nur den Ausfall einer einzigen, definierten Reaktion. Da aber jedes Molekül in ganze Kaskaden bzw. Zyklen biochemischer Umsetzungen eingebettet ist, hat jeder Enzymdefekt mehr oder weniger weit reichende Folgen und Auswirkungen auf ganze Organsysteme bzw. den gesamten Organismus.

**MERKE**

Enzyme **verändern niemals das Gleichgewicht** einer biochemischen (= chemischen) Reaktion. Was ohne Enzym-Katalyse aus energetischen oder sonstigen Gründen nicht möglich ist, kann auch durch Enzymvermittlung nicht geschehen.

Enzyme werden durch Bindung ihrer Substrate hinsichtlich ihrer Primärstruktur nicht verändert, also auch **nicht verbraucht**. Nach der Reaktion der Substrate miteinander und der darauf folgenden Wegdiffusion steht das Enzym umgehend für die nächsten Substrate zur Verfügung.

Wenn ein Molekül im Stoffwechsel verschiedene Wege gehen kann, indem es z.B. entweder gespalten, an Phosphat gebunden oder mit weiteren Molekülen oder funktionellen Gruppen verknüpft werden kann, sind für diese unterschiedlichen Reaktionsmöglichkeiten auch unterschiedliche Enzyme erforderlich. Ein einzelnes Enzym bindet also nicht nur ausschließlich das zu ihm passende, klar definierte Molekül, sondern katalysiert im Allgemeinen auch nur **eine einzige chemische Umwandlung**. Beispielsweise ist bei den Umwandlungen von Glukose-6-phosphat für die vier möglichen Reaktionen jeweils ein völlig anderes Enzym erforderlich (➤ Abb. 3.22)

## Aktives Zentrum

Die dreidimensionale Struktur der Eiweißmoleküle (**Tertiärstruktur**, ➤ Kap. 3.3.5) ist für die Wirksamkeit von Enzymen entscheidend wichtig, weil nur dadurch die Bindungsstellen für die passenden Substrate, also die umzusetzenden Moleküle, eine ideale Ausrichtung erhalten. Man spricht deshalb auch bei Enzymen und ihren Substraten vom **Schlüssel-Schloss-Prinzip**. Jedes Schloss hat nur einen einzigen Schlüssel, der genau zu ihm passt, d.h., jedes Enzym hat nur ein einziges Substrat, das genau in der korrekten Position für die folgende Umsetzung gebunden wird (➤ Abb. 3.23).

Die **Bindungsstelle** wird als **aktives Zentrum** des Enzyms bezeichnet. Die aktiven Zentren der Enzyme sind Hohlräume bzw. überwiegend Rinnen aus einer größeren Anzahl von Aminosäuren, die durch klar definierte polare und hydrophobe Bereiche genau komplementär zu dem Substrat sind, das gebunden und umgesetzt werden soll. Handelt es sich um Enzyme, die die Bindung von zwei oder mehr Partnern miteinander katalysieren sollen, müssen alle beteiligten Partner in dieser Rinne Platz finden und darüber hinaus auch in idealer Anordnung zueinander am Enzym gebunden werden.

Die aktiven Zentren weisen häufig die Struktur einer Rinne auf. In der Regel bedarf es aber zusätzlich zu dieser Raumstruktur noch eines weiteren, im selben Bereich gebundenen Faktors, um die eigentliche enzymatische Wirksamkeit herzustellen. In den meisten Fällen handelt es sich bei diesen zusätzlich erforderlichen Faktoren entweder um **Metallionen** wie Zink (notwendiger Bestandteil von etwa 300 verschiedenen Enzymen) oder Magnesium oder um größere Moleküle, die als **Coenzyme** bezeichnet werden. Der Name leitet sich davon ab, dass sie als Co-Faktoren mit dem Pro-Enzym kooperieren müssen, damit das eigentliche Enzym entsteht und die katalytische Wirkung zustande kommt. Coenzyme sind in den

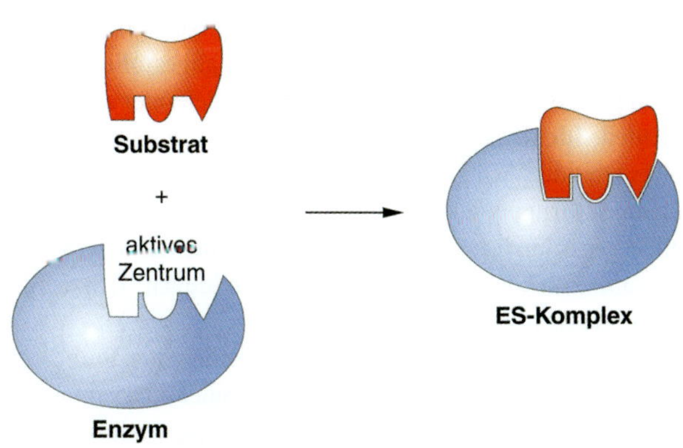


**Abb. 3.23** Schlüssel-Schloss-Prinzip zwischen Enzym und Substrat [L253]

meisten Fällen **Vitamine**. Genau deswegen besitzt die Mehrzahl der bekannten Vitamine einen essenziellen Charakter, indem sie sich an Pro-Enzyme binden und mit diesen gemeinsam als nun erst wirksame Enzyme eine lebensnotwendige Katalyse im Organismus bewirken.

Im Gegensatz zu den Proteinen werden die **Coenzyme** bei den katalysierten Reaktionen meist chemisch **verändert** und damit verbraucht, sodass sie regelmäßig mit der Nahrung zugeführt werden müssen. Entsprechend entstehen Mangelzustände und Erkrankungen, wenn dies nicht in ausreichendem Umfang erfolgt. Sofern Mineralien wie z.B. Zink, Magnesium oder Kupfer als Co-Faktoren beteiligt sind, werden diese selbstverständlich weder verbraucht noch irgendwie verändert, weil dies bei Ionen nicht möglich ist. Ein Tagesbedarf kann bei ihnen nur deshalb entstehen, weil sie in geringen Mengen über Niere, Haut und Darm ausgeschieden und entsprechend ersetzt werden müssen.

**EXKURS**

Einzelne Vitamine wie die fettlöslichen **Pro-Vitamine A (= Carotinoide) und E** sind **keine Coenzyme**, sondern dienen dem Organismus überwiegend als Radikalenfänger. Dieselbe Aufgabe übernimmt in den Flüssigkeiten von Zytosol und Interstitium das wasserlösliche **Vitamin C** – zusätzlich zu seiner Coenzymfunktion bei manchen Umsetzungen wie z.B. der Kollagensynthese oder der Produktion einzelner Hormone. Das fettlösliche **Vitamin D** stellt ebenfalls kein Coenzym dar, sondern beteiligt sich nach seiner Umwandlung zum sog. D-Hormon u.a. am Stoffwechsel von Calcium und Magnesium oder auch an Immunfunktionen (Vitaminfunktionen ➤ Fach Stoffwechsel).

## 3.3.5 Räumliche Anordnung der Proteine

**Proteine** stellen **Ketten** aus C- und N-Atomen der Reihenfolge -CH–CO–NH–CH–CO–NH usw. dar, aus denen nach allen Seiten die Reste der verschiedenen Aminosäuren herausragen. Diese Reste sind unterschiedlich groß und tragen teilweise polare (= hydrophile) und teilweise apolare (= lipophile) Gruppen. Die eigentliche Kette aus C- und N-Atomen darf man sich nicht als schnurgeraden Faden vorstellen; vielmehr sind Proteinketten in verschiedene Richtungen des Raums **verdreht** und beschreiben regelmäßige oder unregelmäßige, schraubenartige oder gefaltete Anordnungen im Raum.

Dadurch nähern sich verschiedene **Seitenketten** (= Aminosäure-Reste) einander an und werden gegenseitig **angezogen**, sofern beide polar (als + und –) oder apolar sind, und **abgestoßen**, sofern es sich um polare *und* apolare Seitenketten handelt oder auch um polare Anteile **identischer Ladung**, z.B. + und +. Lipophile Molekülanteile verbinden sich also mit den lipophilen Resten anderer Moleküle, polare Gruppen entsprechend mit anderen polaren Molekülanteilen gegensätzlicher Ladung. Die **dreidimensionale Struktur** des Gesamtmoleküls wird durch solche „Bindungen" (Anziehungskräfte) ermöglicht und stabilisiert.

Weil jedes Protein die immer exakt gleiche Anordnung seiner Aminosäuren beinhaltet, bilden sich auch immer die exakt gleichen Vernetzungen der Aminosäure-Seitenketten aus, wodurch wiederum ein definiertes Protein-Molekül jeweils identische dreidimensionale Strukturen erhält.

Die **Reihenfolge** der in einem beliebigen Protein vorhandenen **Aminosäuren** wird als **Primärstruktur** bezeichnet.

Unter **Sekundärstruktur** versteht man die **Formen**, die der lange Proteinfaden unabhängig von den einzelnen Aminosäure-Resten, die nach allen Seiten herausragen, beschreibt. Dabei sind die Form einer **Schraube (α-Helix)** (➤ Abb. 3.24) wie im Kollagen oder der **Faltblattstruktur** (➤ Abb. 3.25) wie im Keratin der Haare, aber auch noch zahlreiche weitere Strukturen möglich.

Die **Anordnung des Gesamtmoleküls im Raum** schließlich stellt die **Tertiärstruktur** dar. Hierin sind nun auch alle Seitenketten der vorhandenen Aminosäuren mit ihren jeweiligen Anordnungen im Raum und ihren gegenseitigen Anziehungskräften eingeschlossen.

**MERKE**

Grundsätzlich kann man davon ausgehen, dass kein einziges der unzähligen Körperproteine gewissermaßen als langer, dünner Faden vorliegt, von dem seitlich die Aminosäure-Reste herausragen. Vielmehr handelt es sich bei Peptiden und Proteinen ausnahmslos um „kunstvolle" dreidimensionale, vielfältig gewundene oder gefaltete Gebilde, in denen multiple Wechselwirkungen zwischen einzelnen Bereichen vorliegen.

Eine **besondere Stabilität** erhält die Tertiärstruktur, wenn sich **Cystein-Seitenketten** innerhalb eines einzelnen Eiweißmoleküls chemisch zu einem **Cystin** (= Disulfidbrücken) verbunden haben. Beispielsweise könnte sich in der Primärstruktur eines Proteins sowohl in Position 7 als auch in Position 38 ein Cystein befinden. Wenn nun der Eiweißfaden eine Schleife beschreibt, bei der sich die beiden Cysteine einander annähern, und wenn sich dann enzymvermittelt eine Disulfidbrücke ausbildet, wird die entstandene Schleife chemisch stabilisiert. Dieser Effekt ist natürlich ungleich größer, als wenn sich lediglich z.B. 2 apolare Seitenketten aneinandergelagert hätten.

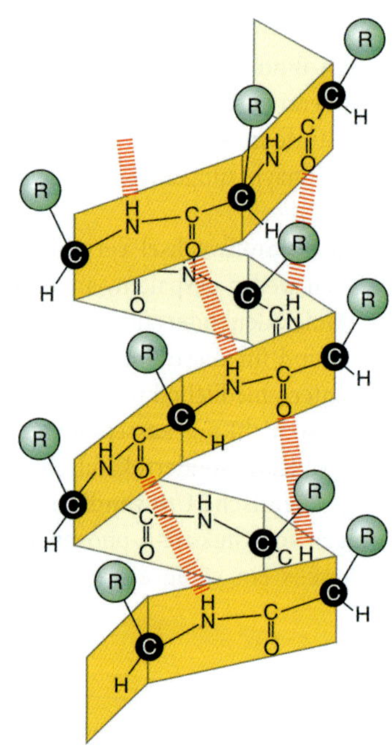


**Abb. 3.24** α-Helix eines Proteins [L253]

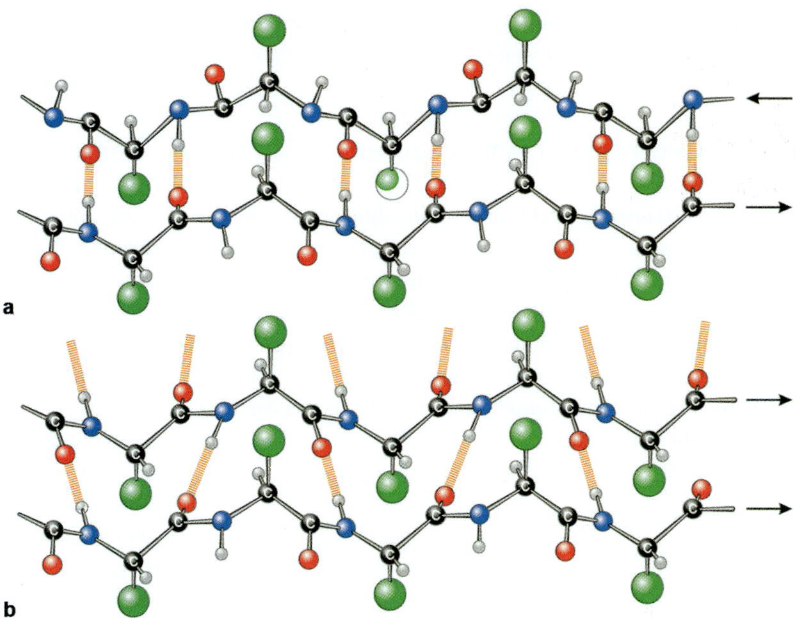


**Abb. 3.25** Faltblattstruktur eines Proteins [L253]

Häufig werden die dreidimensionalen Gitter auch durch **Wasserstoffbrücken** stabilisiert. Dabei nimmt ein, z.B. an ein Sauerstoffatom gebundener Wasserstoff H mit seiner positiven Teilladung Kontakt zu einem Stickstoff- oder Sauerstoffatom einer anderen Aminosäure-Seitenkette auf und stellt gewissermaßen eine „Bindung" her.

Derartige „Bindungen" bzw. Wechselwirkungen sind, wie erwähnt, bei Weitem nicht so stabil wie reguläre chemische Bindungen, doch können sie gemeinsam und in großer Zahl ein dreidimensionales Gitter herstellen und stabil erhalten.

Die Tertiärstruktur spielt eine besonders große Rolle bei Proteinen mit Enzymfunktion oder bei Ionenkanälen bzw. gap junctions, bei denen gewisse Hohlräume und Durchlässe in dieser Raumstruktur entstehen müssen, um Ionen oder Moleküle von der einen Membranseite zur anderen durchzulassen. Aber selbst Proteine wie z.B. das Albumin des Blutserums, bei dem v.a. der onkotische Aspekt im Vordergrund zu stehen scheint (➤ Fach Hämatologie), besitzen eine höchst ausgeklügelte Struktur. So besitzt Albumin eine nach innen gestülpte **lipophile Rinne**, die dem Transport lipophiler Moleküle im feindlichen wässrigen Umfeld des Blutes dient.

### 3.3.6 Proteinabbau

Peptide und Proteine werden nicht nur im Rahmen der Nahrungsaufnahme im Darm, sondern **laufend** in allen Geweben und Zellen des Körpers **um- und abgebaut**. Auf die Körpergewebe bezogen sind dies an einem einzigen Tag ca. 400 g, also ein beachtlicher Prozentsatz der im Blut, in Enzymen und Strukturen enthaltenen Eiweiße. Da ein Teil der bei der Eiweißspaltung entstehenden freien Aminosäuren ausgeschieden oder umgewandelt (z.B. in Glukose) und anschließend verbrannt wird, muss dieser Anteil jeweils mit der Nahrung wieder zugeführt werden. Die **erforderliche Menge** liegt nach den Empfehlungen der DGE (Deutsche Gesellschaft für Ernährung) bei knapp **1 g Aminosäuren/kg KG (Körpergewicht) und Tag**. Ein 70 kg schwerer Mensch sollte also knapp 70 g Aminosäuren pro Tag zuführen, um nicht in ein Defizit zu geraten. Nach der Prüfung darf es gerne etwas mehr sein, sofern Leber und Niere einigermaßen normal funktionieren.

Ganz besonders gilt das Erfordernis einer ausreichenden Zufuhr für die **8 essenziellen Aminosäuren:** Leucin, Isoleucin, Lysin, Methionin, Phenylalanin, Threonin, Tryptophan und Valin (➤ Abb. 3.18), sowie für die „semiessenziellen" Aminosäuren Arginin und Cystein (s. oben). Der minimale Tagesbedarf an diesen Aminosäuren liegt bei jeweils 1 g.

Die **Ursachen** für den enormen Umsatz der Körpereiweiße sind nicht endgültig geklärt. Wahrscheinlich ist er darin begründet, dass auf diese Weise eine bessere Kontrolle ermöglicht wird, indem die jeweiligen Peptide und Proteine genau dem tatsächlichen und jeweils aktuellen Bedarf angepasst werden können. Die Neubildung ist besonders umfangreich in den Geweben, die wie beim Immunsystem, Darmepithel oder bei den Blutzellen ständig erneuert werden. Aber auch das Plasmaalbumin besitzt lediglich eine Halbwertszeit von knapp 3 Wochen, was besagt, dass jeweils nach dieser Zeit bereits die Hälfte des vorhandenen Albumin abgebaut bzw. wiederum neu aufgebaut worden ist.

Für sämtliche Umsetzungen im Stoffwechsel der Aminosäuren und Proteine sind Enzyme erforderlich. Enzyme, die Proteine und Peptide in kleinere Bruchstücke **spalten**, heißen **Proteinasen** und **Peptidasen**. Im Magen-Darm-Trakt gehören das Pepsin des Magens und Trypsin bzw. Chymotrypsin aus der Bauchspeicheldrüse zu den eiweißspaltenden Enzymen. Nach einer ersten Zerlegung großer Proteine in einzelne Bruchstücke kommen weitere Peptidasen zum Zuge, die diese Bruchstücke (Poly- und Oligopeptide) in einzelne Aminosäuren zerlegen. Diese werden teilweise zum erneuten Aufbau von Peptiden verwendet, zu einem geringeren Prozentsatz in andere Moleküle umgebaut oder aber weiter abgebaut und verbrannt.

## 3.3.7 Stoffwechsel der Aminosäuren

Pyridoxin (= **Vitamin B$_6$**) stellt als **Pyridoxalphosphat** (➤ Abb. 3.26) den wichtigsten Faktor für nahezu jeden Um- oder Abbau von Aminosäuren dar. Es bindet die Aminogruppe der Aminosäure an seine Aldehydgruppe (H–C=O) und ermöglicht hierdurch verschiedene Umwandlungen des Aminosäuremoleküls. Der **Tagesbedarf** an diesem Vitamin liegt bei **2 mg**, wobei er aufgrund der zentralen Rolle im Stoffwechsel der Aminosäuren bei reichlichem Eiweißverzehr auch erhöht sein kann.

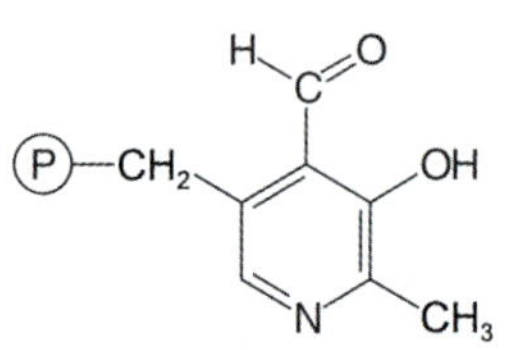

**Abb. 3.26** Pyridoxalphosphat [L253]

Einige **Umbauvorgänge**, die durch Pyridoxin bzw. Pyridoxalphosphat katalysiert werden, stehen weit im Vordergrund und sollen kurz betrachtet werden.

### Transaminierung

Eine Transaminierung ist die **Übertragung** (= trans) der **Aminogruppe** -NH$_2$ **auf** eine **Ketosäure**. Ersetzt wird die Aminogruppe ihrerseits durch eine Ketogruppe -C=O, sodass anstelle der Aminosäure nun eine Ketosäure und anstelle der Ketosäure eine andere Aminosäure entsteht (➤ Abb. 3.27). Dies dient z.B. der Neusynthese einer im Stoffwechsel benötigten Aminosäure aus einer anderen, die gerade weniger gebraucht wird.

In besonders großem Umfang laufen solche Transaminierungen in den Organen Herz und Leber ab – im **Herz**, weil hier neben Glukose und Fettsäuren auch reichlich Aminosäuren zur Energiegewinnung verbrannt (oxidiert) werden, und in der **Leber**, weil dieses Organ die „chemische Fabrik" des Körpers darstellt, in der viele Stoffwechselwege münden oder ihren Ausgang nehmen.

Die Enzyme, die diese Transaminierung katalysieren, heißen **Transaminasen**. Wichtige Transaminasen sind die Glutamat-Oxalacetat-Transaminase (**GOT**; ➤ Abb. 3.28) und Glutamat-Pyruvat-Transaminase (**GPT**; ➤ Abb. 3.29). Damit´ s nicht zu einfach wird, hat man die beiden Transaminasen vor einigen Jahren umbenannt: Aus GOT wurde **AST** oder **ASAT** als Abkürzung für **Aspartatami-**

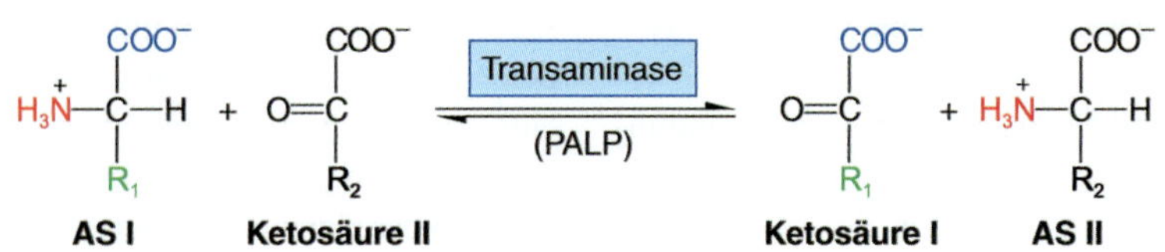


**Abb. 3.27** Transaminierung [L253]

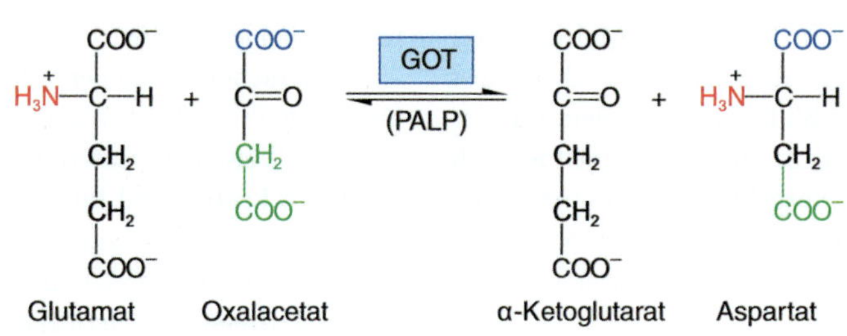


**Abb. 3.28** Transaminierung mit der Glutamat-Oxalacetat-Transaminase (GOT) [L253]

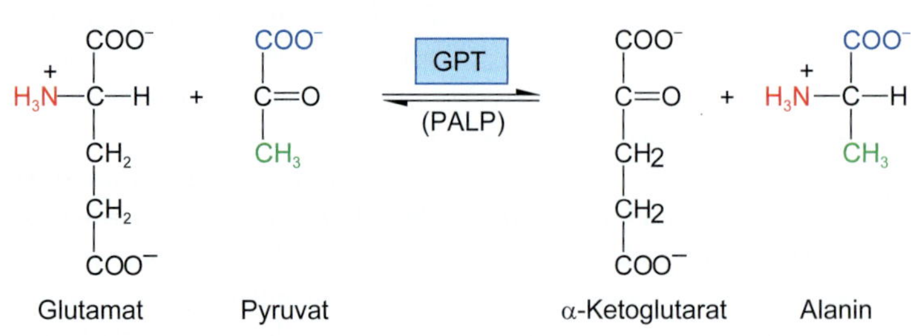


**Abb. 3.29** Transaminierung mit der Glutamat-Pyruvat-Transaminase (GPT) [L253]

**notransferase**, aus GPT entstand **ALT** oder **ALAT** für **Alaninaminotransferase**. Da es schwierig bis unmöglich ist, altgedienten Medizinergenerationen an Stelle immer schon benutzter Begrifflichkeiten neue vorzuschreiben, die noch nicht einmal irgendeine Art von Sinn ergeben, sind die bisherigen Abkürzungen auch weiterhin im Gebrauch. In der Prüfung werden regelmäßig beide angegeben.

**PATHOLOGIE**

**GOT** (AST) und **GPT** (ALT) werden bei einem **Zelluntergang** in Leber oder Herz aus deren Zellen **freigesetzt** und können im Serum analog zum Ausmaß der vorliegenden Gewebeschädigung nachgewiesen werden. Ein erhöhter Serumspiegel ist deshalb ein Hinweis auf eine Leber- bzw. Herzschädigung (Hepatitis, Herzinfarkt). Da als Hinweis auf eine Schädigung des Herzens weitere Enzyme ungleich wichtiger sind, die Transaminasen also gar nicht bestimmt werden, stehen **erhöhte Transaminasen** in aller Regel für eine **Leberschädigung**.

## Desaminierung

Bei der Desaminierung wird die **Aminogruppe** nicht übertragen, sondern lediglich **abgespalten** und durch **Sauerstoff ersetzt**. Aus der Aminosäure entsteht eine Ketosäure. Die chemischen Wege, die aus einer Amino- eine Ketosäure entstehen lassen, können unterschiedlich sein (➤ Abb. 3.30, ➤ Abb. 3.31).

## Decarboxylierung

Hierunter versteht man die **Abspaltung der Carboxylgruppe** als $CO_2$. Das übrig bleibende Molekül wird zum Amin, wobei man hier vom sog. **biogenen Amin** spricht (➤ Abb. 3.32). Zahlreiche dieser Amine, die aus der Decarboxylierung unterschiedlicher Aminosäuren entstehen, besitzen ausgeprägte Wirkungen im Körper, sodass dieser scheinbare Abbau einer Aminosäure gleichzeitig die **Neusynthese** eines im Organismus dringend benötigten Stoffes darstellt.

Beispiele für biogene Amine sind **Serotonin** (aus Tryptophan) und **Dopamin** (aus Tyrosin), die als **Neurotransmitter** fungieren, also im zentralen Nervensystem Nachrichten übermitteln. Ein weiteres wichtiges Beispiel ist **Histamin** (aus Histidin), das z.B. als Bestandteil der Mastzellen wichtige Funktionen im Rahmen der Immunabwehr bzw. in Zellen des Magens eine wesentliche Funktion bei der Produktion der Salzsäure (HCl) erfüllt.



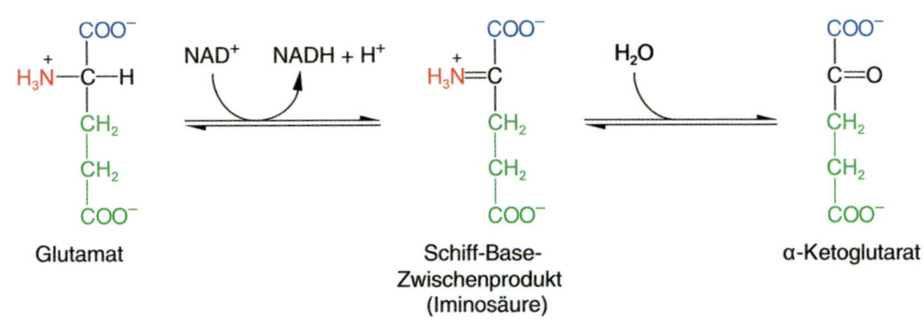


**Abb. 3.30** Desaminierung von Glutamat [L253]

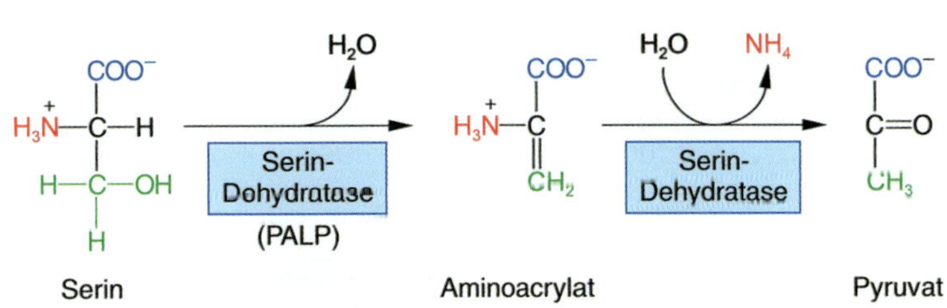


**Abb. 3.31** Desaminierung von Serin [L253]

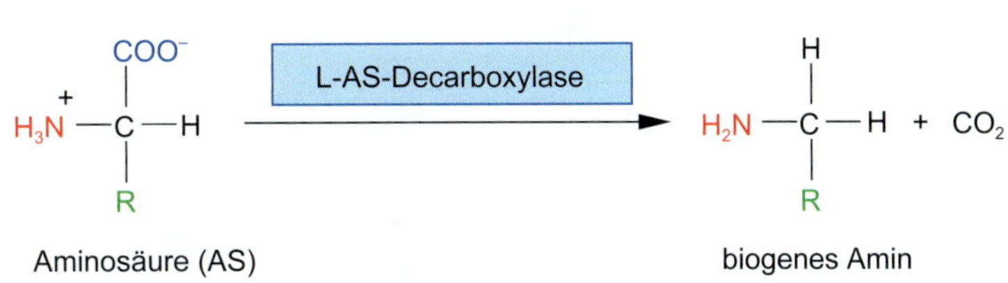


**Abb. 3.32** Decarboxylierung einer Aminosäure und Bildung eines biogenen Amins [L253]

## 3.3.8 Harnstoffzyklus

Der Harnstoffzyklus dient der „Entgiftung" des hoch toxischen **Ammoniaks** ($NH_3$), der v.a. beim Abbau der Aminosäuren aus deren Aminogruppe entsteht, in geringem Umfang auch aus dem Stickstoff der Nukleinsäuren und weiterer Moleküle. Der größte Teil des anfallenden Stickstoffs wird unter Zufuhr von 3(–4) ATP in der **Leber** zu **Harnstoff** aufgebaut und über die **Niere ausgeschieden** (*Harn-Stoff*) (➤ Abb. 3.33). Auch Ammoniak, der im Darm durch bakterielle Verstoffwechselung z.B. aus eiweißhaltigen Ballaststoffen entsteht und teilweise über die Pfortader zur Leber transportiert wird, wird dort in Harnstoff umgewandelt. Insgesamt entstehen so pro Tag im sog. Harnstoffzyklus der Leber rund **30–40 g Harnstoff**, bei reichlichem Eiweißkonsum auch deutlich mehr.

**Harnstoff** ist als kleines, ungiftiges, gut wasserlösliches und gleichzeitig gut durch biologische Membranen diffundierendes Molekül **ideal geeignet**, um den im Körper anfallenden Stickstoff zu entsorgen. In der Niere übernimmt das Molekül zusätzlich überaus wichtige osmotische Funktionen (➤ Fach Urologie).

**MERKE**

Die Harnstoffsynthese in der Leber verbraucht pro gebildetem Harnstoffmolekül 3–4 ATP-Moleküle. Dies bedeutet zum einen, dass Aminosäuren im Organismus nicht vollständig verbrannt werden können und damit weniger Energie erzeugen als stickstofffreie Moleküle wie Glukose oder Fette. Zum anderen geht für die Entsorgung der enthaltenen Aminogruppen ein Teil der gewonnenen Energie wieder verloren. Proteine stellen damit unter den Grundnahrungsstoffen die einzige Gruppe dar, deren Verbrennung im menschlichen Körper weniger Energie erzeugt als ihre Verbrennung im Ofen. Der **physiologische Energiegewinn** ist **geringer** als der **physikalische**.

Der **Stickstoff der Atemluft** ($N_2$) ist am Harnstoffzyklus **nicht beteiligt**, weil $N_2$ als stabiles, gasförmiges Molekül lediglich physikalisch in

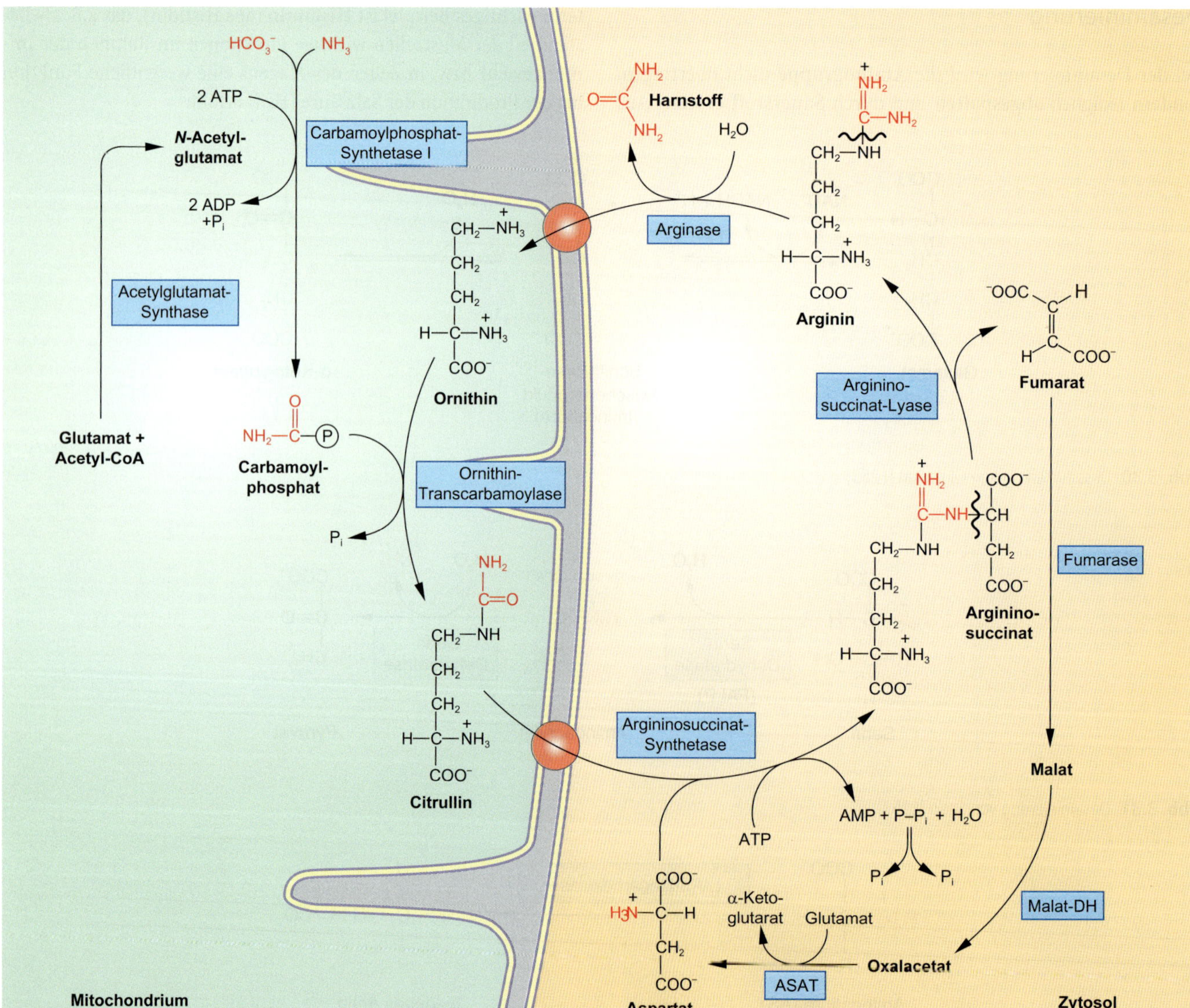


**Abb. 3.33** Harnstoffzyklus zur Umwandlung von Ammoniak ($NH_3$) in Harnstoff, der dann über die Nieren ausgeschieden wird [L253]

Blut und Geweben gelöst ist und an keinerlei Reaktionen teilnimmt, also unverändert wieder abgeatmet wird. Es handelt sich demnach bei den Umsetzungen des Organismus ausschließlich um Stickstoff (N), der z.B. in Aminosäuren chemisch an andere Atome gebunden ist.

Der Stickstoff der Aminosäuren verlässt also überwiegend als Harnstoff den Körper. Die Ketosäuren (aus der Transaminierung oder Desaminierung der Aminosäuren; ➢ Kap. 3.3.6) werden hingegen entweder in den Stoffwechsel eingeschleust und hier z.B. zum Aufbau von Fetten oder Kohlenhydraten verwendet, oder unter Energie- und damit ATP-Gewinnung oxidiert, wobei wie üblich aus jedem Kohlenstoff-C $CO_2$ und aus den Wasserstoffatomen Wasser entsteht.

## 3.3.9 Molekulargewicht

Atom- und Molekulargewicht wurden bereits besprochen (➢ Kap. 2.1.4) und sollen wegen ihrer großen Bedeutung an dieser Stelle mit anderen Worten und teilweise erweitert nochmals in Erinnerung gebracht werden:

Das Gewicht eines Moleküls entspricht **der Summe der enthaltenen Atome**. Diese Gewichte werden nicht auf der Waage ermittelt, sondern sie stellen Vergleichszahlen dar, bezeichnen also lediglich die Relationen zwischen den Massen kleiner zu denjenigen größerer Atome.

Die Masse eines Atoms entspricht der Masse seines Kerns, weil Elektronen zumindest in Relation zu den Kernteilchen nichts wiegen. Dabei erhält ein **Proton** bzw. **Neutron** die **Masse 1**. Ein Atom wie der **Kohlenstoff** mit **6 Protonen** und **6 Neutronen** „wiegt" demnach **12**, das **Wasserstoffatom** mit seinem einzigen Kernteilchen (Proton) besitzt ein Atomgewicht von **1**. Obwohl man für die Summe der Kernteilchen eigentlich keine Einheit bräuchte, benutzt man einem englischen Physiker zu Ehren den Namen **Dalton** und definiert mit dieser „Einheit" die „Gewichte" (Massen) von Atomen und Molekülen. Das Atomgewicht von Wasserstoff beträgt also 1 Dalton, dasjenige von Kohlenstoff mit der 12-fachen Zahl an Kernteilchen 12 Dalton. Ordnung muss sein, doch hätte man statt Dalton auch „Kernteilchen" als Einheit verwenden können. Dalton wird meistens als **Da** abgekürzt.

Die Berechnung von Molekulargewichten ist trivial, sofern man das vereinfachte Schema des Periodensystems auswendig gelernt hat: Die erste Periode enthält nur die beiden Elemente H und He, weil die erste Schale damit bereits voll ist. Dies muss bedeuten, dass die in ihren Gruppen jeweils oben stehenden Elemente der Hauptgruppen 2–7 allesamt zwei Schalen aufweisen, weil sie in der 2. Periode stehen. Wenn Kohlenstoff als erstes Element der 4. Hauptgruppe aus diesem Grund sowohl 2 Schalen als auch 4 Außenelektronen besitzt, hat er damit automatisch 2 + 4 = 6 Elektronen. Wenn er aber 6 Elektronen aufweist, hat er genauso folgerichtig 12 Kernteilchen (6 Protonen, 6 Neutronen) und wiegt damit 12 Dalton. Wenn Sauerstoff als erstes Element der 6. Hauptgruppe in der 2. Periode steht und 6 Außenelektronen besitzt, muss er damit 2 + 6 = 8 Elektronen bzw. 16 Kernteilchen aufweisen und ein Atomgewicht von 16 Dalton haben. Entsprechend verfügt Stickstoff (5. Hauptgruppe) über 7 Elektronen und wiegt 14 Dalton. Aus diesen wenigen Grundkenntnissen heraus lassen sich die Molekulargewichte berechnen:

- **Wasser** $H_2O$: 2 × 1 Da (H) + 1 × 16 Da (O) ergibt ein Molekulargewicht von **18 Da** für das Wassermolekül.
- **Glukose** (Summenformel $C_6H_{12}O_6$): 6 × 12 Da (C) = **72** Da; 12 × 1 Da (H) = **12** Da; 6 × 16 Da (O) = **96** Da. Das Molekulargewicht des Glukosemoleküls beträgt demnach 72 Da + 12 Da + 96 Da = **180 Da.**
- **Alanin** stellvertretend für die Gruppe der Aminosäuren (Summenformel $C_3H_7O_2N$): 3 × 12 (C) = **36** Da; 7 × 1 Da (H) = **7** Da; 2 × 16 Da (O) = **32** Da; 1 × 14 Da (N) = **14** Da. Alanin besitzt ein Molekulargewicht von 36 Da + 7 Da + 32 Da + 14 Da = **89 Da**.
  Nun gibt es auch deutlich schwerere Aminosäuren, sodass man der Einfachheit halber und „grob über den Daumen gepeilt" von einem **Durchschnittswert** für **sämtliche Aminosäuren** von etwa **100 Dalton** ausgeht. Dies kann selbstverständlich immer nur einen ungefähren Näherungswert darstellen, denn Proteine weisen ein sehr unterschiedliches Spektrum von Aminosäuren auf. Beispielsweise besitzt das Peptidhormon Insulin, bestehend aus 51 Aminosäuren, ein Molekulargewicht von 6.000 Dalton, obwohl es nach dem angenommenen Durchschnittsgewicht seiner Aminosäuren nur 5.100 Dalton „wiegen dürfte", doch geht es im Zusammenhang lediglich um **Hilfskonstruktionen für das eigene Vorstellungsvermögen**, keinesfalls um Genauigkeit.
  Atom- und Molekulargewichte sind entsprechend des gesamten Fachs Chemie/Biochemie im eigentlichen Sinn nicht prüfungsrelevant, jedoch lassen sich daraus manche interessanten Zusammenhänge ableiten. Dies soll nur an einem einzigen Beispiel aufgezeigt werden:

**Albumin** als mengenmäßig vorherrschendes Eiweiß des Blutplasmas besitzt ein **Molekulargewicht** von etwa **69.000 Dalton**. Wenn Aminosäuren im Durchschnitt 100 Dalton wiegen, besteht Albumin aus einer Kette aus rund 690 Aminosäuren, einer „Perlenkette mit 690 Perlen". Die **Kapillaren** als diejenigen Blutgefäße, an denen der Stoffaustausch zwischen Blut und Geweben stattfindet, weisen **Poren** auf, die in der Größe ungefähr dem **Albumin entsprechen**. Albumin passt gerade nicht mehr hindurch, zumindest nicht in erwähnenswerten Mengen. Wenn jedoch Moleküle wie Glukose und Aminosäuren oder Ionen oder alles andere, an dem Zellen Bedarf haben könnten, Molekulargewichte von z.B. 100 (Aminosäure) oder 180 (Glukose) oder 23 (Atomgewicht eines Natriumions) aufweisen, dann geht hieraus hervor, dass alle diese Moleküle bzw. Ionen sich durch Poren hindurch, die mit Albumingröße (69.000) **mehr als 100-fach größer** sind als sie selbst, **vollkommen frei austauschen können**. Dagegen lässt sich aus dem Molekulargewicht eines Moleküls wie Immunglobulin M (annähernd 1 Mio. Dalton) ableiten, dass es den Gefäßraum unmöglich verlassen kann. Als weitere Konsequenz dieser Gegebenheiten kann man die beiden **extrazellulären Räume**, den intravasalen und den interstitiellen, als **Einheit** mit weitgehend übereinstimmenden Konzentrationen an Ionen und Molekülen üblicher Größe ansehen, von der im Wesentlichen nur die großen Eiweiße ausgenommen werden müssen.

3

## 3.4 Fette (Lipide)

### 3.4.1 Aufbau und Funktion

Fette (= Lipide) sind organische Moleküle, die überwiegend oder ausschließlich aus **apolaren (= lipophilen = hydrophoben) Anteilen** bestehen und deswegen im polaren Wasser **nicht löslich** sind.

Im Wesentlichen gehören die Lipide zu den drei großen Klassen der



- **Steroide** (= dem Steran ähnlich), die sich vom Cholesterin ableiten,
- **Triglyceride**, die aus dem dreiwertigen Alkohol Glycerin (= Glycerol) und 3 an dieses Molekül geknüpften Fettsäuren bestehen,
- **Phospholipide**, die wiederum den Triglyceriden ähnlich sind; bei ihnen ist lediglich eine der drei Fettsäuren eines Triglycerids durch eine polare Seitenkette aus Phosphat und Cholin ersetzt; sie bilden das Grundgerüst aller biologischen Membranen einschließlich der Zellwände menschlicher Zellen.

**Öle** unterscheiden sich nicht chemisch, sondern lediglich in ihrer **flüssigen** Konsistenz von den Fetten. Es handelt sich also um weitgehend identische Moleküle. Die Fettsäuren, die in den Ölen mit dem Glycerin verestert sind, tragen eine oder mehrere **Doppelbindungen**. Sie sind **ungesättigt.** Auch in den **Phospholipiden** ist zumindest eine der beiden **Fettsäuren ungesättigt**, wodurch die Zellmembranen eine **flüssige Konsistenz** erhalten. Die Fettsäuren der **festen Fette** sind hingegen **gesättigt**. Es entscheidet also alleine das Vorhandensein von Doppelbindungen über die Konsistenz des entsprechenden Fetts. Setzt man aber ölige Fette über längere Zeit Wärme und/oder Licht aus, werden die Doppelbindungen in Einfachbindungen umgewandelt bzw. oxidiert. Bei der industriellen Fetthärtung wird Wasserstoff verwendet. Aus dem Öl wird ein festes Fett.

**Tierisches Fett** besteht überwiegend aus Triglyceriden mit **gesättigten Fettsäuren**, während **pflanzliche Fette** einen hohen Anteil **ungesättigter Fettsäuren** enthalten und deshalb flüssig bzw. ölig sind.

Nahezu alle Fette sind in der **Nahrung** enthalten, können aber genauso im Körper **selbst synthetisiert** werden. Einzige Ausnahmen sind die zweifach ungesättigte ω6-Fettsäure **Linolsäure** (Kette aus 18 C-Atomen mit 2 Doppelbindungen) sowie die dreifach ungesättigte **α-Linolensäure** als Vertreterin der ω3-Fettsäuren, die im Organismus nicht hergestellt werden können und deshalb in der Nahrung enthalten sein müssen. Sie sind **essenziell**. Damit diese essenziellen Fettsäuren in ausreichender Menge aufgenommen werden, sollte der größere Teil des Nahrungsfetts **pflanzlicher Herkunft** sein. ω3-Fettsäuren sind ersatzweise auch in (fettem) Seefisch in reichlichen Mengen enthalten („Fischöle").

Im Durchschnitt bestehen die Nahrungsfette zu etwa 90 % aus Triglyceriden und zu etwa 10 % aus Cholesterin (Cholesterol) und seinen Estern. Phospholipide sind nur zu einem geringen Anteil enthalten, sofern die Nahrung nicht größere Mengen an Eiern oder Sojabohnen enthält.

Im Organismus sind Fette überwiegend **Bestandteile von Membranen**, die zwei unterschiedliche wässrige Phasen (z.B. Zytosol und Interstitium) voneinander trennen, oder sie dienen in der Form von **Speicherfetten** als Schutzpolster (mechanisch, thermisch isolierend) oder als **leicht mobilisierbare Reservenahrung** „für schlechte Zeiten". Auch ein Teil der Hormone gehört zur Gruppe der Fette **(Steroidhormone)**.

**Triglyceride** dienen im Organismus der **Energiegewinnung**, soweit sie nicht thermisch oder mechanisch isolierende Aufgaben übernehmen. Während die Kohlenhydrate in Form von Glukose bzw. dessen Speichermolekül Glykogen in Leber und Muskulatur eine schnelle und sofort zur Verfügung stehende Energiereserve darstellen, die aber auch recht schnell aufgebraucht ist (innerhalb von 24 Stunden), stehen die **Fettspeicher** zur **langfristigen Ernährung** über Wochen und Monate zur Verfügung, sobald die **Nahrungszufuhr unzureichend** wird.

Ebenso gilt für eine **über die Erfordernisse hinausgehende Nahrungszufuhr**, dass praktisch der gesamte Überschuss in Form von **Triglycerid-Speicherfett** im Körper abgelegt wird. Der Stoffwechsel ist dabei so organisiert und ausgestattet, dass die großen Nahrungsklassen Kohlenhydrate, Eiweiße und Fette ineinander überführt werden können. Dies bedeutet, dass überschüssige Kohlenhydrate und Eiweiße genauso in Fett umgewandelt und als solches gespeichert werden wie die überschüssig aufgenommenen Fette selbst.

Die drei Klassen an Nahrungsfetten besitzen also sehr unterschiedliche Funktionen:

- **Triglyceride:** neben Glukose der zweite Hauptbrennstoff der Evolution mit Reservefunktion über Wochen oder Monate, abhängig von der „persönlichen Vorsorge"; mechanisches Schutzpolster z.B. subkutan oder als Organfett.
- **Cholesterin:** Bestandteil aller Zellmembranen, Ausgangsstoff für einen Teil der Hormone (Steroidhormone einschließlich D-Hormon bzw. Vitamin D) und für die Gallensäuren; kann nicht als Brennstoff verwendet werden.
- **Phospholipide:** Hauptbestandteil sämtlicher tierischer und pflanzlicher Membranen (Zellmembran + Zellorganellen); einzelne Zusatzfunktionen – z.B. Surfactant-Faktor der Lunge, Bestandteil der Gallenflüssigkeit als Ergänzung zu den Gallensäuren (→ Fettverdauung). Die ungesättigten Fettsäuren der Zellmembran-Phospholipide dienen zusätzlich als Ausgangssubstanzen für die Herstellung der Prostaglandine und Leukotriene (➤ Fach Immunologie).

### 3.4.2 Fettsäuresynthese

#### Triglyceride

Stellvertretend für die Biosynthese der Fette soll die Entstehung der **Triglyceride** aus **Glycerol** (aus Glukose) und **freien Fettsäuren** (aus der Nahrung oder im Körper aus Acetyl-CoA) dargestellt werden.

Entsprechend der Biosynthese der Peptide gilt auch hier, dass kein C-Atom eine noch **positivere Teilladung** tragen kann als jenes, das in der **Carboxylgruppe** (-COOH) enthalten ist. Gleichzeitig besitzt ein Sauerstoffatom, das wie jenes der alkoholischen **OH-Gruppe** zwei schwächere Partner besitzt, eine große **negative La-**

**dungswolke** um sich herum, die aus den 6 eigenen und den teilweise zusätzlich einverleibten Elektronen besteht. Nähert sich ein solches negativiertes Sauerstoffatom, durch ein Enzym in die richtige Position gebracht, dem positivierten C eines -COOH, kann sich eine neue Bindung zwischen diesen beiden Atomen ausbilden (➤ Abb. 3.34).

Während der Bildung dieser Bindung müssen, da es sonst nicht aufgehen würde, sowohl der ehemalige Wasserstoff der Hydroxylgruppe als auch die OH-Gruppe der Carboxylgruppe abgespalten werden. $OH^-$ und $H^+$ ergeben zusammen $H_2O$ (➤ Abb. 3.35). Ganz allgemein wird eine Bindung zwischen einem **Alkohol** und einer **Säure** unter **Abspaltung von Wasser** als **Esterreaktion** oder als **Veresterung** bezeichnet. Das entstehende Kondensationsprodukt ist der **Ester**.

**MERKE**
Carbonsäure + Alkohol ⇋ Ester + Wasser

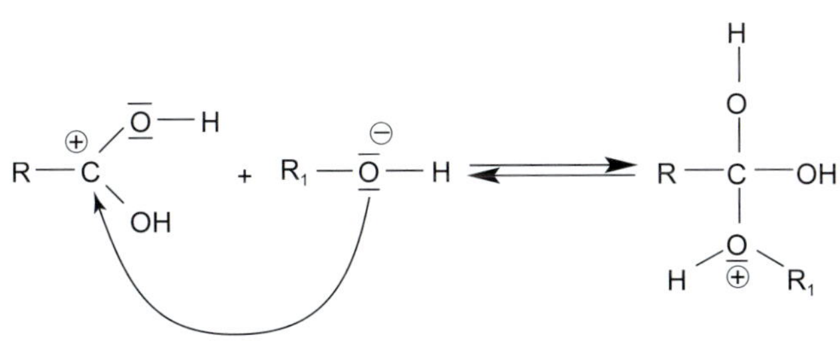

**Abb. 3.34** Bindung eines Alkohols an eine Säure (Esterbindung) [L252]

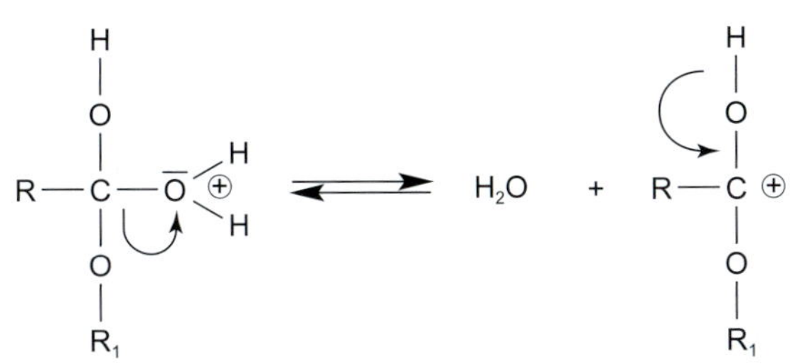

**Abb. 3.35** Freisetzung von Wasser im Rahmen der Esterbildung [L252]

Dieser Schritt der Veresterung wiederholt sich an den beiden weiteren OH-Gruppen des **Glycerols** mit zwei weiteren **Fettsäuren**, sodass schließlich das **Triglycerid** entsteht (➤ Abb. 3.36).

## Phospholipide

Das bekannteste und wichtigste **Phospholipid** ist das **Lecithin**. Es ist wesentlicher Bestandteil aller **Membranen** und stellt gleichzeitig den **Surfactant-Faktor** der Lunge dar, der als flüssiges Fett die Innenwandung der Alveolen überzieht und dadurch deren Oberflächenspannung sowie, damit verbunden, die Retraktionskraft der Lunge herabsetzt (➤ Fach Atmung).

Bei den Phospholipiden ist der 3-wertige Alkohol **Glycerol** nur über 2 OH-Gruppen mit **2 Fettsäuren** verestert und über seine dritte Hydroxylgruppe mit **Phosphat** ($H_2PO_4^-$). Beim Lecithin ist das Phosphat auf der anderen Seite über eines seiner O-Atome zusätzlich noch mit dem einwertigen Alkohol **Cholin**, der einen positiv geladenen Stickstoffanteil trägt, verestert (➤ Abb. 3.37).

Jedes Phospholipid enthält dadurch einen lipophilen Molekülanteil, der aus den langen Ketten der beiden Fettsäuren an C1 und C2 besteht, und einen hydrophilen an C3, der Ladungen trägt und wegen seiner „Unverträglichkeit“ mit den lipophilen Resten „umklappt“ und auf der anderen Seite des Glyzerinmoleküls herausragt (➤ Abb. 3.37). Derartige Moleküle nennt man **amphiphil** („sowohl als auch“). Sie können als Seife bzw. Syndet oder als Emulgator verwendet werden. Seifen (Emulgatoren) machen das Unmögliche möglich: Sie verbinden (lösen) Fettsubstanzen mit (in) einem wässrigen Umfeld.

## 3.4.3 Biologische Membranen

Biologische Membranen sind aus einer **Doppelschicht aus Phospholipiden** aufgebaut, indem sich die beiden **Fettsäuren** des einen Lecithin den beiden **Fettsäuren** eines weiteren Phospholipids **gegenüber** lagern, die beiden lipophilen Ketten also gewissermaßen gegeneinander stoßen bzw. sich gegenseitig an den Kettenenden binden („Fett löst sich in Fett“). Die geladenen, hydrophilen **Phosphat- bzw. Cholinanteile** der beiden Moleküle **ragen** nach beiden

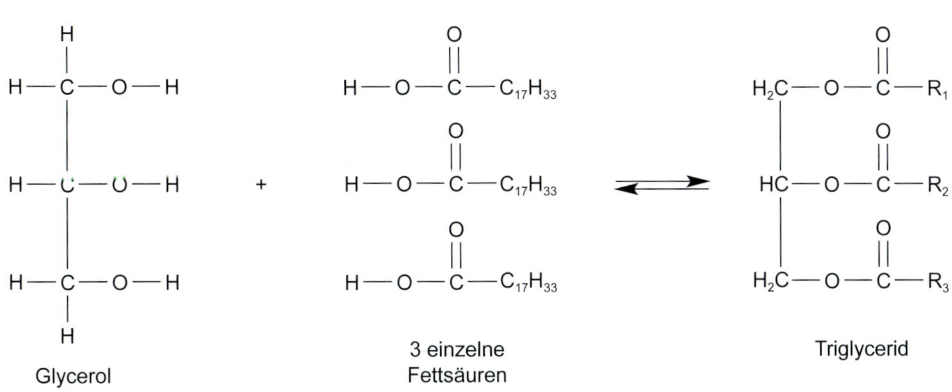


**Abb. 3.36** Bildung eines Triglycerids aus Glycerol und drei einzelnen Fettsäuren [L252]

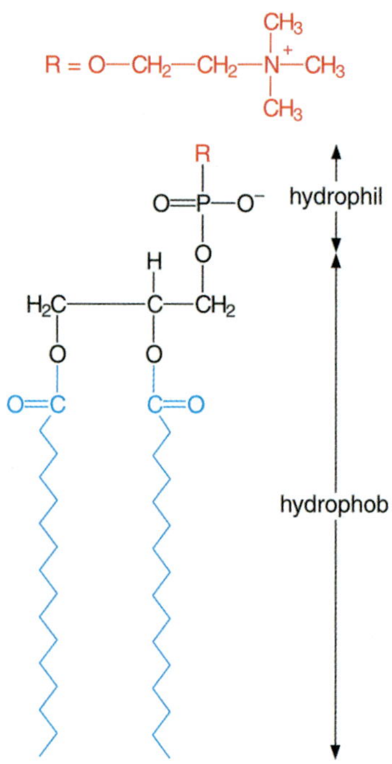


**Abb. 3.37** Phospholipid Lecithin (R = Cholin): Glycerol + 2 Fettsäuren an C1 und C2 + Phosphat + Cholin an C3 [L253]

Seiten aus dieser Schicht **heraus** und vermitteln die Einbettung der Lipidmembran ins wässrige Umfeld des Zytosols bzw. Interstitiums (➤ Abb. 3.38).

In aller Regel ist **in die Lipid-Doppelschicht** noch **Cholesterin** eingelagert, das ebenfalls aus einem großen apolaren (Fett-)Molekül besteht. Die Hydroxylgruppe des Cholesterin ragt hierbei genauso in die wässrige Phase hinein wie der Phosphat- und Cholinanteil des Phospholipids. Der Cholesterinanteil der Zellmembranen verleiht diesem extrem dünnen und flüssigen „Ölfilm" eine gewisse mechanische Stabilität.

**Biologische Membranen** bestehen, zumindest in ihrem mittleren und weit überwiegenden Anteil, aus **Fett** und sind daher **für Wasser** und in diesem gelöste **hydrophile Substanzen** einschließlich der wesentlichen Ionen $Na^+$, $K^+$, $Ca^{2+}$ und $Cl^-$ vollkommen **undurchlässig**.

Damit ein Austausch von Stoffwechselprodukten zwischen Interstitium und Zytosol stattfinden kann, bedarf es geeigneter **Kanäle**. Diese bestehen aus großen **Proteinmolekülen** (➤ Kap. 3.3.4), die in die Membranen eingelassen sind und die wässrigen Phasen außerhalb und innerhalb der Zellen miteinander verbinden (➤ Abb. 3.39). Sie werden ganz nach den Erfordernissen geöffnet oder verschlossen bzw. aktiviert oder inaktiviert und müssen darüber hinaus auch ganz exakt vorgeben, was überhaupt hindurch gelangen darf.

Die entsprechenden Proteine, gleichgültig ob sie nun als Ionenkanäle, Ionenpumpen, gap junctions oder Carriersysteme fungieren, besitzen alle ein **Mittelteil** aus etwa **20 lipophilen** Aminosäuren (z.B. Leucin, Isoleucin, Valin, Phenylalanin), mit dem sie im **Fett der Membran verankert** (gelöst) sind, sowie zwei **hydrophile Seiten**, die in die beiden **wässrigen Phasen** innerhalb und außerhalb der Zelle hineinragen. In der Regel umschließen sie im mittleren Abschnitt größere Hohlräume, in die zusätzliche hydrophile Aminosäuren eingelassen sind, die den Durchtritt von Wasser und polaren Molekülen bzw. Ionen zwischen Interstitium und Zytosol erlauben.

**MERKE**

Während die **Doppelschicht aus Phospholipiden** mit eingelassenen **Cholesterinmolekülen** die eigentliche **Membranstruktur** aufbaut, erlauben die integrierten **Proteine Stoffwechselfunktionen**.

Das Verhältnis zwischen Lipid und Protein liegt in den Membranen des Körpers zumeist bei ungefähr 1 : 1, sodass die Membran einer einzigen Zelle von tausenden Proteinen besetzt und durchzogen ist.

An der dem **Interstitium** zugewandten Seite der Zellmembranen sind in der Regel noch zahlreiche **Kohlenhydratketten** angebunden, die einen nahtlosen Übergang in die Grundsubstanz des Interstitium bilden, aber z.B. an der Oberfläche der Erythrozyten auch die Blutgruppe bestimmen. Diese Schicht aus **Zuckermolekülen an der Außenseite** von Zellen nennt man **Glykokalyx** (➤ Fach Zytologie).

Daneben stellt auch noch z.B. das (lipophile) **Vitamin E** einen wichtigen Bestandteil biologischer Membranen dar. Somit bilden diese Membranen den Treffpunkt **aller** organisch-biochemischen **Molekülklassen**: Fette, Proteine, Kohlenhydrate und Vitamine.

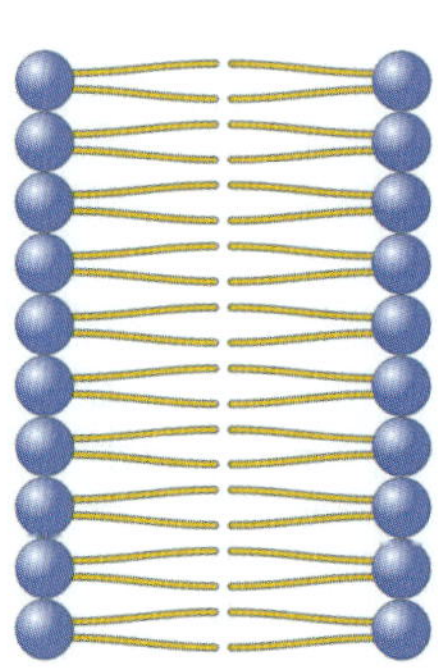

**Abb. 3.38** Doppelpalisadenschicht einer Zellmembran [L253]

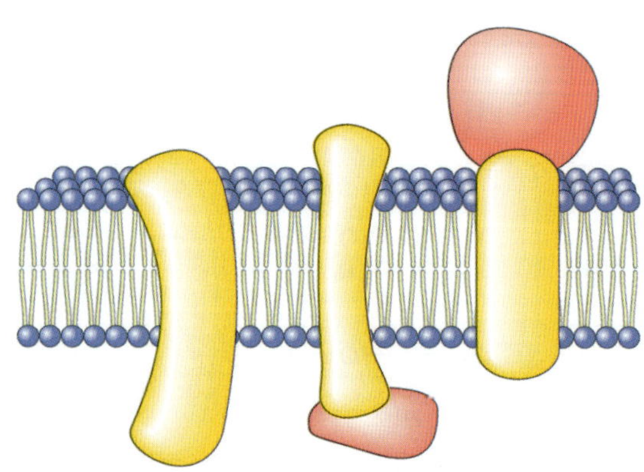

**Abb. 3.39** Schema verschiedener in die Zellmembran integrierter Proteine [L253]

## 3.4.4 Fettabbau

Die Fettsäuren werden schrittweise abgebaut. In einem ersten Schritt werden die einzelnen **Fettsäuren vom Glycerol abgespalten**. Die Spaltung dieser Esterbindung erfolgt überwiegend im Fettgewebe und wird durch unterschiedliche Hormone und weitere Faktoren gesteuert. Bezeichnet wird der Vorgang als **Lipolyse** („Fettauflösung"). Glycerol geht in den Stoffwechsel ein und kann z.B. zum Aufbau von Glukose (Glukoneogenese) verwendet oder aber weiter abgebaut werden. Die freien Fettsäuren werden aus dem Fettgewebe ans Blut abgegeben und, angelagert an Albumin, zu den Zielgeweben transportiert. Abgesehen vom Nervengewebe (und den Erythrozyten) können sämtliche Körperzellen alternativ zu Glukose auch aus Fettsäuren Energie gewinnen. Bei den allermeisten Geweben einschließlich der Muskulatur geschieht dies ständig, stellt also keine Besonderheit dar.

Von den **freien Fettsäuren**, die überwiegend eine Kettenlänge aus 16 oder 18 C-Atomen aufweisen, werden nach Aufnahme in ihre Zielzellen über die sog. **β-Oxidation** Einheiten von jeweils **2 C-Atomen abgespalten**. Die Abspaltung findet jeweils am von der Carboxylgruppe aus gesehen **zweiten C-Atom** statt. Dieses wird nach dem griechischen Alphabet, dessen zweiter Buchstabe das Beta ist, als β-C-Atom bezeichnet, weshalb der gesamte Zyklus des Fettsäureabbaus β-Oxidation genannt wird. Die einzelne Fettsäure wird dazu in die **Mitochondrien** eingeschleust und zunächst an das **Coenzym A (CoA)** angehängt (➤ Abb. 3.40). Die Pantothensäure, ein Vitamin der B-Reihe, ist wesentlicher Bestandteil dieses Coenzyms.

An einem Ende des CoA sitzt ein Schwefelatom, das bei der katalytischen Funktion des Enzyms eine wesentliche Rolle spielt, weil sich an ihn die Carboxylgruppe der Fettsäure bindet. Bei dieser Bindung wird dann die OH-Gruppe des -COOH abgespalten, weil sie ab diesem Zeitpunkt keinen Platz mehr am C der COOH-Gruppe findet. Man kann die **an CoA gebundene Fettsäure** mit der Formel R–$CH_2$–CO–S–CoA beschreiben, wobei R den Molekülrest der Fettsäure symbolisiert.

In dieser gebundenen Form wird die Fettsäure (Acyl-CoA) zunächst an den der ehemaligen Carboxylgruppe benachbarten C-Atomen **oxidiert** (→ ungesättigte Fettsäure), indem hier nach dem Zwischenschritt einer Doppelbindung **Wasser angelagert** wird (→ Hydroxyacyl-CoA). Die entstehende **Hydroxylgruppe** wird dann im nächsten Schritt zur Ketogruppe **oxidiert** (→ Ketoacyl-CoA). In einer neuerlichen Oxidation wird die **Ketogruppe** zur Carboxylgruppe **oxidiert** und auf ein zweites Molekül **CoA-S übertragen**, wobei das Molekül gleichzeitig gespalten wird (➤ Abb. 3.41).

Dadurch entstehen ein kurzes Molekül aus 2 C-Atomen (→ Acetyl-CoA), das weiterhin am ursprünglichen CoA hängt, sowie ein Fettsäurerest, der um 2 C-Atome kürzer geworden ist und an ein

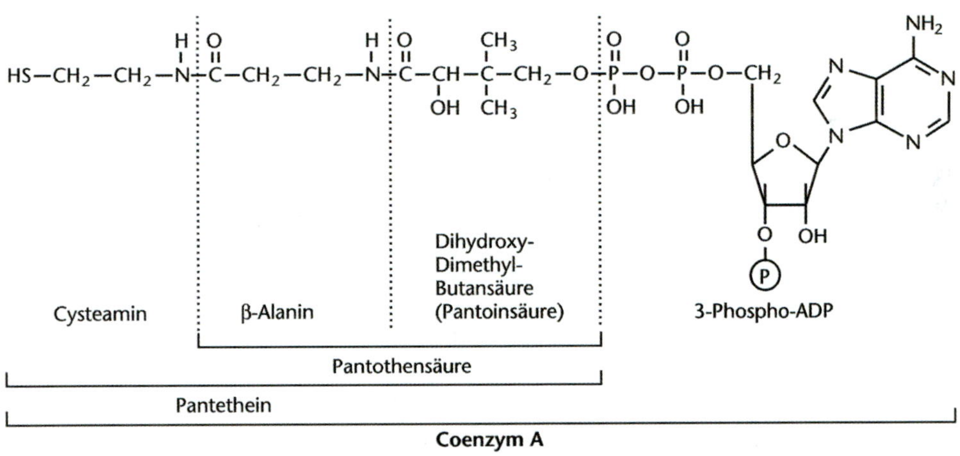


**Abb. 3.40** Coenzym A (CoA) [L253]

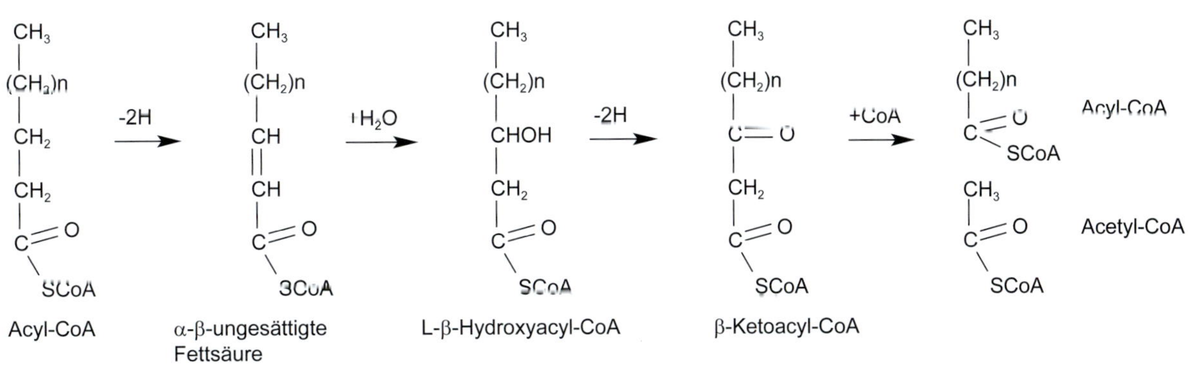


**Abb. 3.41** β-Oxidation der Fettsäuren [L252]

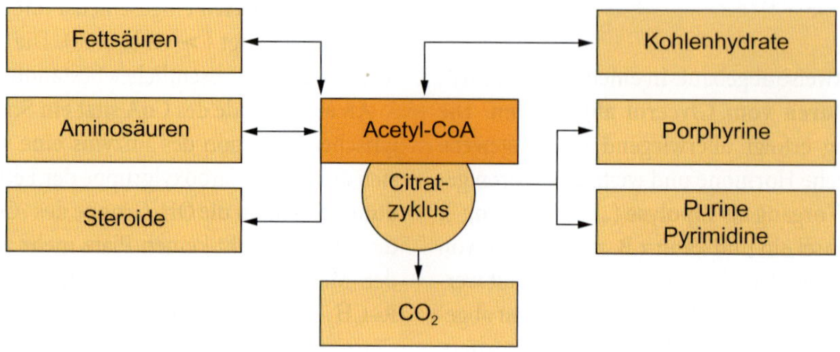


**Abb. 3.42** Zentrale Stellung von Acetyl-CoA im Stoffwechsel [L252]

weiteres Molekül CoA gebunden wird (→ Acyl-CoA). Diese verkürzte Fettsäure wird nun in immer gleichen Schritten weiter oxidiert, sodass die Fettsäure schließlich in lauter Einheiten aus 2 C-Atomen zerlegt ist, die an ebenso vielen Coenzymen A hängen.

Die entstehenden Einheiten aus 2 C-Atomen bestehen aus **Essigsäure** $H_3C$–COOH, die an den Schwefel des S-CoA gebunden ist. Der Essigsäurerest heißt in der Chemie **Acetyl**, weshalb die Verbindungen mit CoA als **Acetyl-CoA** bezeichnet werden.

Acetyl-CoA nimmt im **Stoffwechsel** des Organismus eine **zentrale Stellung** ein (➤ Abb. 3.42). Es entsteht aus dem Fettabbau, doch werden aus diesem Molekül auch neue Fettsäuren sowie das Sterangerüst des Cholesterin und seinen Abkömmlingen aufgebaut. Acetyl-CoA ist auch das Endprodukt des Kohlenhydratabbaus sowie eines Großteils des Aminosäureabbaus, sodass letztendlich nahezu alles, was wir essen, zu Essigsäure bzw. Acetyl-CoA verbrannt (oxidiert) wird.

Oxidation bedeutet Energiegewinnung in Gestalt von (Körper-) Wärme und ATP. Die bei der β-Oxidation entstehende **Energie** wird als **atomarer Wasserstoff** gespeichert, indem etliche der Oxidationsschritte dazu führen, dass Elektronen auf das Proton $H^+$ übertragen werden. Dieser ist nun allerdings nicht frei, sondern an die Systeme des **NAD** und **FAD** gebunden, die ihn zur **Atmungskette** (➤ Kap. 3.1.3) transportieren. Hier gibt er sein Elektron über einen komplexen Reaktionsmechanismus an den Sauerstoff der Atemluft ab, wird also zu **Wasser** verbrannt. Auf diese Weise entstehen aus einem einzigen Molekül Acetyl-CoA nicht weniger als 12 Moleküle ATP. Der gesamte Energiegewinn aus den Fettsäureketten ist damit, auf die Molekülgröße umgerechnet, mehr als **doppelt so groß** wie bei den **Zuckern** und dies gilt gleichermaßen für den tierischen (menschlichen) Körper wie für die Verbrennung im Ofen, sodass auch hier der physikalische Energiegewinn exakt dem physiologischen entspricht. Die Ursache der gegenüber den Zuckern weit höheren Energieausbeute besteht in den zusätzlichen Oxidationsschritten. Während bei der Glukose ein jedes der C-Atome bereits oxidiert ist, beginnt die Oxidation der Fette ganz von vorn.

Die **Essigsäure** des Acetyl-CoA aus dem Abbau der Fette, Kohlenhydrate und Aminosäuren mündet innerhalb der Mitochondrien in den **Zitratzyklus** (➤ Kap. 3.1.4) und wird hier vollständig zu 2 Molekülen $\mathbf{CO_2}$ verbrannt, wobei wiederum Energie entsteht. Dieser Zyklus wird so zu dem Stoffwechselweg, in den nahezu alle Nahrungsmittel oder körpereigenen, abgebauten Stoffe münden.

Es ist sicherlich kein Zufall, dass β-Oxidation, Zitratzyklus und Atmungskette in den Mitochondrien „nebeneinander" lokalisiert sind.

## 3.4.5 Ketonkörper

Wenn in der Leber besonders **große Mengen an Acetyl-CoA** entstehen, die den (Wieder-)Aufbau zu Fettsäuren oder Cholesterin überfordern, werden 2 Moleküle Essigsäure zu **Ketonkörpern** (➤ Abb. 3.43) zusammengeknüpft und ans Blut abgegeben. Ursache und Sinnhaftigkeit dieser Bildung sind auf den Hirnstoffwechsel abgestimmt. Das **Gehirn** gewinnt seine Energie unter physiologischen Bedingungen ausschließlich aus **Glukose** sowie, nach neueren Erkenntnissen, aus Glutaminsäure. Es stellt damit das einzige Organ des menschlichen Körpers dar, das keine Fettsäuren verbrennen kann. Entsprechendes gilt nur noch für die Erythrozyten, weil eine Fettverbrennung ohne Mitochondrien nicht möglich ist, nachdem neben Zitratzyklus und Atmungskette auch die β-Oxidation an diese Zellorganellen gebunden ist. Nun steht allerdings in den über Jahrtausende hinweg durchaus üblichen Phasen der Nahrungsknappheit bzw. des absoluten Nahrungsmangels nur noch die Brennstoffreserve des zuvor angegessenen Fettspeichers zur Verfügung, der das Überleben auch ohne Nahrungsaufnahme für etliche Monate, bei geringer Füllung zumindest für etliche Wochen sichert. Die Leber wird zwar versuchen, über ihre Glukoneogenese aus Aminosäuren Gehirn und Erythrozyten ausreichend zu versorgen, doch kann dies in einer Übergangsphase oder bei Individuen mit gering ausgebildeter Muskulatur durchaus zu Engpässen führen.

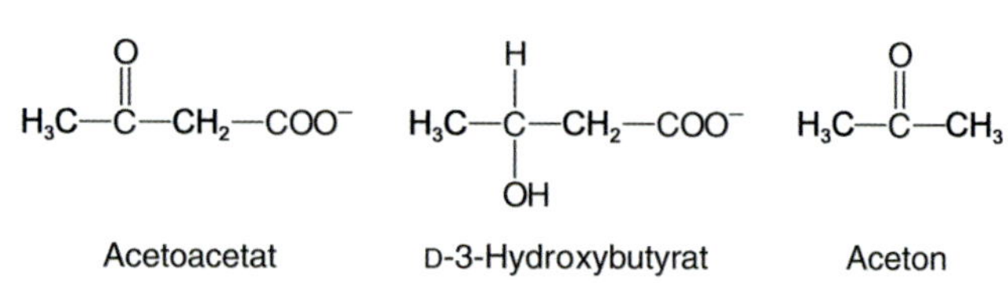


**Abb. 3.43** Ketonkörper [L253]

Für derlei Notzeiten wurde der Hirnstoffwechsel an die peripher mögliche Energieversorgung angepasst. Das bedeutet, dass dieses Organ nun an Stelle von (überwiegend) Glukose nach einer kurzen Zeit der Umgewöhnung **Ketosäuren** aufnimmt und **verbrennt**. Diesem Erfordernis entsprechend zerkleinert die Leber einen Teil der aus dem Fettgewebe mobilisierten Fettsäuren mit ihren 16 bzw. (meistens) 18 C-Atomen und gibt die oxidierten Bruchstücke in der Form der Ketosäuren wieder ins Blut.

Ketonkörper sind, mit Ausnahme des Aceton, kurzkettige Fettsäuren, verursachen also in größeren Mengen eine **metabolische Azidose**. Aus einer einzigen, dem Fettspeicher entnommenen Fettsäure entstehen 4 kurzkettige Fettsäuren, mithin die 4-fache Menge an Säure. Abgesehen von ihrer physiologischen Bildung im **Hunger** entstehen sie auch beim schlecht eingestellten **Diabetiker** – bevorzugt im diabetischen (hyperglykämischen, durch Insulinmangel bedingten) Koma. Dasselbe Resultat erhält man durch einen Alkoholabusus, weil Ethanol zu Essigsäure oxidiert und zu Acetyl-CoA verknüpft wird.

Ketonkörper sind flüchtig und erscheinen in der **Atemluft** des entsprechenden Menschen. Dabei erzeugen sie einen **aromatisch-fruchtigen Geruch**. Das diabetische Koma ist so auch am typischen Geruch des Patienten zu erkennen bzw. zu vermuten.

**PATHOLOGIE**

Jede metabolische Azidose **vertieft die Atmung** (➤ Fach Atmung). Da hierdurch vermehrt $CO_2$ abgeatmet wird, wird sie gleichzeitig auch **verlangsamt**. Die gleichmäßige, tiefe und eher verlangsamte Atmung stellt also die typische Atmung eines Menschen im metabolisch-azidotischen Koma dar, von dem das diabetische Koma wiederum am häufigsten ist. Diese besondere Form einer Atmung wird als **Kussmaul-Atmung** bezeichnet (➤ Fach Atmung).

## 3.5 Alkoholabbau

Die Resorption von Alkohol (Ethanol) erfolgt nicht nur – wie sonst üblich – im Dünndarm, sondern teilweise bereits aus dem **Magen** und ist nach etwa 1 Stunde abgeschlossen. Sofern begleitend Nahrung zugeführt wird, ist die Resorption verzögert. Das **Maximum der Blutkonzentration** wird meist nach **1–2 Stunden** erreicht.

Ethanol wird überwiegend in der **Leber** verstoffwechselt. Der Abbau ist, im Gegensatz zu den meisten anderen Stoffen, unabhängig von der aufgenommenen Menge. Relativ konstant werden **pro Stunde** etwa **0,12 ‰ eliminiert**. Lediglich beim chronischen Alkoholabusus ist die Abbaurate leicht gesteigert, soweit die Leber bei zunehmender Schädigung noch dazu in der Lage ist.

Die Oxidation von **Ethanol** zu **Acetaldehyd** erfolgt überwiegend durch die Alkoholdehydrogenase (➤ Abb. 3.44). Das Enzym benötigt **Zink**, sodass ein Zinkmangel zu einem verzögerten Alkoholabbau führen kann. Außerdem ist **Vitamin C** erforderlich.

Acetaldehyd wird im nächsten Schritt zu **Essigsäure (Acetat)** oxidiert. Beide Oxidationsschritte erzeugen Energie, die überwiegend als Wasserstoff (gespeichert in $NADH_2$) entsteht und in der Atmungskette ATP erzeugt. Acetat wird je nach Bedarf des Organismus zum Aufbau von Fettsäuren bzw. den hieraus entstehenden **Triglyceriden** verwendet oder über Zitratzyklus und Atmungskette **vollständig verbrannt**.

Die **Triglyceridspiegel** des Plasmas sind nach akuter oder chronischer Alkoholaufnahme **erhöht**. Zusätzlich zu den langkettigen Fettsäuren entstehen in der Leber auch kurzkettige Fettsäuren wie $CH_3$–CO–$CH_2$–COOH (= **Ketonkörper**), die ans Blut abgegeben werden und dort, abhängig von ihrer Zahl und den Puffermöglichkeiten des Blutes, eine **milde Azidose** (Ketoazidose) erzeugen.

**PATHOLOGIE**

Die vollständige Ausscheidung der Triglyceride ins Blut ist beim **Alkoholkranken** gestört, sodass die Anreicherung in der Leber deren Verfettung bedingt **(Fettleber)**. In der weiteren Folge kommt es nach Jahren zur Entzündung der Leber **(Hepatitis)**. Der als Zwischenprodukt entstehende Acetaldehyd scheint über zellschädigende Mechanismen am Zustandekommen der Hepatitis beteiligt zu sein. Mitverantwortlich sind aber evtl. auch Begleitstoffe mancher Alkoholika (Fuselöle). Die Mengen, die üblicherweise für eine Leberschädigung verantwortlich gemacht werden – 60 g Ethanol/Tag bei der Frau und 80 g/Tag beim Mann – reichen allerdings zur Erzeugung einer ernsthaften Schädigung bis hin zur Zirrhose bei Weitem nicht aus (➤ Fach Verdauungsapparat).

Ethanol wirkt in größeren Mengen auch auf weitere Organe toxisch. Im Vordergrund stehen Gehirn, Pankreas, Knochenmark und Herzmuskel.

## 3.6 Nukleinsäuren

Die Zellkerne der Eukaryonten beherbergen in ihrer **DNA** die Erbinformationen der Lebewesen, also den **genetischen Code**, der darüber entscheidet, ob es sich bei der betreffenden Lebensform um eine Pflanze oder ein Tier, einen Vogel oder ein Insekt oder eben um einen Menschen handelt. Abgespeichert sind die Informationen beim Menschen in rund **25.000 Genen** (DNA-Abschnitten), die auf **23 Chromosomenpaare** verteilt sind (Chromosomen ➤ Fach Zytologie).

Die DNA eines **Gens** trägt die **Information** für ein **bestimmtes Protein**, manchmal aufgrund von Überschneidungen mit benachbarten Genen auch für mehrere. Gene stellen also kleine Unterein-

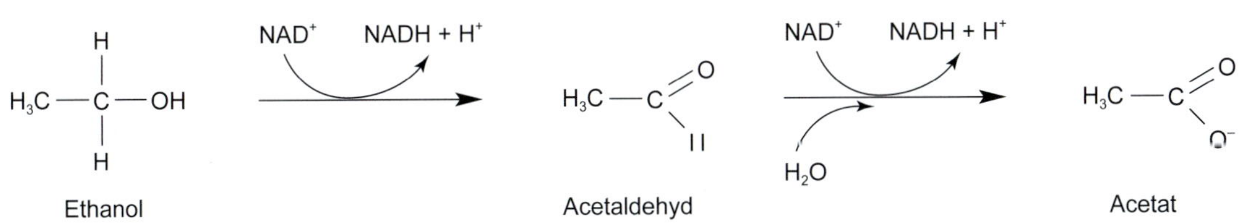


**Abb. 3.44** Alkoholabbau [L252]

heiten der Chromosomen dar und sind in der Regel für einzelne, exakt definierte Eiweißstrukturen zuständig.

**Proteine** bestehen aus **Aminosäuren**. Übereinstimmend bei allen Lebewesen gibt es rund 20 proteinogene Aminosäuren (➤ Kap. 3.3.2). Proteinogen bedeutet, dass sie zum Aufbau von Proteinen verwendet werden. Die Aminosäuren werden so aneinandergeknüpft, dass das entstehende Peptid oder Protein der beabsichtigten Funktion gerecht werden kann. Sowohl die **Zahl** als auch die exakte **Reihenfolge** (Primärstruktur) der Aminosäuren werden von den Genen bestimmt (codiert). Die **Faltung** zur dreidimensionalen Struktur erfolgt dann automatisch innerhalb von Sekunden nach Fertigstellung.

Fehlt auch nur eine einzige Aminosäure einer langen Kette oder wird sie aufgrund einer Mutation des Gens durch eine andere (falsche) ersetzt, ist die Faltung des gesamten Proteins verändert. Damit verliert das Molekül in der Regel seine Funktion. Man könnte annehmen, dass das Fehlen eines einzigen Proteins unter etwa 30.000 keinen großen Verlust bedeuten kann. Weil aber sämtliche Enzyme, Carrier, Kanäle, Pumpen oder Strukturproteine nur ein Glied in einer langen Reaktionskette darstellen oder einmalige Funktionen ohne „Ersatzprotein“ erfüllen, führen solche Veränderungen zu ganz erheblichen Krankheitsbildern (➤ Fach Allgemeine Pathologie).

### 3.6.1 DNA

Die Informationen für die Eiweiße des Organismus sind in der **D**esoxyribo**n**ukleinsäure (DNS oder DNA; A für Acidum = Säure) abgespeichert. Die DNA besteht aus sog. **Basen**, dem Zucker **Desoxyribose** sowie **Phosphorsäure**. Die chemische Verbindung zwischen einer Base und dem Zucker (Desoxy-)Ribose wird als **Nukleosid** bezeichnet. Ist zusätzlich eine Phosphorsäure (Phosphat) daran geknüpft, entsteht sprachlich der Oberbegriff des **Nukleotids**. Wird z.B. die Base Adenin mit Ribose verknüpft, wird sie zum Nukleosid Adenosin. Mit Phosphat entsteht schließlich das Nukleotid Adenosinmonophosphat AMP.

Sind **mehrere Nukleotide** über ihre Phosphate aneinandergeknüpft (➤ Abb. 3.45), entstehen die **Nukleinsäuren**. Nukleotide sind also die Bausteine der Nukleinsäuren – so wie Aminosäuren die Bausteine der Peptide bzw. Proteine sind.

Das Grundprinzip der DNA als Träger der Erbinformation ist bei allen Lebewesen identisch. Lediglich manche Viren benutzen **Ribonukleinsäure** (RNS bzw. RNA), doch kann man Viren mangels eigenen Stoffwechsels nicht als „lebendig“ erachten.

### 3.6.2 Basen

**Vier** unterschiedliche **Basen** stehen für den **Code** der Aminosäurensequenz zur Verfügung. **Zucker** und **Phosphat** stellen lediglich das **Rückgrat** dar, an dem die Basen angehängt sind. Ein Gen eines Chromosoms besteht also aus einem langen Faden, geknüpft aus Desoxyribose und Phosphat. Seitlich an diesem Faden hängen die Basen (➤ Abb. 3.45).

Unter dem Begriff „Basen“ als Teil von DNA und RNA versteht man **Ringsysteme**, die **Stickstoff** enthalten. Stickstoff (N) geht in der Regel mit 3 seiner 5 Außenelektronen eine Atombindung mit drei Partnern ein, während 1 Elektronenpaar übrig bleibt. An dieses Paar kann sich $H^+$ anlagern. Damit reagieren Stickstoffverbindungen basisch (➤ Kap. 2.1.11). Aus dem basischen Ammoniak ($:NH_3$) wird so durch Anlagerung von $H^+$ das Ammoniumion $NH_4^+$. Aus diesem Zusammenhang heraus werden organische, Stickstoff enthaltende Ringsysteme pauschal mit dem Oberbegriff der „Basen“ belegt, ohne dass damit die jeweilige Struktur genauer beschrieben wäre.

Jeweils 2 der 4 Basenmoleküle der DNA bzw. RNA ähneln sich chemisch untereinander. Das eine Paar wird aufgrund dieses chemischen Grundgerüsts als Pyrimidinbasen bezeichnet, das andere Paar als Purinbasen (➤ Abb. 3.46). Pyrimidin ist gewissermaßen ein Benzol, bei dem zwei C-Atome des Ringes durch N ersetzt wurden. Im Purin ist dem Pyrimidin ein Fünferring angehängt, der wiederum 2 N-Atome enthält. Zu den **Pyrimidinen**, also den Molekülen, die auf dem Grundgerüst des Pyrimidins basieren, gehören **Cytosin** und **Thymin** (**DNA**) bzw. Cytosin und **Uracil** (**RNA**), zu den **Purinen Adenin** und **Guanin**. Aus dem Thymin der DNA wird also das Uracil der RNA, während die 3 weiteren Basen übereinstimmen. Thymin und Uracil sind abgesehen von einer einzelnen Methylgruppe $-CH_3$ identisch, sodass die Paarbildung (s. unten) bei DNA und RNA auf dieselbe Weise vonstattengeht.

Die 4 bzw. 5 Basen sind **nicht essenziell** – sie können von den Zellen selbst aus kleinsten Bausteinen synthetisiert werden.

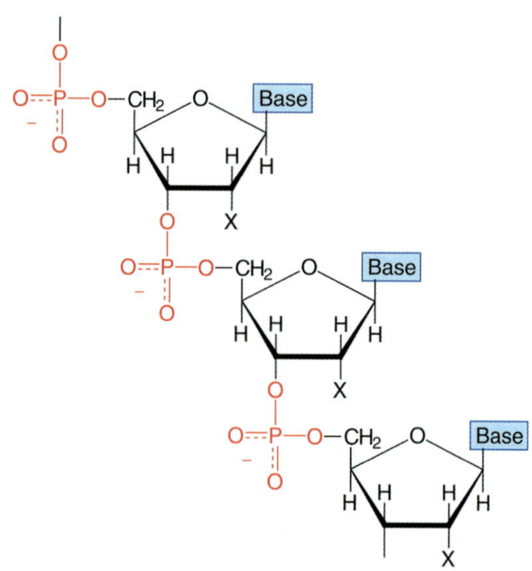


**Abb. 3.45** Ausschnitt (drei Nukleotide) aus einer Nukleinsäure [L253]

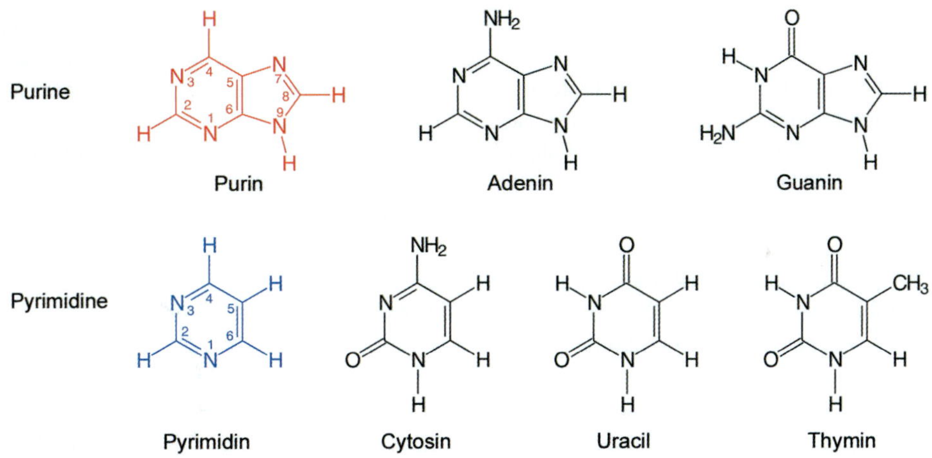


**Abb. 3.46** Purinabkömmlinge Adenin und Guanin sowie Pyrimidinabkömmlinge Cytosin und Thymin [L253]

## 3.6.3 DNA-Struktur

Die Struktur der Erbsubstanz wurde 1953 von den beiden Forschern Watson und Crick erkannt und der Öffentlichkeit vorgestellt. Danach besteht die DNA aus **zwei Nukleinsäureketten**, die einander gegenüberliegen und in Gestalt einer **Doppelhelix** umeinander geschlungen sind. Der gegenseitige Zusammenhalt der beiden Ketten wird dabei durch **Wasserstoffbrücken** ermöglicht, die zwischen den Basen der einen Kette und denjenigen der anderen Kette ausgebildet werden. Wasserstoffbrücken sind **keine chemischen Bindungen**, sondern lediglich **lockere Anlagerungen** zwischen Plus und Minus. Ein Wasserstoffatom H, das an ein N oder O einer der vier Basen chemisch gebunden ist, wird von einem benachbart liegenden Elektronenpaar eines N oder O der Nachbarkette angezogen (➤ Abb. 3.47).

Die gegenseitige Anlagerung der Basen über ihre Wasserstoffbrücken fixiert die beiden Ketten in ihrer räumlichen Position und ermöglicht so die Struktur der Doppelhelix (➤ Abb. 3.48). Aufgrund der chemischen Basenstruktur passen nur **Guanin und Cytosin** sowie **Adenin und Thymin** zueinander (➤ Abb. 3.47). Guanin kann sich z.B. nicht an Adenin oder Thymin binden, und Thymin nicht an Guanin oder Cytosin. Dies bedeutet, dass die Basenanordnung der einen Kette diejenige der Nachbarkette bestimmt und umgekehrt. Der eine DNA-Strang wird passend zum anderen synthetisiert. Außerdem muss in einem DNA-Gesamtmolekül immer gleich viel Adenin und Thymin vorhanden sein – und entsprechend identische Mengen an Guanin und Cytosin.

In der **RNA** wird **Thymin durch Uracil** (➤ Abb. 3.46) **ersetzt**. Hier paart sich also Adenin mit Uracil anstatt mit Thymin.

Die Basen der beiden Einzelketten stehen sich im Inneren der Doppelhelix gegenüber. Die Zucker- und Phosphatreste sind der Umgebung zugewandt. Hier befinden sich basische Proteine **(Histone)**, die sich an die negativen Ladungen der Phosphate anlagern und so die helikale Struktur zusätzlich stabilisieren.

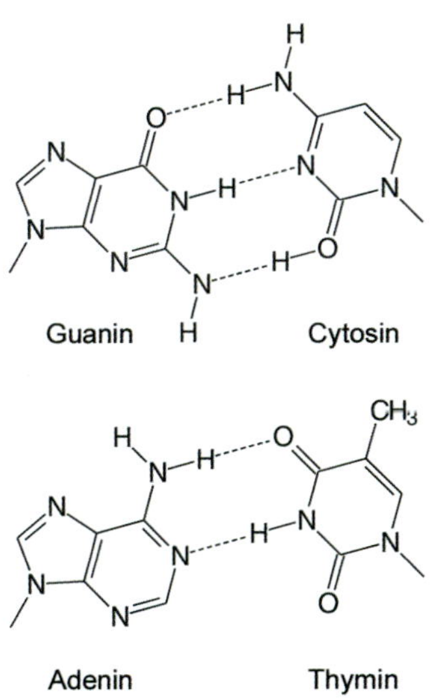


**Abb. 3.47** Wasserstoffbrücken zwischen benachbart liegenden Basen [L253]

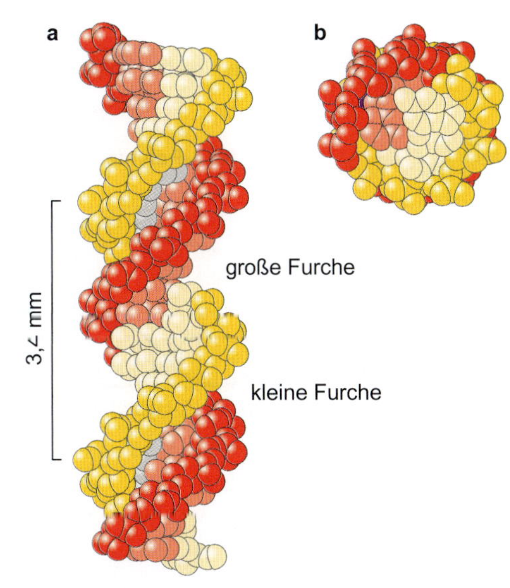


**Abb. 3.48** DNA-Doppelhelix [L253]

## 3.6.4 RNA

Die Erbinformation (DNA) liegt in den Zellkernen, die Proteinsynthese findet dagegen an den Ribosomen des Zytosols statt (➤ Fach Zytologie). Dies bedeutet, dass die Information an der DNA abgelesen und anschließend zu den Ribosomen transportiert werden muss. Diese Übertragung erfolgt durch die RNA.

Die Desoxyribonukleinsäure DNA unterscheidet sich von der Ribonukleinsäure RNA lediglich im **Zuckeranteil**. Die Desoxyribose der DNA wird durch die **Ribose** der RNA ersetzt. Die Ribose besitzt in Position 2 die übliche OH-Gruppe der Zuckerstrukturen. Bei der Desoxyribose fehlt diese Hydroxylgruppe und wird durch ein H-Atom ersetzt (➤ Abb. 3.49). Abgesehen vom Zuckeranteil sowie dem Austausch von Thymin gegen Uracil sind die beiden Nukleinsäuren identisch.

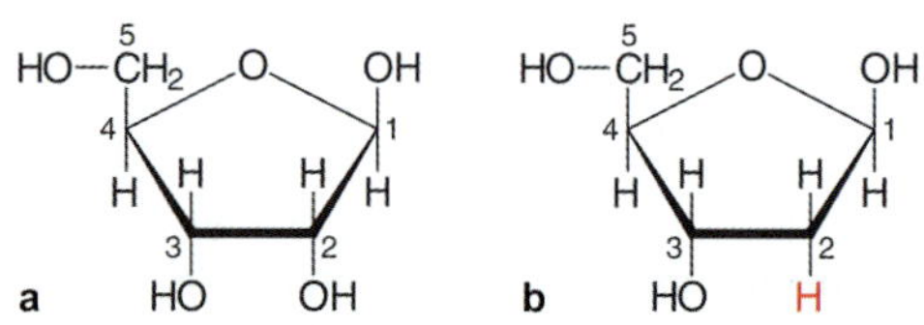

**Abb. 3.49** Ribose (**a**) und Desoxyribose (**b**) [L253]

## 3.6.5 Proteinsynthese

### Transkription

Das Ablesen der Information der DNA durch die RNA erfolgt durch die Synthese eines **RNA-Stranges** an der DNA des Chromosoms, der **komplementär zur DNA** ist (➤ Abb. 3.50, ➤ Kap. 4.1.5). Abgelesen wird also die Basensequenz. Dort, wo sich an der DNA ein Adenin befindet, wird im RNA-Strang ein Thymin (bzw. Uracil) eingebaut. Das Thymin der DNA wird zum Adenin der RNA. Aus Guanin wird Cytosin und aus Cytosin wird Guanin.

Der entstehende RNA-Faden heißt **Boten-RNA (Messenger-RNA = mRNA)**, weil er die Information „als Bote" aus dem Zellkern zu den Ribosomen trägt. Er stellt die exakte Kopie eines Gens, also einer bestimmten DNA-Sequenz dar. Das Enzym, das den Aufbau der mRNA steuert, ist die **RNA-Polymerase**. Den Vorgang der **Übersetzung** der DNA in die komplementäre RNA-Sequenz nennt man **Transkription**.

### Translation

Die mRNA gelangt durch Poren der Kernhülle zu den **Ribosomen** des Zytosols. Dort heftet sie sich an bestimmte Ribosomenstrukturen. Anschließend wird die **Sequenz der Basen** der RNA in die **Sequenz der Aminosäuren** des zu produzierenden Proteins übersetzt. Diese Übersetzung nennt man **Translation** (➤ Kap. 4.1.5, ➤ Abb. 3.51).

Die Übersetzung der einen Struktur (Nukleinsäure) in die andere (Protein) erfolgt durch ein „**Alphabet**", das von den Basen gebildet wird. Dabei entsprechen jeweils **drei aufeinanderfolgende Basen** einer bestimmten **Aminosäure**. Die Zusammensetzung bzw. genaue Reihenfolge der Basen eines solchen **Tripletts** entscheidet über die Aminosäure, die an dieser Stelle in das Protein eingefügt wird.

**Aminosäuren** schwimmen zumindest in diesem Zusammenhang nicht frei im Zytosol, sondern werden von **eigenen RNA-Molekülen** zu den Ribosomen und zur mRNA **transportiert**. Diese Moleküle heißen **Transfer-RNA (tRNA)**. Es handelt sich um kleine Moleküle aus rund 80 Nukleotiden, die eine kleeblattförmige Raumstruktur aufweisen (➤ Abb. 4.16). Integriert in die tRNA-Moleküle bildet eine Einheit aus drei Nukleotiden ein **Basentriplett**, ein sog. **Anticodon**. Auf der gegenüberliegenden Seite der tRNA hängt diejenige Aminosäure, die zum Basentriplett (Anticodon) dieses Moleküls passt. Anticodon und Aminosäure bilden eine sich gegenseitig definierende Einheit. Für die 21 vorhandenen Aminosäuren (20 + Selenocystein) gibt es prinzipiell 21 tRNA-Molekü-

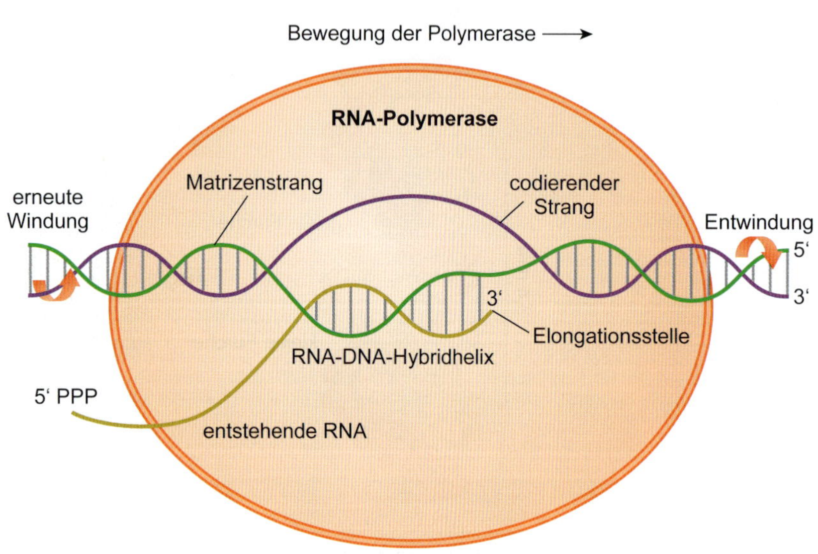


**Abb. 3.50** Transkription [L231]

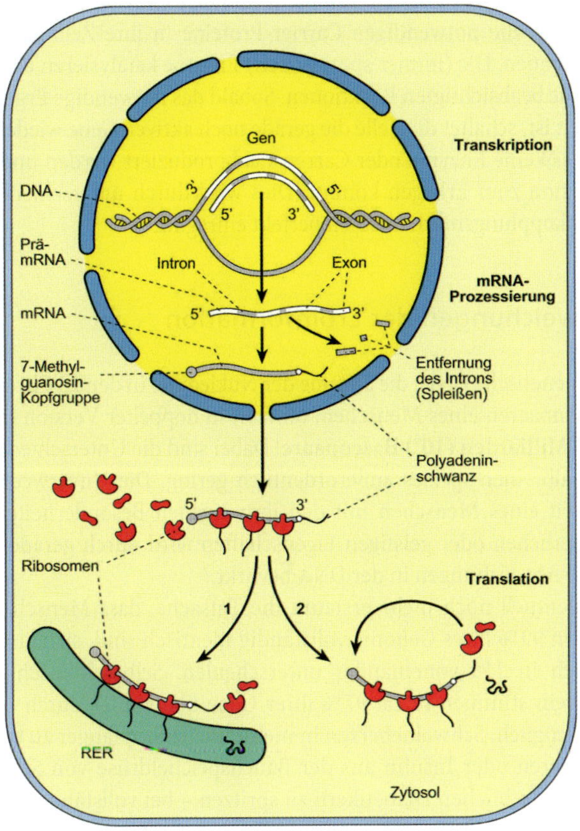


**Abb. 3.51** Translation [L106]

le. Ein einzelnes tRNA-Molekül ist also jeweils nur für eine bestimmte Aminosäure zuständig. Zum Beispiel transportiert die tRNA mit dem Anticodon aus den Basen C-C-A (Cytosin-Cytosin-Adenin) ausschließlich die Aminosäure Glycin. Die tRNA mit dem Basentriplett C-G-A (Cytosin-Guanin-Adenin) bindet dagegen ausschließlich die Aminosäure Alanin.

Die **tRNA**, beladen mit der jeweils passenden Aminosäure, lagert sich im Bereich der Ribosomen mit ihrem **Anticodon** an das **komplementäre Basentriplett der mRNA** (= „**Codon**"). Die mRNA definiert mit der Anordnung ihrer Basentripletts die komplementären Anticodons der tRNA. Während sich der Reihe nach immer neue tRNA-Moleküle an die mRNA-Tripletts binden, werden die an der **Rückseite der tRNA-Moleküle** hängenden **Aminosäuren** zu **Peptiden bzw. Proteinen** zusammengebunden.

Damit wurde die Basensequenz der DNA auf dem Umweg über zunächst mRNA und schließlich tRNA in die passende Reihenfolge der Aminosäuren eines Proteins übersetzt. Man könnte sich vorstellen, dass das „Bild" der DNA auf ein Negativ (mRNA) übertragen wird, um zuletzt mittels tRNA wieder in das entsprechende Bild übersetzt zu werden.

Nach vollständigem Ablesen der mRNA und damit Fertigstellung des **Proteins löst sich** dieses **vom Ribosom**, faltet sich in seine dreidimensionale Struktur und erfüllt von da an die ihm eigene, spezifische Aufgabe im Stoffwechsel der Zelle – z.B. als eines von 3.000 Enzymen, als Ionenkanal oder -pumpe, Carrier- oder Rezeptorprotein.

EXKURS

**Micro-RNA**

Die MicroRNA (**miRNA**) stellt einen weiteren RNA-Typus dar, der in jeder Zelle vorkommt – nachgewiesen bereits bei sehr alten Lebensformen. Die Bezeichnung leitet sich davon ab, dass diese einsträngigen Moleküle aus lediglich rund **22 Nukleotiden** bestehen, also sehr klein sind („micro"). Codiert werden sie von eigenen Genen bzw. Genabschnitten der DNA. Interessant ist, dass etliche dieser Abschnitte bzw. die daraus entstehenden RNA-Moleküle über Millionen von Jahren konserviert wurden – sich also nach ihrer ersten evolutionären Entwicklung bei nachfolgenden Lebensformen kaum noch verändert haben, sodass sie selbst beim Menschen immer noch weitgehend identische Strukturen besitzen.

MicroRNA-Moleküle besitzen sehr spezifische Funktionen. Sie binden an die mRNA und behindern oder unterbrechen die **Translation** an den Ribosomen, indem sie in Abhängigkeit von ihrer Bindungsspezifität die zugehörigen mRNA-Moleküle hemmen oder sogar, wenn sie exakt komplementär aufgebaut sind, regelrecht zerstückeln und damit die Translation **vollständig beenden**. Zusätzlich wirken sie auf die zugehörigen Genabschnitte dieser mRNA im Sinne einer negativen Rückkopplung. Sie **regulieren** damit die **Proteinsynthese** und verhindern eine überschießende Synthese einzelner Proteine. Man geht derzeit davon aus, dass nur wenige Tausend spezifischer miRNA-Moleküle vom Genom menschlicher Zellen codiert werden, von denen zumindest 25 % aller Proteine, wahrscheinlich aber sehr viel mehr reguliert werden, weil ein einziges miRNA-Molekül mehrere Gene beeinflusst, wenn auch nicht immer mit der gleichen Affinität. Dies sind letztendlich vorläufige Annahmen, weil die diesbezügliche Forschung noch längst nicht abgeschlossen ist. Jedenfalls sind die Moleküle in großem Umfang an den Steuerungsvorgängen innerhalb der Zellen bis hin zu Apoptose oder auch malignen Entartungen beteiligt.

Interessant ist in diesem Zusammenhang die Identifizierung einer miRNA (sog. miR-7), welche die Synthese eines bestimmten Wachstumsfaktors beschränkt. Das Bakterium **Helicobacter pylori** inaktiviert diese miRNA über eigene Faktoren. Wenn der **Wachstumsfaktor** nun in der Folge **im Übermaß produziert** wird, bedeutet dies, vereinfacht und zusammenfassend dargestellt, dass er auch ein malignes Zellwachstum zu unterhalten vermag. Die Hauptursache für das **Magenkarzinom**, die Besiedlung der Magenwand mit Helicobacter pylori, lässt sich auf diese Weise anschaulich machen bzw. verstehen. Grundsätzlich jedoch weist der Mechanismus auch auf die Bedeutung fein regulierter und gegenseitig abgestimmter zellulärer Mechanismen hin.

Eine weitere Konsequenz, die in ihrer Bedeutung für die Medizin gar nicht hoch genug eingeschätzt werden kann, besteht darin, künftig über Pharmaka, die auf einzelne miRNA-Moleküle einwirken, spezifische Prozesse zu steuern und damit auch Krankheitsbilder zu beeinflussen. Ein derartiger Ansatz wurde z.B. 2016 mit der Identifizierung einer miRNA gefunden, die das akute Leberversagen nach einer Intoxikation aufzuhalten oder zu heilen vermag, indem sie die Apoptose verhindert. Wurden im Tierversuch diejenigen Genabschnitte stimuliert, die für diese miRNA codieren, wurden den eigentlich tödliche Dosen von Paracetamol überlebt. Schließlich wird die miRNA aktuell zunehmend in der **Labormedizin** verwendet, weil sie entsprechend sämtlicher Moleküle lebender Zellen in gewissem Umfang im Serum erscheint und bei bestimmten Störungen erhöht nachzuweisen ist. In Einzelfällen weist die miRNA zuverlässiger als weitere Parameter auf die zugrunde liegende Krankheit hin oder dieser Laborparameter erscheint frühzeitiger im Serum und dient damit eben auch einer frühzeitigen Diagnose.

Es versteht sich von selbst, dass miRNA-Moleküle weit jenseits jeder Prüfungsrelevanz liegen.

Während also die DNA der Zellen die Funktionen der spezifischen Konservierung einer definierten Lebensform mit all ihren Stoffwechselprozessen besitzt, wurden die Ribonukleinsäuren evolutionär für unterschiedlichste Funktionen vorgesehen:

- **mRNA** (Messenger-RNA): Kopien der DNA-Gene (Transkription) mit nachfolgendem Transport zu den Ribosomen
- **rRNA** (ribosomale RNA): bilden die Grundstruktur der Ribosomen mit ihren beiden Untereinheiten, ergänzt durch ribosomale Proteine
- **tRNA** (Transfer-RNA): transportieren spezifisch diejenigen Aminosäuren zu den Ribosomen, die zu den jeweiligen Basentripletts der gebundenen mRNA passen und für die vorgesehene Proteinsynthese (Translation) benötigt werden
- **miRNA** (MicroRNA): beaufsichtigen die Translation und begrenzen unter Abstimmung mit der DNA deren Dauer bzw. die Menge des jeweils gebildeten Genprodukts



## Synthese der Kohlenhydrate und Fette

Die **Gene** der chromosomalen DNA **codieren ausschließlich für Eiweißstrukturen**. Informationen über die Zucker und Fette des Körpers sind nicht enthalten. Dies mag verwundern, doch sollte man sich in Erinnerung rufen, dass jede Reaktion im menschlichen Organismus durch **Enzyme** katalysiert, also überhaupt ermöglicht und gesteuert wird. Nichts bleibt dem Zufall überlassen. Wenn also, dem Bedarf einer Zelle entsprechend, Zucker- oder Fettmoleküle aufgebaut, gespalten oder auf andere Weise umgesetzt werden sollen, braucht diese Zelle lediglich die hierfür erforderliche mRNA in ihrem Zellkern zu bilden, um die passenden Enzyme zu produzieren bzw. die notwendigen Carrier-Proteine in ihre Zellmembran einzubauen. Die (immer spezifischen) Enzyme katalysieren daraufhin die beabsichtigten Reaktionen. Sobald das notwendige Ergebnis erzielt ist, schaltet die Zelle die gerade noch aktiven Gene wieder ab, sodass keine Enzyme oder Carrier nachproduziert werden und die Reaktion zum Erliegen kommt. Dies wird durch unterschiedliche Rückkopplungsmechanismen perfekt einreguliert.

## Abweichungen der Erbinformation

Der genetische Code, die Summe der Nukleotide in den 23 Chromosomenpaaren eines Menschen, umfasst in doppelter Version mehr als **3 Milliarden ($10^9$) Basenpaare**. Dabei sind die Unterschiede innerhalb einer Spezies außerordentlich gering. Die Unverwechselbarkeit eines Menschen mit den ihm eigenen Besonderheiten in körperlichen oder geistigen Eigenschaften wird durch gerade mal 0,1 % Abweichungen in der DNA bewirkt.

Eventuell noch mehr erstaunt die Tatsache, dass Mensch und Affe in 99 % ihres Genoms vollständig identisch sind, sich also lediglich in 1 % voneinander unterscheiden. Selbst Mensch und Schwein stimmen in ca. 97 % ihrer Gene überein. Dadurch ist es z.B. möglich, Schweineherzen in menschliche Empfänger zu transplantieren oder Insulin aus der Bauchspeicheldrüse von Schweinen menschlichen Diabetikern zu spritzen – bei vollständig erhaltener Wirksamkeit.

KAPITEL

# 4 Zytologie



## Einführung

Lebensformen sind an einen umschriebenen Raum gebunden, in dem sie gegenüber der Umgebung abgegrenzt sind. Ohne eine stabile Begrenzung wären reproduzierbare und geordnete Lebensvorgänge nicht vorstellbar. Die kleinste Einheit des Lebens besteht deshalb aus einer einzelnen Zelle, umgeben und gegenüber der Umgebung abgeschottet durch die Zellmembran.

Als die Erde vor rund 4,5 Milliarden Jahren aus kosmischem Staub kondensierte und sich als Planet des Sonnensystems etablierte, bestand sie bereits aus den anorganischen Materialien, die sie auch heute noch ausmachen. Temperaturen, Uratmosphäre und weitere Bedingungen waren lebensfeindlich, doch immerhin dazu geeignet, chemische Reaktionen zu ermöglichen, aus denen bereits einfache Aminosäuren oder Zuckermoleküle entstanden. Trotzdem dauerte es etwa 1 Milliarde Jahre – dies sind 1000 Millionen Jahre –, bis die ungeheure Vielzahl an chemischen Reaktionen die ersten Zellen entstehen ließ. Man geht also davon aus, dass das Leben auf diesem Planeten vor gut 3 ½ Milliarden Jahren entstanden ist.

Die ersten Zellen waren sehr einfach aufgebaut. Neben der Abgrenzung gegenüber der Umgebung durch eine Zellmembran bzw. zusätzliche Zellwand war im Wesentlichen nur die Erbinformation in Gestalt der DNA vorhanden. Diese lag zunächst zusammengeknäuelt ohne umgebende Membran mitten im Zytosol der Zelle, während die höher entwickelten Zellen nachfolgender Generationen eine Hüllmembran um die DNA und damit einen echten Zellkern (Nukleus = Karyon) ausbildeten. Die ersten Zellformen werden aus diesem Grunde zu den **Prokaryonten** zusammengefasst, während weiterentwickelte Lebensformen mit separatem Zellkern als **Eukaryonten** bezeichnet werden.

Neben einem echten Zellkern fehlten bei den Urzellen mit Ausnahme der Ribosomen auch sämtliche weiteren Zellorganellen. Trotz dieses im Vergleich zu pflanzlichen oder tierischen Zellen noch sehr einfachen Aufbaus haben die Prokaryonten die unvorstellbar lange Zeit bis heute überlebt – teilweise ohne wesentliche Weiterentwicklung. Sie bevölkern seit 3 ½ Milliarden Jahren die gesamte Erde in Gestalt der **Bakterien**.

Aus den einzelligen Lebensformen wie Bakterien oder nachfolgenden Pilzen entwickelten sich mehrzellige bzw. vielzellige Organismen. In erster Linie sind dies Tiere und Pflanzen. Die Trennung gilt nicht absolut, weil vereinzelt auch z.B. tierische Zellen als einzellige Lebensformen existieren – v.a. die **Protozoen**. Medizinisch bedeutsame Protozoen sind z.B. Plasmodien, die Erreger der Malaria, Toxoplasmen, Trichomonaden, Amöben und Lamblien. Ein- und mehrzellige Lebensformen, die beim Menschen die Infektionskrankheiten verursachen können, werden im ➤ Fach Mikrobiologie besprochen. An dieser Stelle geht es allein um menschliche Zellen.

Die Zellen höherer Organismen haben sich zu Zellverbänden zusammengeschlossen. Bei tierischen (menschlichen) Lebensformen bilden sie spezialisierte Gewebe und Organe. Besondere Aufgaben solcher Gewebe bedingen die entsprechende Spezialisierung der enthaltenen Zellen und diese wiederum unterschiedliche Formen und enthaltene Strukturen. Des ungeachtet gibt es einen **einheitlichen Bauplan** aller menschlichen Zellen.

Der Körper des erwachsenen Menschen enthält etwa 10 Billionen ($10^{13}$) ortsständige Zellen. Dazu gesellen sich im Blut noch einmal rund 25–30 Billionen rote Blutzellen (Erythrozyten) sowie in Blut und Geweben 2–3 Billionen weiße Blutzellen (Leukozyten).

## 4.1 Aufbau der Zelle

Bildlich gesprochen kann man sich eine Zelle als „Haus" vorstellen. In einem Wohnhaus gibt es verschiedene Zimmer mit unterschiedlichen Funktionen; die Küche hat eine andere Funktion als Schlaf- oder Wohnzimmer. In jedem Fall werden sowohl die einzelnen Zimmer als auch das gesamte Haus von Wänden umgeben und stabilisiert, gleichzeitig aber auch gegenüber der Umgebung abgegrenzt. Eine weitere Parallele besteht in den Türen, die sowohl Zugang zum Haus als auch zu den einzelnen Zimmern gestatten, anschließend jedoch wieder verschlossen werden können. Die einzelnen Kompartimente einer tierischen (menschlichen) Zelle heißen Mitochondrium, Golgi-Apparat, endoplasmatisches Retikulum, Lysosom oder Zellkern. Jedes von ihnen ist von einer **Hülle** umgeben, die bei Bedarf und sehr **gezielt durchlässig** wird, weil andernfalls kein Austausch mit weiteren Zellanteilen zustande kommen könnte. Dasselbe gilt für die Hülle, welche die gesamte Zelle umgibt.

Eingebettet sind die Zellorganellen in einen flüssigkeitsgefüllten Raum, der den **gesamten Zellinnenraum** ausfüllt, das **Zytoplasma** (➤ Abb. 4.1). In der wässrigen Phase dieses Raums sind Tausende unterschiedlichster Moleküle und Ionen gelöst: Proteine mit vielfältigsten Funktionen, Zuckerstrukturen, Ionen wie $Na^+$, $K^+$, $Mg^{2+}$, $Cl^-$, Phosphat und Bikarbonat sowie Ionen, die in so geringen Mengen vorhanden sind, dass sie zu den Spurenelementen gerechnet werden. Hierzu gehören neben Magnesium z.B. Zink, Eisen, Chrom, Kupfer, Selen oder Mangan. Während der Begriff Zytoplasma den Gesamtraum einer Zelle mit sämtlichen darin enthaltenen Zellorganellen definiert, kann man die **wässrige Phase** mit den gelösten Molekülen und Ionen, aber ohne die Zellstrukturen, als **Zytosol** bezeichnen (solvere = lösen). Die beiden Begriffe werden allerdings im medizinischen Alltag meist synonym verwendet.

Die Größe menschlicher Zellen schwankt zwischen rund **7 µm** (Erythrozyten und Lymphozyten) und etwa **100 µm** (Megakaryozyten des Knochenmarks). Meist liegt sie bei **20–30 µm**. Die größte Zelle insgesamt stellt mit 200 µm die weibliche Eizelle dar. Einen Sonderfall bilden Skelettmuskelzellen mit einer Länge von bis zu > 30 cm und einer Dicke bis zu 100 µm. Sie sind aus zahlreichen miteinander verschmelzenden Einzelzellen hervorgegangen.

**HINWEIS PRÜFUNG**
Für die Prüfung wird lediglich ein grober Überblick über die wesentlichen Kompartimente und Zellorganellen erwartet. Details sind nicht relevant.

### 4.1.1 Zellmembran

Das Grundprinzip der Zusammensetzung und Struktur der Zellmembranen hat sich seit Beginn der Evolution mit den ersten Bakterien bis zur Entwicklung des Menschen nie mehr verändert. Alle Zellmembranen bestehen aus einer extrem dünnen, lediglich etwa

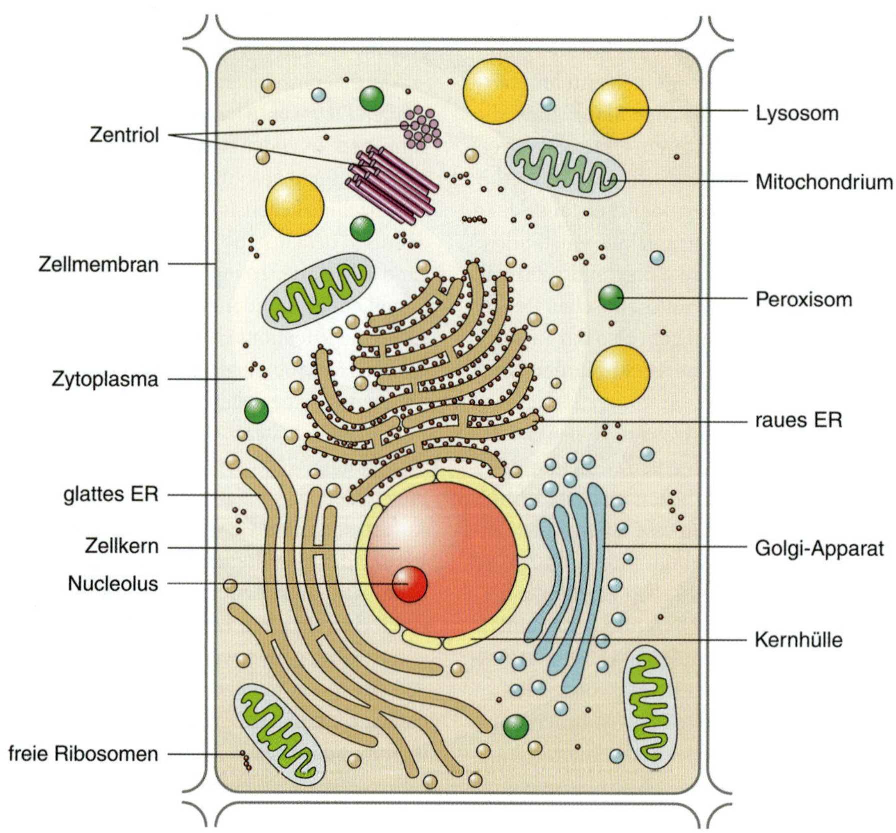


**Abb. 4.1** Schema einer Zelle mit Zellorganellen. ER = endoplasmatisches Retikulum [L253]

5 Nanometer (nm) messenden **Schicht aus Phospholipiden**, die palisadenartig in zwei Reihen aufeinander liegen. Bei höheren Lebensformen wie Pflanzen und Tieren sind die einzelnen Zellorganellen von identischen Membranen umgeben und gegenüber dem Zytosol abgegrenzt. Es gibt verschiedene Phospholipide wie Phosphatidylserin, Phosphatidylethanolamin oder Sphingomyelin, die sich chemisch kaum voneinander unterscheiden. Das hauptsächlich vertretene und wichtigste Phospholipid ist **Phosphatidylcholin (= Lecithin)**.

Phospholipide stellen seifenähnliche Moleküle (Syndets) dar, welche die Löslichkeit fettiger Strukturen in einem wässrigen Umfeld vermitteln können und deshalb auch industriell eingesetzt werden. Wenn also in der Beschreibung eines Lebensmittels zu lesen ist, dass der „Emulgator Lecithin" enthalten sei, sollte man nicht darüber lamentieren, dass die Industrie wieder mal „Chemie" in die Nahrung gemischt habe. Vielmehr ist Lecithin außerordentlich wertvoll für den menschlichen Organismus – allein schon deswegen, weil seine ungesättigten Fettsäureanteile zum Teil essenziell sind, also ohnehin zugeführt werden müssen.

Phospholipide wie Lecithin sind Moleküle, die an ihrem einen Ende Ladungen tragen, hier also **hydrophil** sind (➤ Kap. 3.4.2). Der Rest des Moleküls besteht dagegen aus lauter C- und H-Atomen. Aufgrund fehlender Ladungen und weitgehend identischer Elektronegativitäten entsteht hier ein Molekülbereich, der **lipophil** ist und damit ein Fett darstellt (➤ Abb. 3.37). Treffen in einer wässrigen Umgebung zwei oder mehr derartige Moleküle aufeinander, wird sich ganz automatisch ein jedes Molekül mit seinem fettigen Anteil an die Fettseite der weiteren Moleküle anlagern, während die hydrophilen Molekülanteile nach außen zur wässrigen Umgebung hin gerichtet sind (➤ Abb. 3.38). Auf diese Weise entsteht die sog. **Doppelpalisadenschicht** sämtlicher Membranen nahezu aller Lebensformen seit ihren Anfängen. Die fettigen Bereiche sind damit perfekt maskiert und ohne Kontakt zu den umgebenden wässrigen Phasen.

**Phospholipide** besitzen bei **Körpertemperatur** von 37 °C aufgrund der enthaltenen ungesättigten Fettsäuren eine **flüssige Konsistenz**. Gleichzeitig ist die Struktur von zwei aufeinander liegenden Phospholipidreihen dermaßen dünn (knapp 5 nm), dass sie in einem Lichtmikroskop schon lange nicht mehr gesehen werden kann. Hieraus könnte man ableiten, dass die Zellmembranen, die jede Zelle des menschlichen Organismus umgeben, über keinerlei Festigkeit verfügen, sodass Zellen außerordentlich labile und verletzliche Strukturen darstellen müssten. Sämtliche Räume innerhalb und außerhalb der Zellen bestehen jedoch aus Wasser und darin gelösten hydrophilen Molekülen. In dem Moment, in dem sich Phospholipid-Moleküle der Membran von ihren Nachbarn trennen und als Einzelmoleküle wegschwimmen würden, wären ihre Fettanteile von Wasser umgeben. Genau dies stellt einen chemisch vollkommen **unmöglichen Zustand** dar. Aus diesem Grunde bleiben die **fettigen Molekülanteile** unabänderlich **aneinander gebunden**, wodurch die gesamte Zellmembran ihre **Struktur** und **Integrität** bewahrt.

Neben den Phospholipiden enthalten Zellmembranen auch variable Anteile des Fetts **Cholesterin**. Dies dient der zusätzlichen mechanischen **Stabilisierung**, soweit diese Begrifflichkeit im Zusammenhang einen Sinn ergeben mag (➤ Abb. 4.2).

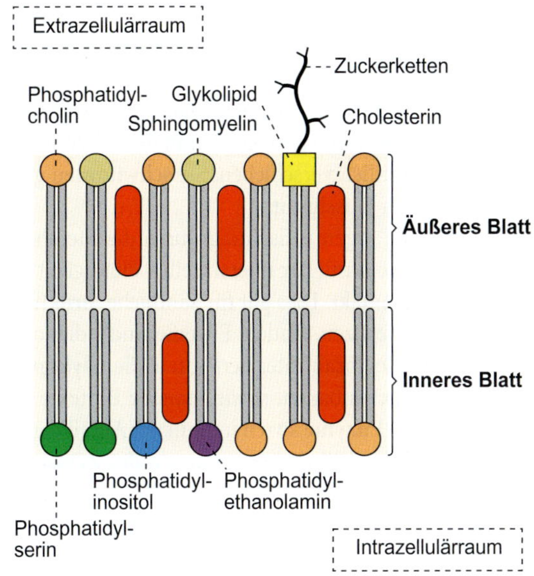


**Abb. 4.2** Doppelpalisadenschicht einer Zellmembran mit integriertem Cholesterin [L141]

**EXKURS**

Im ➤ Fach Atmungssystem wird besprochen, dass die innere Oberfläche der **Lungenalveolen** einen Überzug aus Fett erhält, um dadurch die Retraktionskraft der Lunge auszubalancieren. Alveolen stellen mit Atemluft gefüllte Bläschen dar, an deren Wandung u.a. der Sauerstoff der Luft ins Blut übertritt. Nun ist die Atemluft der Alveolen mit Wasserdampf gesättigt, sodass deren Grenzfläche feucht wird. In diese hauchdünne Schicht aus Wassermolekülen wird von Epithelzellen der Alveole eine begrenzte Zahl an **Lecithin-Molekülen** ausgeschieden, deren Menge einerseits nicht dazu ausreicht, eine Doppelpalisadenschicht auszubilden, andererseits jedoch hierfür in der Schicht aus wenigen Wassermolekülen auch gar keinen Raum zur Verfügung hätte. Das Resultat dieser Verhältnisse ist nun durchaus logisch und wird ausschließlich chemisch vorgegeben: Die Phospholipidmoleküle integrieren sich mit ihrer hydrophilen Seite in den Wasserfilm, während die lipophilen Anteile aus dieser Schicht hinaus in die Luft der Alveole ragen, weil es hierzu keine Alternative gibt. Die innere Oberfläche der Alveole erhält damit einen fettigen Überzug – mit Kontakt zu den ungeladenen (lipophilen) Molekülen der Atemluft.

## Austauschvorgänge mit der Umgebung

Eine fettige Barriere wie die Zellmembran lässt kleine **gasförmige** Moleküle wie $O_2$, $CO_2$ oder NO (Stickstoffmonoxid) problemlos **passieren**. Dasselbe gilt für voluminösere **fettlösliche** Substanzen. Andererseits ist sie selbst für die allerkleinsten **wasserlöslichen Moleküle** und sogar für das Wasser selbst **unpassierbar**.

**Austauschvorgänge** der Zelle mit ihrer Umgebung, die Aufnahme von Nahrung wie Glukose oder von Substanzen, die für den Strukturerhalt benötigt werden, wären unmöglich, wenn nicht Einrichtungen vorhanden wären, die dies ermöglichten. Jede Zellmembran enthält deshalb Strukturen aus **Eiweiß**, die zwischen die Fettmoleküle eingelagert sind und mannigfaltigste Funktionen erfüllen (➤ Abb. 3.39). Die Aminosäuren dieser Eiweiße enthalten in dem kurzen Abschnitt, der in die Zellmembran integriert ist, ausschließlich lipophile Seitenketten, die sich im umgebenden Fett lösen. Dagegen sind diejenigen Anteile, die in die wässrigen Phasen von Zytosol oder Umgebung der Zelle (Interstitium) ragen, hydrophil, weil sie andernfalls in das Fett der Zellmembran umklappen müssten. Sämtliche **Membranproteine** können sich in der zähen Flüssigkeit des Membranfettes seitlich verschieben. Sie **schwimmen** gewissermaßen in dieser öligen Flüssigkeit.

Zahlreiche Proteine ragen vollständig durch die Membran hindurch und stehen sowohl mit der interstitiellen Flüssigkeit als auch mit dem Zytosol in Kontakt. Dies gilt für sämtliche Strukturen, die **Transportaufgaben** besitzen. Andere Eiweiße sind lediglich in den äußeren Anteil der Membran integriert – u.a. die **Glykoproteine**, welche die Glykokalyx aufbauen, sowie manche Proteine mit Enzymfunktion. Weitere **Enzyme** sitzen im inneren Anteil der Membran. Hier finden sich auch Proteine, an denen das Zytoskelett der Zelle befestigt ist (➤ Kap. 4.1.2).

4

### Aquaporine

Dies sind **Poren** bzw. **Kanäle** (aus Eiweißstrukturen), die für **Wasser (Aqua)** passierbar sind, jedoch nicht für darin gelöste Moleküle oder Ionen. Sie schaffen eine **ständige Verbindung** zwischen der Zelle und ihrer Umgebung, sodass sich Wasser entsprechend der Konzentrationsunterschiede völlig frei austauschen kann. Lediglich in einzelnen Strukturen der Niere (Sammelrohre; ➤ Fach Urologie) fehlen diese Kanäle, weshalb hier Konzentrationsunterschiede zwischen Zelle und Umgebung möglich werden.

Die in nahezu allen Zellmembranen vorhandenen Wasserkanäle sind die Ursache dafür, dass zwischen dem intra- und dem extrazellulären Raum keine Unterschiede hinsichtlich der Gesamtzahl geladener Teilchen bestehen können, weil Wasser nach den Gesetzen der Osmose so lange zum Raum evtl. höherer Konzentration strömt, bis die Konzentration wieder ausgeglichen ist. Lediglich die Art der Ladungsträger kann unterschiedlich sein. Tatsächlich bildet Kalium ($K^+$) das wesentliche Kation des Zellinneren und Natrium ($Na^+$) dasjenige des extrazellulären Raums.

Interessant ist, wie der Durchlass der Aquaporine allein für Wasser lediglich aufgrund der Beachtung einfachster chemischer Grundgesetze möglich wird. Der innere Hohlraum dieser Proteine als durchgängige Verbindung zwischen Zytosol und Interstitium ist so eng, dass nur Wassermoleküle problemlos hindurchpassen. Allerdings gilt diese geringe Größe auch für Ionen. Es bedurfte also in verschiedenen Bereichen noch des Einbaus von Aminosäuren mit positiv oder negativ geladenen Seitenketten. Nun wird ein jedes Anion (z.B. $Cl^-$) von den Negativladungen abgestoßen und damit zurückgehalten, und ein jedes Kation (z.B. $Na^+$, $K^+$) von den Positivladungen im Inneren des Kanals. Ähnlich wie bei dem fettigen Mittelteil der Zellmembranen, das unter keinen Umständen Kontakt zu hydrophilen Molekülen aufnehmen kann, oder dem fettigen Überzug der Alveolen, erkennt man auch bei der Funktion der Aquaporine, wie simpel und naiv chemische Grundgesetze sind, wie sie sich ständig wiederholen und wie ihre Auswirkungen doch gleichzeitig allumfassend in Erscheinung treten und allein damit das möglich machen, was wir unter *Leben* verstehen.

**MERKE**

Sämtliche Lebensvorgänge aller Lebewesen basieren auf einigen wenigen chemischen Grundgesetzen. Dies ist die Ursache dafür, dass ohne ein gewisses chemisches Verständnis nichts in der Medizin vollständig verstanden werden kann.

### Ionenkanäle

Diese Proteine sind ebenfalls außerordentlich **spezifisch**. Es gibt in jeder Zellmembran insgesamt Tausende solcher Kanäle, die jeweils nur eine **einzige Ionensorte** passieren lassen. Ein Natriumkanal lässt ausschließlich Natriumionen durch, Kalium-, Calcium- oder Chloridkanäle eben die Ionen zugehörigen Namens (➤ Abb. 4.3). Grundsätzlich kann sich die Konformation dieser Proteine, ihre dreidimensionale Raumstruktur, auf eine Weise ändern, dass die Kanäle einmal **geschlossen** und dann wieder **geöffnet** sind. Die jeweiligen Öffnungsimpulse und sonstigen Eigenschaften der Ionenkanäle werden im ➤ Fach Herz-Kreislauf-System und ➤ Fach Bewegungsapparat besprochen, soweit dies für ein Verständnis der Zusammenhänge erforderlich ist.

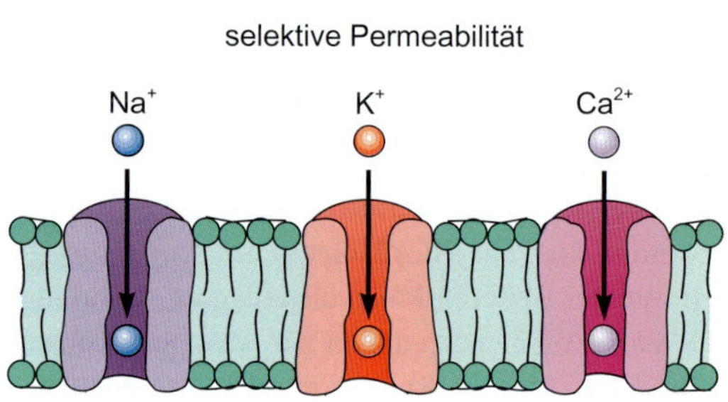


**Abb. 4.3** Ionenkanäle [L112]

### Ionenpumpen

Während Ionenkanäle die zugehörigen Ionen frei passieren lassen, wenn sie geöffnet sind, handelt es sich bei diesen Membraneiweißen um regelrechte Pumpen. Sie lagern Ionen an der einen Membranseite an und transportieren sie anschließend **aktiv** und unter **Energieverbrauch** (ATP) zur anderen Seite. Die Ionenpumpen werden im Zusammenhang der physiologischen Erfordernisse besprochen, v.a. im ➤ Fach Herz-Kreislauf-System und ➤ Fach Urologie.

### Carrierproteine

Carrierproteine sind Eiweißstrukturen, die keine winzigen, geladenen Teilchen (Ionen), sondern **komplexe Moleküle** wie Zucker oder Aminosäuren von der einen Seite zur anderen Seite der Membran **schleusen**. Dies gilt für die Resorption aus dem Lumen des Darms genauso wie für die Vorgänge an jeder Zelle im Körperinneren.

Es gibt Carrier, die lediglich einzelne Moleküle durch die Zellmembran befördern. Sie werden als **Uniporter** bezeichnet (➤ Abb. 4.4). Andere transportieren neben einem Molekül wie Glukose gleichzeitig auch ein Ion wie $Na^+$ durch die Membran hindurch. Sie

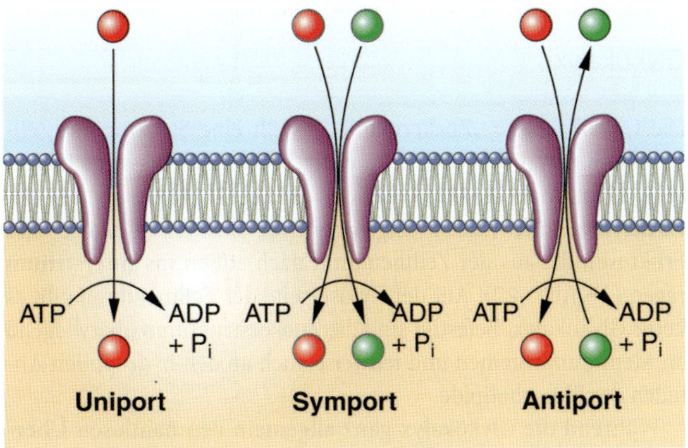


**Abb. 4.4** Transport von Molekülen durch die Zellmembran mithilfe von Carrierproteinen [L253]

werden **Symporter** genannt. Wieder andere verbinden den Transport eines Moleküls (oder Ions) in der einen Richtung mit dem Transport eines anderen Moleküls in Gegenrichtung. Dies sind die **Antiporter**.

Ionenpumpen sind in der Regel Antiporter. Zum Beispiel transportiert die Natrium-Kalium-Pumpe Natrium aus der Zelle heraus und gleichzeitig Kalium hinein. Der aktive Transport von Molekülen oder Ionen durch eine Zellmembran hindurch ist grundsätzlich **energieabhängig** (Verbrauch von ATP). Mehr als die Hälfte der gesamten Nahrungsaufnahme des Menschen dient alleine der Energiebereitstellung für derartige Transporte. Anders ausgedrückt: Jeder zweite Bissen, den der Mensch zu sich nimmt, wird für die Arbeit der Pumpen verwendet.

**MERKE**

Kanäle, Pumpen und Carrier sind Proteine, die die Zellmembran vollständig durchqueren. Sie ragen mit dem einen Ende in die wässrige Phase der Zelle hinein und mit dem anderen Ende in diejenige der Umgebung.
Im Gegensatz hierzu ragen andere Proteine der Zellmembran lediglich in die Umgebung oder ausschließlich in die Zelle hinein. Diese Membraneiweiße besitzen andere Aufgaben. Einige dienen z.B. als Rezeptoren für Moleküle wie Hormone oder Botenstoffe des Immunsystems, die auf diese Weise in Kontakt mit der Zelle treten und ihre jeweilige Botschaft überbringen.

## Endozytose

Carrierproteine transportieren kleine Moleküle wie Glukose oder einzelne Aminosäuren hochspezifisch durch die Membranen der Zelle oder der Organellen ihres Zytoplasmas. Für **große Moleküle** wie Eiweiße oder feste Partikel sind sie nicht geeignet. Hier besteht eine Transportmöglichkeit darin, dass sich derartige Partikel an Rezeptoren der Zellmembran binden. An dieser Stelle stülpt sich dann die gesamte Zellmembran nach innen und umschließt zuletzt bläschenförmig das aufgenommene Material.

Man kann die Endozytose in Abhängigkeit von der aufgenommenen Teilchengröße genauer spezifizieren: Handelt es sich um größere, aber **vollständig gelöste Moleküle**, bezeichnet man den Vorgang als **Pinozytose**. Werden dagegen, z.B. von den Phagozyten (= Fresszellen; phagein = fressen) des Immunsystems **ganze Zellen**

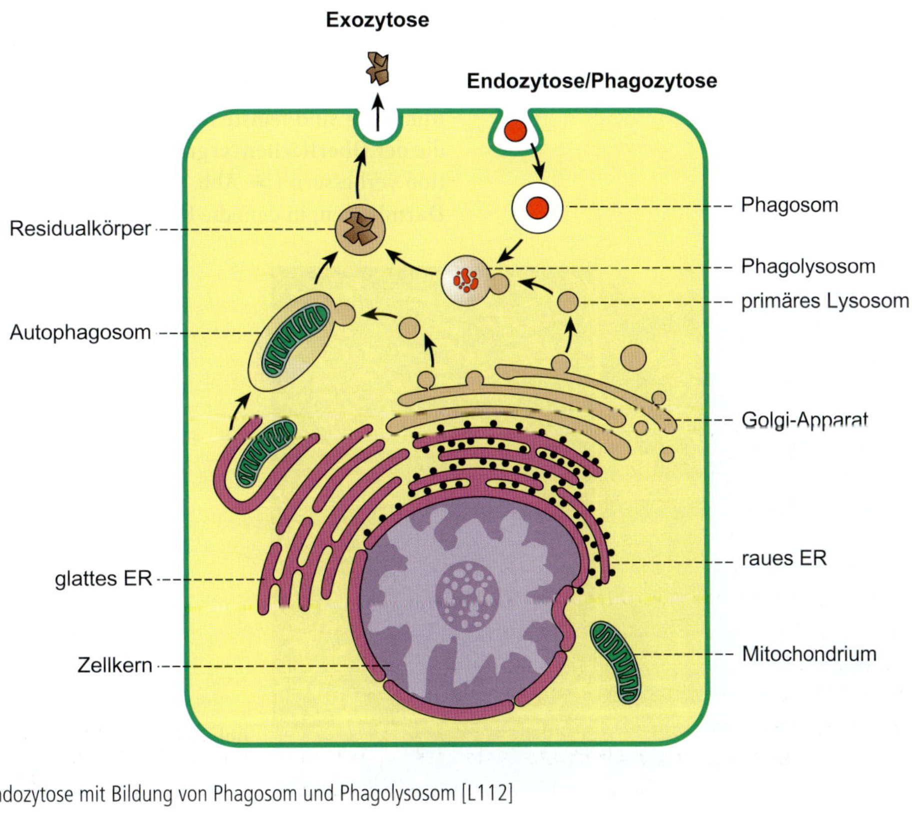


**Abb. 4.5** Schema der Endozytose mit Bildung von Phagosom und Phagolysosom [L112]

wie Bakterien oder **Bruchstücke** von zugrunde gegangenen Zellen aufgenommen, handelt es sich um den Vorgang der **Phagozytose**.

Bei der Endozytose gelangt das Molekül oder Teilchen, umgeben von einem kleinen Anteil der ursprünglichen Zellmembran, ins Zytosol der Zelle. Das nun intrazellulär liegende, membranumgebene Bläschen nennt man **Endosom oder Phagosom** (➤ Abb. 4.5). Im Zytoplasma verschmelzen dann in der Regel Lysosomen (➤ Kap. 4.1.8) mit dem Phagosom zum **Phagolysosom**. Hierdurch erhalten die lysosomalen Enzyme Kontakt zu den aufgenommenen Strukturen und spalten dieselben. Die Bruchstücke, v.a. Aminosäuren oder Zucker, gehen daraufhin in den Zellstoffwechsel ein.

### Exozytose

Die Exozytose wird dazu benutzt, Substanzen aus der Zelle **auszuschleusen**. Dies betrifft v.a. exokrine und endokrine (= hormonproduzierende) **Drüsenzellen**, in denen das Sekret, verpackt in kleine Vesikel aus dem Golgi-Apparat (➤ Kap. 4.1.7), zur Zellmembran transportiert wird (➤ Abb. 4.5). Hier verschmilzt das Bläschen mit der Zellmembran und setzt den Inhalt nach außen frei. Die Membran des Bläschens wird Teil der Zellmembran. Man kann die Exozytose als „umgekehrte Endozytose" verstehen.

### Transzytose

Kombiniert werden Endo- und Exozytose, wenn es gilt, Moleküle durch eine Zelle **hindurchzuschleusen**. Bedeutung hat dies z.B. am Darmepithel, um den im Organismus produzierten Immunfaktor Immunglobulin A (IgA) auf die Oberfläche des Darmlumens zu transportieren. Die Zelle nimmt das Molekül für diesen Vorgang auf der einen Seite mittels Endozytose auf, transportiert es zur gegenüber liegenden Membranseite und gibt es hier durch Exozytose an die Schleimhaut des Darms ab. Diesen kombinierten „Hindurchtransport" bezeichnet man als Transzytose.

## Oberfläche der Zellmembran

### Glykokalyx

Die Glykokalyx (= „Zuckermantel") stellt eine Struktur der Zellmembran dar, die der Einbettung der Zelle in ihre wässrige Umgebung dient. Man versteht unter diesem Begriff die Gesamtheit der **Zuckermoleküle** (meist Oligosaccharide aus u.a. Glukose und Fruktose), die aus der Zellmembran nach außen **ins Interstitium** ragen (➤ Abb. 4.2). Auf der Zytosolseite der Zellmembran gibt es keine Glykokalyx. Befestigt sind die Zuckerstrukturen überwiegend an Membranproteinen und teilweise auch an den hydrophilen Anteilen der Phospholipide.

Während die Glykokalyx ganz allgemein den nahtlosen **Übergang der Zelloberfläche zum Interstitium** mit dessen Zuckerstrukturen bzw. zu jedem wässrigen Umfeld vermittelt, besitzt sie häufig **zusätzliche Funktionen**. So sind in die Glykokalyx der Zellen, die den Dünndarm zum Lumen hin auskleiden, Enzyme eingelagert, die u.a. Bedeutung für die Spaltung der Nahrungsmoleküle besitzen. An der Erythrozytenmembran sind Zucker angebunden, welche die Blutgruppe des AB0-Systems repräsentieren (➤ Fach Hämatologie). Zahlreiche Membranproteine stellen Glykoproteine dar, erfüllen ihre Funktion also erst in der Kombination mit angebundenen Zuckerstrukturen. Schließlich ist der Aufbau der Glykokalyx überwiegend recht spezifisch einerseits für Zellen definierter Funktion, sodass sie sich gegenseitig daran erkennen und zu Geweben zusammenschließen, andererseits aber auch für Zellen unterschiedlicher Spezies, wodurch sie antigene Eigenschaften erhalten. Dies kann bis zur Abstoßung von Transplantaten führen.

### Mikrovilli

Mikrovilli sind feinste fingerförmige **Ausstülpungen von Zellen**, die der **Oberflächenvergrößerung** dienen und damit die Resorption verbessern (➤ Abb. 4.6). Besondere Bedeutung hat dies im **Darmlumen**, in dem die Kontaktfläche der resorbierenden Zellen

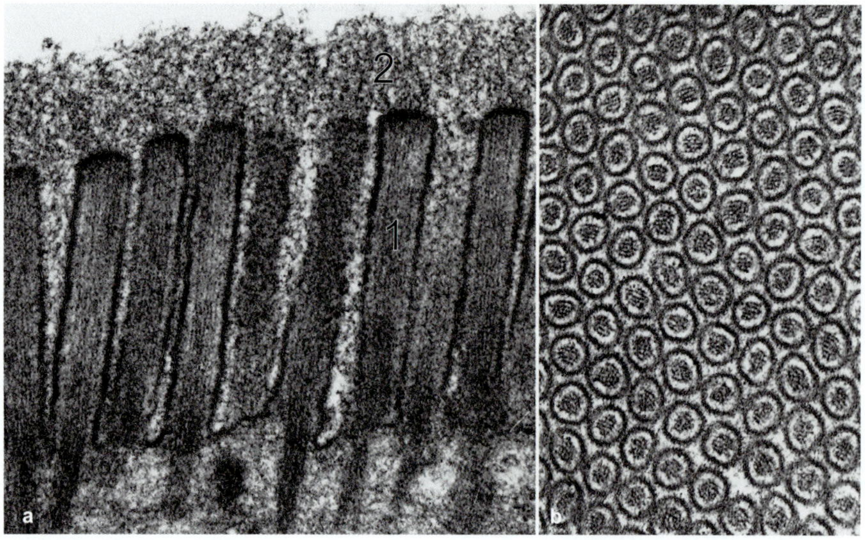


**Abb. 4.6** Bürstensaum des Dünndarms (elektronenmikroskopische Aufnahme): **a** Längsschnitt. 1 = Mikrovilli, 2 = Darmlumen; **b** Querschnitt [M375]

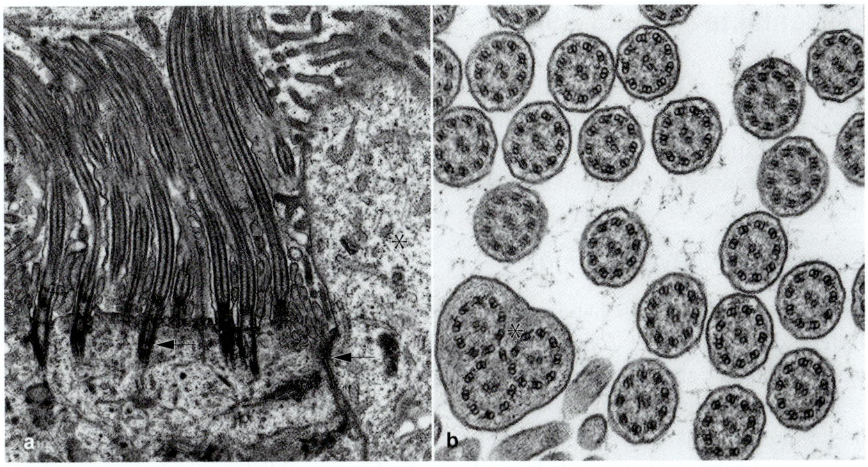

**Abb. 4.7** Kinozilien (Flimmerhaare): **a** Längsschnitt, **b** Querschnitt [M375]



zur vorbeigleitenden Nahrung genügend Reserven benötigt, damit Nahrungsanteile nicht ungenutzt ausgeschieden werden. Die resorbierende Oberfläche des Dünndarmepithels wird durch seine Mikrovilli um den Faktor 30–40 gesteigert. Zur Veranschaulichung: Der Dünndarm ist rund 4 m lang und passt damit gerade noch problemlos in die Bauchhöhle. Ohne Mikrovilli müsste er etwa 140 m lang sein, um dieselbe Resorptionskapazität zu erreichen.

Mikrovilli sind rund 1 µm lang und 0,1 µm dick. Damit sind sie im Lichtmikroskop nicht mehr darstellbar. Weil die bedeckende, auf- und wieder absteigende Zellmembran in der Summe nicht einmal 0,01 µm (< 10 nm) misst, verbleibt innerhalb dieser Ausstülpungen immer noch genügend zytoplasmatischer Raum, um der Resorptionsfunktion gerecht zu werden.

Eine einzelne Dünndarmzelle enthält mehr als 2.000 Mikrovilli. Dem Aussehen dieser dicht stehenden Härchen im Elektronenmikroskop entsprechend, bezeichnet man den Besatz in seiner Gesamtheit als **Bürstensaum** (➤ Fach Verdauungsapparat).

Ein ähnlich dicht stehender Besatz aus Mikrovilli findet sich auch im proximalen **Nierentubulus**, um mit dem Ultrafiltrat zunächst verloren gegangene Substanzen wie Glukose, Aminosäuren oder Ionen möglichst zügig und vollständig zurückzuholen (➤ Fach Urologie).

## Flimmerhaare (Kinozilien)

An einzelnen inneren Oberflächen des Körpers sind **Sekrete**, teilweise auch entgegen der Schwerkraft, zu **transportieren**. Dies betrifft v.a. die Atemwege (Nase und Bronchien), die Eileiter und Nebenhoden sowie das Ependym der Liquorräume des Gehirns.

Die Schleimhaut der **Atemwege** mit ihrer dünnen Schleimauflage ist über die eingeatmete Luft ständigen Verunreinigungen ausgesetzt, die oralwärts wieder entfernt werden müssen. Der **Eileiter** hat das (befruchtete) Ei zur Gebärmutterhöhle zu befördern. Die Spermien sind aus **Hoden** und Nebenhoden in den Samenleiter zu transportieren. In den flüssigkeitsgefüllten Räumen des Gehirns **(Ventrikel)** muss der Liquor cerebrospinalis im Umlauf gehalten werden. Für all diese Funktionen bedarf es einer geeigneten Einrichtung, die mit Kinozilien tragenden Epithelzellen geschaffen worden ist.

Dasselbe Grundprinzip wurde auch bei **beweglichen Zellen** verwirklicht. Eine ganze Reihe von Bakterien und weiteren Einzellern bewegt sich mittels Kinozilien vorwärts. Beim Menschen betrifft dies die **Spermien**, die zielgerichtet (chemotaktisch angelockt) durch die Gebärmutterhöhle bis ans Ende der Eileiter schwimmen. Hier haben sie zusätzlich noch gegen den Zilienschlag des Eileiterepithels anzukämpfen.

Kinozilien sind **haarförmige Gebilde** aus ungeheuer komplex und kompliziert aufgebauten Proteinen mit einer Dicke von ca. 0,25 µm und einer Länge bis zu > 0,1 mm. Ihr Durchmesser liegt damit an der Grenze des Auflösungsvermögens eines Lichtmikroskops (0,2 µm), sodass sie nur im Elektronenmikroskop detailliert dargestellt werden können (➤ Abb. 4.7). Befestigt sind sie am Zytoskelett der Zelle.

Die **Bewegungen** der Flimmerhaare sind den Erfordernissen angepasst: Einem **kräftigen Vorwärtsschlag** in gestreckter Position folgt eine gekrümmte Rückwärtsbewegung, die keine Kraft mehr auf die Sekrete ausübt (➤ Abb. 4.8).

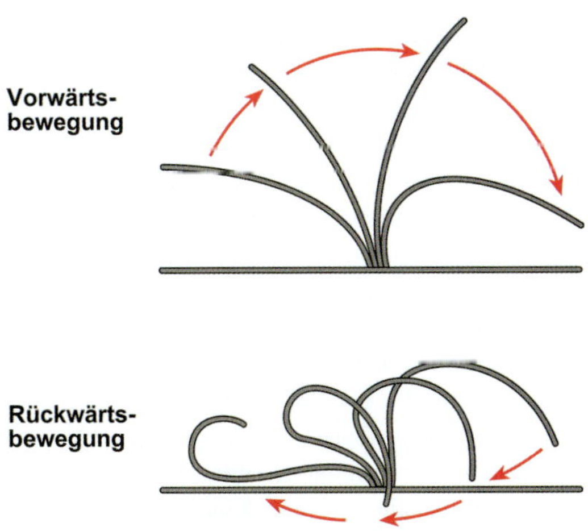


**Abb. 4.8** Kinozilienbewegung [L106]

### Zellkontakte (➤ Abb. 4.9)

Zellen unterhalten an ihren Oberflächen zahlreiche Kontakte zu benachbarten Zellen und Strukturen. Diese dienen der gegenseitigen Kommunikation, der Befestigung und Einbettung in geordnete Strukturen sowie dem Stoffaustausch zwischen Nachbarzellen.

#### Desmosom (Haftverbindung)

Desmosomen (Desmos = Band) sind **bandartige Strukturen** aus Eiweiß, die benachbarte Zellen aneinander **befestigen**. Verankert sind die Proteine am Zytoskelett der beiden Zellen.

Es gibt auch Strukturen, die eine Zelle an der Basalmembran oder weiteren Strukturen anheften. Da sie nur von einer Zelle ausgehen, gewissermaßen nur die halbe (= hemi) Entfernung üblicher Desmosomen überbrücken, nennt man sie **Hemidesmosomen**.

4

#### Zonulae adhaerentes und Zonulae occludentes (tight junctions)

In manchen Geweben müssen die benachbarten Zellen direkt und ohne trennenden Interzellularraum aneinander geheftet werden. Dies geschieht mittels spezifischer Zellkontakte, den **Zonulae adhaerentes** und, in noch stärkerem Umfang, den **Zonulae occludentes (tight junctions)**.

#### Gap junctions

Gap junctions sind Eiweißstrukturen, die funktionell einem Ionenkanal ähneln, aber sehr viel voluminöser und gleichzeitig **unspezifisch** sind (➤ Abb. 4.10). Sämtliche Ionen und kleinen Moleküle wie Glukose, Milchsäure oder Harnstoff passen hindurch. Es handelt sich um **Poren in Zellmembranen**, die exakt auf den Poren benachbarter Zellen zu liegen kommen und dadurch einen **Kanal bilden**, der vom Zytosol der einen Zelle ins Zytosol der Nachbarzelle reicht.

Ganz allgemein wird mittels der gap junctions eine **Angleichung des Zellmilieus** strukturell zusammengehörender Zellen erreicht. Auch eine Koordinierung Zilien tragender Epithelzellen oder Nachbarschaftshilfe zwischen gesunden und pathologisch veränderten Zellen ist möglich. Wird hierbei allerdings ein gewisses Ausmaß überschritten, können diese Kanäle auch verschlossen werden. Dies gilt u.a. bei einer Anhäufung von Säuren in absterbenden Zellen, die auch für die Nachbarzellen gefährlich werden könnte.

Besondere Bedeutung erhalten gap junctions im **Herzmuskel**, in dem ihre große Zahl dafür sorgt, dass die Erregungswelle in Gestalt von Natriumionen von einer Zelle auf die nächste überspringt, bis der gesamte Herzmuskel sich **als Einheit kontrahiert**. Man spricht von einem **funktionellen Synzytium**, einem Netzwerk (➤ Fach Herz-Kreislauf-System). Dagegen fehlen diese Kanäle im Skelettmuskel vollständig. Seine Zellen werden dadurch vollkommen getrennt voneinander durch innervierende Nerven zur Kontraktion gebracht. Dies ermöglicht eine sehr feine Abstufung und Anpassung an die jeweils erforderliche Krafterzeugung (➤ Fach Bewegungsapparat).

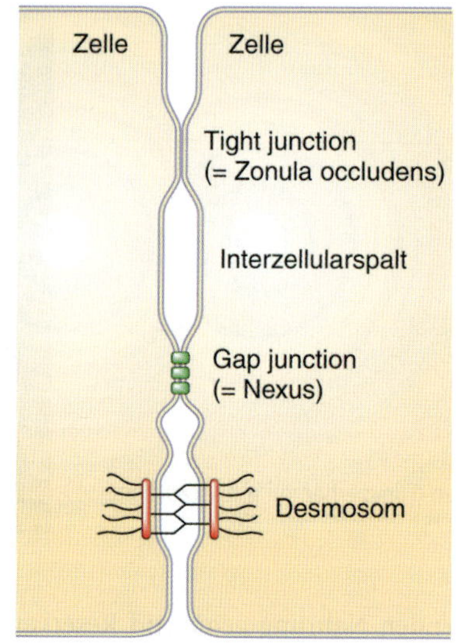


**Abb. 4.9** Die wichtigsten Zellkontakte [L253]

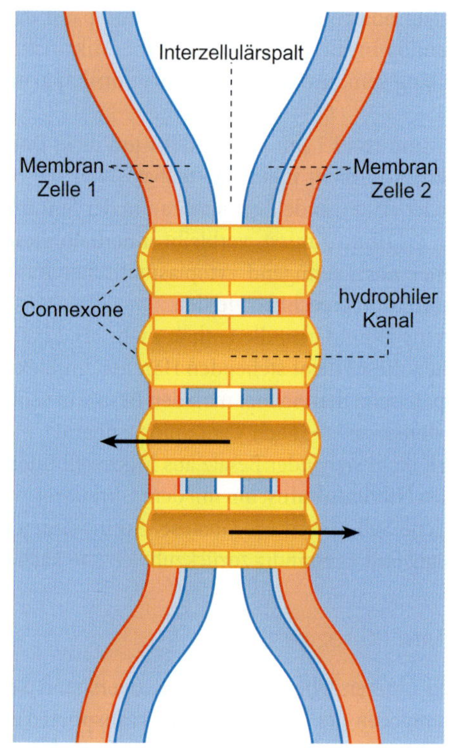


**Abb. 4.10** Gap junctions [L107]

## 4.1.2 Zytoskelett (Membranskelett)

Das Zytoskelett dient der **Stabilisierung** der Zelle und ihrer typischen **Form**. Einzelnen Zellen ermöglicht es zusätzlich eine **amöboide Beweglichkeit**. Es besteht aus fädigen, kontraktilen Eiweißstrukturen, die z.B. Spektrin genannt werden. Verankert sind sie an Proteinen wie u.a. Ankyrin, die in den inneren Anteil der Zellmembran eingelassen oder hier befestigt sind. Dadurch ist das Zytoske-

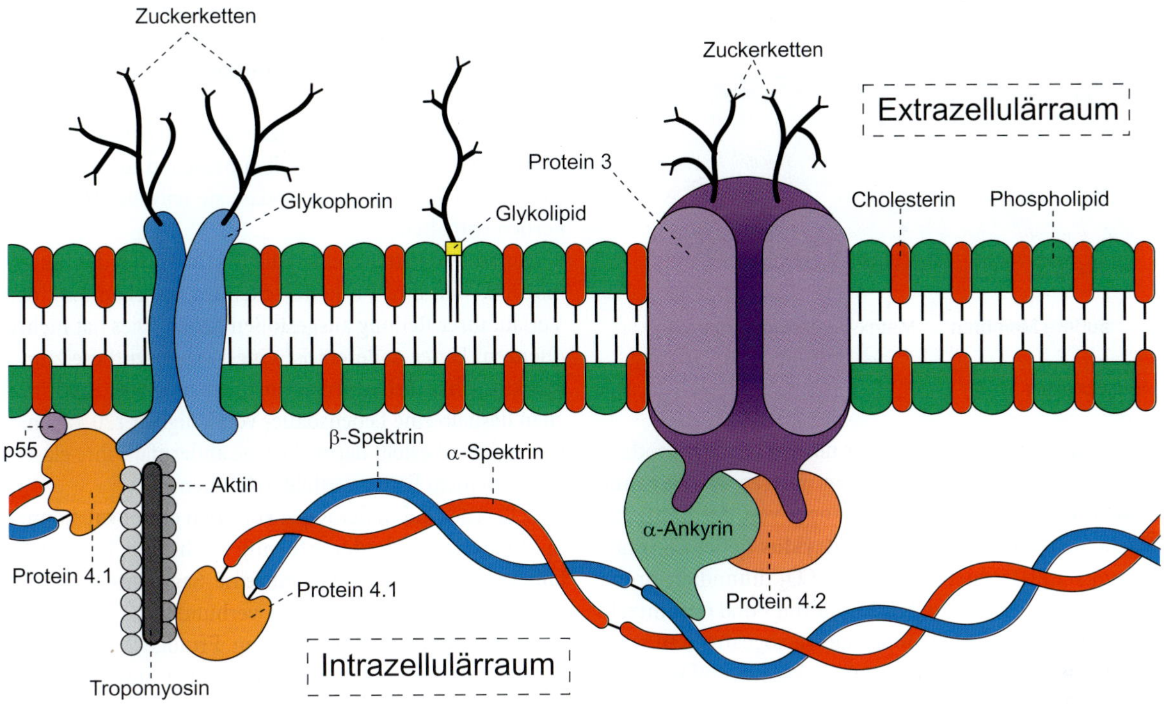


**Abb. 4.11** Zytoskelett (Membranskelett) am Beispiel eines Erythrozyten [L107]

lett bevorzugt im Bereich der Zellmembran ausgespannt und wird deshalb synonym auch als **Membranskelett** bezeichnet (➤ Abb. 4.11).

Das Zytoskelett „verspannt" und stabilisiert die Zelle in der jeweils vorgesehenen Form. Besonders deutlich wird dies an den **Erythrozyten** (roten Blutkörperchen), die hierdurch in eine scheibenförmige, beiderseits etwas eingedellte (bikonkave) **Form** gezwungen werden. Hierdurch bedingt entsteht zusätzlich eine gewisse Elastizität, wodurch sich diese „Scheibe" verbiegen kann, um so durch die dünnen Kapillaren hindurchzugelangen.

**PATHOLOGIE**

Bei der hereditären (angeborenen) Sphärozytose ist das Zytoskelett unzureichend ausgebildet. Die Erythrozyten der Betroffenen weisen hierdurch keine Scheibenform mehr auf, sondern werden kugelig. Es kommt zur **Kugelzellenanämie** mit deutlich verringerter Lebensdauer dieser Zellen (➤ Fach Hämatologie).

Bei aktiv beweglichen Zellen wie u.a. etlichen **Leukozyten** (weißen Blutzellen) kontrahiert sich das Zytoskelett auf eine Weise, dass in der Verformung des Zellkörpers eine **amöboide Beweglichkeit** zustande kommt. Die Namensgebung rührt daher, dass sich Amöben (einzellige Lebensformen) auf entsprechende Weise fortbewegen.

### 4.1.3 Mitochondrien

Mitochondrien sind die **Energiezentralen** der Zelle. Die riesigen Mengen an **ATP**, die täglich verbraucht und neu synthetisiert werden, entstehen nahezu ausschließlich aus dem oxidativen Abbau zu $CO_2$ und $H_2O$ in den Mitochondrien und werden anschließend ins Zytosol der Zelle weitergegeben. Die dafür benötigten Strukturen bzw. Enzymkomplexe heißen **Atmungskette** und **Zitratzyklus**, wobei Letzterer gleichzeitig die sog. Drehscheibe des Stoffwechsels darstellt, in die letztendlich die Mehrzahl aller Stoffwechselwege münden (➤ Kap. 3.1.3, ➤ Kap. 3.1.4). Schließlich findet neben der **Verbrennung** der **Glukose** auch diejenige der **Fettsäuren** im Matrixraum der Mitochondrien statt. Die Endprodukte dieser β-Oxidation gehen direkt in Zitratzyklus und Atmungskette ein. Tierische (menschliche) Zellen könnten ohne diese Zellorganellen einen Großteil ihrer Funktionen nicht erfüllen.

**Erythrozyten** enthalten **keine Mitochondrien** und keinen Zellkern. Sie bauen deshalb Glukose lediglich zu Milchsäure ab, woraus dann auch nur geringste Mengen an ATP entstehen. Fettsäuren können überhaupt nicht verwertet werden. Von einem nennenswerten Stoffwechsel kann in Erythrozyten also keine Rede sein.

Bei den Mitochondrien handelt es sich um ehemalige Bakterien, die in grauer Vorzeit in tierische Zellen eingewandert sind, also eine Infektion erzeugt hatten. Beide Seiten machten das Beste daraus; sie bildeten eine symbiotische Lebensgemeinschaft, in der die Bakterien von ihrem Wirt mit einer osmotisch stabilen Umgebung und mit Nährstoffen versorgt wurden und sich dadurch revanchierten, dass sie ihn u.a. mit oxidativ erzeugter Energie belieferten.

Aus dieser entwicklungsgeschichtlichen Abstammung heraus sind auch Aufbau und Funktion der Mitochondrien zu verstehen (➤ Abb. 4.12). Die Gesamtgröße liegt wie bei einem Großteil der Bakterien im Bereich zwischen 0,5 und 2 µm. Wie bei diesen besteht die **Hülle** aus zwei Lagen einer Phospholipidmembran. Der **innere Anteil** faltet sich unregelmäßig nach innen und bildet **Cristae** (Leisten). Hier ist die **Atmungskette** integriert.

4

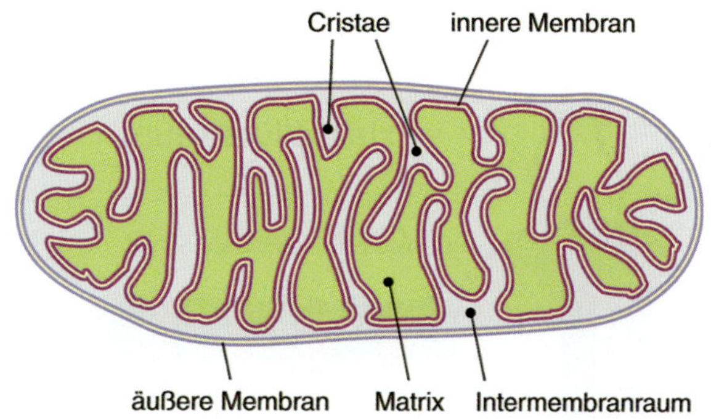


**Abb. 4.12** Mitochondrium [L253]

4

Die ehemals bakterielle DNA ist immer noch vorhanden, sodass Mitochondrien an **eigenen Ribosomen** im inneren **Matrixraum** eine **spezifische Proteinsynthese** unabhängig von der Synthese der Gesamtzelle betreiben. Auch der **Zitratzyklus** findet im inneren Matrixraum statt. Das hier entstehende $CO_2$ diffundiert problemlos durch die Membranen von Mitochondrium und Gesamtzelle in Interstitium und Blut, um von der Lunge abgeatmet zu werden. Der im Zitratzyklus entstehende atomare Wasserstoff wird zur direkt benachbarten Atmungskette transportiert, wo er zu Wasser oxidiert wird. Das entstehende ATP gelangt in den Raum zwischen den beiden Membranen (Intermembranraum) und wird schließlich durch die äußere Membran hindurch ins Zytosol der Zelle transportiert.

Eine weitere Funktion allergrößter Bedeutung wurde erst vor einigen Jahren genauer entschlüsselt: Mitochondrien stehen im Mittelpunkt der **Apoptose**, des programmierten Zelltods (➤ Kap. 6.3.6).

Die **Erbinformationen** für die Strukturen der **Mitochondrien** sind im Wesentlichen **nicht in der DNA des Zellkerns** enthalten. Vielmehr reproduzieren sich die Mitochondrien selbst. Dies muss hinsichtlich der Mitochondrien eines Neugeborenen bedeuten, dass sie nicht aus der väterlichen Erbinformation stammen können, sondern Nachfahren der Mitochondrien der Eizelle, also **mütterlichen Ursprungs** sind. Eventuell vorhandene mitochondriale Störungen des Vaters können sich dadurch nicht auf das Kind übertragen. Die Kehrseite der Medaille ist allerdings, dass mütterliche mitochondriale Störungen nicht kompensiert werden können.

Zellen sind in der Lage, die **Zahl** an enthaltenen Mitochondrien **dem Bedarf anzupassen**. Zellen mit hohem Energiebedarf enthalten besonders viele Mitochondrien. Ein Beispiel hierfür bietet die Herzmuskelzelle, bei der mehr als ein Drittel des Zelllumens aus Mitochondrien besteht.

## 4.1.4 Zellkern

Der Zellkern (Nukleus, Karyon) stellt das **größte Kompartiment** einer Zelle dar (➤ Abb. 4.1). Es gibt Zellen wie Lymphozyten, bei denen nahezu die gesamte Zelle vom Zellkern besetzt ist. Bei anderen Zellen wie Muskel- oder Fettzellen beansprucht der Kern nur einen sehr geringen prozentualen Anteil des Gesamtraums.

Körperzellen enthalten fast ausnahmslos nur **einen einzigen Zellkern**. Gerade deshalb sind die **Ausnahmen** von besonderer Bedeutung: Zellen eines **Skelettmuskels** sind ungewöhnlich lang (bis zu > 30 cm). Entstanden sind sie aus langen Ketten aneinander liegender Zellen, deren Zellgrenzen sich aufgelöst haben. Die sich hieraus entwickelnden Riesenzellen behielten die ursprüngliche Ausstattung an Zellorganellen, sodass sie teilweise Hunderte von Zellkernen enthalten.

Das andere Extrem bilden die **Erythrozyten** des Blutes, die **kernlos** sind, weil ihre Vorläuferzellen im Knochenmark den Kern im Verlauf ihrer Reifung ausgestoßen haben. Dies hat mehrere Konsequenzen. Unter anderem ist eine Proteinsynthese zum Erhalt der Struktur ohne Erbinformation nicht möglich. Erythrozyten erreichen deshalb eine Lebensdauer von lediglich 120 Tagen. Der evolutionäre Sinn besteht darin, dass sie andernfalls ihre elastische Scheibenform nicht hätten ausbilden können.

Zellkerne sind in der Regel **rundlich** oder **oval**, können aber z.B. in Monozyten auch **nierenförmig** erscheinen. In Granulozyten zerfallen sie teilweise in 2–4 einzelne **Segmente**, die lediglich über schmale Brücken miteinander verbunden bleiben. Die Größe von Zellkernen liegt meist bei 5–10 µm. Ermöglicht und stabilisiert wird die typische Kernform durch ein eigenes Stützgerüst, vergleichbar dem Zytoskelett der Gesamtzelle (➤ Kap. 4.1.2).

Der Zellkern enthält die **Erbinformation** (**D**esoxyribo**n**uklein**s**äure **DNS** = **DNA**) in Gestalt des **Chromatins** sowie den **Nukleolus** (Kernkörperchen). Gegen das weitere Zytoplasma wird er durch die **Kernmembran** abgegrenzt, die aus zwei getrennten Anteilen besteht und einen spaltförmigen Raum dazwischen freilässt. Auf der Zytosolseite der Kernmembran können sich Ribosomen befinden – ähnlich dem rauen ER (➤ Kap. 4.1.6).

### Chromatin

Chromatin stellt einen Komplex aus der eigentlichen **DNA** und **begleitenden Proteinen** dar. Die Mehrzahl dieser Proteine sind Histon-Proteine. **Histone** sind aufgrund eines besonders hohen Gehalts an Arginin und Lysin **basische Eiweiße**, deren Aminogruppen ($-NH_2$) beim nahezu neutralen pH-Wert der Körperflüssigkeiten positive Ladungen tragen: aus $-NH_2$ wird $-NH_3^+$. Positive Ladungen besitzen eine sehr große Affinität zu den negativen Ladungen der Phosphatgruppen $HPO_4^{2-}$ des DNA-Fadens. Deshalb liegen DNA und Histone eng aneinander gebunden. Die DNA wickelt sich gewissermaßen um die Histone herum. Dabei bildet jeweils ein umschriebener Proteinanteil eine **kugelige Struktur**, um die sich ein kleiner DNA-Abschnitt aus etwa 150 Nukleotiden herumwickelt und dabei knapp 2 Schleifen beschreibt. Einen solchen Abschnitt aus **Histon und DNA** nennt man **Nukleosom**. Insgesamt besteht damit das Chromatin bzw. eine Chromatinfibrille aus perlschnurartig aufgereihten Nukleosomen (➤ Abb. 4.13). Dieses Konstruktionsprinzip dient der Platzeinsparung für die DNA sowie deren mechanischer Stabilisierung. Zusätzlich übernehmen die Histone eigene Aufgaben bei der Transkription.

Der **Nukleolus** (Kernkörperchen) ist ein „Kern im Kern", der nicht bei allen Zellkernen abzugrenzen ist, manchmal aber sogar

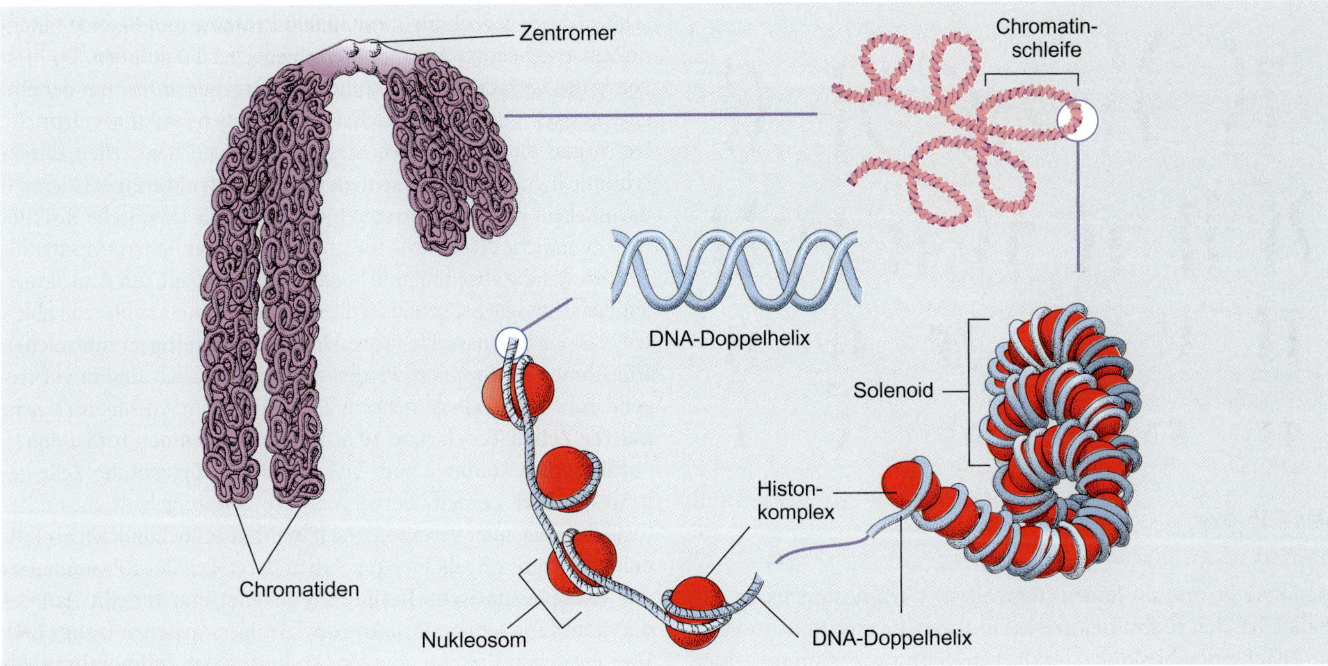


**Abb. 4.13** Chromatinstruktur [L190]

gleich zwei- oder dreifach vorkommt (➤ Abb. 4.14). Die Größe liegt etwa zwischen 1 und 3 µm. Während die DNA des Chromatins für sämtliche **Proteine** einer Zelle codiert, also deren Primärstruktur definiert, entstehen an der DNA des Nukleolus ausschließlich die Strukturen für die **Ribosomen** der Zelle – **spezifische Proteine** und **ribosomale Ribonukleinsäure** (**rRNA**). Metabolisch sehr aktive Zellen verfügen über eine entsprechend reichliche Ausstattung mit Ribosomen. Dagegen benötigen inaktive, evtl. sogar ruhende Zellen nur wenige dieser Zellorganellen. Dieser Situation angemessen ist der Nukleolus mal vorhanden (klein, groß oder sogar mehrfach) und in anderen Fällen überhaupt nicht sichtbar ausgebildet.

## Chromosomen

Das Chromatin kondensiert nur in den Phasen der Zell- und damit auch Kernteilung (Mitose; ➤ Kap. 4.2.1) zu deutlichen Chromosomen. Im Zeitraum dazwischen (Interphasekern bzw. $G_0$-Phase) ist es aufgelockert und zeigt lediglich eine schollige Struktur (➤ Abb. 4.14).

Die menschliche Erbinformation ist auf **23 Chromosomenpaaren** abgespeichert (➤ Abb. 4.15). **22 Paare** werden als **Autosomen** bezeichnet; sie sind bei beiden Geschlechtern identisch. Das **23. Paar** beinhaltet die beiden **Gonosomen** (Geschlechtschromosomen): **XX** bei der Frau und **XY** beim Mann. Grundsätzlich stammt bei jedem der 23 Paare ein Chromosom vom Vater und eines von der Mutter. Sie sind damit, abgesehen vom Y, prinzipiell identisch.

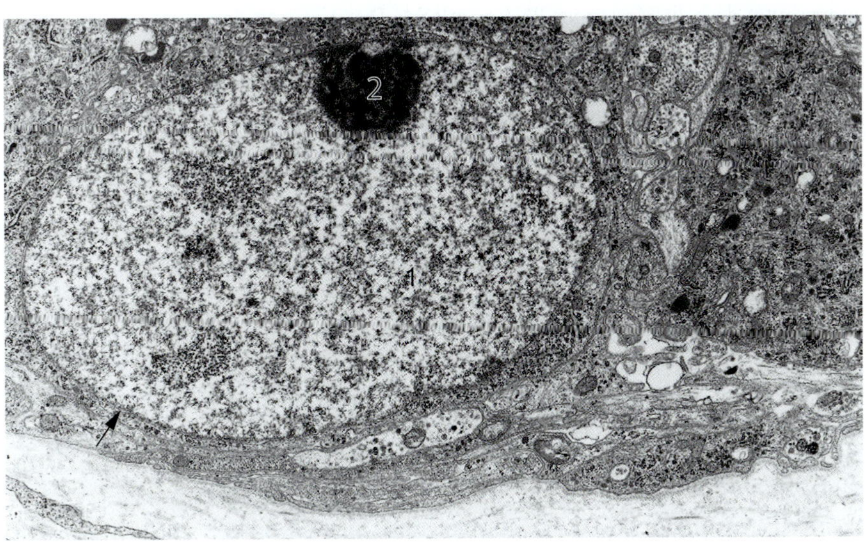


**Abb. 4.14** Nukleolus (2) im Zellkern (1). Der Pfeil zeigt auf die Kernhülle. [M375]

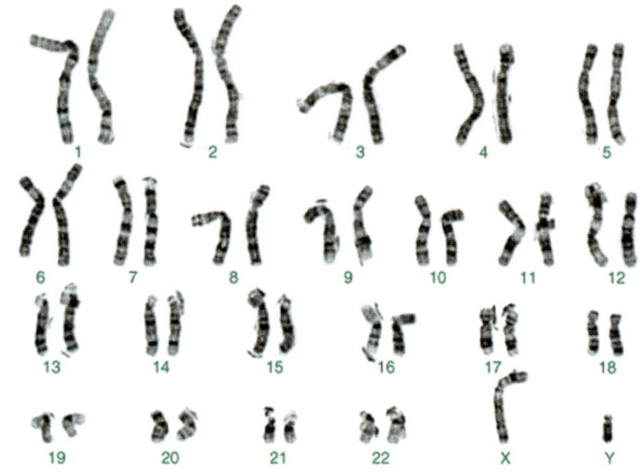


**Abb. 4.15** Chromosomensatz des Menschen [G095]



Man spricht vom **diploiden (doppelten) Chromosomensatz**. Lediglich bei den **reifen Keimzellen** in Eierstock und Hoden weisen die Zellen einen **haploiden (einfachen) Satz** aus 23 Chromosomen auf, der sich beim Verschmelzen von Eizelle und Spermium wieder zum diploiden Satz des entstehenden Embryos zusammenfügt.

Etwa **25.000 Gene** liegen in doppelter Version auf den 23 Chromosomenpaaren. Gene codieren für Peptide bzw. Proteine. Das bedeutet, dass die exakte Matrize für jedes Eiweiß des menschlichen Organismus in seinen Chromosomen enthalten ist und hier abgelesen wird. Für kleine Proteine bzw. Peptide gibt es kleine Gene, für Riesenmoleküle aus Tausenden einzelner Aminosäuren entsprechend große. Deshalb enthalten einige Chromosomen lediglich **700**, andere aber **bis zu 4.000 Gene**. Außerdem sind Chromosomen unterschiedlich groß (➤ Abb. 4.15).

Die Ribosomen sind die Produktionsstätte der Eiweißstrukturen. Übertragen wird die Information für die jeweilige Struktur von der **DNA des Chromatins** auf einen Boten, der sie aus dem Zellkern hinaus **zu den Ribosomen** transportiert. Der Bote besteht aus Ribonukleinsäure (RNS, RNA) und entspricht chemisch weitgehend der DNA des Chromatins. Messenger heißt Bote. Die genaue Bezeichnung lautet deshalb Messenger-RNA = **mRNA**. Den Vorgang der Übertragung der Information von einem Gen der DNA auf die mRNA nennt man **Transkription** (➤ Abb. 4.16).

## 4.1.5 Ribosomen

An den Ribosomen findet die **Proteinsynthese** statt. Es handelt sich um ca. 25 nm große Partikel ohne umgebende Membran, die aus **zwei Untereinheiten** etwas unterschiedlicher Größe bestehen. Die Untereinheiten sind aus **Eiweiß und RNA (rRNA)** zusammengesetzt, werden vom Nukleolus des Zellkerns codiert und ins Zytoplasma transportiert, um sich dann im Rahmen der Translation aneinanderzubinden. Ribosomen können im Lichtmikroskop nicht gesehen werden (Auflösungsgrenze 0,2 µm = 200 nm).

Die etwa 25.000 Gene auf den 23 unterschiedlichen Chromosomen codieren (theoretisch) für 25.000, aufgrund einzelner Überschneidungen jedoch für rund **30.000 Proteine** und Peptide mit einer entsprechenden Anzahl unterschiedlicher Funktionen. Da hiervon in den verschiedenen Geweben und Organen immer nur derjenige Anteil gebraucht wird, welcher der jeweiligen Funktion entspricht, kann man davon ausgehen, dass in menschlichen Zellen durchschnittlich gut **10.000 verschiedene Eiweißstrukturen** existieren – davon allein gut 3.000 Enzyme für ebenso viele chemische Reaktionen. Zahlreiche dieser Proteine unterliegen einer hohen Umsatzrate, werden ständig abgebaut und wieder neu aufgebaut, um dem aktuellen Bedarf möglichst genau zu entsprechen. Daraus kann man ableiten, dass ein und dasselbe Protein häufig **gleichzeitig** an **zahlreichen Ribosomen** synthetisiert werden muss. Tatsächlich sind in vorwiegend ruhenden Zellen mehrere Zehntausend, in metabolisch sehr **aktiven Zellen** jedoch rund **10 Millionen Ribosomen** vorhanden.

Ribosomen kommen zum Teil **einzeln im Zytosol** der Zelle liegend vor. Hier werden überwiegend Proteine aufgebaut, die im Zytosol der Zelle oder vereinzelt auch in ihren Mitochondrien Funktionen besitzen, z.B. als Enzyme. Ein anderer Teil der Ribosomen ist **ans endoplasmatische Retikulum** geheftet und verleiht ihm dadurch im Elektronenmikroskop ein körniges Aussehen **(raues ER)**. Hier entstehen Proteine, die für Strukturen der **Zellmembran**, als Enzyme für **Lysosomen** oder für **Sekrete** bestimmt sind.

Die Informationen für die Proteinstrukturen liegen in den Genen der DNA, werden in die mRNA kopiert (Transkription) und zu den Ribosomen transportiert (➤ Kap. 4.1.4; ➤ Abb. 4.16). Hier lagert sich der **mRNA-Faden** in eine Rinne zwischen die beiden Untereinheiten des **Ribosoms** (➤ Abb. 4.17). Anschließend werden die kleeblattförmigen tRNA-Moleküle mit ihren Anticodons

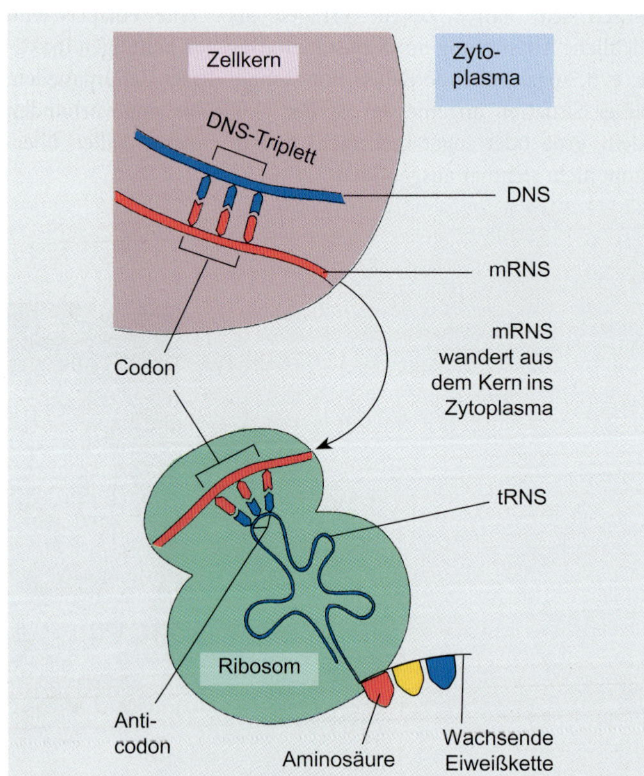


**Abb. 4.16** Transkription und Translation [L190]

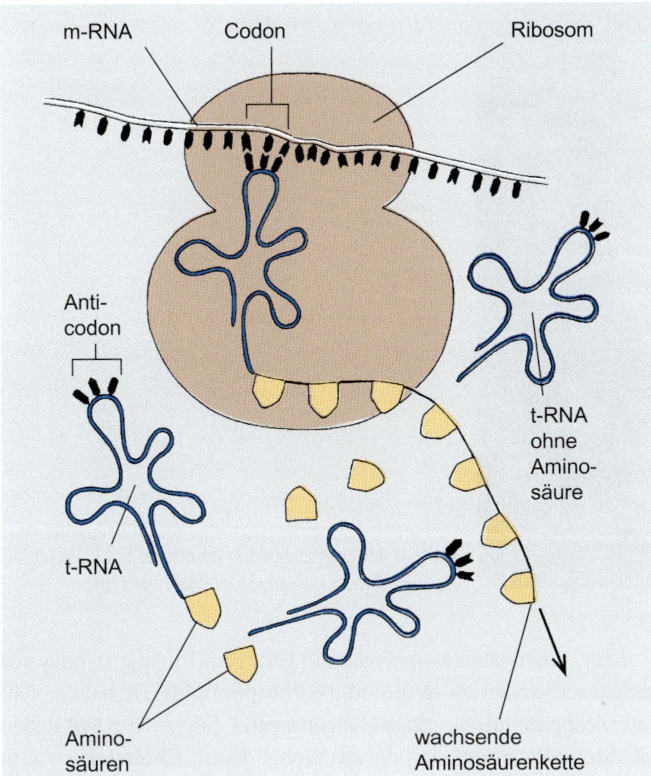


**Abb. 4.17** Translation [L190]

## 4.1.6 Endoplasmatisches Retikulum (ER)

Beim endoplasmatischen Retikulum (ER) handelt es sich um ein Netzwerk (Retikulum) aus abgeplatteten Säckchen oder Schläuchen. Es kommt in zwei Formen vor, die allerdings ineinander übergehen können: glattes und raues ER. Das **raue ER** (rER) trägt einen Besatz aus **Ribosomen** (➤ Abb. 4.18), das **glatte ER** (gER) ist frei davon (➤ Abb. 4.19).

In den Zisternen des **rER** werden **Proteine** synthetisiert, im **gER Lipidstrukturen**. Man kann die Aktivität des Zellmetabolismus sehr gut an der Menge des vorhandenen ER ablesen. Zum Beispiel sind die Zellen des exokrinen Pankreas, in denen große Mengen an Verdauungsenzymen (= Proteine) gebildet werden, mit Stapeln von rER vollgepackt.

Die Proteinsynthese beginnt an freien Ribosomen des Zytoplasmas. Anschließend heften sich diejenigen **Ribosomen**, deren Proteine zur Verwendung als **Membranproteine** oder zur **Sekretion** bestimmt sind, an die Zisternen des ER. Der sich verlängernde Proteinfaden hängt durch eine Pore ins Lumen des Retikulums hinein, sodass sich auch das fertig gestellte Proteinmolekül von vornherein in diesem Raum befindet (➤ Abb. 4.20).

Die **Weiterverarbeitung des Proteinmoleküls** erfolgt in Abhängigkeit von der angestrebten Funktion. Derjenige Anteil einer Zisterne des **rER**, in dem sich ein **Membranprotein** befindet, schnürt sich ab und gelangt **als Bläschen** direkt zur **Zellmembran**. Mehrheitlich

an die geeignete Position der größeren ribosomalen Untereinheit gebunden, wofür drei nebeneinanderliegende Positionen vorgesehen sind. Man kann davon ausgehen, dass die rRNA dazu dient, die rund 80 Nukleotide der jeweiligen tRNA-Moleküle in ihrer korrekten Position zu binden und damit die Basen-Tripletts des Anticodons zu den Tripletts (Codons) der mRNA zu bringen. An der Rückseite der tRNA wird dann die zugehörige **Aminosäure** in den wachsenden Proteinfaden eingefügt (➤ Kap. 3.6.5). Auch für diesen gibt es einen eigenen **Kanal** aus ribosomaler RNA in der größeren Untereinheit. Die Übersetzung der Basenanordnung der mRNA über die spezifischen tRNA-Moleküle in die entsprechende Proteinstruktur nennt man **Translation**. Nach Fertigstellung löst sich der Proteinfaden ab und wird entweder im endoplasmatischen Retikulum und im Golgi-Apparat weiterverarbeitet oder er entfaltet sich im Zytosol in seine dreidimensionale Raumstruktur.

**EXKURS**

Das Prinzip der Proteinsynthese an Ribosomen besteht seit den ersten Lebensformen und hat sich zumindest grundsätzlich nie wieder verändert. Allerdings besitzen die Prokaryonten (v.a. also die Bakterien) etwas kleinere Ribosomen leicht unterschiedlicher Zusammensetzung. Da zahlreiche Antibiotika spezifisch an bakterielle Ribosomen binden und dort die Proteinsynthese hemmen, besitzen sie eine gute antibakterielle Wirksamkeit, ohne die Proteinsynthese menschlicher Zellen zu beeinflussen. Andererseits stammen die Mitochondrien höherer Lebensformen von Bakterien ab und besitzen von daher eigene ehemals bakterielle Ribosomen, wodurch eine gewisse Beeinflussung samt Nebenwirkungen zumindest theoretisch möglich werden.

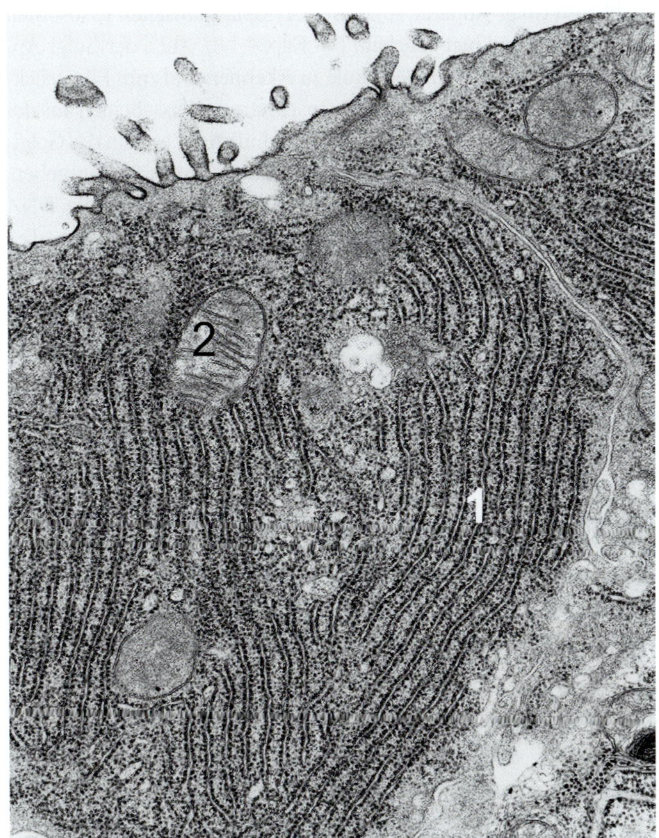


**Abb. 4.18** Raues endoplasmatisches Retikulum (rER; 1), 2 = Mitochondrium [M375]

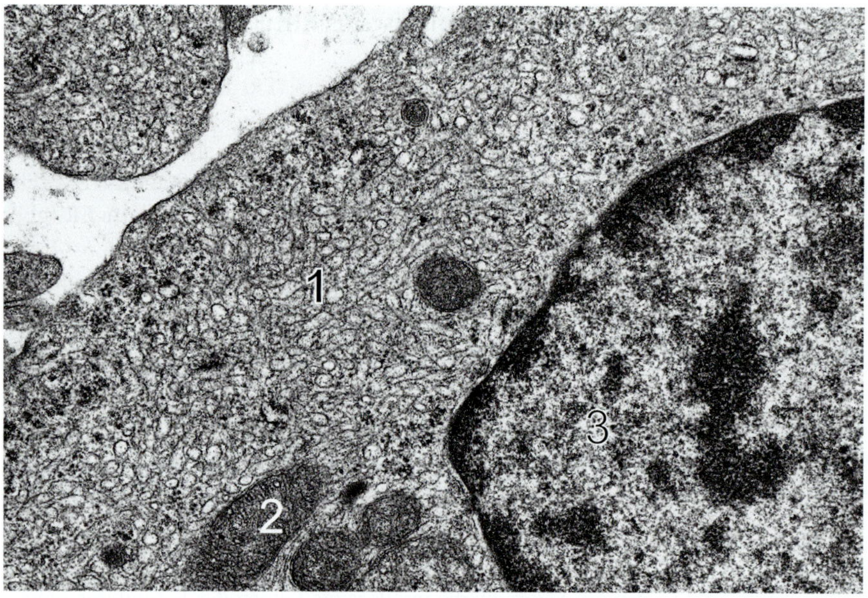


**Abb. 4.19** Glattes endoplasmatisches Retikulum (gER; 1), 2 = Mitochondrium, 3 = Zellkern [M375]

werden die sich abschnürenden Bläschen allerdings zunächst zum **Golgi-Apparat** transportiert (➤ Kap. 4.1.7) und in dessen Zisternen weiterverarbeitet. Sie erhalten hier sozusagen den letzten Feinschliff. **Lipoproteinen** werden die entsprechenden Fette hinzugefügt, **Glykoproteinen** die Zuckerstrukturen. Moleküle, die fehlerhaft aufgebaut wurden oder sich falsch gefaltet hatten, werden vom rER aus nicht zum Golgi-Apparat, sondern zu zytoplasmatischen Lysosomen transportiert und hier abgebaut (➤ Kap. 4.1.8). Auch der Golgi-Apparat vermag fehlerhafte Moleküle zu erkennen und zum ER zurückzuschicken. Moleküle, die als Drüsensekret zum Ausscheiden aus der Zelle bestimmt sind, gelangen aus abgeschnürten Vesikeln des Golgi-Apparats zur Zellmembran und werden durch Exozytose abgegeben.

Das **gER** ist in erster Linie für die **Lipidsynthese** zuständig. DNA und mRNA codieren ausschließlich für Proteinstrukturen. Die Struktur von Fetten und Zuckern ist genetisch nicht abgespeichert, sondern bedarf lediglich der entsprechenden Enzyme zu ihrer Synthese. Aus diesem Grunde werden für die Fettsynthese im ER **keine Ribosomen benötigt**.

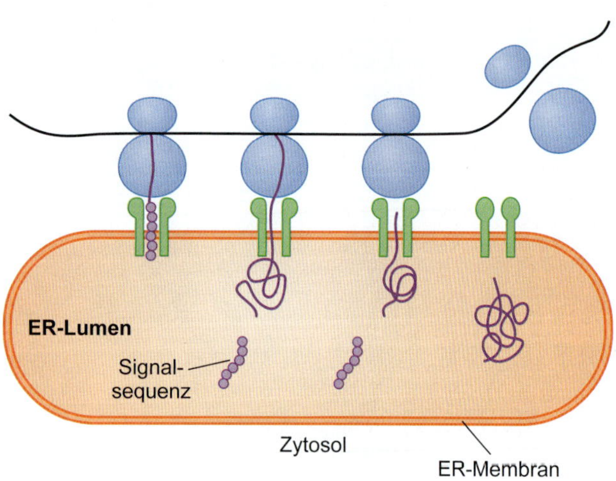


**Abb. 4.20** Proteinsynthese am rER [L231]

Fette, die in allen Körperzellen in geringem Umfang ständig neu aufgebaut werden müssen, sind die **Phospholipide**. Deshalb enthält jede Zelle zumindest geringe Mengen an gER. Ein weiteres Fett stellen die **Steroidhormone** dar, die aus ihrer Vorstufe **Cholesterin** v.a. in den Gonaden (Hoden und Ovar) sowie der Nebennierenrinde produziert und sezerniert werden. Vor allem deren Zellen enthalten daher große Mengen an gER. Dies gilt auch für die Leber als „chemischer Fabrik" des Organismus, in der Medikamente oder toxische Nahrungsbestandteile verändert werden und u.a. auch Cholesterin synthetisiert werden muss. Schließlich gibt es in **Muskelzellen** noch eine besondere Funktion für das gER. Hier sind große Mengen an **Calciumionen** im Retikulum **gespeichert**, die beim Aktionspotenzial der Zelle freigesetzt und anschließend wieder in die Zisternen zurückgepumpt werden (➤ Fach Bewegungsapparat).

## 4.1.7 Golgi-Apparat

Ähnlich wie das ER besteht auch der Golgi-Apparat aus abgeplatteten und gestapelten Säckchen bzw. Schläuchen, umgeben häufig von bläschenförmigen Abschnürungen (➤ Abb. 4.21). Der Golgi-Apparat vollendet das, was in der Regel im rauen ER begonnen worden war. **Proteine** gelangen, verpackt in Abschnürungen aus dem ER, zum Golgi-Apparat und **verschmelzen mit dessen Membranen**. Der Bläscheninhalt gelangt so in das Hohlraumsystem und wird hier fertig gestellt. Dies betrifft v.a. die **Sekrete von Drüsenzellen**, aber auch beliebige weitere Moleküle wie **Enzyme** oder **Glykoproteine**.

Die sich aus den Zisternen des Golgi-Apparats **abschnürenden Bläschen** wandern mit ihrem Inhalt sehr gezielt zu den bestimmungsgemäßen Strukturen. **Sekretgranula** verschmelzen in der Form der Exozytose mit der Zellmembran. Defekte Moleküle gelangen zum rER zurück. Enzymbeladene Vesikel (**Transportvesikel**) gelangen u.a. zu den Lysosomen, um deren Vorräte zu ergänzen. Auch die Lysosomen selbst stellen samt weiterer intrazellulärer Partikel lediglich Abschnürungen aus dem Golgi-Apparat dar.

## 4.1.8 Lysosomen

In allen menschlichen Zellen findet man eine Vielzahl unterschiedlicher **Vesikel**. Dies sind membranbegrenzte, kleine, bläschenartige (Vesicula = Bläschen) Körperchen mit unterschiedlichen Funktionen. Die wesentlichen sind

- Endozytosevesikel einschließlich Phagosomen
- Exozytosevesikel (v.a. aus dem Golgi-Apparat)
- Transportvesikel aus Golgi-Apparat oder ER
- Lysosomen
- Peroxisomen

Lysosomen sind **Abschnürungen** aus den Schläuchen des **Golgi-Apparats** mit einer Größe von rund **0,5 µm** (➤ Abb. 4.21, ➤ Abb. 4.22a). Sie **enthalten** ein großes Spektrum an **Enzymen**, die sich auf den Abbau komplexer Strukturen spezialisiert haben. Die Enzyme spalten Eiweißstrukturen (Proteinasen und Peptidasen), komplexe Zucker und Fette (z.B. Membrananteile) sowie Erbsubstanzen (Nukleasen als DNasen und RNasen). Die enthaltenen Enzyme besitzen ein **Wirkoptimum im sauren Milieu**, weshalb die lysosomalen Enzyme in eine saure Flüssigkeit eingebettet sind (pH 5).

Lysosomen stellen eine Art **intrazellulären Verdauungsapparat** dar, der für zelleigene und für fremde Strukturen zuständig ist, die mittels Pinozytose oder Phagozytose aufgenommen wurden. Sie verschmelzen mit Endozytosevesikeln zu einem gemeinsamen Bläschen (**Endolysosom** bzw. **Phagolysosom**), wodurch die spaltenden Enzyme Zugang zu den abzubauenden Strukturen erhalten. Die Endprodukte gehen in den allgemeinen Zellstoffwechsel ein. Aufgrund dieser Funktion wird verständlich, dass die phagozytierenden Zellen des Immunsystems, Monozyten und Granulozyten, über eine besonders reichhaltige Ausstattung an Lysosomen verfügen müssen.

Einzelne **Lipide** aus dem zelleigenen Metabolismus der Lipoproteine oder aus phagozytierten Fremdstrukturen werden oxidativ auf eine Weise verändert, dass sie durch die lysosomalen Enzyme **nicht weiter abgebaut** werden können. Sie bleiben deshalb in Lysosomen liegen. Wegen ihrer bräunlichen Färbung werden sie **Lipofuszine** (fuscus = braun) genannt (➤ Abb. 4.22b). Eine weitere Bezeichnung ist **Alterspigment**, weil sie zumeist erst im höheren Lebensalter auffällig werden, bevorzugt in den Organen Herz und Leber.

Die Lysosomen des **Monozyten-Makrophagen-Systems** enthalten häufig **Hämosiderin**, ein eisenhaltiges Umwandlungsprodukt des Ferritins, das aus phagozytierten Erythrozyten bzw. deren Eisen aufgebaut wurde (➤ Abb. 4.23). Dieses Molekül stellt allerdings im Gegensatz zu Lipofuszin kein Endprodukt dar. Es kann wiederverwertet und an den Eisenstoffwechsel mit seinen Speicher- und Transportproteinen weitergegeben werden. Besonders große Mengen an Hämosiderin finden sich in den Eisen speichernden Organen Milz, Leber und Knochenmark.



**PATHOLOGIE**

Hämosiderin weist eine **bräunliche Färbung** auf. Gewebe, in denen ausgetretenes Blut von Makrophagen phagozytiert wurde, erhalten je nach vorhandener Menge eine fleckige bräunliche Tönung. Besonders häufig sieht man das im medizinischen Alltag bei chronischen und ausgeprägten **Unterschenkelödemen**. Man spricht von der **Stauungsdermatose** oder **Hämosiderose** (➤ Abb. 4.24). In mikroskopischen Spezialfärbungen stellen sich die Moleküle als **blau** gefärbte Schollen dar.

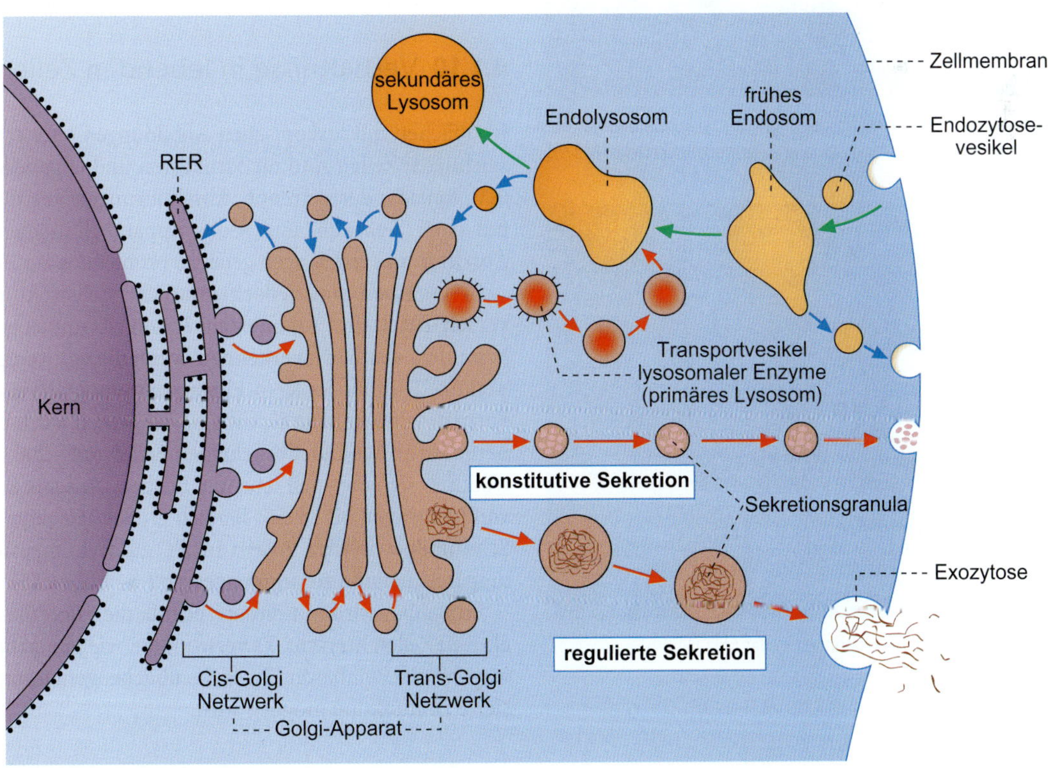


**Abb. 4.21** Funktionen des Golgi-Apparats [L107]

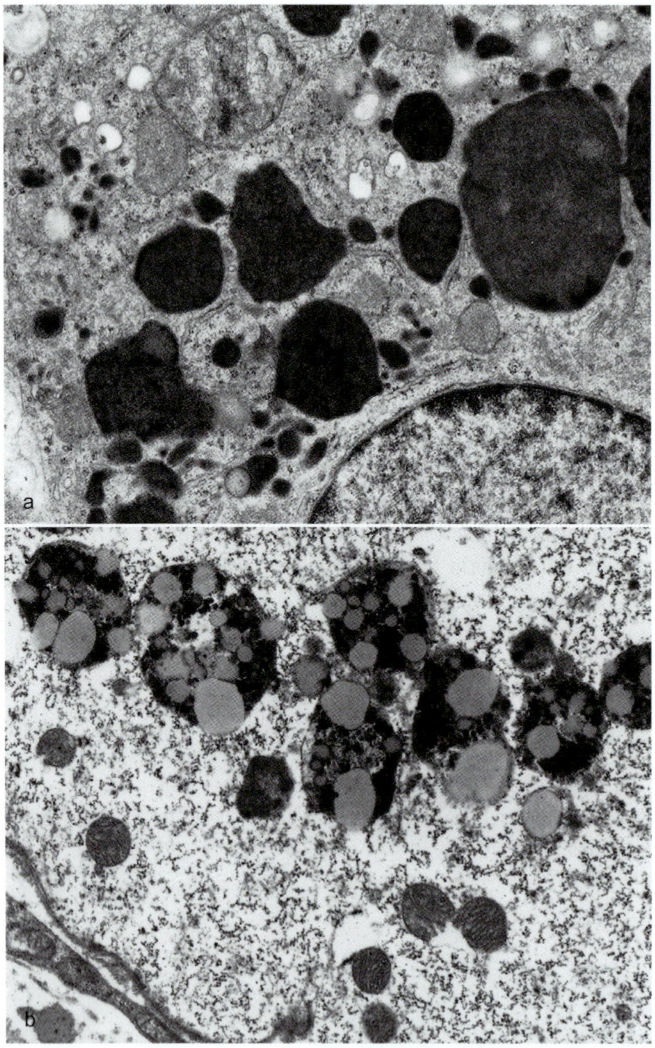


**Abb. 4.22 a** Primäre (klein, homogener dunkler Inhalt) und sekundäre (groß, heterogener Inhalt) Lysosomen; **b** Lipofuszingranula in einer Herzmuskelzelle [M375]

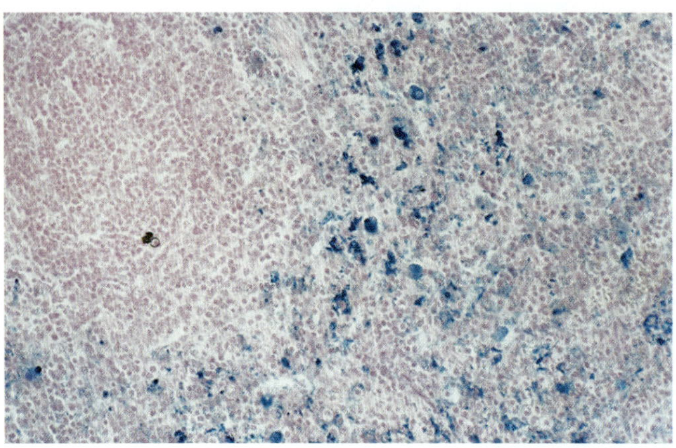

**Abb. 4.23** Hämosiderin-beladene Makrophagen in der Milz [M375]

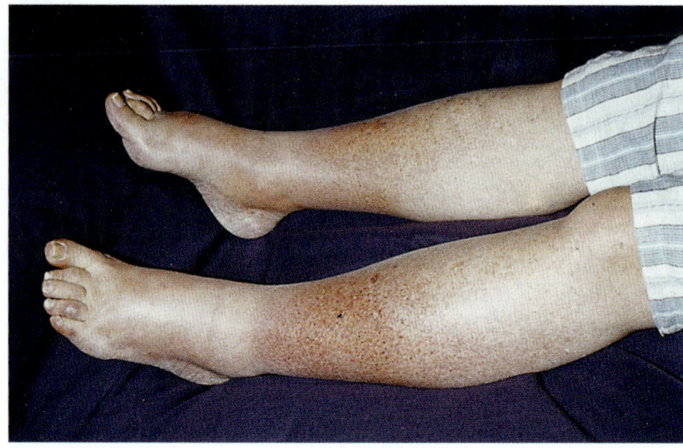

**Abb. 4.24** Stauungsdermatose (Stauungshämosiderose) [R186]

## 4.1.9 Peroxisomen

Peroxisomen sind den Lysosomen ähnliche Partikel, die sich mit einem reichlichen Gehalt an **Oxidasen** v.a. auf die Oxidation von Fetten und Fremdstrukturen spezialisiert haben. Die **β-Oxidation** langkettiger Fettsäuren (➢ Kap. 3.4.4) kann nicht nur in Mitochondrien, sondern auch in Peroxisomen ablaufen.

Bei Oxidationsprozessen entstehen u.a. **Wasserstoffperoxid** ($H_2O_2$) und **freie Radikale**, die Fremdstrukturen **schädigen**. Phagozyten, v.a. die neutrophilen Granulozyten (➢ Fach Immunologie), verfügen über ein großes Spektrum an oxidierenden Enzymen, die im Rahmen der Phagozytose teilweise auch in die Umgebung gelangen und körpereigenes Gewebe zu schädigen vermögen.

## 4.1.10 Verhältnisse in lebenden Zellen

In üblichen mikroskopischen Abbildungen oder schematisiert gezeichneten Zellen sind die Strukturen und Organellen fein säuberlich voneinander getrennt. Abschnürungen aus dem ER müssen nur nach „nebenan" zum Golgi-Apparat diffundieren und dessen Abschnürungen gelangen genauso problemlos zur Zellmembran.

In Wahrheit sind jedoch sämtliche Zellstrukturen ineinander **verschachtelt** und auf **engstem Raum** zusammengelagert. Dies ist besonders deutlich zu erkennen, wenn die vor wenigen Jahren entwickelte Technik der Kryo-Elektronentomographie, eine besondere Form der Elektronenmikroskopie, eingesetzt wird. Hier werden innerhalb von Sekundenbruchteilen Zellen auf –200 °C tiefgefroren, wodurch sie potenziell lebendig bleiben. Anschließend werden sie von Elektronen bis in den Bereich großer Moleküle abgetastet. Die Schnittbilder werden zuletzt im PC zu dreidimensionalen Bildern umgerechnet und zusammengesetzt (➢ Abb. 4.25).

Erkennbar wird mit dieser Technik die Enge, die in metabolisch aktiven Zellen herrscht. Es verwundert, wie in einem solchen Wirrwarr bzw. scheinbaren Chaos die übliche, geradezu perfekt organisierte Zellfunktion möglich wird.

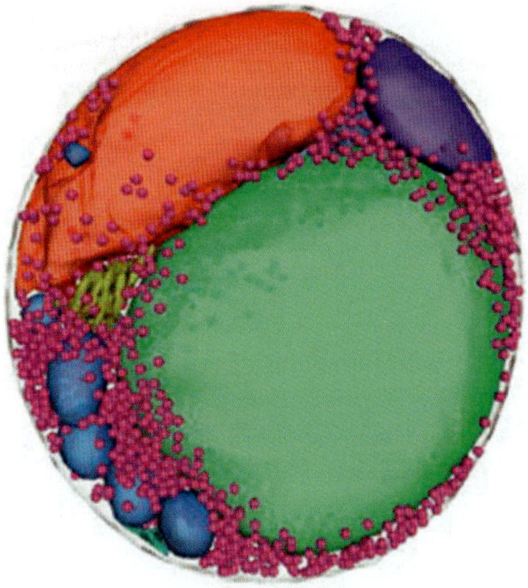

**Abb. 4.25** Kryo-Elektronen-Tomographie eines pflanzlichen Einzellers: Zellkern (rot), Chloroplast (grün), Mitochondrium (lila), Granula (blau), Ribosomen (pink), Golgi-Apparat (hellgrün) [F547]

## 4.2 Zellzyklus und Zellteilung

Eine Zelle kann in ihrem Leben verschiedene Phasen durchlaufen, die in ihrer Summe den Zellzyklus bilden (➤ Abb. 4.26). Dieser wird in M-, $G_1$-, S-, $G_2$- und $G_0$-Phase untergliedert. $G_1$-, S- und $G_2$-Phase werden zur Interphase (Zwischenphase) zusammengefasst.

Zellen, die sich nicht für unbestimmte Zeit in der $G_0$-Phase befinden, durchlaufen den Zellzyklus. Dabei kann die **Interphase**, also die **Zeit** zwischen den Zellteilungen, sehr **unterschiedlich lang** sein. Dies betrifft v.a. die $G_1$-Phase, in der die Zelle noch keinerlei Teilungsbereitschaft erkennen lässt, sondern lediglich ihre genetisch fixierten Funktionen erfüllt. In der S-Phase wird mit der Verdoppelung von DNA und Zellorganellen die Teilung vorbereitet, in der $G_2$-Phase letzte Kontrollen vorgenommen, bevor dann in der M-Phase (**M**itose-Phase) die Zellteilung vollzogen wird.

**MERKE**

Während die Phasen M, $G_1$, S und $G_2$ den Zyklus sich beständig oder zumindest wiederholt teilender Zellen beschreiben, definiert die **$G_0$-Phase** den bei ausgewachsenen Menschen **weit überwiegenden „Normalzustand"** von Zellen, die lediglich ihren organspezifischen Aufgaben nachgehen, ohne weitere Teilungen zu vollziehen oder auch nur vorzubereiten – ganz unabhängig davon, ob sie dazu theoretisch noch in der Lage wären oder nicht.

Beim Erwachsenen lassen sich hinsichtlich Zellzyklus und Teilungsfähigkeit **drei Zellarten** unterscheiden. Zellen, die an äußeren oder inneren Körperoberflächen der Abschilferung unterliegen, müssen ständig nachgebildet werden. Dasselbe gilt für die Zellen von Blut und Immunsystem, die nur eine beschränkte Lebensdauer aufweisen. Solche nachwachsenden Zellpopulationen nennt man **labile Zellen**. Sie durchlaufen in einem bestimmten Rhythmus den Zellzyklus von der $G_1$-Phase über S- und $G_2$-Phase bis zur Mitose, in der sie sich teilen. Dies bedeutet allerdings nicht, dass davon alle oder auch nur die Mehrzahl dieser Zellen betroffen wären. Vielmehr gibt es an den Körperoberflächen Stammzellen, die den Zyklus in kurzen Abständen durchlaufen, während die Tochterzellen sich lediglich entsprechend ihrer Funktionen differenzieren. Nur weil diese Zellen alle 1–2 Tage (Darm) bzw. alle 4 Wochen (Oberhaut) abschilfern, müssen sie aus den Stammzellen heraus ersetzt werden. Im Knochenmark teilen sich aus den Stammzellen heraus auch noch die Tochterzellen einige Generationen lang weiter, bis schließlich die fertig ausdifferenzierten Zellen entstanden sind.

Zellen wie diejenigen von Leber und Pankreas, Gefäßendothelien oder Fibrozyten nennt man **stabile Zellen**, weil sie sich unter normalen Umständen nicht teilen. Sie scheren aus der Interphase aus und verbleiben für unbestimmte Zeit in der $G_0$-Phase. Allerdings können sie bei Bedarf in die Interphase zurückkehren, um den Zellzyklus von Neuem zu durchlaufen und sich in der Mitose zu teilen. Endothelien, Fibrozyten, Leberzellen u.a. sind dadurch in der Lage, jederzeit einen Zellverlust durch nachrückende Zellen auszugleichen. Zusätzlich existieren auch in solchen Geweben einzelne, noch wenig differenzierte Stammzellen, die an diesem Prozess beteiligt sind.

Die dritte Möglichkeit repräsentieren Nervenzellen sowie die Zellen des Skelett- und Herzmuskels. Sie gehören zu den **permanenten Zellen**, die definitionsgemäß ab der Embryonalzeit oder spätestens frühen Kindheit zu keiner Zellneubildung mehr in der Lage sind. Sie verbleiben **auf Dauer** in der $G_0$-Phase. Dies bedeutet, dass absterbende Zellen oder Zellgruppen nicht ersetzt werden können. Es kommt zur Narbenbildung und damit zu mehr oder weniger umfangreichen Funktionsausfällen. Diese Definition wurde beibehalten, obwohl in den letzten Jahren klar geworden ist, dass sie in dieser Absolutheit nicht aufrechterhalten werden kann. Selbst Muskel- und Nervenzellen können sich offenbar in bescheidenem Umfang aus einzelnen Stammzellen heraus erneuern.

**Labile Zellen** erneuern sich mehr oder weniger regelmäßig. Die eine Möglichkeit hierbei besteht darin, dass aus einer **ausdifferenzierten Zelle zwei identische Tochterzellen** hervorgehen. Dies betrifft z.B. Lymphozyten oder die Basalzellen der Oberhaut. Die zweite Möglichkeit ist v.a. in den besonders schnell wachsenden Geweben des Knochenmarks und Dünndarms verwirklicht. Hier existieren **pluripotente Stammzellen**, die nur einen geringen Differenzierungsgrad aufweisen. Das Merkmal dieser Zellen besteht darin, dass sie sich in verschiedene Richtungen hin entwickeln können, also noch nicht auf ausdifferenzierte Zellen hin fixiert sind. So gehen sämtliche Zellen des Blutes mit ihren unterschiedlichen Funktionen aus einer einzigen Stammzelle des Knochenmarks hervor. Die diversen Zellen des Dünndarmepithels mit endokriner, exokriner, immunologischer sowie resorbierender Funktion entstehen aus einer einzigen Stammzelle. Stammzellen können sich **beliebig teilen** und damit **selbst erhalten**. Erst nach einer ersten Differenzierung einer der Tochterzellen in eine bestimmte Richtung ist der weitere Fortgang festgeschrieben.

### 4.2.1 Mitose

Vor der Teilung einer Zelle müssen sämtliche Zellorganellen verdoppelt werden, damit die Tochterzellen mit der Mutterzelle identisch bleiben. Während es keine besonderen Probleme bereitet,

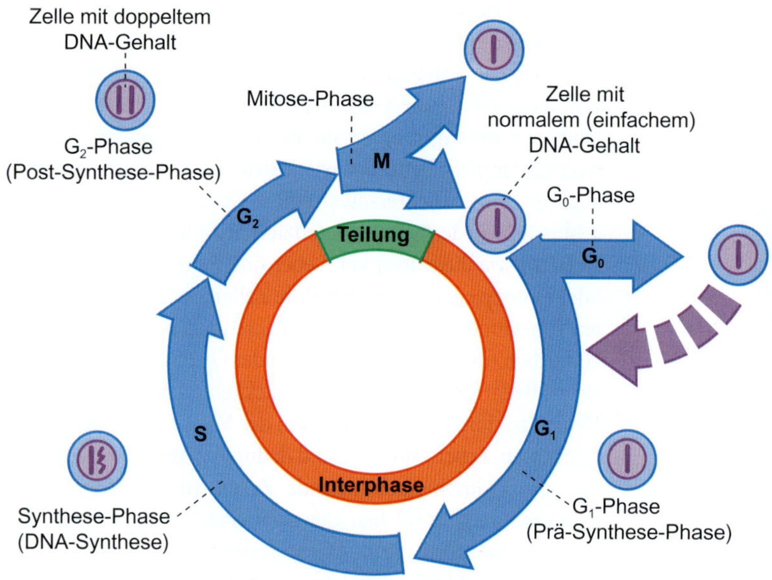


**Abb. 4.26** Zellzyklus [L141]

Zellorganellen wie ER, Golgi-Apparat, Mitochondrien oder Ribosomen zu vermehren, muss bei der DNA des Zellkerns ein großer Aufwand betrieben werden, um Fehler zu vermeiden. In der S-Phase des Zellzyklus (➤ Abb. 4.26) werden die Chromosomen redupliziert (verdoppelt). Die beiden Tochterchromosomen bleiben hierbei aneinander haften, noch wenig kondensiert im Chromatin des Kerns.

Die Mitose beginnt mit der **Prophase**, in der durch Verdichtung nun erstmals Chromosomen abgrenzbar werden (➤ Abb. 4.27). An den beiden Zellpolen entwickelt sich aus den Proteinstrukturen des Zentrosoms (Zentriols) die Mitosespindel, deren Proteinfäden dann in Richtung Zellkern wachsen. Beim Zentrosom handelt es sich um doppelt angelegte Zellorganellen nahezu jeder Zelle, die an der Zellmembran fixiert sind und v.a. im Dienste der Zellteilung stehen.

Auf die Prophase folgt die **Prometaphase**. Hier löst sich die Kernmembran auf, sodass die Eiweißfäden der Mitosespindel Zugang zu den Chromosomen erhalten und sich anheften können.

In der **Metaphase** lagern sich die Chromosomen in der Zellmitte in einer Ebene nebeneinander. In der nachfolgenden **Anaphase** lösen sich die identischen Chromatiden voneinander und werden vom Spindelapparat in Richtung der beiden Zellpole auseinander gezogen.

Die **Telophase** ist die abschließende Teilungsphase der Zelle (Telos = Ende oder Ziel). Die Chromosomen sind an ihren jeweiligen Polen angekommen und werden nun wieder von einer Kernmembran umgeben. Aus den sichtbaren Chromosomen entsteht das aufgelockerte Chromatin. Der Zellkörper schnürt sich in der Mitte zwischen den beiden Polen ein und trennt sich schließlich in zwei Tochterzellen (= **Zytokinese**).

**MERKE**

Bei der Mitose entstehen **identische Tochterzellen** mit **diploidem Chromosomensatz**.

**EXKURS**

Fehler im Verlauf der Mitose besitzen für die betroffenen Zellen meist schwerwiegende Folgen. Im besten Fall kommt es zur **Apoptose**, im schlimmsten Fall zur **malignen Entartung**. Es existiert deshalb eine ganze Reihe von **Kontrollmechanismen**, die den Verlauf der Mitose überwachen und Korrekturen vornehmen können. Es gibt verschiedene **Haltepunkte (Checkpoints)**, an denen zahlreiche Gene bzw. die von ihnen codierten Proteine umfangreiche Prüfungen vornehmen – bis hin zu der Frage, ob der ATP-Vorrat ausreicht.

Der erste Haltepunkt liegt am Ende der $G_1$-Phase (**$G_1$-Checkpoint**). Hier wird u.a. überprüft, ob für die nachfolgende DNA-Synthesephase genügend Nukleotide zur Verfügung stehen, ob sämtliche benötigten Enzyme vorhanden sind und ob etwaige Fehler problemlos repariert werden können. Erst wenn diese Überprüfung vollständig ist, wird das Enzym, das den Haltepunkt veranlasst hat, phosphoryliert und damit inaktiviert. Werden dagegen Fehler gefunden, blockieren mehrere Inhibitoren den weiteren Zyklus.

Die nächste Inventur wird am **S-Checkpoint**, am Ende der S-Phase vorgenommen. Die hier erfolgende Überprüfung bezieht sich nicht einfach nur auf die Zahl der verdoppelten Chromosomen, sondern bezieht sehr viel genauer auch die einzelnen Abschnitte sowie die Gesamtmenge der erhaltenen DNA mit ein. Erst wenn diese Prüfungen ohne Beanstandungen verlaufen sind, tritt die Zelle in die $G_2$-Phase ein. Werden dagegen Fehler der DNA-Replikation gefunden, kommt es zur Aktivierung diverser Reparaturenzyme. Lassen sich nicht alle Fehler beheben, wird die **Apoptose** eingeleitet (➤ Kap. 6.3.6).

Der **Spindel-Checkpoint** bildet schließlich den letzten Haltepunkt, bei dem nun z.B. die korrekte Ausrichtung der Chromosomen durch den Spindelapparat geprüft wird oder auch die korrekte gegenseitige Zuordnung der Zentromere eines Chromosomenpaars. Auch die Gesamtzahl der Chromosomen wird nochmals kontrolliert. Das Ergebnis erkannter Fehler besteht auch an diesem Haltepunkt in der Initiierung der Apoptose.

Die **Bedeutung** der Vielzahl an **Kontrollmechanismen** lässt sich sehr einfach beschreiben: Nach heutigem Wissensstand weist nahezu **jedes Malignom** mindestens eine Mutation der Gene auf, die am $G_1$-Checkpoint beteiligt sind. Bei mindestens **50 % aller Krebse** lassen sich zusätzlich Mutationen des Gens nachweisen, das als „Genomwächter" den S-Checkpoint überwacht. Ähnliche Aussagen lassen sich bezüglich des Spindel-Checkpoints treffen, erkennbar beispielsweise an der **Aneuploidie**, also der abweichenden Chromosomenzahl zahlreicher Krebse.

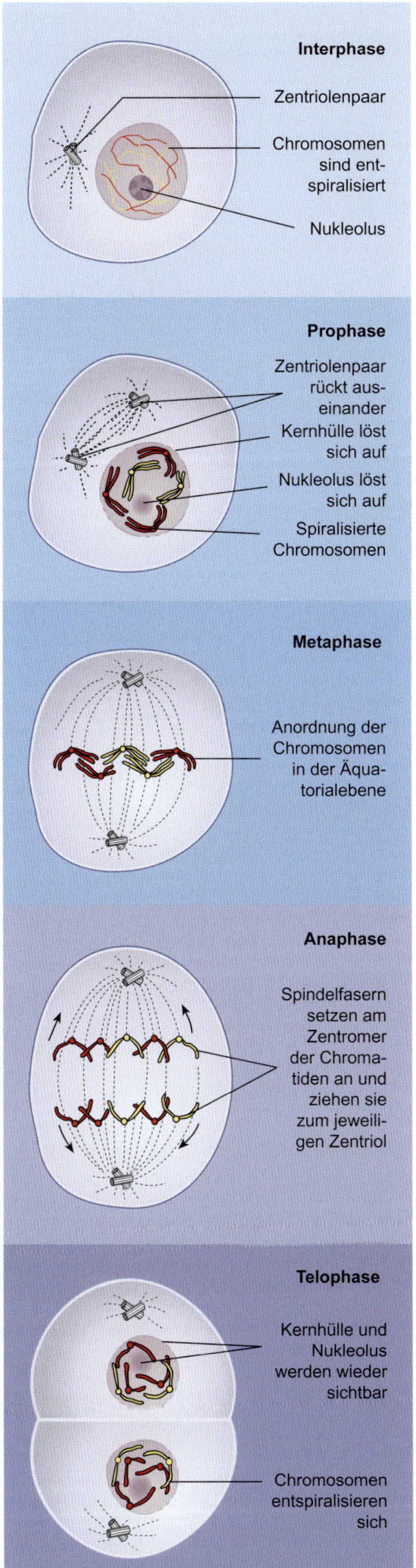


**Abb. 4.27** Mitose [L190]

## 4.2.2 Meiose

Die Meiose bezeichnet eine Zellteilung, bei der die Chromosomen **ohne** vorhergehende **Verdoppelung** getrennt und auf die Tochterzellen verteilt werden. Es entstehen Tochterzellen mit **haploidem (einfachem) Chromosomensatz** aus 23 Einzelchromosomen. Dabei werden die Chromosomenhälften wahllos auf die Tochterzellen verteilt, sodass sich ehemals mütterliche und väterliche Chromosomen neu aufteilen. Eine Meiose findet im menschlichen Organismus **ausschließlich** bei der Bildung der **Keimzellen** (Spermium und Eizelle) statt.

**MERKE**

Bei der Meiose entstehen die **Keimzellen** (Eizelle, Spermien) mit **haploidem Chromosomensatz**.

**HINWEIS PRÜFUNG**

Bei Mitose und Meiose geht es in der Prüfung lediglich um das einfache Grundprinzip von Zellteilung und entsprechendem Ergebnis (haploid/diploid), nicht um Details oder die einzelnen Schritte.

KAPITEL

# 5 Histologie



## Einführung

Histologie ist die **Lehre von den Geweben** (Histos = Gewebe). Menschliche **Zellen** können **einzeln** und scheinbar isoliert in Geweben liegen wie die Fibrozyten des Bindegewebes. Sie können sich aber auch zu **komplexen Strukturen** zusammenschließen. In diesen Fällen sind entweder sämtliche Zellen gleichartig differenziert, also strukturell und funktionell identisch (**einfache Gewebe**), oder es entstehen aus unterschiedlichsten Zellen **zusammengesetzte Gewebe**. So enthält z.B. Nervengewebe Nervenzellen (Neurone), Immunzellen (Mikroglia), Epithelzellen (Ependym) und bindegewebsartige Zellen (Astrozyten und Oligodendrozyten). Eine gleichartige Differenzierung nahezu sämtlicher Zellen bieten dagegen u.a. Leber und Fettgewebe.

Gewebe werden als **Organe** bezeichnet, wenn sie eine **funktionelle und anatomische Einheit** bilden – unabhängig davon, ob es sich um einfache oder um zusammengesetzte Gewebe handelt. Im menschlichen Körper gibt es mehr oder weniger massereiche Organe wie Leber, Milz, Niere, Pankreas, Magen, Haut oder Herz, aber auch vergleichsweise winzige Organe wie z.B. Lymphknoten und die Sinnesorgane (Sehen, Hören, Gleichgewicht, Geruch und Geschmack).

Die Begriffe **Apparat**, **Trakt** oder **System** beschreiben dagegen eine Anzahl von **Organen** und/oder **Geweben**, die **funktionell zusammengehören**, anatomisch aber unterschiedlich aufgebaut und v.a. **unterschiedlich lokalisiert** sind. Beispiele sind das Urogenitalsystem, der Verdauungsapparat (Verdauungssystem, Verdauungstrakt), das Immunsystem oder das endokrine System aus verstreut liegenden endokrinen Drüsen und Einzelzellen. Das Knochenmark wäre nach dieser Definition als blutbildendes System zu bezeichnen. Von einzelnen Autoren wird selbst das Blut als „Organ" bezeichnet. Dies müsste dann allerdings auch für die interstitielle Flüssigkeit gelten, was keinen Sinn ergibt. Insgesamt ist die Definition des Begriffs *Organ* ungeachtet der eigentlich klaren Beschreibung nicht immer einheitlich.

Jedes anatomisch zusammenhängende Gewebe einheitlicher Funktion stellt zumindest prinzipiell ein Organ dar. Bei quergestreifter Skelettmuskulatur, Fettgewebe und Knochen handelt es sich um verstreut liegende Gewebe und nicht um lokalisierte anatomische Funktionskomplexe. Bindegewebe ist über den gesamten Organismus verteilt und kann selbst keine Organe bilden. Es ist jedoch in sämtlichen Organen des Körpers vorhanden, wenn auch in unterschiedlichem Ausmaß. Man kann das Bindegewebe (Interstitium) und seine Zellen (Fibrozyten) als ubiquitäres Bindeglied zwischen dem Gefäßraum des Blutes und den angrenzenden Zellverbänden bzw. Organen betrachten.

Die gegenseitige **Verwandtschaft** der Zellen scheinbar völlig unterschiedlicher Gewebe wie Muskel- und Bindegewebszellen oder Nerven- und Epithelzellen wurde inzwischen erkannt. So gehen u.a. die Zellen des Fettgewebes, des Knorpels und Knochens aus Bindegewebszellen (Fibrozyten/Fibroblasten) hervor. Möglicherweise gilt dies auch für glatte Muskelzellen. Des ungeachtet ist die historisch bedingte Einteilung **sämtlicher menschlicher Gewebe** in **vier unterscheidbare Arten** immer noch gültig:

- **Bindegewebe** einschließlich Fettgewebe (➤ Kap. 5.1), Knochen- und Knorpelgewebe (➤ Fach Bewegungsapparat)
- **Epithelgewebe** einschließlich des Parenchyms der meisten Organe (➤ Kap. 5.2; z.B. Leber und Pankreas ➤ Fach Verdauungsapparat, endokrine Organe ➤ Fach Endokrinologie)
- **Muskulatur:** quergestreift, glatt, Herzmuskulatur (➤ Fach Bewegungsapparat, ➤ Fach Herz-Kreislauf-System)
- **Nervengewebe** (➤ Fach Neurologie)

## 5.1 Bindegewebe

Drei flüssigkeitsgefüllte Räume existieren im menschlichen Körper:
- das **Zytoplasma** der Zellen (= intrazellulärer Raum)
- der **intravasale Raum** der Blut- und Lymphgefäße (Vasa = Gefäße)
- das **Interstitium** als Raum bzw. Bindeglied zwischen Zellen und Gefäßen

Der Erwachsene besteht zu **50–60 % aus Wasser**. Der Rest verteilt sich auf Fette und auf Moleküle, die entweder im Körperwasser gelöst sind oder die Strukturen des Körpers aufbauen bzw. mechanisch stabilisieren. Der intrazelluläre Raum ist beim Erwachsenen doppelt so groß wie der extrazelluläre. Auf den Wasseranteil bezogen befinden sich bei einem Mann mit einem Körpergewicht von 100 kg von den insgesamt vorhandenen 60 l Wasser (= 60 %) 40 l intra- und 20 l extrazellulär, davon im Interstitium 15 l und im intravasalen Raum 5 l (➤ Fach Urologie). Um Missverständnissen vorzubeugen, sei zum intravasalen Raum angemerkt, dass die 5 l **Wasser** nicht mit der Gesamtmenge an **Blut** gleichgesetzt werden dürfen, weil ein beachtlicher Teil der Blutflüssigkeit aus Zellen besteht. Die intravasal enthaltene Menge an Blut besteht deshalb in diesem Beispiel aus mehr als 8 l (1 l pro 12 kg Körpergewicht).

### 5.1.1 Interstitium

Das **Interstitium** ist der **Raum des Bindegewebes**. Man kann diese Begriffe synonym verwenden. Manche Autoren nennen es „Supportgewebe", um seine Bedeutung zu unterstreichen. Es handelt sich um den Raum, in dem die Zellen schwimmen – entsprechend den ersten Einzellern, deren „Interstitium" das Meer darstellte. Das Meer ist durch seine unerschöpflichen Wassermassen von hoher **Konstanz**, wodurch auch die Lebensbedingungen seiner Bewohner konstant bleiben. Aufnahme und Abgabe von Stoffen und Stoffwechselprodukten ändern nichts an der Zusammensetzung des Milieus. An diesem Prinzip hat sich bis zum Menschen nichts verändert. Das Interstitium ist von ähnlicher Konstanz wie das Meer für die Meeresbewohner, nur dass diese Konstanz auf andere Weise gewährleistet wird. **Garant des Milieus** ist das **Blut**, das mit dem Interstitium einen einheitlichen wässrigen Raum bildet. Zahlreiche Organe, Hormonsysteme, Enzyme und das vegetative Nervensystem kontrollieren und regeln in einem ganz engen Rahmen nahezu alle Parameter des Blutes. Aus der Gleichförmigkeit des Blutes folgt die konstante und unveränderbare Umwelt jeder Körperzelle, solange keine ernsthaften pathologischen Störungen bestehen.

Bindegewebe entsteht überwiegend aus dem mittleren Keimblatt (Mesoderm) des Embryos. Man kann nach den wesentlichen Eigenschaften der sich entwickelnden Gewebe verschiedene **Haupttypen des Bindegewebes** voneinander abgrenzen:
- lockeres, weiches Bindegewebe: am häufigsten
- straffes, kollagenfaserreiches Bindegewebe: z.B. in Organkapseln, Bändern und Sehnen
- retikuläres Bindegewebe: z.B. in Knochenmark und Haut
- gallertiges Bindegewebe: umschrieben in Nabelschnur und Zahnpulpa
- Fettgewebe
- Knorpelgewebe
- Knochengewebe (die Grundstruktur des Knochens kann man auch dem retikulären Bindegewebe zuordnen, das dann sekundär verkalkt)

Der intravasale Raum der Blut- und Lymphgefäße ist in der Regel in Bindegewebe eingebettet. Oder anders formuliert: **Bindegewebe** ist **grundsätzlich** mehr oder weniger **reichlich durchblutet** und enthält zusätzlich **Lymphgefäße** und **Nerven**. Als einzige wesentliche Ausnahme kann **Knorpelgewebe** gelten, das **nicht durchblutet** ist und deshalb durch Diffusion ernährt wird.

### 5.1.2 Die Zellen des Bindegewebes

Der interstitielle Raum beherbergt als wesentliche Zellen **Bindegewebszellen (Fibrozyten)**. Bindegewebe, das sich neu aufbaut oder regeneriert, bedarf einer großen Aktivität seiner Zellen. Solch **metabolisch aktive** Fibrozyten nennt man **Fibroblasten**. Der Übergang ist fließend. Auch Fibrozyten sind niemals „untätig", da – wie alles im Körper – auch die Matrix des Bindegewebes mit sämtlichen enthaltenen Strukturen ständig erneuert wird. Dabei liegt die Halbwertszeit der meisten Bestandteile bei 1–2 Wochen. Lediglich Kollagen vermag längere Zeiträume zu überdauern.

Die „Fibrozyten" des Knorpels heißen **Chondrozyten**, diejenigen des Knochens **Osteozyten** bzw. **Osteoblasten** und die Fettzellen des Fettgewebes **Adipozyten**.

Bei den **Fibrozyten bzw. Fibroblasten** handelt es sich um **große Zellen** mit – je nach Gewebe – unterschiedlich langen und unterschiedlich dicken **Fortsätzen** (➤ Abb. 5.1). Sie sind zuständig für den **Aufbau der bindegewebigen Matrix** mit all ihren Strukturen. Dabei werden diese extrazellulären Strukturen jeweils genau an die Erfordernisse in verschiedensten Bereichen des Körpers angepasst. Zahlreiche Bindegewebe sind von mehr oder weniger lockerer Struktur. Andere sind von unterschiedlich großer Elastizität. Wieder andere besitzen eine besonders große mechanische Stabilität bis hin zu Extremen wie der Lederhaut, aus der beim Tier das Leder gewonnen wird, oder zu Bändern und Sehnengeweben, die eine Reißfestigkeit bzw. Belastbarkeit von mehreren hundert Kilogramm besitzen können.

Bei Fibrozyten handelt es sich dementsprechend nicht einfach um isolierte Zellen, die in den Geweben liegen und gewissermaßen eine Einheitsmatrix produzieren und nach außen abgeben. Es sind vielmehr Zellen, die in Interaktion mit ihrer direkten Nachbarschaft, aber auch mit entfernt angrenzenden epithelialen Geweben feinst abgestimmt exakt **diejenige Grundsubstanz produzieren**, die den jeweiligen **Anforderungen entspricht**. Zusätzlich können sich diese Ansprüche noch jederzeit verändern.

In Geweben wie Knochenmark oder lymphatischen Organen findet man fibroblastenartige Zellen mit **besonders langen Fortsätzen**. Diese Fortsätze kommunizieren untereinander und bilden ein **maschenartiges Netzwerk** (Retikulum). Die Zellen werden deshalb als **Retikulumzellen** bezeichnet.

Eine weitere Zellart des Bindegewebes, die allerdings mit dem Aufbau und seiner eigentlichen Funktion nichts zu tun hat, stellen

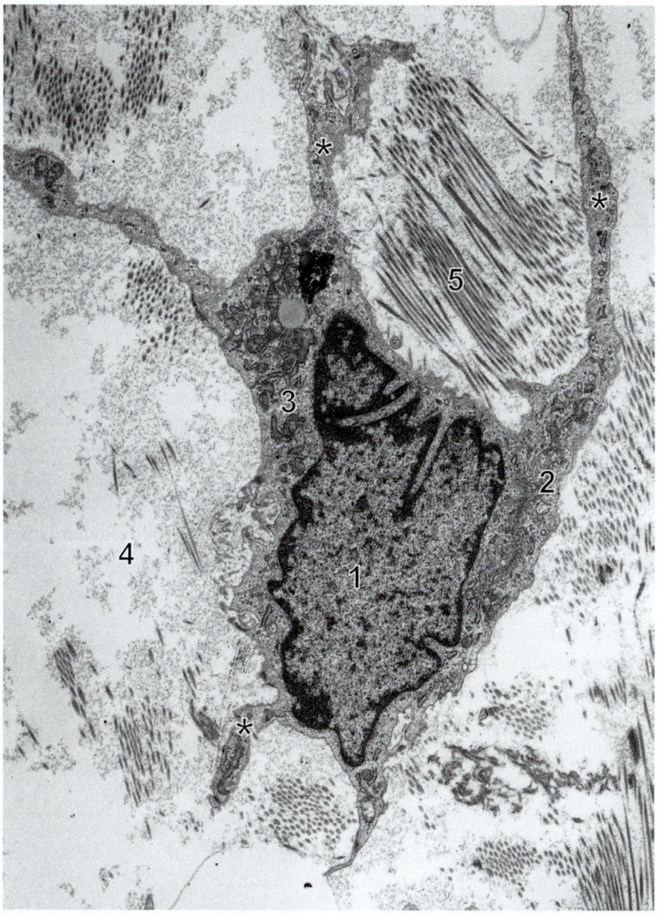


**Abb. 5.1** Fibrozyt. * = lange Fortsätze, 1 = Zellkern, 2 = Golgi-Apparat, 3 = raues endoplasmatisches Retikulum, 4 = Matrix, 5 = Kollagenfibrillen [M375]

die **Mastzellen** dar. Sie entstammen sehr wahrscheinlich den basophilen Granulozyten des Blutes (➤ Fach Allgemeine Pathologie, ➤ Fach Immunologie) und stellen die wesentlichen Zellen der Entzündung dar.

Neben diesen stationären Zellen beherbergen Bindegewebe auch die **mobilen Zellen** des Immunsystems: **Makrophagen**, **Granulozyten** und **Lymphozyten**. Allerdings behalten auch die prinzipiell stationären Fibrozyten, die verwandten Retikulumzellen sowie die Mastzellen eine gewisse Beweglichkeit bei.

## 5.1.3 Grundsubstanz

Die interstitielle Matrix muss vor allem zwei Erfordernissen gehorchen. Zum einen benötigt sie eine **stabile Struktur**, welche die angrenzenden Gewebe in ihrer Position hält und letztendlich dafür sorgt, dass das System nicht mechanisch kollabiert. Zum anderen handelt es sich beim Interstitium um einen Raum, durch den **sämtliche Moleküle und Ionen**, die von den angrenzenden parenchymatösen Organen und epithelialen Strukturen zu ihrer Ver- bzw. Entsorgung aufgenommen oder abgegeben werden, **hindurchgelangen** müssen **(Transitstrecke)**. Der interstitielle Raum muss also gleichzeitig zwei einander entgegenstehende Eigenschaften aufweisen: Er sollte **flüssig** sein, und gleichzeitig **mechanisch stabil**.

### Die Grundsubstanz als flüssige Phase

**Proteine** besitzen unterschiedlichste Funktionen und Eigenschaften. Als Dipole tragen sie Ladungen und können damit zumindest an Teile ihrer Moleküle **Wasser binden** bzw. **Hydrathüllen aufbauen**. Noch sehr viel mehr sind hierzu Zuckerstrukturen in der Lage. 1 Gramm Glukose bindet nicht weniger als 10 Gramm Wasser. Dieser Effekt lässt sich nochmals ganz erheblich steigern, wenn an die Dipole C–OH weitere Ladungen angeknüpft werden. Die Kohlenhydratstrukturen der Grundsubstanz sind deshalb häufig zu Carbonsäuren oxidiert (Glukose zu Glucuronsäure) oder es werden Sulfatreste (= Schwefelsäure) $SO_4^{2-}$ angeknüpft. Auch Aminogruppen $NH_2$ als Ersatz für einzelne OH-Gruppen sind regelmäßig anzutreffen, häufig zusätzlich mit angeknüpften Essigsäureresten $CH_3$–$COO^-$ (Acetyl-).



Das Grundprinzip der bindegewebigen Matrix besteht darin, dass **Eiweißstrukturen** ein stabiles **vernetztes Grundgerüst** aufbauen, an das zahlreiche **oxidierte Zuckerstrukturen** angebunden werden. Auf diese Weise entsteht ein wässriger Raum inmitten eines stabilen Maschenwerks.

Die Zuckerstrukturen bestehen aus langen, fadenförmigen, unverzweigten Ketten, die aus **Tausenden von Disaccharideinheiten** aufgebaut sind. Diese Disaccharide enthalten überwiegend Glukose als Aminoglukose oder oxidiert zur Glucuronsäure oder mit einem Sulfatrest verbunden. Der zweite Zucker dieser Disaccharideinheiten ist häufig eine Galaktose. Die entstehenden Riesenmoleküle werden als **Glykosaminoglykane (GAGs)** bezeichnet. Ein einzelnes GAG kann bis zu 25 µm lang werden, zusammengesetzt aus 25.000 Disaccharideinheiten (1 Disaccharid aus z.B. Glucuronsäure und Glukosamin oder Galaktosamin misst 1 nm). Dies entspricht der Gesamtlänge einer üblichen Zelle. Besonders häufig in den Bindegeweben vorkommende GAGs sind **Chondroitinsulfat**, **Dermatansulfat**, **Keratansulfat**, **Heparansulfat** und **Hyaluronsäure**. Wie gewaltig das Wasserbindungsvermögen bei den vielfach oxidierten GAGs zugenommen hat, erkennt man z.B. bei der Hyaluronsäure, bei der 1 g mehrere Liter Wasser zu binden vermag.

Während die Hyaluronsäure frei im Bindegewebe liegt, sind die anderen GAG-Ketten grundsätzlich an einen Proteinfaden angeknüpft. Dieser bildet das stabile Skelett bzw. Rückgrat, aus dem die GAGs seitlich herausragen. Die entstehende Gesamtstruktur aus langem **Eiweißfaden** und zahlreichen (bis zu > 100) **angebundenen Polysaccharidketten** (GAGs) mit dem Aussehen einer Bürste wird **Proteoglykan** genannt (➤ Abb. 5.2a).

Proteoglykane können sich zu nochmals größeren Aggregaten zusammenschließen, indem etwa 40 dieser Moleküle an einen Hyaluronsäurefaden binden. Es entsteht ein Riesenmolekül – mit einem Molekulargewicht von ca. 100 Millionen Da das weitaus **größte Molekül des menschlichen Körpers** (➤ Abb. 5.2b). Es existiert mit Ausnahme der bis zu 30 cm langen Skelettmuskelfasern keine Zelle, die auch nur einem einzelnen dieser Moleküle Platz bieten könnte.

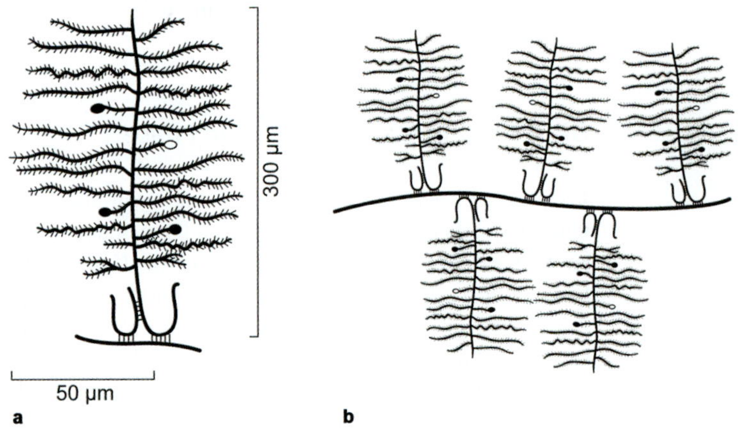


**Abb. 5.2** **a** Proteoglykan. **b** Mehrere Proteoglykane binden an eine Hyaluronsäure (Polysaccharidfaden = GAG) und bilden so ein Molekularsieb. [L106]

In der Summe all dieser Strukturen entsteht die **flüssige Phase** der Interzellularsubstanz, ihre eigentliche Matrix aus amorpher, also mikroskopisch unstrukturierter Grundsubstanz.



## Die Grundsubstanz als Molekularsieb

Die Abstände zwischen den **GAGs der Proteoglykane** und deren Abstände in den größeren Molekülverbänden lassen ausreichend Platz für all die Moleküle, die zu und von den Zellen kommend vom Blut oder ins Blut gelangen müssen. Sie bilden also den Raum, den man als **Molekularsieb** (➤ Abb. 5.2) bezeichnen kann, ein Maschenwerk, zwischen dessen Strukturen sich nur noch Wasser mit gelösten Inhaltsstoffen befindet.

Die Maschen dieses Siebes lassen sämtliche Moleküle passieren, deren Funktion dies erfordert. Dies gilt auch für große Strukturen wie LDL und HDL als Bestandteile der Blutfette, die bis zu den Epithelzellen gelangen müssen. Erst Riesenmoleküle wie Chylomikronen, die das Fett der Nahrung transportieren, oder VLDL als Träger des endogenen Fetts aus der Leber bleiben in den Maschen dieses Siebes hängen. Daraus geht hervor, dass diese Fette im Bereich der Zellen keine Funktion besitzen können, weil andernfalls die Maschenweite angepasst worden wäre.

## Die Grundsubstanz als Ionenspeicher

Die interstitielle Matrix besitzt eine weitere wichtige Eigenschaft: Die zahlreichen Säuregruppen -COOH und $-OSO_3H$ liegen beim stabilen pH-Wert von Blut und Interstitium von 7,40 häufig in der Form ihrer Anionen $-COO^-$ bzw. $-OSO_3^-$ vor. Die zweiwertigen Kationen der Körperflüssigkeiten, $Mg^{2+}$ und $Ca^{2+}$, binden reversibel an diese Negativladungen. Ähnlich wie im strömenden Blut, in dem ein Teil dieser Ionen in freier Form vorliegt, und ein anderer Teil (rund 50 %) an die Negativladungen der Eiweiße gebunden ist, lässt sich dies auch für das Interstitium formulieren. Die **Proteoglykane** dienen dementsprechend nicht nur als formgebender Wasserspeicher und Molekularsieb, sondern auch gewissermaßen als **Ionenspeicher** bzw. Ionen-Auffangstation, die vorübergehende Mangelzustände oder einen Überschuss abzufangen vermag. Die Bindungsfähigkeit gilt auch für physiologische (z.B. Zink) oder toxische Schwermetallionen (z.B. Quecksilber) oder für geladene Abfallstoffe („Schlacken") des Stoffwechsels, sodass hier ein Depot entstehen kann.

**MERKE**

**Proteoglykane** sind wichtig als
- formgebender Wasserspeicher (flüssige Phase),
- Molekularsieb,
- Ionenspeicher.

## Die Grundsubstanz als stabile Struktur

GAGs und Proteoglykane sind mechanisch nicht allzu stabil. Die großen Mengen gebundenen Wassers können lediglich insofern eine gewisse Strukturfestigkeit herstellen, als sie einer akuten Belastung einen kissenartigen, prall-elastischen Widerstand entgegensetzen. Das Wasser kann hier allerdings vorübergehend abgepresst werden. **Dauerhafte mechanische Stabilität** wird im tierischen Organismus ausschließlich durch Proteinstrukturen vermittelt und ermöglicht. Hierfür verantwortlich ist das **Peptidrückgrat**, die Primärstruktur, ergänzt durch die **Zusammenlagerung der Seitenketten** mit der sich ergebenden dreidimensionalen Raumstruktur. Durch gegenseitige Vernetzungen benachbarter Molekülanteile wird eine Festigkeit erreicht, die manchen industriellen Produkten kaum nachsteht.

Das Eiweißmolekül mit der größten mechanischen Stabilität ist das **Kollagen**. Immer wenn es in Geweben wie Sehnen und Bändern, Knorpel, Knochenstruktur oder Lederhaut um möglichst große Festigkeit geht, bildet dieses Molekül das Grundgerüst. Es gibt verschiedene Kollagene mit unterscheidbarer Struktur, doch braucht dies nicht im Detail besprochen zu werden. Grundsätzlich kann man sich das Molekül als zopfartig geflochtenen Faden aus drei Einzelketten vorstellen (Tripelhelix).

Die wesentlichen Aminosäuren, aus denen die Ketten aufgebaut sind, sind Glycin, Prolin und Hydroxyprolin. Für die **Synthese** des Hydroxyprolin aus Prolin ist **Vitamin C** erforderlich. Ein weiterer wesentlicher Co-Faktor der Kollagensynthese ist **Magnesium**. Gerade im Kindesalter oder in Phasen der Wundheilung, wenn neue Gewebe entstehen, sollte darauf geachtet werden, dass diesbezüglich keine Mangelzustände vorliegen.

Kollagen ist Bestandteil jedes Bindegewebes, wenn auch in sehr unterschiedlicher Konzentration. Seine eminente Bedeutung für den Organismus kann an seiner Gesamtmenge erkannt werden: Es macht **25 % allen menschlichen Eiweißes** aus.

**Fibrozyten** produzieren und sezernieren die Kollagenproteine als feine Fäden, die nur im Elektronenmikroskop erkennbar sind (➤ Abb. 5.3). Extrazellulär lagern sich die **Kollagenfibrillen** dann zu größeren Aggregaten zusammen, sodass je nach dem Untertyp des Kollagens bis zu **10 µm breite Fasern** entstehen, die auch lichtmikroskopisch – zumindest in Spezialfärbungen – erkennbar werden (➤ Abb. 5.4). Die Fasern werden teilweise an die Proteoglykane angebunden, wodurch deren Anordnung im Raum stabilisiert wird.

In **straffem Bindegewebe**, z.B. in Bändern, Sehnen, Gelenkkapseln oder Narbengewebe, verlaufen die Fibrillen parallel zueinander und stellen sich im entspannten Zustand leicht gewellt dar. Da Kollagen selbst keine Elastizität besitzt, entsteht durch diese Wellung eine minimale Nachgiebigkeit des Gewebes.

In Muskelfaszien oder der obersten Schicht der Lederhaut erfolgt die Anordnung der Fibrillen **rhomboid**, also in einer Art Scherengitter. Solche Gewebe sind so lange dehnbar, bis durch entsprechenden Zug eine parallele Ausrichtung entstanden ist. Eine weitere Dehnung ist dann nicht mehr möglich.

In manchen Geweben liegen die Fibrillen **retikulär** als Netzwerk, wodurch eine gewisse Grundfestigkeit entsteht. Im **Knochen** wird an diese Fasern **Calciumphosphat** angelagert, sodass in einem ersten Schritt **Geflechtknochen** entsteht. Im Zuge der Belastung ändert sich die Anordnung der Fibrillen, woraufhin sich die gesamte Knochenstruktur verändert. Aus dem Geflechtknochen entsteht der geschichtete **Lamellenknochen** (➤ Fach Bewegungsapparat).

**PATHOLOGIE**

Es gibt angeborene Erkrankungen, die auf Mutationen von Genen beruhen, die für Kollagen codieren. Solche Gene liegen z.B. auf den Chromosomen 7 und 17. Bei der **Osteogenesis imperfecta (Glasknochenkrankheit)** führt der Mangel an Kollagen zu Minderwuchs, Verbiegungen der langen Röhrenknochen und gehäuften Frakturen. Beim **Ehlers-Danlos-Syndrom** entsteht aufgrund verschiedener Mutationen eine unzureichende Festigkeit diverser Gewebe mit vermehrter Elastizität. Gelenke sind überstreckbar und mechanisch instabil, was u.a. zu Verbiegungen der Wirbelsäule und gehäuften Luxationen führt. Die Haut lässt sich in großen Falten abheben. Die Wundheilung ist gestört (➤ Fach Dermatologie).

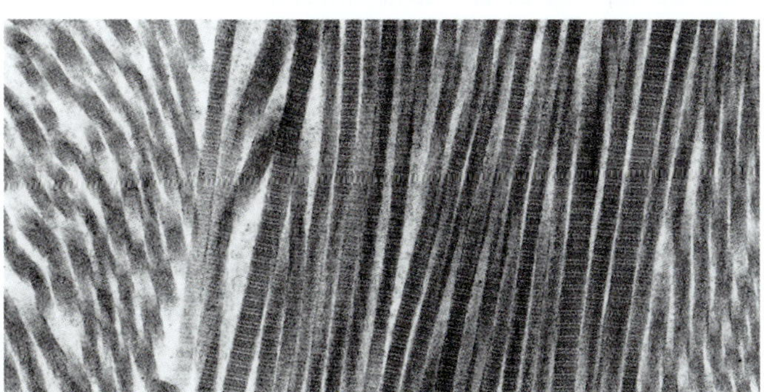

**Abb. 5.3** Kollagenfibrillen im Elektronenmikroskop [M375]

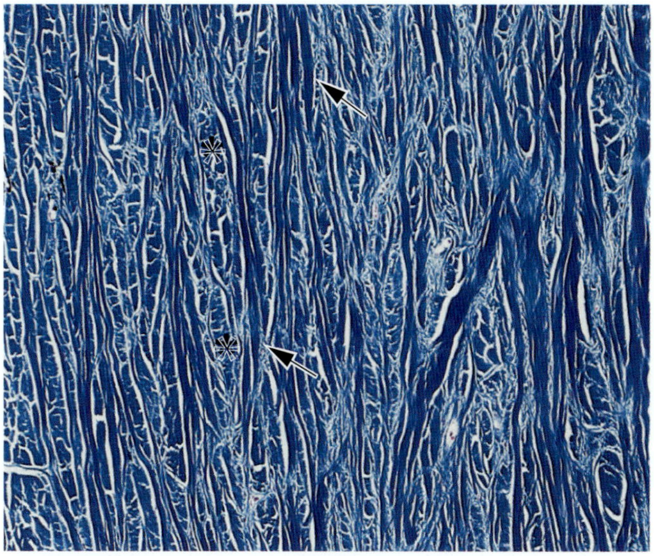

**Abb. 5.4** Straffes, kollagenreiches Bindegewebe [M375]

Weitere, ubiquitär anzutreffende Proteine des Bindegewebes sind **Fibrillin** und **Elastin**. Sie verleihen den Geweben bei höherer Konzentration eine gummiartige **Elastizität** (➤ Abb. 5.5). Besonders reichlich vorhanden sind die Proteine im Lungengewebe, im elastischen Knorpel (z.B. Ohrmuschel) und in der obersten Schicht der Lederhaut: Das Scherengitter der Kollagenfibrillen ermöglicht die Dehnung, also das Abheben von Hautfalten. Elastin und Fibrillin sorgen dafür, dass die Falten anschließend wieder verstreichen (➤ Fach Dermatologie).

**PATHOLOGIE**

Beim **Marfan-Syndrom** besteht ein angeborener Fibrillin-Defekt. Die Betroffenen sind häufig auffallend groß, mit schmalem Kopf und langen, schmalen Extremitäten einschließlich langer und dünner Finger (Arachnodaktylie = Spinnenfingrigkeit bzw. Madonnenhände). Die Wirbelsäule ist deformiert, am Thorax kommt es zur Trichter- oder Hühnerbrust mit Einziehungen oder Vorwölbungen des Brustbeins. Die Insuffizienz des Bindegewebes führt zu weiteren Störungen, z.B. am Herzen und an den Augen.

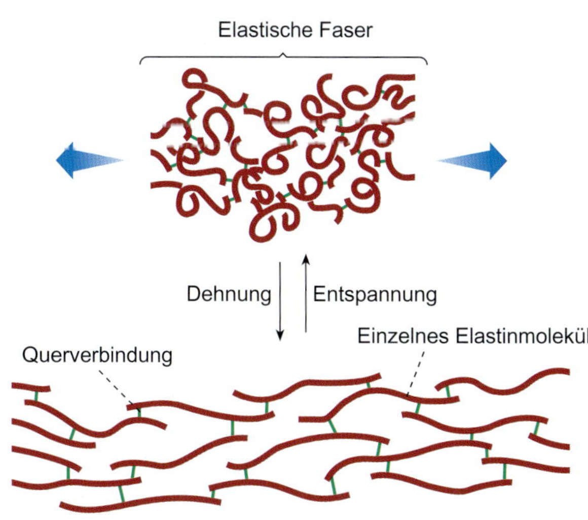


**Abb. 5.5** Modell des Elastin [L141]

5

**MERKE**

Kollagen verleiht den Bindegeweben Stabilität. Fibrillin und Elastin sorgen dort für Elastizität, wo sie benötigt wird.

### 5.1.4 Fettgewebe

**Fettzellen** (Adipozyten) sind **spezialisierte Fibrozyten**. Ihre wesentliche Funktion besteht in der **Einlagerung von Triglyzeriden**. Daneben sind sie hormonell aktiv und sezernieren **Hormone** wie Leptin und Adiponectin, aber auch einzelne **Faktoren des Immunsystems** wie die Interleukine IL-6 und TNF-α (➤ Abb. 5.6). Diese Aktivitäten außerhalb der eigentlichen Speicherfunktion besitzen besonders die Adipozyten des **Bauchfetts**. Bei der normalgewichtigen Frau bestehen rund 25–30 % des Körpergewichts aus Fett, beim Mann sind es, abhängig vom Alter und eventuellen sportlichen Aktivitäten, rund 15 % (➤ Fach Stoffwechsel).

Im Tierreich waren bisher **zwei Arten von Fettgewebe** mit unterschiedlicher Funktion bekannt: Das braune und das weiße Fettgewebe. Bei beiden Arten werden Gruppen von Fettzellen durch bindegewebige Septen zu Läppchen zusammengefasst.

**MERKE**

Als **dritte Art** eines Fettgewebes wurde vor wenigen Jahren das sog. **beige Fettgewebe** entdeckt. Es ist einerseits Teil des weißen Fettgewebes, geht auch aus denselben Vorläuferzellen hervor, weist jedoch die Eigenschaften braunen Fettgewebes auf, indem es leere Kalorien verbrennt und damit sowohl Körperwärme erzeugt als auch der Adipositas entgegenwirkt. Näher besprochen wird es im ➤ Fach Stoffwechsel.

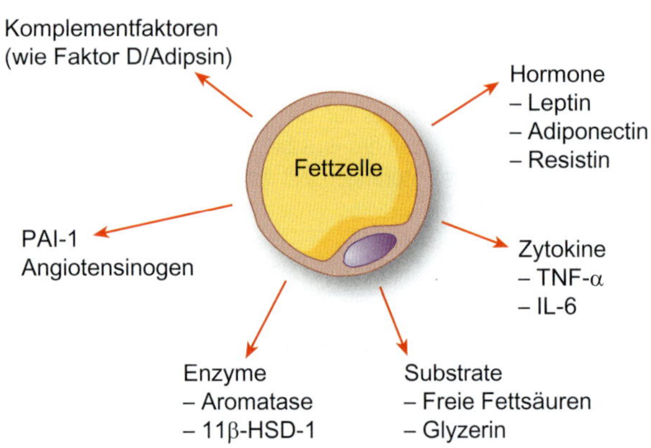


**Abb. 5.6** Fettzellaktivitäten [L141]

#### Weißes Fettgewebe

Die Hauptmasse des Fettgewebes befindet sich in der Subkutis, der innersten Schicht der Haut, wobei es eine geschlechterspezifische Verteilung aufweist. Beim Mann wird der größte Teil im Subkutangewebe der Bauchhaut und in der Bauchhöhle selbst abgelagert. Bei der Frau werden Hüften, Gesäß und Mammae bevorzugt.

Weißes Fettgewebe besitzt an verschiedenen Körperstellen eine **thermisch isolierende** und **mechanisch schützende** Funktion, u.a. an den Fußsohlen. Im Bereich von Organen dient es ebenfalls überwiegend dem mechanischen Schutz dieser Strukturen. So ist z.B. die Niere von einer Fettkapsel umgeben, in deren flüssigem Fett sie schwimmend eingelagert ist. Auch hinter dem Augapfel (retrobulbär) findet sich ein Fettkörper.

Die **wichtigste Aufgabe** des Fettgewebes besteht allerdings in der **Speicherung von Energie**. Der **Hauptbrennstoff** nahezu aller Lebensformen ist die **Glukose**. Die Fettsäuren der Triglyzeride werden von allen Geweben mit Ausnahme des Nervengewebes **zusätzlich** verbrannt, stellen aber gleichzeitig eine **gewaltige Energiereserve** dar. In Hungerzeiten werden zunächst bevorzugt die Glykogenspeicher der Leber entleert. Diese Reserve reicht allerdings lediglich für **maximal 1–2 Tage**. Im Anschluss hieran wird ein Grundbedarf an Glukose, v.a. für Erythrozyten und Nervengewebe, aus Aminosäuren hergestellt (Glukoneogenese). In sehr viel größerem Umfang jedoch wird im Fettgewebe nun durch den Sympathikus und verschiedene Hormone die **Lipolyse** angestoßen. Die dadurch aus den Triglyzeriden entstehenden freien Fettsäuren dienen dem Organismus zur Energiegewinnung. In der Leber werden aus überschüssigen Fettsäuren größere Mengen an **Ketonkörpern** gebildet, die ebenfalls von zahlreichen Geweben verwertet werden können, jedoch vorrangig dem Nervengewebe als Ersatz für die Glukose dienen. Bei normalgewichtigen Menschen sichert der Energievorrat des Fettgewebes ein **Überleben** über Wochen bis zu **mehreren Monaten**, bei Menschen mit „guter Vorsorge" entsprechend länger.

Die Adipozyten des weißen Fettgewebes enthalten ihr Speicherfett in einer **einzigen Vakuole**, die bei entsprechendem Ernährungszustand **nahezu die gesamte Zelle ausfüllen** kann (➤ Abb. 5.7). Zellkern und weitere Zellorganellen werden dadurch in einem schmalen Zytoplasmasaum randständig zusammengedrängt. Der Grundumsatz solcher Zellen ist weit niedriger als üblich, sodass Fettgewebe zu seinem Struktur- und Funktionserhalt keiner erwähnenswerten Energiezufuhr bedarf. Adipöse Menschen dürfen deshalb nicht wesentlich mehr essen als Normalgewichtige, wenn sie nicht weiter zunehmen wollen. Der Fettanteil der Zellen ist **wasserfrei**. Frauen enthalten daher mit rund 50 % Anteil am Körpergewicht weniger Körperwasser als Männer (60 %).

Andererseits ist Fettgewebe **reichlich durchblutet**, sodass sich das Blutvolumen adipöser Menschen entsprechend vermehren muss. Das Herz-Kreislauf-System wird zusätzlich belastet, der systolische Blutdruck steigt an (➤ Fach Herz-Kreislauf-System). Man kann pro 12 kg zusätzlichem Körpergewicht mit einem zusätzlichen Liter Blut rechnen.

**PATHOLOGIE**

Leberzellen (Hepatozyten) können bei einem Überangebot an Fett (Adipositas, Fehlernährung) oder bei pathologischen Zuständen (Diabetes mellitus, Alkoholkrankheit u.a.) Fett einlagern (➤ Abb. 5.8). Bei einer umfangreicheren Einlagerung wird die Leber groß und gelblich verfärbt. Man spricht von der **Fettleber** (➤ Fach Verdauungsapparat).

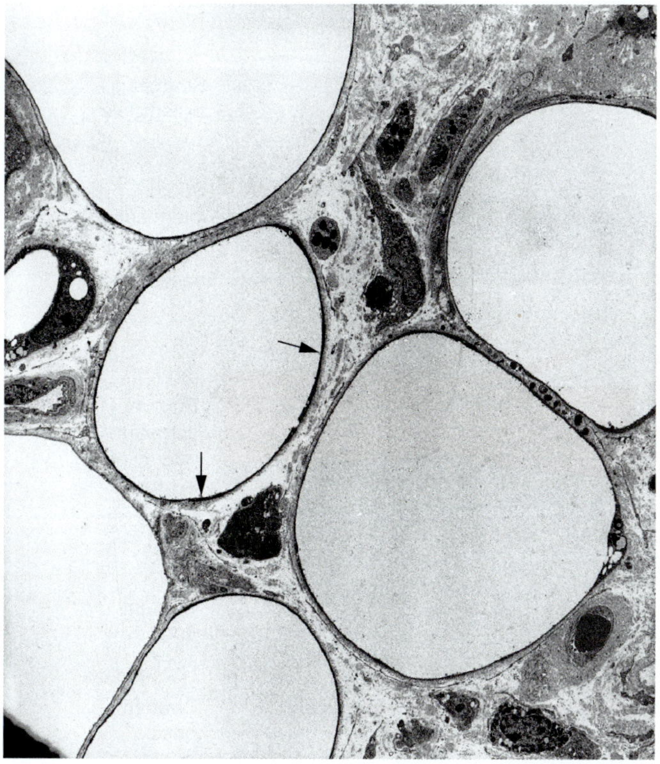

**Abb. 5.7** Fettzellen. Die Pfeile zeigen auf den randständigen Zytoplasmasaum. [M375]

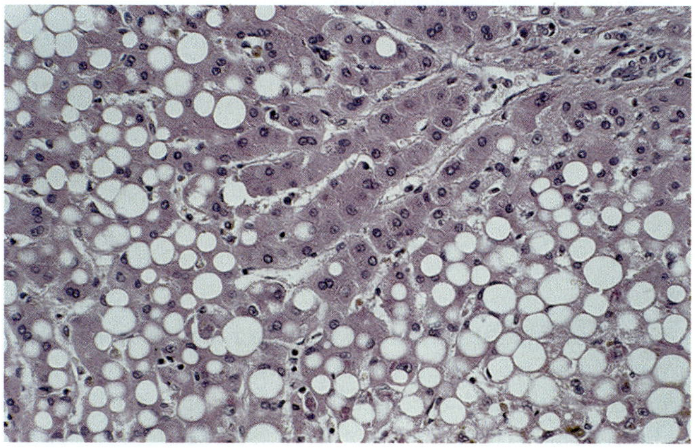

**Abb. 5.8** Fettleber [M375]

## Braunes Fettgewebe

Die Zellen des braunen Fettgewebes speichern die Triglyceride in mehreren, voneinander unabhängigen Vakuolen. Durch eingelagerte Lipochrome – z.B. Carotinoide aus der Nahrung – ist das Fett gelb-bräunlich verfärbt (Lipos = Fett; Chroma = Farbe). Die besonders zahlreichen, ebenfalls gelb-bräunlich gefärbten Mitochondrien dieser Zellen besitzen Enzyme, welche die Energiegewinnung von der ATP-Synthese abkoppeln. Dadurch wird die Oxidation der Fettsäuren in $H_2O$ und $CO_2$ überwiegend zur **Wärmeerzeugung** genutzt. Die produzierte Wärme wird dann auf die Nachbargewebe und über das Blut auf den gesamten Körper übertragen. Angestoßen wird die Fettverbrennung im braunen Fettgewebe v.a. durch das sympathische Nervensystem.

Vor allem **Winterschläfer** besitzen reichliche Mengen an braunem Fettgewebe. Beim Menschen ist sein Vorhandensein auf die ersten Lebensmonate beschränkt, also auf die Zeitspanne, in der der kleine Mensch u.a. nicht in der Lage ist, ein eventuelles Kältegefühl kundzutun. Größere Ansammlungen finden sich bei **Neugeborenen und Säuglingen** hauptsächlich im Bereich des Schultergürtels einschließlich Axilla und oberem Mediastinum sowie im Retroperitonealraum (dorsal der Bauchhöhle). Kleinere Ansammlungen braunen Fettgewebes können teilweise auch noch beim Erwachsenen gefunden werden. Angewiesen darauf ist er jedoch nicht mehr, weil das beige Fettgewebe dessen Funktionen mit übernimmt.

# 5.2 Epithelgewebe

Epithelzellen bilden zusammenhängende Zellverbände. Es handelt sich um hochspezialisierte Zellen mit sehr unterschiedlichen Eigenschaften. Sie **begrenzen** sämtliche äußeren und inneren **Körperoberflächen** und bilden in den Blut- und Lymphgefäßen die **Barriere**, die die Flüssigkeit im Gefäßlumen hält. In **exokrinen Drüsen** bauen sie das sekretproduzierende Gewebe einschließlich der ableitenden Gänge auf. **Endokrine Drüsen** und **solide Organe** wie Leber oder Niere bestehen aus Epithelgewebe. Auch die Häute, welche die Lunge als **Pleura**, das Herz als **Perikard** sowie die Bauchhöhle als **Peritoneum** überziehen bzw. auskleiden, werden aus Epithelzellen aufgebaut. Pauschaliert lässt sich zusammenfassen, dass **alles Gewebe**, das nicht zum Binde-, Muskel- oder Nervengewebe gehört, aus Epithelien bestehen muss.

Unabhängig von ihrer jeweiligen Spezialisierung handelt es sich um Zellen, die dicht aneinander liegen, indem sie über Zonulae adhaerentes und Zonulae occludentes miteinander verzahnt sind, sodass häufig keine oder nur äußerst schmale Zwischenräume bestehen bleiben. Teilweise sind sie auch, mit einem größeren Interzellularspalt, lediglich über Desmosomen aneinandergeheftet, z.B. in einzelnen Schichten der Oberhaut.

Nach der äußeren Form ihres Zellkörpers lassen sich Epithelzellen in **drei Gruppen** einteilen (➤ Abb. 5.9):

- **Plattenepithel:** Epithelzellen, die überwiegend begrenzende und abdichtende Funktionen aufweisen wie an der Oberhaut oder den Zellen, die die Blutgefäße auskleiden; sie sind ihrem Namen entsprechend flach, jedenfalls breiter als hoch (➤ Abb. 5.9a).
- **Kubisches Epithel:** Zellhöhe und -breite haben ähnliche Größe (➤ Abb. 5.9b).
- **Zylinderepithel:** spezialisiertes Epithel mit zusätzlichen Funktionen, das wesentlich höher als breit ist, z.B. das Epithel des Magen-Darm-Trakts mit resorbierenden Eigenschaften (➤ Abb. 5.9c)

5

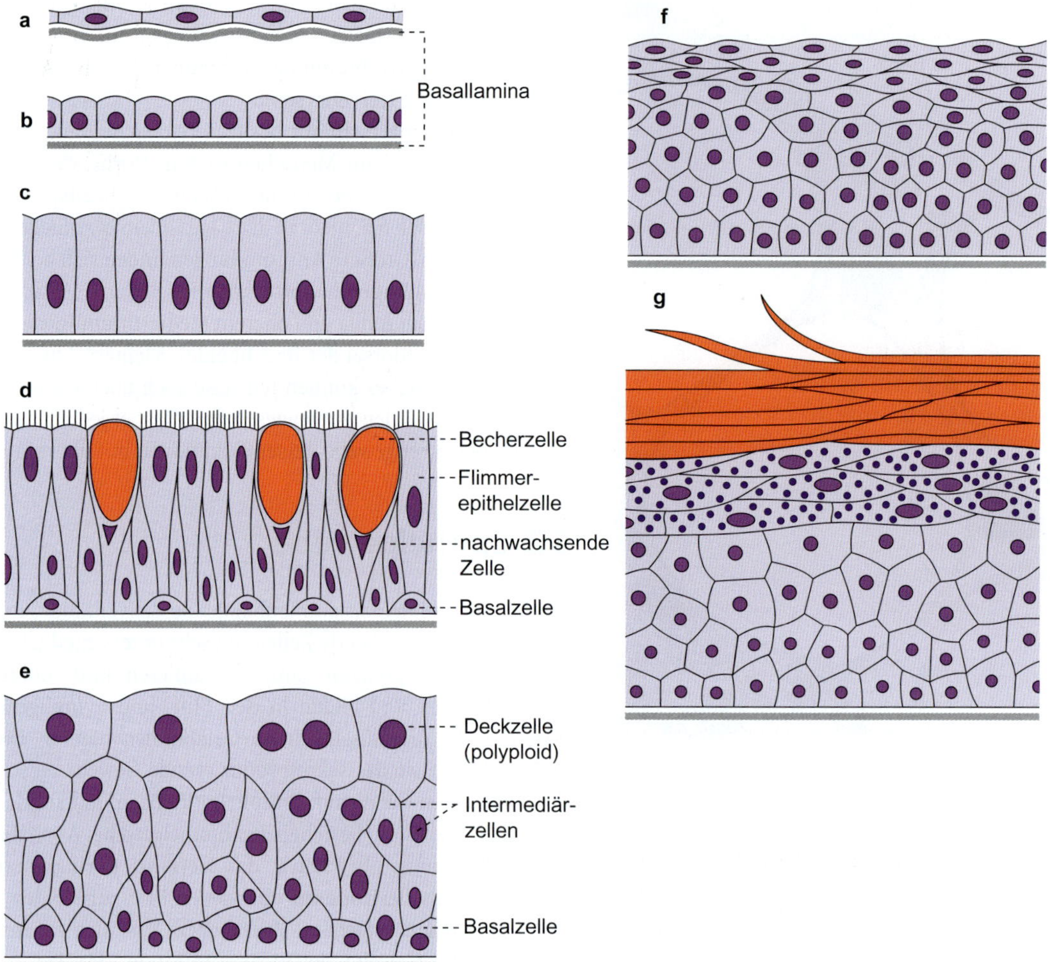


**Abb. 5.9** Verschiedene Epithelien. **a** Einschichtiges Plattenepithel, **b** einschichtiges kubisches Epithel, **c** einschichtiges Zylinderepithel, **d** mehrreihiges respiratorisches (kinozilientragendes) Epithel mit Becherzellen, **e** Urothel (Übergangsepithel), **f** mehrschichtiges unverhorntes Plattenepithel, **g** mehrschichtiges verhorntes Plattenepithel [L107]

## 5.2.1 Oberflächenepithel

Je nach ihrer Funktion sowie den mechanisch einwirkenden Kräften können Epithelzellen als einzelne Schicht oder in mehreren Lagen übereinander gestapelt sein. Es entsteht das **einschichtige** bzw. **mehrschichtige** Epithel.

Epithelien, die an der Körperoberfläche liegen oder Räume wie Mundhöhle, Speiseröhre oder Vagina auskleiden, wo es auf **mechanische Resistenz** ankommt, sind **mehrschichtig**. Sobald in den Verdauungswegen derartige Beanspruchungen nicht mehr zu erwarten sind (Magen, Dünn- und Dickdarm) ist das Epithel nur noch einschichtig ausgebildet. Erst im Bereich des letzten Zentimeters des Analkanals, am Übergang zur Oberhaut, wird es wieder mehrschichtig. Dies ist außerordentlich ökonomisch und effizient und vermeidet jeglichen überflüssigen Aufwand und Materialeinsatz. Allerdings wurden hier auch Reserven geschaffen: Wird ein einschichtiges Epithel unphysiologisch belastet, wandelt es sich in ein mehrschichtiges Epithel um. Eine derartige **Anpassung an neue Erfordernisse** bezeichnet man ganz allgemein als **Metaplasie** (➤ Kap. 6.5.3).

Eine weitere Feinabstimmung besteht darin, dass das mechanisch besonders beanspruchte Oberhautepithel einen zusätzlichen Schutzfaktor entwickelt hat. Hier bildet das Epithel ein ungewöhnlich stabiles Eiweiß namens **Keratin**, das auf die obersten Zelllagen geschichtet wird bzw. dieselben ersetzt. Diese Schicht wird **Hornschicht** (Stratum corneum) genannt. Die oberste Schicht der Haut (Epidermis) wird deshalb als „mehrschichtiges, verhornendes Plattenepithel" bezeichnet (➤ Abb. 5.9g). Ein vergleichbar strukturiertes Keratin baut daneben Haare und Nägel auf. Als **einzige Schleimhaut** des menschlichen Körpers verhornt auch die **Oberseite der Zunge**, weil es andernfalls zu erheblichen Traumatisierungen (Verletzungen) durch unbemerkt aufgenommene Nahrungsbestandteile wie Gräten oder Knochensplitter kommen könnte. Die Verhornung einer Schleimhaut ist als **weißliche Verfärbung** zu erkennen. Am Umfang einer „weiß belegten" Zunge ist also das Ausmaß ihrer Verhornung abzulesen, soweit nicht als seltene Ausnahme Candida-Beläge ursächlich sind. Die lassen sich allerdings problemlos unter geringem Druck abwischen.

In den Atemwegen und im Nebenhoden findet man das **mehrreihige Epithel**, das zusätzlich als **Flimmerepithel** ausgebildet ist.

Auf den ersten Blick handelt es sich um ein *mehrschichtiges* Epithel, doch sieht man bei genauerer Betrachtung, dass sämtliche Zellen der Basalmembran entspringen und lediglich unterschiedlich hoch sind. Es handelt sich um nachwachsende Zellen in unterschiedlichen Entwicklungsstadien, von denen diejenigen, die bereits an der Lumenoberfläche angekommen sind, Kinozilien tragen oder sich zu Becherzellen differenziert haben (➤ Abb. 5.9d).

### 5.2.2 Übergangsepithel

Die jeweilige Anpassung von Gewebe an die Erfordernisse wird dort besonders deutlich, wo **Hohlräume** existieren, die durch **wechselnden** Inhalt **erweiterbar** sein müssen. Die Harnblase ist nach ihrer Entleerung tatsächlich leer, kann aber im Extremfall bis zu mehr als 1½ l Harn aufnehmen. Auch der Weg zur Harnblase, von den Nierenkelchen über das Nierenbecken und den ableitenden Ureter (Harnleiter) ist Dehnungen der Wandungen ausgesetzt. Dies gilt zusätzlich für den Anfangsteil der Urethra (Harnröhre), in der teilweise große Flüssigkeitsmengen mit hohem Druck abgefangen werden müssen.

Hier hat sich eine Besonderheit entwickelt, die als **Übergangsepithel (Urothel)** bezeichnet wird (➤ Abb. 5.9e). Es stellt eine besondere Form eines **mehrschichtigen Epithels** dar, in dem sich die Zellen in **ungedehntem** Zustand teilweise übereinander schieben und relativ hoch sind. Es hat sich gewissermaßen zu Falten aufgeworfen (➤ Abb. 5.10a). In **gedehntem** Zustand verstreichen diese Falten, sodass ein Epithel aus nur noch 2–3 Lagen abgeflachter Zellen erkennbar wird (➤ Abb. 5.10b). Oberflächlich bedeckt wird Übergangsepithel von großen, teilweise **doppelkernigen Deckzellen**, die eine **Schutzfunktion** vor den teilweise aggressiven Inhaltsstoffen des Urins besitzen.

### 5.2.3 Parenchymgewebe

Epithel, das **solide Organe** wie Leber, Pankreas oder Niere aufbaut, wird als **Parenchym** bezeichnet. Nachdem hier keine begrenzenden oder abdichtenden Funktionen zu erfüllen sind, entfällt die dafür notwendige Schichtung. Parenchymzellen sind häufig in **Zellgruppen**, sog. **Acini**, angeordnet und zu **Läppchen** zusammengefasst. Zum Beispiel besteht die **Leber**, ein großes Organ mit einem Gewicht von ca. 1,5 kg, aus gut **1 Million einzelner Läppchen** mit einer Größe von jeweils etwa 1 × 2 mm.

An den Leberparenchymzellen (Hepatozyten; Hepar = Leber) wird besonders deutlich, dass Epithelzellen in ihren Fähigkeiten und ihrer **Anpassung** an vielfältigste Anforderungen nahezu unbegrenzt sind: Die Leber gehorcht einer großen Zahl unterschiedlichster Funktionen, die allesamt von ein und denselben Hepatozyten erfüllt werden. Sie ist eine exo- und endokrine (hormonproduzierende) Drüse. Sie produziert rund 100 verschiedene Bluteiweiße, darunter das mengenmäßig vorherrschende Albumin, sowie nahezu alle Blutgerinnungsfaktoren. Sie kontrolliert die resorbierte Nahrung nebst zugeführten Medikamenten oder toxisch wirkenden Stoffen. Sie bildet neben Proteinen auch Fette und Zucker, baut Hormone und Enzyme ab und speichert zur Verwendung für den Restorganismus neben Zuckervorräten (Glykogen) auch Vitamine und Mineralien. Diese Auflistung ist längst nicht vollständig.



### 5.2.4 Ernährung von Epithelgewebe

Epithelgewebe enthält **keine Blutgefäße**. Die notwendige **Versorgung** wird durch **Bindegewebe** mit seinen Blut- und Lymphgefäßen übernommen, das sich in mehr oder weniger breiten Zügen (Septen) zwischen die Epithelien schiebt.

Deshalb enthält **jedes Organ** neben dem eigentlichen Epithel- bzw. Parenchymgewebe auch Bindegewebe, das als **bindegewebiges Stroma** bezeichnet wird. Zum Beispiel werden in der Leber die einzelnen Läppchen von schmalen bindegewebigen Septen begrenzt, aus dem Blutgefäße (Kapillaren) entspringen und parallel zu Epithelzellreihen verlaufen – wichtig für Ernährung und Funktion der Leberzellen (➤ Fach Verdauungsapparat).

Die **oberste Hautschicht** (Epidermis) besteht aus geschichtetem Plattenepithel, das keine bindegewebigen Anteile enthält und deshalb auch nicht durchblutet sein kann. Die Versorgung erfolgt aus dem darunter befindlichen Bindegewebe (Lederhaut) durch **Diffusion** (➤ Fach Dermatologie). Entsprechendes gilt für Epithelzellschichten, die innere Körperoberflächen begrenzen oder Herz und

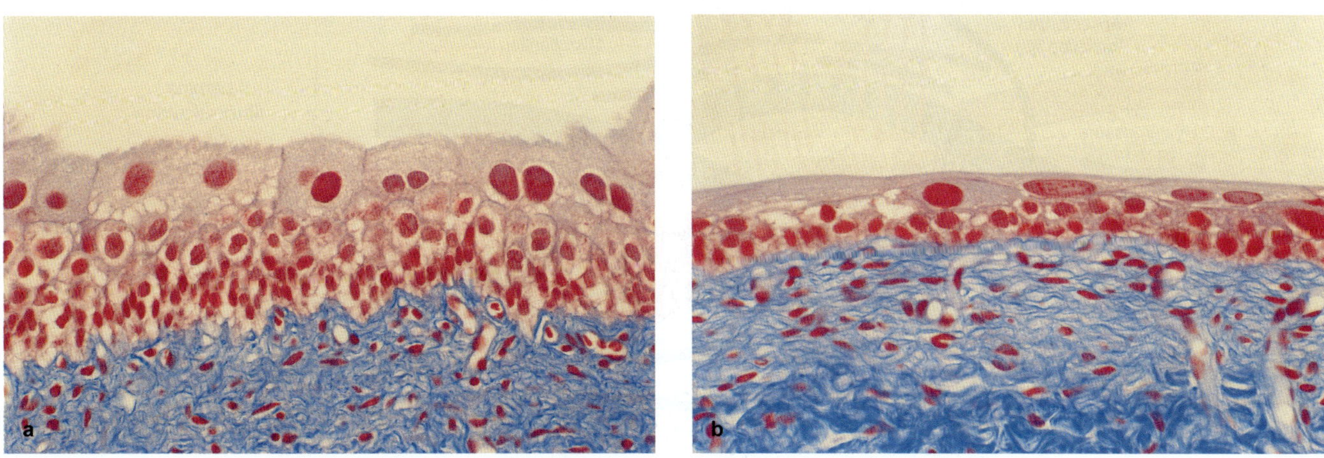


**Abb. 5.10** Übergangsepithel (Urothel) ungedehnt (**a**) und gedehnt (**b**) [M375]

Blutgefäße auskleiden. Im Herzen (Endokard) und den Blutgefäßen (Endothel) werden diese Schichten aus dem durchströmenden Blut ernährt, im Bereich innerer Körperoberflächen (Darm, Atemwege usw.) aus dem angrenzenden Bindegewebe durch Diffusion.

## 5.2.5 Basalmembran

An der Stelle, an der **Epithelzellen an Bindegewebe grenzen**, entsteht als Kontaktfläche zwischen beiden Geweben die **Basalmembran**. Im Lichtmikroskop erscheint sie als homogenes dünnes Häutchen mit einer Dicke von mindestens 0,3 µm. Im Elektronenmikroskop wird ihr Aufbau aus zwei etwas unterschiedlichen Geweben erkennbar, die als **Basallamina** und als **Lamina fibroreticularis** bezeichnet werden (➤ Abb. 5.11).

Beide Schichten enthalten stabile faserige Proteinstrukturen wie **Kollagen** und Glykoproteine wie **Laminin**, die ein molekulares Netzwerk untereinander ausbilden. Dabei ähnelt die dem Epithel direkt anliegende Lamina rara eher der Glykokalyx der Epithelzelle, während die anschließenden Strukturen mehr dem Bauplan des Bindegewebes gleichen. Selbstverständlich sind derlei Feinheiten jenseits jeglicher Prüfungsrelevanz.

Sowohl aus dem benachbarten Bindegewebe als auch aus Proteinstrukturen der Zellmembran der Epithelien strahlen Fasern (Hemidesmosomen) in die Basalmembran ein und verankern sie so an beiden Nachbargeweben. Gleichzeitig entsteht dadurch eine **stabile Befestigung und Ausrichtung der Epithelzellschicht** an ihrer Umgebung – üblicherweise Bindegewebe. Synthetisiert wird die Basalmembran überwiegend vom Epithel, mit deren Zytoskelett sie über die Hemidesmosomen auch verbunden bleibt.

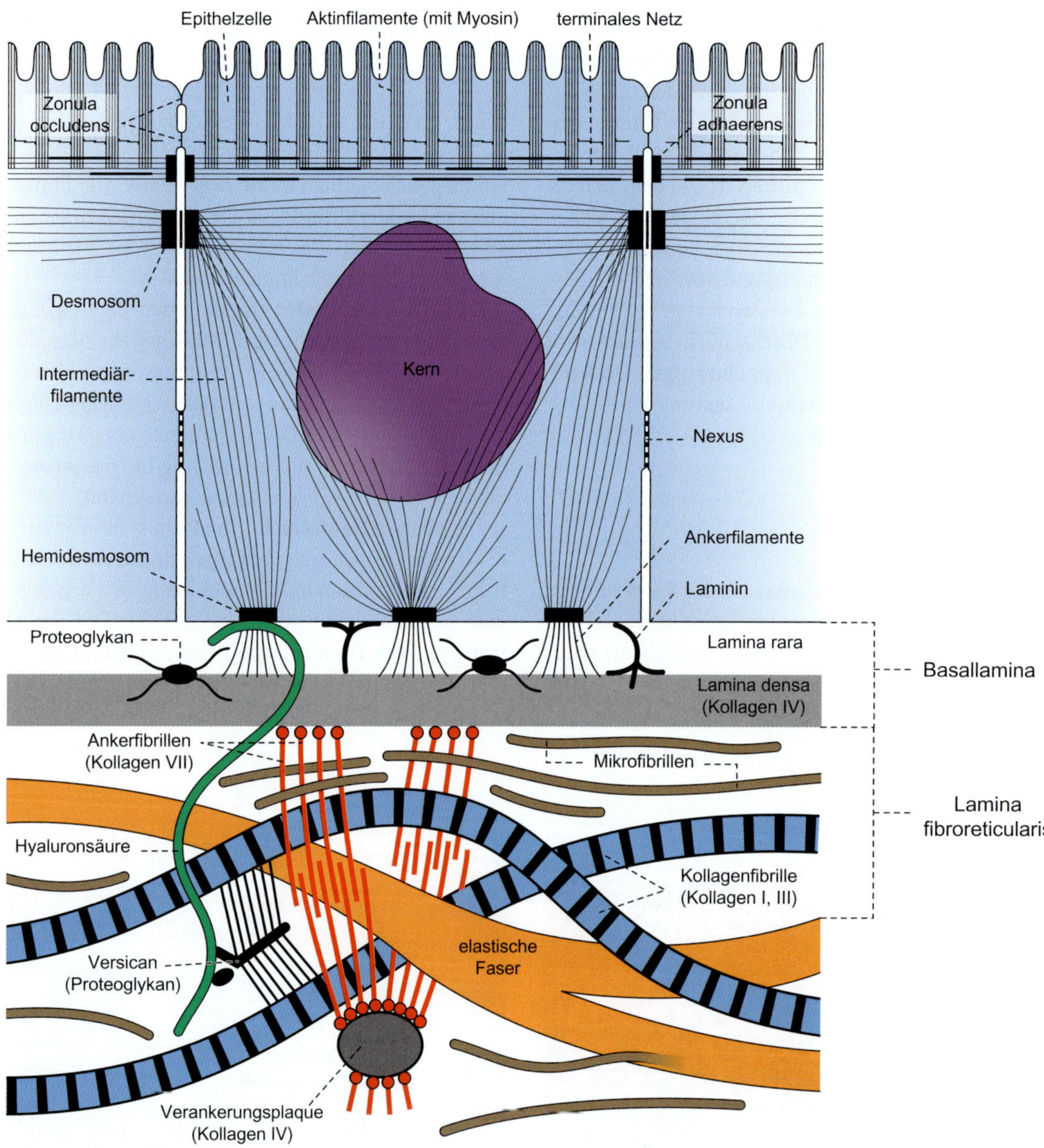


**Abb. 5.11** Schematische Darstellung der Basalmembran [L141]

Ihre wesentliche Funktion neben der Fixierung des Epithels besteht in der **Trennung der Nachbargewebe** voneinander. Diese Trennung bezieht sich auf deren primäre Strukturen, also Epithel- und Bindegewebszellen, schließt jedoch Moleküle und Zellen mit anderen Funktionen nicht mit ein. So können z.B. Leukozyten hindurchwandern und ebenso lösliche Faktoren des Immunsystems. Für kleinere Moleküle gilt dies ohnehin, da die Grundstruktur der Basalmembran weitgehend der Struktur kollagenfaserreichen Bindegewebes entspricht. Wie bei diesem sind zahlreiche Zuckerstrukturen mit den üblichen riesigen Hydrathüllen enthalten, sodass ein wässriges Milieu entsteht, durch das eine problemlose Diffusion zu und von den Zellen erfolgen kann. Der Vollständigkeit halber sei angefügt, dass Leukozyten umschriebene Bereiche der Basalmembran zunächst enzymatisch andauen müssen, um hindurch zu gelangen.

Die Proteine und Proteoglykane der Basalmembran tragen überwiegend **negative Ladungen**. Dies gilt auch für Albumin, das mengenmäßig vorherrschende Eiweiß des Serums. Negative Ladungen stoßen sich gegenseitig ab. Dies bedeutet, dass **Albumin** die Basalmembran **nicht** in wesentlichem Umfang **passieren kann**, obwohl es eigentlich durch das Molekularsieb hindurchpassen würde. Besondere Bedeutung besitzt dieser Mechanismus in der Niere, in der die besonders dicke Basalmembran im Bereich der Glomeruluskapillaren an deren Filterfunktion beteiligt ist und eine Ausscheidung der Serumeiweiße ins Ultrafiltrat verhindert (➤ Fach Urologie).

Basalmembranen enthalten **reichliche Mengen** an **Vitamin C**. Sie stellen damit **Radikalenfänger** dar und verhindern ein Übergreifen von Entzündungen des Bindegewebes auf das angrenzende Epithel. Radikale sind Moleküle oder Atome mit einer ungeraden und deshalb **instabilen** Anzahl an Außenelektronen, die dadurch ungeheuer reaktionsfähig sind. Die im Vordergrund stehenden Sauerstoffradikale oxidieren im Augenblick ihres Entstehens benachbarte Strukturen und führen so zu deren Schädigung.

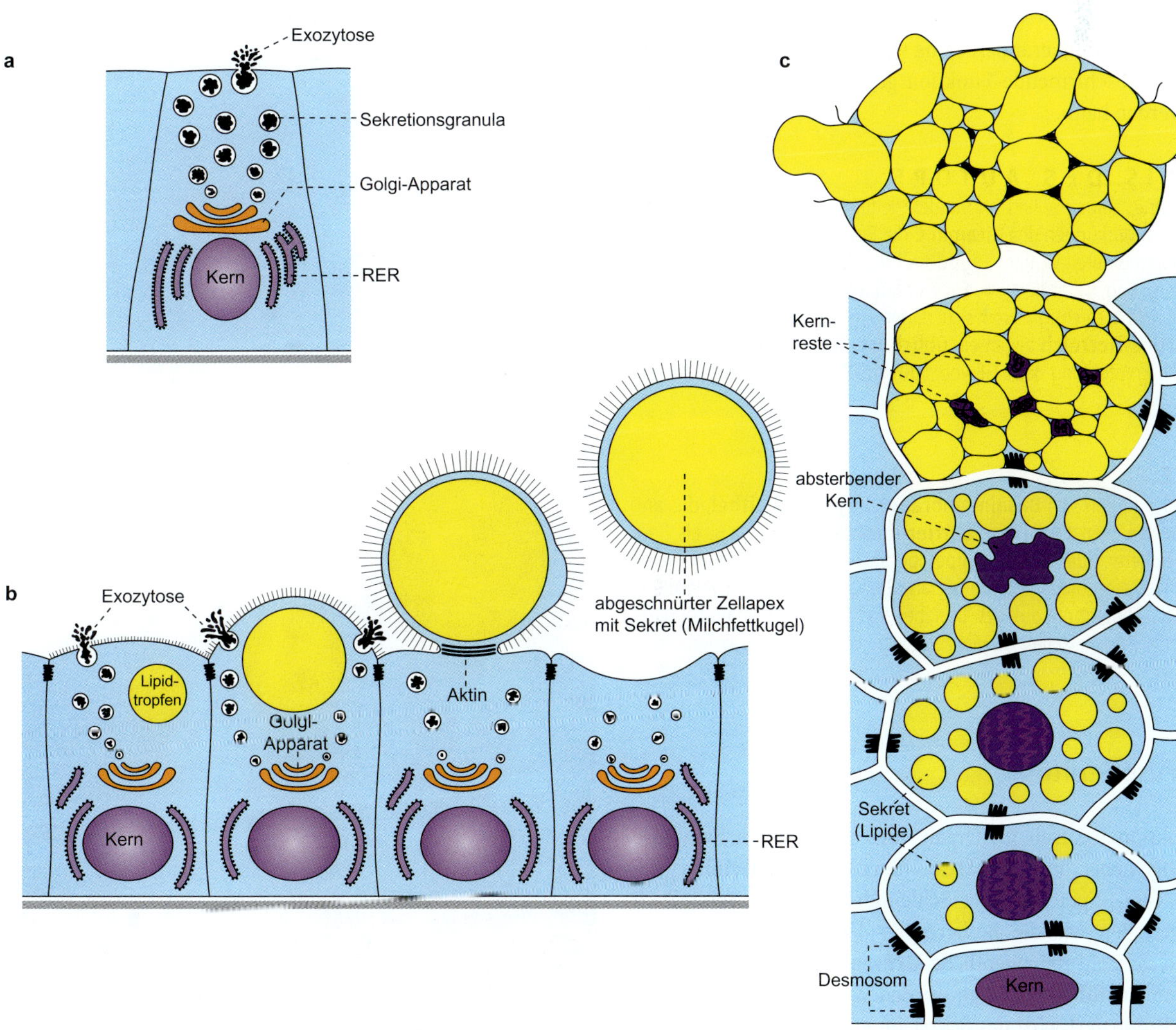


**Abb. 5.12** Möglichkeiten der Sekretabgabe: **a** Sekretion mittels Exozytose (merokrin, ekkrin), **b** apokrine Sekretion, **c** holokrine Sekretion [L107]

**EXKURS**

Interessant ist die Beobachtung (Hartmut Heine 1986), dass sich in Basalmembranabschnitten, die an maligne Tumoren grenzen und später von ihnen durchbrochen werden, kein Vitamin C nachweisen lässt. Dies wird auf die reichliche Produktion von Sauerstoffradikalen durch Tumorzellen zurückgeführt, wodurch sich das Vitamin C offensichtlich verbraucht und die Schutzfunktion der Basalmembran verloren geht.

Auch **Gefäßendothelien** als Kontaktfläche zum durchströmenden Blut werden durch eine Basalmembran gegen das nachfolgende Bindegewebe der Gefäßwand abgegrenzt. Bei diesen Epithelien handelt es sich um hochaktive Zellen, die nicht einfach nur eine Grenzschicht gegenüber dem Blut darstellen. Unter anderem wird hier **Stickstoffmonoxid** (NO) produziert, das einen wichtigen Schutzfaktor der Gefäßwand darstellt (➤ Fach Herz-Kreislauf-System). Stickstoffmonoxid wird durch Sauerstoffradikale unwirksam gemacht und in Gegenwart von Aminen oder Nitrit (aus der Nahrung) zum Teil sogar in kanzerogene Nitrosamine ($R{-}NH{-}NO_x$) umgewandelt. Dies ist ein weiterer Hinweis auf die große Bedeutung des Vitamin C (= Ascorbinsäure) in der Basalmembran, das sich gewissermaßen mit seiner eigenen Oxidation „opfert", sodass Stickstoffmonoxid unverändert seine wichtigen Wirkungen entfalten bzw. die abschirmende Funktion gegenüber malignen Zellen erhalten werden kann.

**HINWEIS DES AUTORS**

Hartmut Heine, Linus Pauling und andere leiten aus diesen und zahlreichen weiteren Wirkungen des **Vitamin C** die Empfehlung ab, das Vitamin in Dosen von mehreren Gramm/Tag zuzuführen. **Zumindest** die Substitution von **1 g/Tag** (retardiert, ➤ Fach Pharmakologie) ist aus Sicht des Autors überaus berechtigt, weil sich damit ein Serumspiegel erreichen lässt, wie er im **Tierreich** allgemein **üblich ist**, doch gilt bis zur Prüfung die offizielle Empfehlung der DGE von **100 mg/Tag** (➤ Fach Stoffwechsel).

**MERKE**

Grundsätzlich finden sich **Basalmembranen** an **jedem Epithel**, das an **Bindegewebe** grenzt oder eine **Barrierefunktion** besitzt, z.B. als Begrenzung äußerer oder innerer Körperoberflächen oder in Blutgefäßen, bei denen das einschichtige Endothel als Grenze zum durchströmenden Blut einer Basalmembran aufsitzt. Daneben werden aber auch glatte und quergestreifte Muskelzellen sowie Fettzellen von einer Basalmembran umhüllt.

## 5.2.6 Drüsenepithel

Drüsenfunktion besitzen im Organismus große parenchymatöse Organe wie Leber und Pankreas, umschriebene Gebilde wie Schweiß-, Talg-, Speichel- oder Schleimdrüsen sowie schließlich auch Einzelzellen wie die Becherzellen der Atemwege und der Darmwand. Sowohl die eigentliche **Drüsenfunktion** als auch der **Aufbau der Ausführungsgänge** werden von **Epithelzellen** übernommen. Produziert wird das Sekret im endoplasmatischen Retikulum und im Golgi-Apparat. Die **exokrinen Drüsen** geben ihr Sekret grundsätzlich über **Ausführungsgänge** an innere oder äußere **Körperoberflächen**. Dagegen gelangt das Sekret der **endokrinen**, Hormone produzierenden **Drüsen** direkt ins vorbeiströmende **Blut**. Sie besitzen definitionsgemäß **keine Ausführungsgänge**.

**MERKE**

**Exokrine** Drüsen besitzen Ausführungsgänge, **endokrine** nicht.

### Sekretabgabe

Die Abgabe der Sekrete kann auf unterschiedliche Weise geschehen:

- Zu den **merokrinen** bzw. **ekkrinen Drüsen** gehören u.a. die **Schweißdrüsen**, die über die gesamte Körperoberfläche verteilt sind. Beim Erwachsenen sind dies 2–3 Millionen mit ebenso vielen Poren in der Haut. Das Sekret wandert bei diesen Drüsen, verpackt in kleine Vesikel, zur Zellmembran und wird in Form der Exozytose in den Ausführungsgang abgegeben (➤ Abb. 5.12a). Diese Form der Sekretabgabe findet sich nicht nur in den meisten **exokrinen Drüsen**, sondern auch in sämtlichen **endokrinen Drüsen**. Sie ist die **häufigste Form** der Sekretabgabe.

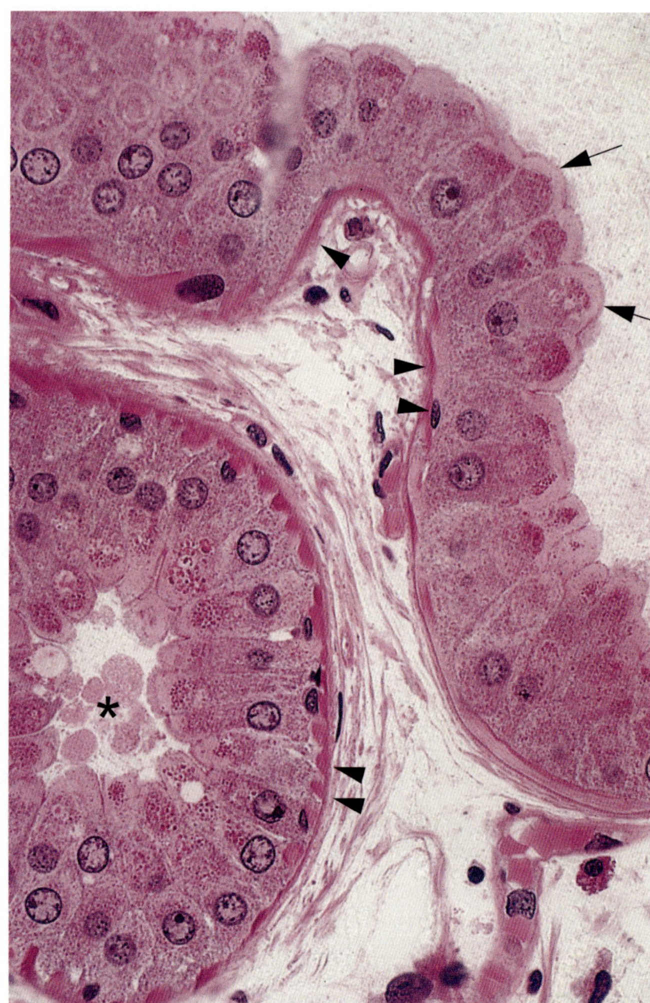


**Abb. 5.13** Apokrine Drüse (Duftdrüse) der Achselhöhle [M375]

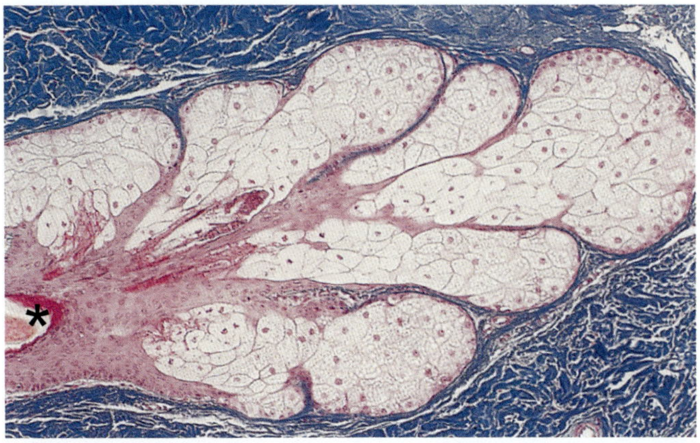

**Abb. 5.14** Talgdrüse [M375]

- Bei den **apokrinen Drüsen**, zu denen die weibliche **Brustdrüse** sowie die **Duftdrüsen** (= apokrine Schweißdrüsen) gehören, sammelt sich das Sekret am oberen Zellpol. Dieser wird in der Folge abgeschnürt und in den Ausführungsgang abgegeben (➤ Abb. 5.12b, ➤ Abb. 5.13). Zuletzt wächst die Drüsenzelle wieder zu ihrer ursprünglichen Größe aus, woraufhin sich der Vorgang wiederholt.
- Die dritte Möglichkeit der Sekretabgabe findet sich bei den **Talgdrüsen** der Oberhaut. Das gebildete Fett (Sebum) füllt zunehmend die gesamte Zelle aus, die schließlich abstirbt und den Talg in den Ausführungsgang entlässt (➤ Abb. 5.12c, ➤ Abb. 5.14). Diese Umwandlung der gesamten Zelle in Sekret wird als **holokrine Sekretion** bezeichnet (holos = ganz, vollständig). Ein ähnlicher Mechanismus, wenn auch ohne Drüsenfunktion, findet sich an der obersten Schicht der Epidermis, an der sich die Zellen in Horn (Keratin) umwandeln und schließlich als Hornschuppen abschilfern.

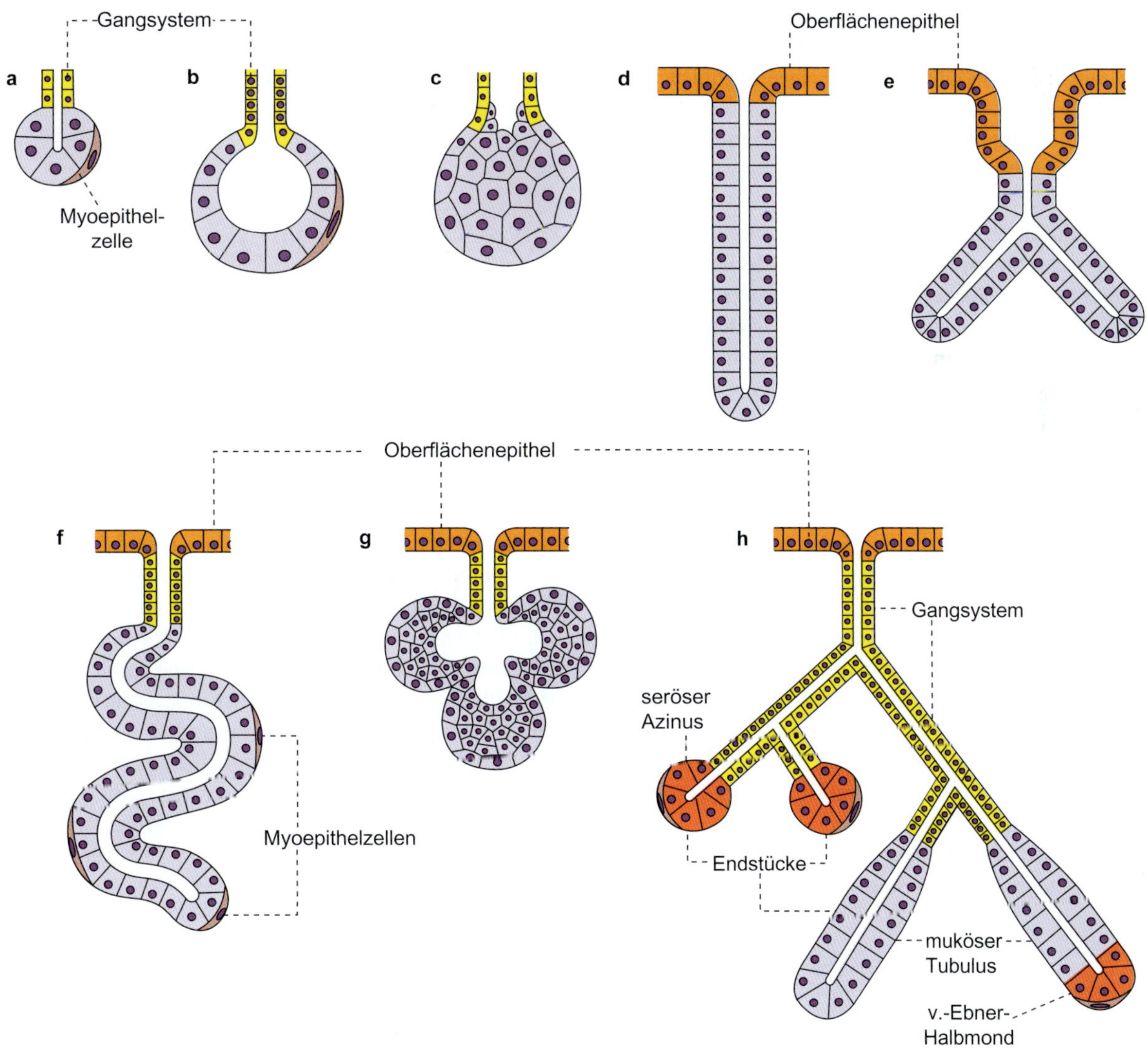


**Abb. 5.15** Exokrine Drüsentypen: **a** Azinöses Endstück, **b** alveoläres Endstück, **c** alveoläres Endstück, dessen Lichtung mit Epithelzellen gefüllt ist (Talgdrüse), **d** tubulöses Endstück, **e** verzweigte tubulöse Drüse, **f** einfache tubulöse Drüse (ekkrine Schweißdrüse), **g** verzweigte alveoläre Drüse (Talgdrüse), **h** zusammengesetzte gemischt tubuloazinöse Drüse [M375]

## Aufbau der Drüsen

Das **Epithel** der Drüsen kann **einschichtig oder mehrschichtig** sein. Vor allem bei den Talgdrüsen ist es vielschichtig, weil die oberflächlich zugrunde gehenden Zellen ständig durch nachrückende Zellen ersetzt werden müssen (➤ Abb. 5.15c, ➤ Abb. 5.15g). Ekkrine Schweißdrüsen verlaufen geschlängelt, sind aber unverzweigt (➤ Abb. 5.15f). Dagegen sind die apokrinen Drüsen insgesamt deutlich größer und verzweigt (➤ Abb. 5.15h).

In einzelnen exokrinen Drüsen, z.B. den großen Speicheldrüsen des Mundes, wird die Sekretabgabe durch die teilweise langen Ausführungsgänge durch kontraktile Zellen gefördert. Diese Zellen bezeichnet man als **Myoepithelzellen** (➤ Abb. 5.15f). Zusätzlich gibt es in manchen Ausführungsgängen **Flimmerhaare**.

Im **Magen-Darm-Trakt** senkt sich das einschichtige Oberflächenepithel periodisch in die Tiefe, wobei zwischen ab- und aufsteigendem Schenkel ein schmaler Zwischenraum verbleibt (➤ Abb. 5.15d, ➤ Abb. 5.15e). In den Zellen dieser Einstülpungen werden verschiedene Sekrete produziert und ekkrin in den Spalt abgegeben, der seinerseits eine Einheit mit dem Lumen des jeweiligen Magen-Darm-Abschnitts bildet. Es gibt demnach keinen eigentlichen Ausführungsgang, wie dies sonst bei exokrinen Drüsen üblich ist. Trotzdem wird die Epitheleinstülpung in ihrer Gesamtheit als Drüse bezeichnet (Magendrüse bzw. Lieberkühn-Drüse der Darmwand).

In den **Lieberkühn-Drüsen** der Darmwand sowie in den Atemwegen sind ferner **schleimproduzierende Einzelzellen** enthalten, die wegen ihrer Form als **Becherzellen** bezeichnet werden (➤ Abb. 5.16). Ihr Schleim gelangt gemeinsam mit den weiteren Sekreten der Drüsen ins Darmlumen und überzieht die gesamte Darmwand („Schleimhaut").

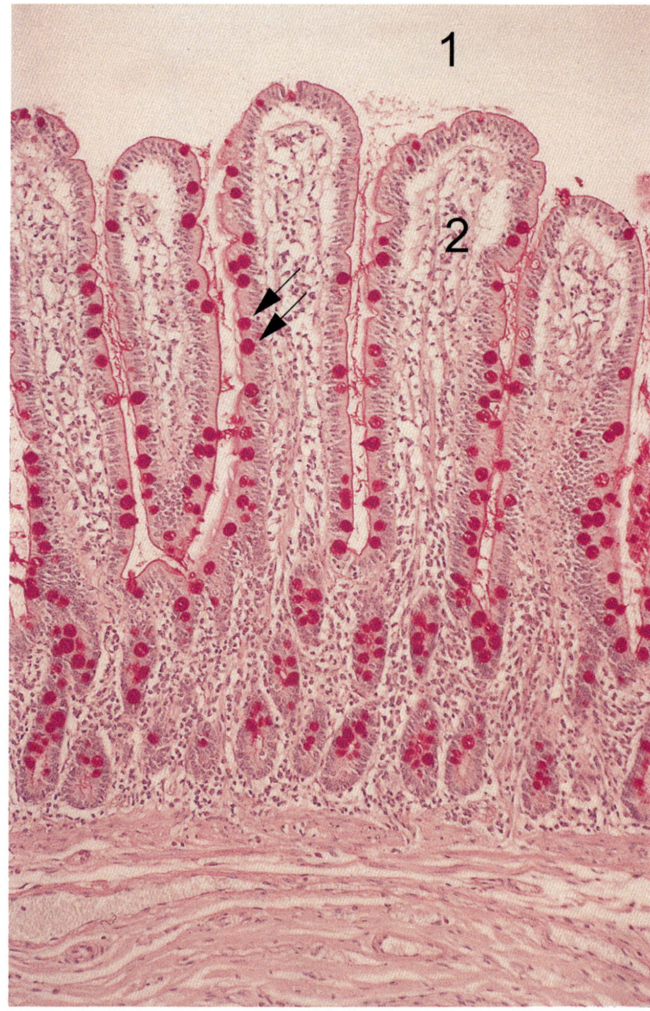


**Abb. 5.16** Becherzellen mit Schleimgranula (Pfeile) im Dünndarmepithel: 1 = Darmlumen, 2 = Darmzotte [L107]

## Beschaffenheit der Sekrete

Sekrete exokriner Drüsen gehorchen den unterschiedlichsten Funktionen. Zum Beispiel dient der Schweiß der ekkrinen Schweißdrüsen der Abkühlung des Körpers. Für diesen Zweck muss er eine wässrige Konsistenz besitzen, weil er andernfalls nicht weitgehend rückstandsfrei von der Körperoberfläche verdunsten und Verdunstungskälte erzeugen könnte (➤ Fach Dermatologie). Er besteht zu > 99 % aus Wasser, dem nur geringe Mengen an Ionen und kleinen Molekülen beigemischt sind. Ein solch dünnflüssiges bzw. wässriges Sekret wird als **serös** (dem Serum ähnlich) bezeichnet.

Sekrete aus Drüsen, die auf inneren Körperoberflächen wie dem Verdauungstrakt oder den Atemwegen für den im eigentlichen Wortsinn reibungslosen Transport von Fremdstoffen sorgen müssen, benötigen dagegen eine schleimige, „glitschige" Konsistenz. Derartige dickflüssige Sekrete werden als **mukös** bezeichnet (Mucus = Schleim). Sie beziehen ihre schleimige Beschaffenheit aus einem unterschiedlich großen Anteil an Glykoproteinen, also großen Molekülen, die sowohl Zuckerstrukturen als auch Proteine enthalten. Dabei ist der Zuckeranteil mit rund 75 % ungewöhnlich hoch, was den Molekülen eine besonders reichliche Wasserbindung und gerade hierdurch die schleimige Konsistenz ermöglicht.

Grundsätzlich sind also die Sekrete exokriner Drüsen **serös** *oder* **mukös** *oder* **seromukös**, wenn sich ein Zwischenstadium ausbildet.

KAPITEL

# 6 Allgemeine Pathologie



## Einführung

Die Pathologie ist die Lehre von den Krankheiten (Pathos = Krankheit, Leiden). Insofern ist jeder Therapeut auch ein „Pathologe". Allerdings ist die Berufsbezeichnung des Pathologen für den Facharzt für Pathologie reserviert. Dieser beschäftigt sich in erster Linie mit Gewebe von Patienten, das vom Lebenden gewonnen wurde, oder mit solchem, das er selbst aus Organen Verstorbener entnommen hat. Seine wesentliche Funktion besteht darin, den behandelnden oder vorbehandelnden Ärzten anhand typischer Veränderungen solcher Gewebe definierte Erkrankungen aufzuzeigen, an denen der Patient leidet oder zu Lebzeiten litt.

Es geht also z.B. darum, dem behandelnden Arzt aus der Hautbiopsie die Diagnose eines harmlosen Nävus oder eben malignen Melanoms mitzuteilen. Oder er muss aus einem bioptisch gewonnen Lymphknoten nicht nur ein Lymphom als solches diagnostizieren, sondern im Idealfall auch die exakte Beschreibung dieses Lymphoms, z.B. eines „großzelligen B-Zell-NHL", möglichst sogar unter Einbeziehung molekulargenetischer Besonderheiten, weil angesichts der enormen Möglichkeiten der modernen Medizin – bis hin zu personifizierten Therapiekonzepten – bereits kleinste Abweichungen einzelner Krebse Auswirkungen auf Therapie und Prognose haben können.

Beim Verstorbenen wird er versuchen, anhand spezifischer Gewebeveränderungen die genaue Todesursache zu ermitteln. Nicht so selten erfahren die behandelnden Ärzte dann z.B., dass der angenommene Herzinfarkt eigentlich eine Lungenembolie gewesen war oder dass der friedlich an seiner Herzinsuffizienz Verstorbene gewaltsam vom Leben zum Tode befördert wurde, weil in Mageninhalt oder Blut Giftreste aufgefunden wurden.

Die Obduktion (synonym Sektion bzw. innere Leichenschau) durch den Pathologen stellt häufig die einzige Möglichkeit dar, die eigentliche Todesursache zu ermitteln. Dies bedeutet gleichzeitig, dass ohne Obduktion die Ursache oftmals unklar bleiben muss. Der Arzt, der bei einem ihm evtl. unbekannten Patienten im Wochenenddienst der Einfachheit halber „Herzversagen" auf den Totenschein schreibt, kann mit dieser Diagnose richtig liegen oder eben auch nicht. Da diese Diagnosen jedoch in die Todesursachenstatistik eingehen, können diese Statistiken insgesamt richtig sein oder eben nicht.

Ganz unabhängig von den spezifischen Aufgaben des Pathologen hat jeder Therapeut „pathologische Funktionen". Er muss die Erkrankungen seiner Patienten zunächst in ihrem Wesen verstanden haben, wenn er sie angemessen und erfolgreich behandeln will. In der Schulmedizin gibt es hierfür häufig einen medizinischen Standard – was bedeutet, dass zahlreiche Krankheiten nach vorgegebenen Richtlinien zu therapieren sind. Diese Richtlinien entstehen zumeist aus klinischen Studien, in denen sich im Lauf der Zeit Medikamente, Medikamentenkombinationen und begleitende Maßnahmen herauskristallisieren, die erfolgreicher sind als andere.

Diesem Diktat ist allerdings weder der Arzt noch der Heilpraktiker unterworfen. Jeder Therapeut besitzt vollkommene Therapiefreiheit. Wer seine eigenen Methoden für besser geeignet hält, darf sie nach eigenem Gutdünken anwenden. Er ist letztendlich nur dem Patienten und seinem eigenen Gewissen gegenüber verantwortlich. Probleme entstehen allerdings, wenn Patienten meinen, unsachgemäß behandelt und deswegen geschädigt worden zu sein, oder wenn die Angehörigen Verstorbener aus diesem

Grund Anzeige erstatten. Dann hat der Therapeut nachzuweisen, dass seine Therapie, auch wenn sie anerkannte Regeln missachtet hat, nicht als ursächlich für die Schädigung des Patienten anzusehen ist bzw., dass der eingetretene Schaden auch unter einer anerkannten Therapieform mit einer gewissen Wahrscheinlichkeit eingetreten wäre. Da Gerichtsurteile in aller Regel auf der Basis von Gutachten erstellt werden, kann der Heilpraktiker davon ausgehen, dass er mit seinen Methoden zumeist schlechte Karten haben wird. Dies gilt erst recht in Fällen, wenn er tatsächlich oder angeblich symptomatische Hinweise auf ein Leiden des Patienten missachtet oder durch zu späte Abgabe eines Falls seine Sorgfaltspflicht verletzt hat.

Im Sinne der Prüfung oder des medizinischen Alltags geht es bei der allgemeinen Pathologie um die Lehre bzw. das Verständnis der Zusammenhänge, die üblichen Krankheiten zugrunde liegen. Sie will ein Grundverständnis dafür schaffen, was z.B. bei entzündlichen Veränderungen oder tumorösen Erkrankungen in den Geweben passiert. Die spezielle Pathologie beschäftigt sich in den einzelnen Fächern mit den Details derjenigen Erkrankungen, die zu diesen Fachgebieten gehören. Die Entzündung des Herzmuskels (Myokarditis) hat eben andere Ursachen, Symptome und Folgen als die Entzündungen von Leber (Hepatitis) oder Pankreas (Pankreatitis).

## 6.1 Krankheit und Tod

### 6.1.1 Todesursachen

Die **Gesamtsterblichkeit (Mortalität)** der Bevölkerung liegt in den westlichen Ländern bei **1 %**. Beim 80-Millionen-Volk der Deutschen sind das ungefähr 800.000 Menschen pro Jahr. Die Mortalität entspricht in vielen westlichen Ländern in etwa der Neugeborenenrate, sodass die Gesamtbevölkerung konstant bleibt. In Deutschland ist dies bekanntlich aufgrund der extrem niedrigen Geburtenrate in der einheimischen Bevölkerung nicht mehr der Fall; die Gesamtzahl der Menschen wird lediglich noch durch den Kinderreichtum ausländischer Mitbürger sowie die ansteigende Zahl an Flüchtlingen aus aller Welt einigermaßen konstant gehalten.

Die anteilsmäßig im Vordergrund stehenden **Todesursachen** betreffen das Herz-Kreislauf-System (nahezu die Hälfte aller Sterbefälle), maligne Erkrankungen (ein Viertel) sowie Erkrankungen der Atemwege und des Verdauungsapparats. Gewalteinwirkungen (Unfälle, Suizid, Mord) sind durchschnittlich nur zu einem geringen Prozentsatz vertreten.

Während in Kindheit und Jugend Infektionen und Gewalteinwirkungen eine Hauptursache darstellen, gewinnen im mittleren Lebensabschnitt maligne Neubildungen die Oberhand. Sehr alte Menschen (> 80 Jahre) sterben hauptsächlich an Herz-Kreislauf-Erkrankungen. Die Aussage der Herz-Kreislauf-Erkrankung als Haupttodesursache ist allerdings mit Vorsicht zu genießen: Sehr alte Menschen sterben in erster Linie, weil das Herz aufhört zu schlagen. Dazu muss es aber nicht krank gewesen sein. Vielmehr kommt die Mehrzahl dieser Menschen einfach an ihre biologisch vorgegebene Grenze. In der Todesursachenstatistik tauchen sie dennoch bei den Kranken auf („Herzversagen") – Ordnung muss sein.

Zwischen den **Geschlechtern** gibt es in Abhängigkeit vom Lebensalter erhebliche Unterschiede, die sich sozial und medizinisch gut begründen lassen und den Beobachtungen des Alltags entsprechen. Männliche Jugendliche sind in der Regel risikofreudiger, wodurch der relative Anteil der Letalität durch Gewalteinwirkungen zunimmt. Bis zur Menopause sind Frauen noch relativ gut vor Herz-Kreislauf-Erkrankungen geschützt, sodass der hierauf entfallende Anteil deutlich geringer ist als bei den Männern. Gleichzeitig jedoch wird dadurch die Letalität an Malignomen **prozentual** größer, obwohl sich die beiden Geschlechter diesbezüglich von den absoluten Zahlen her nicht so sehr unterscheiden. Im hohen Lebensalter haben die Frauen dann bei Herz-Kreislauf-Erkrankungen (Herzinfarkt, Herzinsuffizienz, Apoplex, Lungenembolie) aufgeholt. Bedingt durch die höhere Lebenserwartung treten weitere Todesursachen umso mehr in den Hintergrund, je älter die Betroffenen werden. Lediglich Infektionen (z.B. Lungenentzündung) und Unfälle (z.B. Oberschenkelhalsfraktur) nehmen statistisch bei sehr alten Menschen noch einen nennenswerten Raum ein.

In der ➤ Abb. 6.1 werden die Todesursachen getrennt nach den Geschlechtern und bezogen auf die einzelnen Lebensabschnitte dargestellt. Obwohl sie statistisch für die Schweiz erstellt wurden, gelten sie stellvertretend auch für Deutschland.

In der Gesamtsterblichkeit **aller Altersklassen** führen die **Herz-Kreislauf-Erkrankungen** vor **malignen** sowie **Atemwegs- bzw. Lungenerkrankungen**. In Deutschland entstehen Jahr für Jahr knapp 500.000 maligne Erkrankungen, von denen rund 40 % tödlich verlaufen. Nahezu jeder zweite Todesfall ist demnach ursächlich auf eine Herz-Kreislauf-Erkrankung, jeder vierte Todesfall auf ein Krebsleiden zurückzuführen.

Greift man **einzelne Erkrankungen** mit **hoher Letalität** heraus, führen Herzinfarkt und Hirninfarkt (Schlaganfall) vor Sepsis und Lungenentzündung die Statistiken an. Die COPD wird als Todesursache immer häufiger und belegt inzwischen ebenfalls einen der vordersten Plätze.

Der Diabetes mellitus als Grunderkrankung führt zu unterschiedlichen Folgekrankheiten mit Todesfolge. Unter anderem sind gerade Herzinfarkt und Schlaganfall beim Diabetiker weit häufiger als im Durchschnitt der Bevölkerung. Dies gilt auch für ein Nierenversagen oder die Schwächung des Immunsystems, in dessen Folge zahlreiche Infektionen mit dem Tod enden, die andernfalls überlebt worden wären. In der Summe der Todesfolgen, die sich direkt aus einem Diabetes mellitus ableiten lassen, stellt die oftmals als harmlos verkannte Zuckerkrankheit in den westlichen Ländern die vierthäufigste Todesursache dar.

Betrachtet man die Todesursachen **im globalen Maßstab**, erkennt man eine sehr ausgeprägte Verschiebung v.a. in den letzten beiden Jahrzehnten. Während noch bis zum Ende des vergangenen

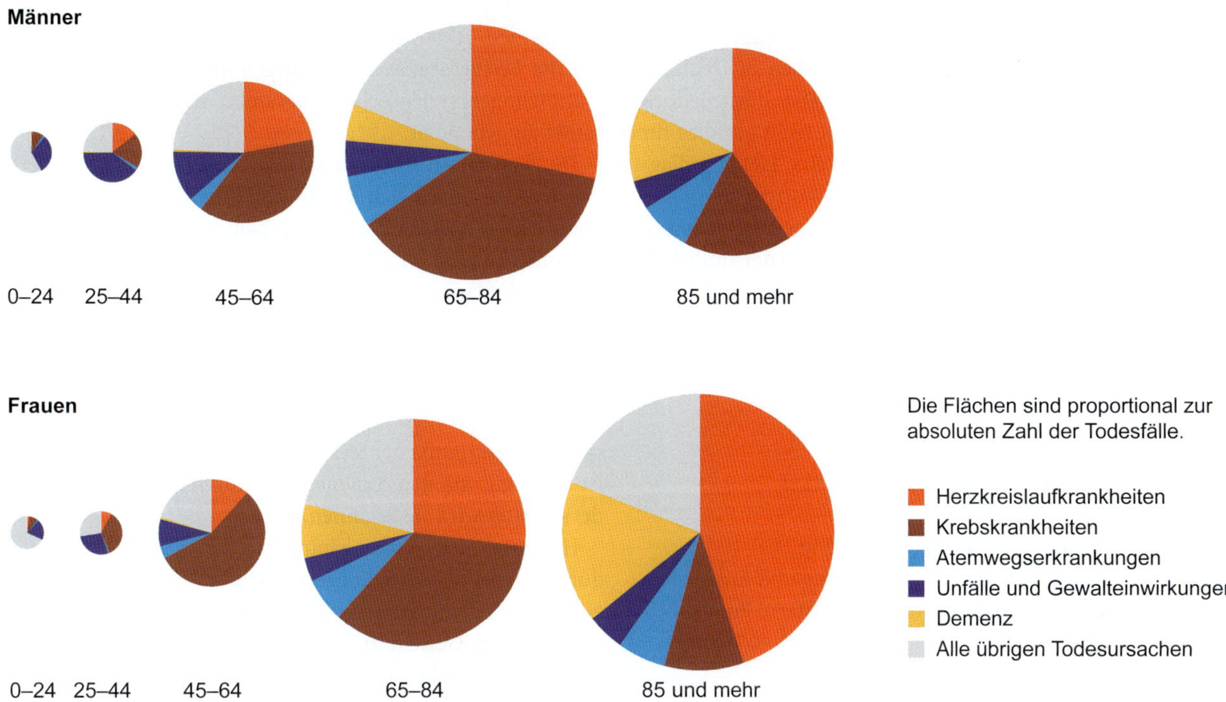


**Abb. 6.1** Anteil der Todesursachengruppen in der Schweiz (1995–1998) [L231]

Jahrhunderts die großen Infektionskrankheiten wie Malaria, HIV und TBC oder auch die kindlichen Durchfallerkrankungen das Bild beherrschten, stehen nun dank besserer Hygiene, Impfkampanien der WHO sowie wirksamer Medikamente auch für die Menschen in armen Ländern „Zivilisationskrankheiten" wie Diabetes, Herzinfarkt und Schlaganfall im Vordergrund. 2015 ließen sich weltweit mehr als 70 % der Todesfälle auf nicht-ansteckende Krankheiten zurückführen. Parallel zu dieser Verschiebung stieg auch die Lebenserwartung. Im globalen Durchschnitt haben Buben, die 2015 geboren wurden, knapp 70 Lebensjahre vor sich (Westeuropa: 79 Jahre), während Mädchen mit 75 Lebensjahren rechnen können (Westeuropa: 84 Jahre).

Die Kehrseite der zusätzlichen Lebensjahre besteht in einer überproportional gestiegenen Zahl an Jahren (im Mittel etwa 10), die mit schweren und schwersten Krankheiten gelebt werden müssen. Beispielsweise entstehen heute weltweit pro Jahr mehr als 17 Millionen neue Krebserkrankungen. Dies bedeutet im 10 Jahreszeitraum (2005–2015) eine Steigerung um 33 %. Immerhin sank im selben Zeitraum die Letalität bei Menschen, die lediglich aufgrund hygienischer Mängel (Trinkwasser, Toiletten) verstarben, von 1,1 Millionen auf 800.000. Die Kindersterblichkeit konnte in erheblichem Umfang gesenkt werden. Wie viel allerdings allein in Bezug auf eine ausreichende Ernährung noch zu tun verbleibt, erkennt man u.a. an den **1,5 Milliarden Menschen**, die an einer **Eisenmangelanämie** leiden.

Für rund 9 Millionen Menschen wird ein Malignom zur Todesursache. Die häufigste Krebsart bei der Frau ist auch im weltweiten Maßstab das Mammakarzinom, beim Mann das Prostatakarzinom. Nahezu 2 Millionen versterben an Malignomen der Atemwege, in erster Linie am Bronchialkarzinom. Die Zahlen lassen erwarten, dass die weitere Zunahme der Lebenserwartung in den Entwicklungs- und Schwellenländern mit einem adäquaten prozentualen Anstieg der Krebstoten einhergehen wird, bis sich deren aktueller Anteil von knapp 15 % an der Gesamtsterblichkeit an die in den westlichen Ländern bestehende Rate von derzeit 25 % angeglichen hat. Im Idealfall dürften andererseits die modernen Immuntherapien dazu führen, dass diese Rate niemals erreicht wird.

## 6.1.2 Todeszeichen

Der Arzt, der die **äußere Leichenschau** durchführt und demgemäß auch für die Feststellung des Todes verantwortlich ist, benötigt Vorgaben, die einen Irrtum mit vollkommener Sicherheit ausschließen. Hierfür wurden die sicheren Todeszeichen definiert, was besagt, dass es auch unsichere geben muss, die lediglich als Hinweise zu verstehen sind.

Geregelt wird die Verpflichtung zur Leichenschau durch die Bestattungsgesetze der einzelnen Bundesländer. Danach ist die Leichenschau **ausschließlich Ärzten** gestattet. Beim **Leichenschauschein (Todesbescheinigung)** handelt es sich um ein amtliches Formular, das auf einem offenen Teil für die Behörde die Daten des Verstorbenen samt Todeszeitpunkt enthält, während auf dem vertraulichen Teil für das zuständige Gesundheitsamt auch die Todesursache anzugeben ist. Diese dient statistischen Zwecken (Todesursachenstatistik), beim Verdacht auf nicht natürliche Todesart aber auch als Basis für weitere Ermittlungen.

Todesart (natürlich, nicht natürlich oder ungewiss) sowie Todesursache bleiben im Rahmen der äußeren Leichenschau oftmals unklar. Dies gilt besonders dann, wenn der entkleidete Körper des

Verstorbenen nicht penibel untersucht wurde und/oder der Patient bis dahin unbekannt war. Häufig verlässt sich der Arzt auf Angaben der Angehörigen. Nach Sektionsergebnissen bleiben in Deutschland etwa 2.000 Tötungsdelikte/Jahr unerkannt. Dies dürfte jedoch lediglich die Spitze des Eisbergs darstellen. Erst recht gilt dies für die Todesursache, bei der das „Herzversagen" eine Lieblingsdiagnose darstellt. Denn woran erkennt man post mortem und ohne Obduktion einen Herzinfarkt oder Schlaganfall, eine Lungenembolie oder Vergiftung? Insoweit darf man an den Zahlen der amtlichen Todesursachenstatistik durchaus berechtigte Zweifel anmelden.

### Unsichere Todeszeichen

- Atemstillstand
- Pulslosigkeit, auskultatorisch fehlende Herzaktion
- blasse und kalte Haut, kalte Extremitäten
- ausbleibende Hautrötung nach Hitzeeinwirkung
- Veränderungen im Bereich der Augen: Trübung und Austrocknung der Kornea, weiche Bulbi, weite und lichtstarre Pupillen
- Areflexie
- Nulllinie im Elektroenzephalogramm (EEG)
- aufgehobener Blutfluss in den hirnversorgenden Arterien (Karotiden und Vertebralarterien)



### Sichere Todeszeichen

- Totenflecke (Leichenflecke): Beginn nach etwa 30 Minuten
- Totenstarre (Leichenstarre): Beginn nach 2–3 Stunden
- Fäulnis (Verwesung): Beginn nach 1–6 Tagen (meist nach 2 Tagen)

#### Totenflecke

Totenflecke entstehen durch insuffizient gewordene Blutgefäße, aus denen das Blut austritt. Sie treten ca. **30 Minuten** nach dem Tod auf und werden der Schwerkraft entsprechend an den **abhängigen Körperpartien** gefunden. Aus demselben Grund verändern sie bei Umlagerungen des Toten auch noch für einige Stunden ihre Position. Die zunächst einzeln stehenden Flecke beginnen nach ca. 2 Stunden zu konfluieren. Die Bereiche, auf denen der Verstorbene direkt aufliegt, bleiben blass, weil das Blut hier mechanisch weggedrückt wird. Entsprechend können die Totenflecke noch für etliche Stunden (6–10) nach dem Tod mit dem Finger oder Spatel weggedrückt werden. Dies kann zur Eingrenzung des Todeszeitpunkts verwendet werden. Obwohl die Totenflecke zu den sicheren Todeszeichen gehören, sind sie in milder Form manchmal bereits bei Sterbenden kurz vor dem endgültigen Tod zu sehen.

#### Totenstarre

Die Totenstarre beginnt **nach 2–3 Stunden** am Kopf (Kiefergelenke) und ist nach etwa 8–10 Stunden an den Füßen angekommen. In Muskeln, die direkt vor Eintritt des Todes beansprucht wurden – z.B. durch sportliche Aktivitäten –, kann es vorzeitig zur Totenstarre kommen. Auch die Umgebungstemperatur hat Auswirkungen auf die Leichenstarre: Bei niedrigen Temperaturen verlaufen die Umsetzungen in den Zellen langsamer, der ATP-Vorrat wird langsamer aufgebraucht.

Die Totenstarre entsteht in den Muskelzellen nach Verbrauch des ATP, wodurch sich Aktin- und Myosinfilamente nicht mehr voneinander trennen können. Deshalb löst sich die Starre erst wieder mit eintretender Fäulnis (= drittes Todeszeichen), wenn sich die Proteinfilamente zersetzen.

#### Fäulnis

Nach **2 (1–6) Tagen** kommt es zur Fäulnis mit grünen Bauchdecken. Der Zeitpunkt der Selbstzersetzung (Autolyse) der Strukturen ist abhängig von den Außentemperaturen. Je tiefer dieselben sind, desto später wird sie beginnen.

Hervorgerufen werden Fäulnis und Verwesungsgeruch nicht nur durch die zerfallenden Körperstrukturen, sondern v.a. auch durch eine große Zahl an Mikroorganismen, die sich direkt nach Eintritt des Todes im Gewebe zu vermehren beginnen – unter reichlicher Bildung übel riechender Gase. Unter anderem finden sich im Sommerhalbjahr bereits nach wenigen Stunden Fliegeneier und wenig später lebende Maden in den Gesichtsöffnungen.

**MERKE**

Das Erfordernis eines sicheren Todeszeichens zur unzweifelhaften Ausstellung der Todesbescheinigung bedingt, dass es für den Arzt sinnvoll sein kann, nach dem Anruf durch die Hinterbliebenen („gerade eben sanft entschlafen") noch eine kleine Zeitspanne bis zum Hausbesuch verstreichen zu lassen. Dies gilt zumindest für den vielleicht ohnehin bereits erwarteten Tod sehr alter Menschen, bei denen eine Reanimation nicht mehr in Frage kommt.

## 6.2 Vererbung

**HINWEIS PRÜFUNG**

Zum relevanten Prüfungswissen gehört lediglich ein gewisses, stark vereinfachtes Grundverständnis hinsichtlich Mitose, Meiose, der Zahl an menschlichen Chromosomen und den Modus ihrer Weitergabe an die Nachkommen. Wer also an einem etwas genaueren Kennenlernen der (eigentlich sehr spannenden) Zusammenhänge nicht interessiert ist, kann den folgenden Abschnitt weitgehend überspringen.

### 6.2.1 Struktur des Genoms

#### DNA und Gene

Alle Merkmale und körperlichen Eigenschaften eines Lebewesens werden von den **Genen** codiert, die abschnittsweise auf der DNA der Zelle liegen. *DNA* (das deutsche *DNS* gilt selbst in Deutschland als obsolet) steht für **D**esoxyribo**n**ukleinsäure („a" für **A**cidum [lateinisch] bzw. **a**cid [englisch] = Säure) und damit für den chemischen Aufbau der Erbsubstanz. Bei den Prokaryonten, v.a. also bei Bakterien, liegt diese DNA als einzelner Faden im Zytosol der Zelle. Bei den höheren Lebensformen (Eukaryonten) entstand ein Zellkern (Nukleus), der die DNA enthält und der ihr durch eine membranöse Abgrenzung gegenüber dem Zytosol einen eigenen Raum zur Verfügung stellt (➤ Kap. 3.6, ➤ Kap. 4.1.4).

Die **DNA** des Menschen liegt auf dem **Chromatin des Zellkerns**. Während der Mitose (➤ Kap. 4.2.1) kondensiert (verdichtet sich) das Chromatin zu 46 Chromosomen – 44 Autosomen und 2 Gonosomen (Geschlechtschromosomen), die u.a. das Geschlecht des Betreffenden definieren und für dessen Ausprägungen verantwortlich sind. Die beiden Geschlechtschromosomen werden als X und als Y bezeichnet. Die 44 Autosomen bilden 22 Chromosomenpaare, die durchnummeriert und mit den Zahlen 1–22 bezeichnet werden. Insgesamt entstehen so aus 46 Einzelchromosomen **23 Chromosomenpaare**.

Die Einzelchromosomen der **autosomalen Chromosomenpaare** sind einschließlich der darauf befindlichen Gene untereinander vollständig oder nahezu vollständig **identisch**. Das Gen, das z.B. für ein Carrierprotein oder einen Ionenkanal oder ein bestimmtes Enzym codiert, ist dadurch in identischer Form auf beiden Hälften eines Chromosomenpaares vertreten, also grundsätzlich bei jedem Menschen doppelt vorhanden. Häufig ist in diesen Fällen eines der beiden Gene „abgeschaltet" und dient lediglich als Reserve. Das zweite Gen scheint zur Herstellung des codierten Proteins vollauf zu genügen.

Einzelne Gene sind allerdings auf den beiden Hälften **nicht** vollkommen gleich. Dies betrifft z.B. die Gene auf **Chromosom 6**, die für das **HLA-System** codieren (➤ Fach Immunologie). Andere Gene codieren für **Eigenschaften** wie die erreichbare Körpergröße, Haut- und Haarfarbe, intellektuelle Leistungen, Essverhalten oder die grundsätzliche Bereitschaft, im Verlauf des Lebens an Erkrankungen wie einer allergischen Diathese, einem Bluthochdruck oder einem Diabetes mellitus zu erkranken. Diese Gene sind bei ein und derselben Art zwar grundsätzlich weitgehend gleich, aber eben nicht immer vollkommen identisch, da einzelne (Punkt-)Mutationen oder sonstigen Abweichungen offensichtlich sehr früh im Verlauf der Evolution entstanden sind und konserviert wurden, weil sie auf das Überleben zumindest bis zum Abschluss der geschlechtsreifen Phase keinen Einfluss ausübten. Solche Merkmale, häufig multigenetisch verankert, sind deshalb zum Teil sehr breit in unterschiedlichen ethnischen Gruppen vertreten. Dies gilt auch für einzelne familiär gehäuft anzutreffende Gene, die eine Entstehung verschiedener Krebse begünstigen können.

Insgesamt liegen die chromosomalen Abweichungen zwischen den Menschen lediglich bei 0,1 %. Die Übereinstimmung beträgt also 99,9 %; nur jedes tausendste Basenpaar zeigt im Durchschnitt eine Abweichung. Andererseits stimmen auch die Gene zwischen Menschen und Primaten (z.B. Schimpansen) zu 99,0 % überein. Lediglich 1‰ definiert also die unterschiedlichen Eigenschaften verschiedener Menschen und 1 % entscheidet, ob ein Lebewesen zum Menschen oder zum Affen wird. In Zahlen ausgedrückt sind dies 250 Gene von rund 25.000 insgesamt vorhandenen. Rein rechnerisch stimmt die Relation, doch ist es in Wahrheit etwas komplizierter.

**MERKE**

Das menschliche Genom besteht aus 46 Einzelchromosomen (23 Paaren): 44 Autosomen und 2 Gonosomen (Geschlechtschromosomen X und Y).

## Aufbau der Gene

Insgesamt enthalten 23 Einzelchromosomen des Menschen etwa **3 Milliarden Basenpaare**. Für die Gene genutzt werden allerdings nur etwa 10–15 % dieser Basen, während der große „Rest" z. B. aus repetitiven, sich ständig wiederholenden Sequenzen besteht, deren Funktion noch nicht verstanden ist. Möglicherweise besitzen sie strukturelle Bedeutung für den Gesamtaufbau der Chromosomen und ihre Bindung an die Histone. F. A. Popp geht davon aus, dass dieser Teil der Lichtspeicherung dient und in Form von „Bio-Photonen" zur Verständigung zwischen den Zellen benutzt wird. Dies stellt zumindest vorläufig eine Einzelmeinung dar, die kaum irgendwo respektiert wird oder auch nur Beachtung findet. Allgemein anerkannt ist allerdings die Tatsache, dass 8–10 % des ungenutzten Genoms ehemals **viraler DNA** zugeordnet werden kann, die wohl überwiegend inaktiviert oder degeneriert ist und von daher ihre ursprünglichen Funktionen verloren hat. Es kann jedoch nicht ausgeschlossen werden, dass einzelne Sequenzen noch potenziell vermehrungsfähige Viren codieren, die irgendwann im Lauf des Lebens reaktiviert werden können, um dann z.B. Co-Faktoren für maligne Entartungen darzustellen.

Die umfassende Sequenzierung des menschlichen Genoms um die Jahrhundertwende hat ergeben, dass lediglich rund **25.000 Gene** übrig bleiben, verteilt auf gerade mal **10–15 % der Gesamtstruktur**, die tatsächlich auch (erkennbare) Funktionen erfüllen. Dies ist weit weniger als man früher angenommen hatte.

**EXKURS**

2016 wurde von Forschern der Universität Wien das Ergebnis einer Untersuchung veröffentlicht, wonach der bisher einhellig als „überflüssige Junk-DNA" betrachtete Hauptanteil menschlicher DNA große individuelle Unterschiede aufweist – jedenfalls größere, als bei den eigentlichen Genen zu finden sind. Mit den modernen, geradezu revolutionären Methoden, die nun für eine exakte Sequenzierung der Erbsubstanz zur Verfügung stehen, wurde nachgewiesen, dass auch dieser Teil des Genoms **in RNA umgeschrieben wird**. Dieselben werden zwar nicht in Proteine übersetzt, scheinen jedoch entscheidend an der **Regulation** der rund 200 menschlichen **Zelltypen** beteiligt zu sein. Sie entscheiden demnach darüber, dass z.B. in der Leber Leberzellen und keine Nervenzellen entstehen, indem sie die hierfür spezifischen Gene an- bzw. abschalten. Daneben sind sie offensichtlich bei Fehlern (z.B. Mutationen) an der Entstehung unterschiedlicher Krankheiten beteiligt. Man darf sich angesichts der atemberaubenden Fortschritte schon sehr auf den medizinischen Erkenntnisstand kommender Jahre einschließlich all seiner Konsequenzen freuen.

Die (eigentlichen) Gene codieren für Peptide und Proteine, im Einzelfall auch lediglich für RNA, die z.B. für die Ribosomen-Struktur oder die Moleküle von Micro-RNA (miRNA) und tRNA bestimmt ist. Allerdings kann man die Zahl der entstehenden Eiweißstrukturen nicht mit der Zahl der Gene gleichsetzen, weil aus etlichen Genen aufgrund von Überschneidungen mehrere Proteine hervorgehen können, mit unterschiedlichen Wirkungen. Verursacht werden solche Überschneidungen v.a. durch eingefügte Abschnitte (sog. **Introns**, s. unten), die nach einer ersten Ablesung der DNA-Sequenzen aus dem entstehenden RNA-Faden herausgeschnitten werden. Die nun entstehenden RNA-Bruchstücke können im Anschluss zu unterschiedlichen mRNA-Molekülen zusammengesetzt werden, sodass an den Ribosomen auch unterschiedliche Proteine entstehen. Zusätzlich werden einzelne Proteine sogar nach ihrer Bildung (Translation) weiter verändert, z.B. durch Phosphatanbindungen, und erhalten hierdurch ebenfalls abweichende Funktionen. Man kann also ganz grob abschätzen, dass die 25.000 Gene für **mindestens 30.000 Proteine** codieren sollten.

Der Abschnitt eines Chromosoms, der als Gen bezeichnet wird, enthält neben den eigentlichen Proteininformationen weitere Abschnitte, ohne die eine geordnete, dem aktuellen Bedarf der Zelle entsprechende Transkription nicht möglich wäre. Gene müssen „angeschaltet" und „abgeschaltet" werden können, denn sie sind zwar in sämtlichen kernhaltigen Körperzellen vorhanden, doch besitzen die rund 200 unterscheidbaren menschlichen Zellen ebenso viele unterscheidbare Funktionen, für die dann eben auch ganz unterschiedliche Strukturen und Enzyme benötigt werden. Beispielsweise benötigt eine Nervenzelle eine in weiten Teilen von einer Leberzelle abweichende Enzymausstattung, obwohl die Zellkerne mit der enthaltenen DNA identisch sind.

Die **wichtigsten Genabschnitte** sind:



- **Exons** und **Introns**: Introns sind DNA-Abschnitte, die grundsätzlich, jedoch in sehr unterschiedlicher Zahl in Gene eingefügt werden. Sie unterbrechen die eigentliche Sequenz, aus der die endgültige mRNA entsteht. Sie werden in die zunächst abgelesene RNA integriert, anschließend aber wieder herausgeschnitten. Der Begriff der Exons beschreibt dagegen die Abschnitte eines Gens, die zwischen den Introns liegen und einzeln oder zusammengesetzt nach ihrem Transport aus dem Kern zur Translation an den Ribosomen benutzt werden. Das Exon ist also derjenige Genabschnitt, der als mRNA in eine Proteinstruktur übersetzt wird. Der evolutionäre Sinn der Introns dürfte darin bestehen, dass aus einem einzigen Gen ganz unterschiedliche Proteine hervorgehen können, in Abhängigkeit von der Reihenfolge, mit der die Bruchstücke aller vorhandenen Exons zur mRNA zusammengefügt werden. Dadurch ist auch die Möglichkeit gegeben, in unterschiedlichen Geweben aus ein und demselben Gen heraus Proteine sehr unterschiedlicher Funktion entstehen zu lassen. Im Einzelfall werden sogar Exons verschiedener, z.B. benachbarter Gene zu einer gemeinsamen mRNA zusammengefügt und in ein Protein übersetzt.
- **Promotorregion:** Anfangsstruktur eines Gens, die blockiert oder freigegeben werden kann und in letzterem Fall auch die gesamte Transkription des direkt anschließenden Genabschnitts mit all ihren Introns und Exons initiiert. Meist gehören mehrere bis zahlreiche Abschnitte zu einer Promotorregion, die von sehr unterschiedlichen Mediatorsubstanzen aktiviert bzw. beeinflusst werden können.
- **Stoppcodons**: signalisieren den beteiligten Enzymen (RNA-Polymerasen), bis zu welchem Basentriplett abgelesen wird, welche Aminosäure also das Kettenende des von diesem Gen codierten Proteins bildet. Die Punktmutation eines Genabschnitts kann aus dem Buchstaben-Triplett einer Aminosäure ein Stoppcodon entstehen lassen, sodass das abgelesene Protein sehr viel kürzer wird als physiologisch vorgesehen, wodurch in aller Regel auch die Funktion verloren geht.

## Besonderheiten menschlicher DNA

Seit den späten 1990er-Jahren und bis heute anhaltend ist bei der Entschlüsselung und Sequenzierung menschlicher DNA eine Entwicklung zu beobachten, deren Stellenwert mit üblichen Begrifflichkeiten nur schwer beschrieben werden kann. Am ehesten könnte man sie vielleicht als medizinischen Quantensprung, als würdiges Einläuten des neuen Jahrtausends, als Beginn eines neuen Zeitalters der Medizin bezeichnen. Den entscheidenden Beitrag hierzu leistete neben der Grundlagenforschung die Fortentwicklung der Labortechnik, die heute z.B. Automaten zur Verfügung stellt, mit denen die gesamte DNA eines Menschen innerhalb einer einzigen Stunde vollständig erfasst und katalogisiert werden kann. Die Kosten hierfür liegen aktuell noch in einer Größenordnung von mehreren Tausend Euro, doch dürfte der Zeitpunkt nicht mehr allzu fern sein, an dem die Sequenzierung der DNA, z.B. von erkrankten Familienmitgliedern, für jeden erschwinglich sein wird. Die neuen und ganz erheblichen ethischen Probleme, die damit verbunden sein können, sollen hier nicht erörtert werden.

Die vollständige Sequenzierung der menschlichen DNA mitsamt der exakten Zuordnung der Gene zu den jeweiligen Positionen auf den 23 Chromosomenpaaren erschließt hinsichtlich der Diagnostik, der Ursachenerkennung tausender Krankheiten und, nicht zuletzt, der Therapie, neue medizinische Dimensionen. Beispielsweise ist es damit möglich geworden, die DNA eines an einer bestimmten Krankheit leidenden Kollektivs, oder auch Besonderheiten einer ethnischen Rasse, mit gesunden Kollektiven bzw. anderen ethnischen Gruppen abzugleichen und die dafür zuständigen Gene zu erfassen. Dies gilt nicht nur für angeborene, chromosomal vererbte Krankheiten, bei denen nun sogar einzelne Punktmutationen minutiös zugeordnet werden können. Es gilt eben auch, wie oben schon angeführt, für Erkrankungen wie z.B. Diabetes mellitus, Adipositas oder arterielle Hypertonie, bei denen die Krankheitsbereitschaft multigenetisch verankert ist und bei denen nun ebenfalls durch Abgleich großer Kollektive aus vagen Vermutungen genetische Fingerabdrücke entstehen. Letztendlich findet man inzwischen bei der Mehrzahl menschlicher Krankheiten chromosomale Zusammenhänge und dies gilt ausdrücklich auch zum wahrscheinlich größeren Teil für maligne Erkrankungen.

Man kann heute unter Zuhilfenahme von transgenen Mäusen und weiteren Tieren durch gezielt induzierte Mutationen definierte Krankheiten erzeugen und diese Modelle auf den Menschen übertragen. Dies ist einer der Gründe dafür, dass z.B. die Chemotherapie maligner Tumoren heute und erst recht in zukünftigen Jahren **personifiziert**, also dem einzelnen Patienten angepasst erfolgen kann, wodurch die Heilungsrate solcher Tumoren beständig ansteigt (➤ Fach Pharmakologie), bis irgendwann vielleicht der alte Traum vom „Sieg über den Krebs" Wirklichkeit geworden sein wird.

## Herkunft der Chromosomen

Die 46 Einzelchromosomen stammen jeweils zur **Hälfte** von **beiden Elternteilen**. Die Keimzellen des Menschen – reife Eizelle und Spermium – verfügen über einen haploiden (einfachen) Chromosomensatz aus 23 Einzelchromosomen, die sich mit der Verschmelzung von Eizelle und Spermium zum diploiden (doppelten) Chromosomensatz, also den 23 Chromosomenpaaren des neu entstehenden Lebens zusammenfügen.

Keimzellen entstehen in der **Meiose** (= Reifeteilung bzw. Reduktionsteilung) aus Vorläuferzellen mit diploidem Chromosomensatz. Während der Teilung einer solchen Zelle in zwei Tochterzellen wird der **diploide Chromosomensatz** auf die **Tochterzellen verteilt**. Bei diesem Vorgang werden die jeweiligen Paare getrennt. Jede Keimzelle erhält also neben den Autosomen mit den Ziffern 1–22 zusätzlich **entweder** das Chromosom X **oder** das Chromosom Y.

Die Trennung der Chromosomenpaare 1–22 und des Gonosomenpaares XX bzw. XY während der Meiose in die einzelnen Chromosomen stellt einen geordneten Prozess dar. Jede Keimzelle enthält grundsätzlich alle Autosomen 1–22 sowie zusätzlich ein X oder Y. Eine Störung der Meiose, bei der durch Trennungsfehler eines Chromosomenpaares die eine Keimzelle nun z.B. 23 Autosomen, die andere aber nur 21 erhalten würde, führt üblicherweise zum Absterben der betroffenen Zellen oder macht eine Befruchtungsfähigkeit unmöglich.

Dagegen bleibt es dem **Zufall** überlassen, welches der beiden Chromosomen eines bestimmten Paares der einen und welches der anderen Tochterzelle zugeordnet wird. Im Extremfall könnte also eine Ei- oder Samenzelle ausschließlich Chromosomen enthalten, die von einem einzigen Elternteil, also Vater oder Mutter des Betreffenden, stammen. Dies ist allerdings nach den Gesetzen der Wahrscheinlichkeit weitgehend ausgeschlossen. Keimzellen enthalten üblicherweise eine **Mischung** aus Chromosomen, die von **beiden ursprünglichen Elternteilen** stammen. Da dieselben ebenfalls ein buntes Muster ihrer eigenen Vorfahren erhalten haben, enthält jede Keimzelle Einzelchromosomen, die von zwei Elternteilen, vier Großeltern, acht Urgroßeltern usw. geerbt wurden. Auf diese Weise wird eine **Neustrukturierung** erreicht, die eine bessere Durchmischung und Neuverteilung von Anlagen gestattet. Dies bedeutet gleichzeitig, dass jedes Neugeborene Eigenschaften nicht nur der direkten Eltern aufweisen muss, sondern auch solche seiner Großeltern oder Urgroßeltern.

Dadurch, dass jede Eizelle und jede einzelne von Millionen Samenzellen während der Meiose einen zufälligen Chromosomensatz erhält, gibt es auch Millionen von Möglichkeiten für Aussehen und Eigenschaften eines neugeborenen Kindes. Das eine hat vielleicht die Augenfarbe der Oma und wird Diabetiker wie der Opa. Ist aber z.B. die Samenzelle mit der Augenfarbe der Oma „zu langsam“, kommt vielleicht diejenige zum Zuge, aus der Opas Augen entstehen, jedoch ohne seine Diabetesanlage. Daraus geht auch hervor, dass es nicht möglich sein kann, dass sich Geschwister gleichen (Ausnahme: eineiige Zwillinge). Alle tragen sie eine kunterbunte Mischung aus Chromosomen ihrer Vorfahren, aber jedes Mal eben in einer neuen und einmaligen Zusammensetzung. Die ständige Neuaufteilung von Erbmaterial schafft nicht nur ständig „neue Menschen“ mit immer wieder neu aufgeteilten bzw. je nach Konstellation auch vollkommen neuen Eigenschaften. Sie bietet auch die Chance, zum Nachteil gereichende Gene durch neu hinzutretende Gene auf dem Parallelchromosom auszugleichen.

Dagegen werden Eigenschaften in Inzuchtfamilien konserviert. Hier besäßen sämtliche Nachkommen dieselben Großeltern, Urgroßeltern usw. – zwar in immer wieder neuen Konstellationen, aber ohne ausreichende Möglichkeit, defekte Gene zu verlieren oder zu überspielen. Dagegen bringt ein neuer Partner die Chromosomenausstattung einer vollkommen neuen „Großfamilie“ ein, sodass sich ein neues Mosaik ausbilden kann.

**EXKURS**

Wie unvorstellbar groß die Neuverteilung von Genen alleine schon im Rahmen der **Meiose** ist, soll dem Verständnis zuliebe (auch hier wieder ohne jegliche Prüfungsrelevanz) ein wenig konkretisiert werden:

- Wenn im Rahmen der Trennung von 23 Chromosomenpaaren die Aufteilung in die Einzelchromosomen **beliebig** erfolgen kann, bestehen allein bei diesem Schritt rechnerisch bereits mehr als **8 Millionen unterscheidbare Konstellationen** bei den entstehenden Gameten, also Spermium bzw. Eizelle.
- Der Partner bringt bezüglich seiner eigenen Keimzelle ebenfalls 8 Millionen Möglichkeiten mit, sodass allein hieraus bereits **64 Billionen** unterschiedlicher Konstellationen errechnet werden können, mit denen der Nachkomme chromosomal ausgestattet sein könnte.
- Die vielen Millionen an Spermien, jedes mit einer abweichenden Chromosomenausstattung, vergrößern diese Zahl ein weiteres Mal.
- Zusätzlich existiert ein Mechanismus, der es nun tatsächlich sozusagen sogar „theoretisch unmöglich macht“, dass es jemals zwei nicht eineiige Kinder eines Paares oder ganz allgemein zwei Menschen geben kann, die sich in all ihren Eigenschaften gleichen: Der **erste Schritt der Meiose** besteht, ganz entsprechend der Mitose, in einer **Verdopplung** des zunächst noch bestehenden diploiden Chromosomensatzes, sodass in diesem Stadium eine „Keimzelle“ mit 46 Paaren vorliegt. Von den 23 menschlichen Chromosomen gibt es in dieser Zelle also jeweils vier homologe Einzelchromosomen Nr. 1–23, von denen jeweils zwei ursprünglich mütterlicher und zwei ehemals väterlicher Abstammung entspringen. Während sich im Rahmen der Mitose diese verdoppelten Paare lediglich in passender Anordnung gegenüber lagern, um bei der nachfolgenden Zellteilung auseinandergezogen zu werden, findet nun bei der Meiose eine **Anbindung einzelner Abschnitte** der ehemals mütterlichen an die entsprechenden Abschnitte der väterlichen Chromosomen statt **(Crossing-over)**,und bei diesem Vorgang schließlich ein **Austausch identischer Genabschnitte** zwischen diesen Chromosomen **(Rekombinationen)**. Erst im Anschluss an diese Austauschvorgänge finden dann die Reduktionsteilungen in vier haploide Keimzellen statt. Letztendlich bedeutet dies, dass selbst ein Teil des haploiden Chromosomensatzes aus 23 Chromosomen nicht mehr in allen Teilen mit den ursprünglichen mütterlichen bzw. väterlichen Chromosomen übereinstimmt. Es ist so, als hätten die **Großeltern** des neu entstehenden Lebens einzelne Gene ihrer Chromosomen auch noch durcheinandergewürfelt, um ihrem **Enkel** zusätzliche Alternativen mit auf den Weg zu geben. Unter dem Strich entsteht eine genetische Vielfalt für das entstehende Kind, die längst nicht mehr mit einer verständlichen Zahl belegt werden kann (→ weit, weit jenseits von Billionen an möglichen Neukonstellationen).

### Entstehung des Geschlechts

Die **Mutter** eines Kindes hat immer die weibliche Geschlechtsausprägung **XX** auf ihrem Gonosomenpaar. Dagegen wird das Geschlecht des **Vaters** durch **XY** geprägt. Dies bedeutet, dass der haploide Chromosomensatz der reifen **Eizelle immer** ein **X** als Gonosom enthält, die **Samenzellen** dagegen zu je 50 % entweder **X oder Y**. Verschmelzen zwei X-tragende Keimzellen miteinander, entwickelt sich ein Mädchen (XX). Dagegen entsteht aus dem X der Mutter und einer Y-tragenden Samenzelle des Vaters ein Junge (XY).

**MERKE**

Das Geschlecht des Kindes wird grundsätzlich von den Keimzellen des Vaters bestimmt.

## 6.2.2 Vererbung von Merkmalen

### Mendel-Regeln

Der Abt und Naturforscher Gregor Johann Mendel (1822–1884) formulierte vor rund 150 Jahren (1864) die Gesetze, nach denen Merkmale der Eltern an die Kinder weitergegeben werden. Mendel erarbeitete seine Vererbungsregeln unter großem Aufwand rein empirisch an Pflanzen (v.a. Erbsen), denn von Chromosomen und Genen war damals natürlich noch nichts bekannt. Er definierte als Ergebnis seiner Forschungen **drei Vererbungsregeln**, die prinzipiell bis heute Gültigkeit besitzen (➤ Abb. 6.2):

1. Uniformitätsregel
2. Spaltungsregel
3. Unabhängigkeitsregel

Die **Uniformitätsregel** besagt, dass alle Nachkommen hinsichtlich eines bestimmten Merkmals reinerbiger (homozygoter) Eltern untereinander identisch sind (in ➤ Abb. 6.2 $F_1$). Auf das Merkmal Hautfarbe bezogen bedeutet dies, dass zwei weiße Eltern, deren sämtliche Vorfahren ebenfalls weiß waren, ausschließlich weißhäutige Kinder haben können, zwei schwarze Eltern ausschließlich dunkelhäutige Kinder.

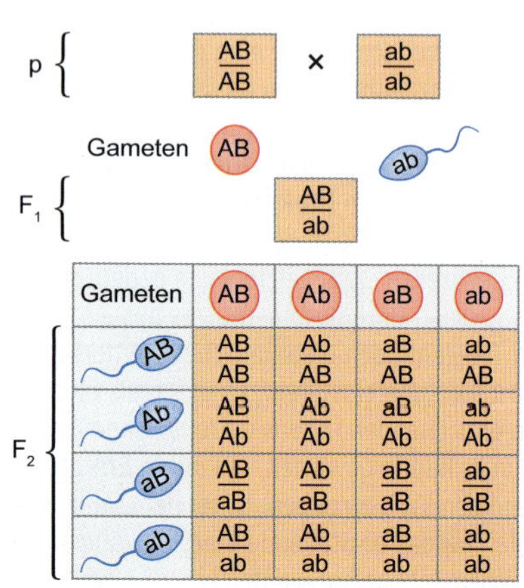


**Abb. 6.2** Mendel-Gesetze. p = 1. Generation, $F_1$ = 2. Generation, $F_2$ = 3. Generation [L231]

Nach der **Spaltungsregel** weisen die Nachkommen mischerbiger (heterozygoter) Eltern unterschiedliche Eigenschaften in einem bestimmten Zahlenverhältnis auf. Hier werden dann auch Eigenschaften vorangegangener Generationen (Großeltern) erkennbar.

Die **Unabhängigkeitsregel** schließlich drückt aus, dass unterschiedliche Merkmale getrennt voneinander vererbt und deswegen auf die Nachkommen neu verteilt werden. Dies gilt immer dann, wenn diese Eigenschaften von unterschiedlichen Chromosomen codiert werden. Da ein einzelnes Chromosom aber zahlreiche (bis zu 4.000) einzelne Gene trägt, gibt es etliche Merkmale, die gemeinsam vererbt werden, also aneinander gekoppelt sind. Diese **genetische Koppelung** stellt die wesentliche **Ausnahme** der Unabhängigkeitsregel dar.

### Kriterien der Vererbung

Die Mendel-Regeln entstanden rein empirisch aus langjährigen Versuchen bzw. Züchtungen. Wichtiger ist das Verständnis für die zugrunde liegenden Ursachen der erhaltenen Ergebnisse. Auf dieser Basis sind als Ersatz für die „Regeln" neue Bezeichnungen für die Vererbung von Merkmalen entstanden. Die von Mendel gefundenen Gesetzmäßigkeiten sind allerdings unverändert gültig.

Alle Merkmale des Menschen sind auf Genen abgelegt, in einer Anzahl von etwa 700 bis 4.000 pro Chromosom, weil sowohl die Chromosomen als auch die Gene unterschiedlich groß sind. Allerdings hat jedes Gen der 22 Autosomen zusätzlich eine Entsprechung auf dem Parallelgen, das zu dem jeweiligen Chromosomenpaar gehört. Abgesehen von den Genen der Geschlechtschromosomen männlicher Nachkommen sind also sämtliche Gene doppelt vorhanden. Diese Gene sind zu 99,9 % identisch und definieren den Menschen als solchen. 0,1 % liegen auf den zueinander gehörenden Chromosomen in unterschiedlichen Versionen vor.

Liegt ein bestimmtes **Merkmal** auf beiden korrespondierenden Genen in **identischer Form** vor, ist der Träger hinsichtlich dieses Merkmals **homozygot**. Befindet sich ein Merkmal dagegen in dieser Form nur auf dem Gen eines Chromosoms, ist also das entsprechende Gen des Nachbarchromosoms auf irgendeine Art und Weise **verändert**, ist der Merkmalsträger **heterozygot**. Besondere Bedeutung besitzt diese Unterscheidung häufig bei Erbkrankheiten, bei denen das veränderte (mutierte) Gen für die Krankheitsausprägung verantwortlich ist. Bei kongenitalen (angeborenen) Anämieformen wie der Sichelzellenanämie oder der Thalassämie ist z.B. die homozygote Form kaum überlebensfähig. Die Betroffenen sterben häufig bereits in der Kindheit. Dagegen zeigt die heterozygote Form in der Regel nur geringe Krankheitsausprägungen. Die Lebensdauer ist praktisch nicht eingeschränkt (➤ Fach Hämatologie).

Es existieren drei grundsätzliche Möglichkeiten der **Weitergabe von Merkmalen**:

- dominanter Erbgang
- rezessiver Erbgang
- kodominanter Erbgang

Es gibt Eigenschaften, die sich üblicherweise **durchsetzen**, also **dominant** sind, und solche, die zwar vorhanden, aber **nicht durchset-**

zungsfähig sind, sofern das Parallelgen eine andere, dominante Eigenschaft vorgibt. Solche Gene bzw. die daraus hervorgehenden Merkmale nennt man **rezessiv**. Sowohl die dominanten als auch die rezessiven Gene sind vorhanden, doch werden ohne Chromosomenanalyse eben nur diejenigen erkannt, deren Ausprägungen sich durchgesetzt haben. Erst wenn bei den Nachkommen eines Menschen ein rezessives Gen mit einem ebenfalls rezessiven Gen des Nachbarchromosoms vom anderen Elternteil zusammentrifft, kommen die hier codierten Merkmale zur Ausprägung. In diesen Fällen zeigt das Kind Merkmale seiner Groß- oder Urgroßeltern. Ein oder zwei Generationen wurden gewissermaßen übersprungen.

Gene, deren Merkmale **kodominant** vererbt werden, zeigen ihre Eigenschaften gleichberechtigt zu denjenigen des Parallelgens. Kreuzt man z.B. eine weiße Blume mit einer roten, und werden die beiden Farben kodominant weitergegeben, ist die Farbe der nachfolgenden Generation rosa.

Die weit überwiegende Mehrzahl menschlicher Eigenschaften wird **autosomal** vererbt, also von einem Gen der 22 Autosomenpaare codiert. **Gonosomale**, auf einem Gen der beiden Gonosomen liegende Eigenschaften, sind aufgrund der vergleichsweise sehr geringen Zahl ihrer Gene sehr viel seltener. Berücksichtigt man nun sämtliche Konstellationen, existieren insgesamt **fünf Möglichkeiten** für die **Vererbung von Eigenschaften**:

- autosomal-dominante Vererbung
- autosomal-rezessive Vererbung
- kodominante Vererbung
- gonosomal (geschlechtsgebunden)-dominante Vererbung
- gonosomal-rezessive Vererbung

Die geschlechtsgebundene Vererbung wird zumeist weiter spezifiziert, indem man z.B. von X-chromosomal dominanter oder rezessiver Vererbung spricht.

## Vererbung dominanter und rezessiver Merkmale

Hat ein Mensch von seinen Vorfahren z.B. die Haarfarbe **braun** und auf dem Nachbarchromosom das Gen für die Farbe **blond** geerbt und ist **braun** gegenüber blond **dominant**, besitzt diese Person braune Haare. Dies bezeichnet man als **Phänotyp**, also als äußeres Bild bzw. **Erscheinungsbild**. 50 % seiner Keimzellen verfügen über das Merkmal braun, die andere Hälfte jedoch über die im Beispiel rezessive Eigenschaft blond. Dies ist der **Genotyp** des Betroffenen, also seine **chromosomale Ausstattung**.

Besitzt der **Partner blonde** Haare, **homozygot** mit dieser Anlage auf beiden Chromosomen des codierenden Paares, wird im statistischen Mittel die Hälfte der Nachkommen über braune, und die andere Hälfte über blonde Haare verfügen (➤ Abb. 6.3a). Der eine Partner „dominiert" mit 50 % seiner Keimzellen über die Anlage des anderen.

Verfügt der **Partner homozygot** über die Haarfarbe **braun**, werden sämtliche Kinder dieser Verbindung braune Haare haben – die Hälfte homo-, die andere Hälfte heterozygot (➤ Abb. 6.3b).

Besitzt der **Partner** aber das Merkmal **„braune** Haare" ebenfalls **heterozygot**, mit einem Gen für braun und mit dem anderen für blond, ergibt sich eine neue Konstellation hinsichtlich des Nachwuchses. Nun kann sich braun mit braun kombinieren, braun mit blond, blond mit braun und blond mit blond. Drei von vier Nachkommen werden nun, statistisch betrachtet, den Phänotyp braun zeigen – davon eines homozygot (braun/braun) und zwei heterozygot (braun/blond). Das vierte Kind erhält homozygot die Konstellation blond/blond und besitzt deshalb als einziges Kind unter vier Geschwistern blonde Haare (➤ Abb. 6.3c). Zu beachten ist hierbei, dass nun aus einer Verbindung, in der beide Partner die Haarfarbe braun besitzen, ein Kind mit blonden Haaren hervorgegangen ist. Dies könnte im Einzelfall zu Partnerschaftskonflikten führen, wenn z.B. der gutaussehende Nachbar blonde Haare besitzt.

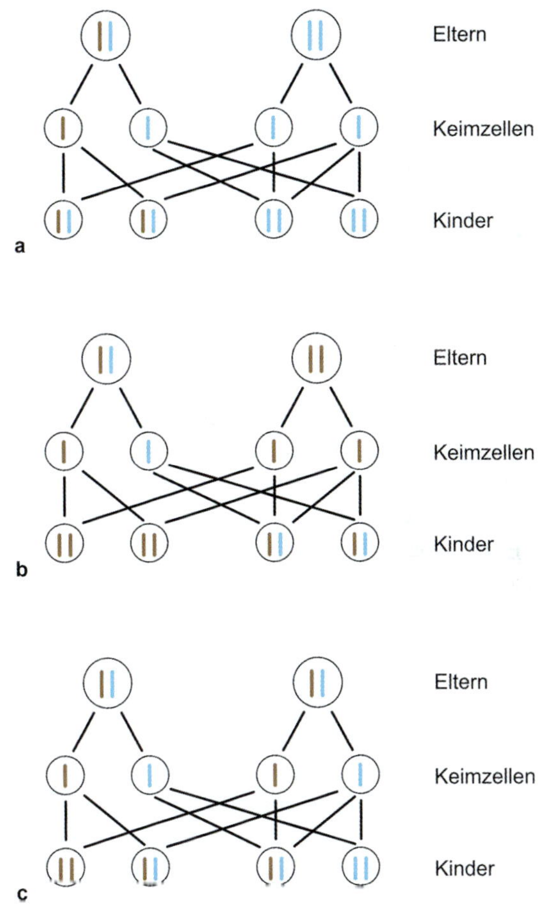


**Abb. 6.3** Autosomal-dominante Vererbung. Ein Elternteil ist heterozygot.
**a** Der andere Elternteil ist homozygot für das rezessive Gen.
**b** Der andere Elternteil ist homozygot für das dominante Gen.
**c** Der andere Elternteil ist ebenfalls heterozygot. [L106]

## Kodominante Vererbung

Ist ein Merkmal gegenüber dem auf dem Parallelchromosom befindlichen Merkmal **weder dominant noch rezessiv**, werden die Eigenschaften beider Gene erkennbar. Aus grünen Augen der Mutter und blauen des Vaters würde also die blaugrüne Augenfarbe des Kindes entstehen.

Ein reales Beispiel für alle drei möglichen Erbgänge liefern die **Blutgruppen** nach dem **AB0-System**. A und B sind gegenüber dem Merkmal 0 dominant. Erhält das Kind also vom einen Elternteil die Blutgruppe 0 und vom anderen entweder A oder B, entwickelt es die Blutgruppe A (als A0) oder B (als B0). Erst wenn das rezessive Merkmal 0 des einen Elternteils mit dem Merkmal 0 eines anderen Elternteils zusammentrifft, hat auch das Kind die Blutgruppe 0 (als 00).

Dagegen verhalten sich die Blutgruppen A und B gegenseitig kodominant. Weisen also die Keimzellen der beiden Elternteile einmal die Eigenschaft A und einmal B auf, ergibt sich beim Kind die Blutgruppe AB. Daraus kann abgeleitet werden, dass einzelne Merkmale je nach Konstellation sowohl dominant als auch kodominant vererbt werden können. Im Extremfall ist bei einer nochmals veränderten Konstellation auf dem zugehörigen Chromosom sogar ein rezessiver Erbgang möglich.

## Gonosomale Vererbung

Die beiden **Geschlechtschromosomen** besitzen neben den Genen für die Geschlechtsausprägung auch Gene, die für gänzlich **andere Eigenschaften** codieren.

So befinden sich z.B. auf dem X-Chromosom einzelne Gene, die für die Produktion der **Blutgerinnungsfaktoren VIII und IX** benötigt werden. Diese Eigenschaften werden rezessiv vererbt. Das bedeutet, dass bei der Frau (XX) ein einziges intaktes X-Chromosom für Vorhandensein und Funktionsfähigkeit der beiden Faktoren genügt. Das defekte X wird vom intakten überstimmt und bleibt ohne Bedeutung. Ist dieses Gen dagegen beim Mann (XY) mutiert, lässt sich das hieraus entstehende fehlerhafte Protein nicht kompensieren, sodass der entstehende Mangel zur Erkrankung führt. Es kommt zur **Hämophilie**, der **Bluterkrankheit** (➤ Fach Hämatologie). Ein einziges defektes Gen führt also bei einem **Mann** trotz rezessivem Erbgang zur sichtbaren **Erkrankung**, während eine **Frau** mit demselben Defekt lediglich zur **Merkmalsträgerin (Konduktorin)** ohne erkennbare Krankheitsausprägung wird.

50 % ihrer Nachkommen erben allerdings das Merkmal, wobei die männlichen Nachkommen mangels kompensatorischem X zu Blutern werden, und die weiblichen Nachkommen wiederum zu Konduktorinnen. Unter vier Kindern einer Familie, zwei Buben und zwei Mädchen, würde also ein gesunder Junge zur Welt kommen und ein erkrankter, ein gesundes Mädchen ohne die Anlage und ein gesundes Mädchen als Konduktorin (➤ Abb. 6.4). Bei den Mädchen wäre die Anlage oder Nichtanlage des Merkmals über eine Chromosomenanalyse in Erfahrung zu bringen. Die Buben geben sich bereits durch die Krankheitsausprägungen zu erkennen.

Aus diesen Überlegungen geht auch hervor, dass in dem seltenen Fall eines erkrankten Mädchens der Vater Bluter sein muss und die Mutter Konduktorin. Nur in diesen Fällen können sich zwei defekte X-Chromosomen miteinander kombinieren.

Ein weiteres wichtiges Beispiel für einen X-chromosomal rezessiven Vererbungsmodus stellt die **Rotgrünblindheit** dar, von der deshalb ebenfalls weit überwiegend Männer betroffen sind. Besprochen wird die Erkrankung im ➤ Fach Sinnesorgane.

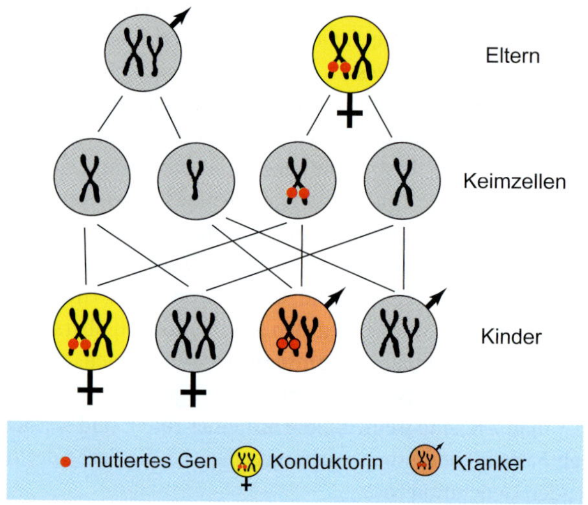


**Abb. 6.4** X-chromosomal-rezessiver Erbgang [L112]

### 6.2.3 Chromosomale Anomalien

Die vier Nukleotide Adenin und Guanin (= Purine) sowie Cytosin und Thymin (= Pyrimidine) bilden einen Buchstabencode. Dabei entspricht eine bestimmte Reihenfolge von drei dieser vier Basen jeweils einer definierten Aminosäure (Übertragung des Codes auf die mRNA [Transkription] und Synthese an den Ribosomen der Zelle [Translation] ➤ Fach Zytologie und ➤ Fach Biochemie).

Der **Austausch einer einzigen Base** eines Gens gegen eine andere, also z.B. Adenin gegen Guanin, verändert an dieser Stelle den Code. In der Folge wird an der entsprechenden Stelle des entstehenden Proteins eine einzelne Aminosäure durch eine andere ersetzt. Man spricht von einer **Punktmutation**. Nun könnte man meinen, dass es bei den tausend Aminosäuren eines langen Proteins auf eine einzige Aminosäure nicht ankommen kann. Tatsächlich kann dies auch unerheblich sein, wenn die Mutation einen Bereich betrifft, der für die Funktion des Proteins nicht von Belang ist. Häufiger jedoch führt eine solche Mutation zu einer veränderten Faltung des gesamten Proteins oder Teilen davon, sodass damit auch die Funktion verloren geht. Das an den Ribosomen gebildete Eiweißmolekül wird zwar seinem Bestimmungsort in der Zelle zugeführt, kann dort jedoch seine Funktion gar nicht oder nur unzureichend erfüllen. Oder es wird alternativ von der Zelle als fehlerhaft erkannt und aussortiert, sodass die Funktion dieses Proteins in den betroffenen Zellen vollständig fehlt.

Neben Punktmutationen mit ihren mehr oder weniger ausgeprägten Folgen entstehen nicht so selten noch weit umfangreichere Veränderungen des Genoms. So kommt es z.B. zu **Chromosomenbrüchen**, **Verschiebungen von Genen** an andere Stellen desselben oder eines völlig anderen Chromosoms **(Translokation)** oder zu **fehlerhaften Teilungsvorgängen** einzelner Chromosomenpaare im Rahmen von Mitose oder Meiose.

### Ursachen

- Strahlung (Radioaktivität, UV-C)
- chemische Umweltgifte wie Benzol, Benzpyren u.a.
- Medikamente, z.B. Zytostatika
- fehlerhafte Zellteilungen im Rahmen von Mitose oder Meiose

### Folgen

Von Abweichungen in der Zahl der Chromosomen (**Aberrationen**) betroffene Zellen gehen weit überwiegend zugrunde, sodass keine Auswirkungen zu beobachten sind. Sind davon allerdings Keimzellen betroffen, bei denen solche Abweichungen nicht selten im Rahmen der Meiose entstehen, und sind die Tochterzellen bei einzelnen Formen lebensfähig, kann daraus ein geschädigtes Kind hervorgehen.

**Punktmutationen**, die zur Unbrauchbarkeit einzelner Proteine führen, haben bei rezessivem Erbgang und Heterozygotie keine Auswirkungen, es sei denn, sie träfen bei den Nachkommen mit einer entsprechenden Mutation des Partners zusammen. So findet sich z.B. bei der autosomal-rezessiv vererbten **zystischen Fibrose (Mukoviszidose)** die Anlage bei etwa 4 % der Europäer, doch treffen die beiden Gene so selten aufeinander, dass nur eines von 2.000 Neugeborenen an der Krankheit leidet. Das Gen für die ebenfalls autosomal-rezessiv vererbte Hämochromatose findet sich bei 10 % der Europäer. Die Erkrankung selbst entsteht jedoch (theoretisch) nur bei drei von 1.000 Neugeborenen.

Die kongenitalen Erkrankungen als Folge solcher Punktmutationen können wie bei der zystischen Fibrose bereits im frühesten Säuglingsalter manifest werden. Dagegen erscheinen die Auswirkungen der **Hämochromatose** bei Männern frühestens in der zweiten Lebenshälfte und treten bei Frauen evtl. überhaupt nicht in Erscheinung, sodass tatsächlich in diesem Fall sehr viel weniger Menschen betroffen sind als dies zu erwarten wäre.

Insgesamt existieren Hunderte verschiedener, meist seltener Stoffwechselkrankheiten, die auf solchen Punktmutationen beruhen. Nur die wichtigsten hiervon, u.a. auch zystische Fibrose und Hämochromatose, werden im Rahmen der zugehörigen Fächer besprochen.

**Chromosomenaberrationen**, bei denen eine Tochterzelle ein Chromosom zu wenig erhält, sind in aller Regel mit dem Leben nicht vereinbar. Die betroffenen Zellen sterben ab. Erstaunlicherweise gilt dies im Normalfall aber auch für Zellen, die ein überzähliges Chromosom aufweisen. Die Mehrzahl der betroffenen Keimanlagen stirbt ab, häufig von der betroffenen Frau unbemerkt. Einziger Hinweis ist oft eine verzögert einsetzende, evtl. verstärkte Periodenblutung. Man geht davon aus, dass insgesamt **weniger als die Hälfte** aller befruchteten **Eianlagen** zur Entstehung eines lebensfähigen Kindes führt. Rund die Hälfte dieser Frühaborte wird durch chromosomale Aberrationen ausgelöst, ein beachtlicher Teil der anderen Hälfte durch genitale Infektionen, besonders durch Chlamydien.

Nur bei einzelnen **Trisomien** oder sonstigen chromosomalen Aberrationen entsteht eine eingeschränkte Überlebens- bzw. Entwicklungsfähigkeit, sofern die Keimzellen von der Aberration betroffen sind. Im Besonderen gilt dies für die:

- Trisomie 21 (Down-Syndrom)
- Trisomie 13
- Trisomie 18

Auch Aberrationen der Gonosomen sind im Einzelfall möglich:

- Turner-Syndrom (X0)
- Klinefelter-Syndrom (XXY)

Aberrationen in Keimzellen entstehen in erster Linie bei Schwangeren jenseits des 35.–40. Lebensjahres aufgrund von Störungen der Meiose. Das Alter des Vaters ist von untergeordneter Bedeutung. Dies scheint folgerichtig, denn während Samenzellen beständig nachgebildet und solche mit defektem Chromosomensatz die Eizelle kaum schneller erreichen werden als Millionen gesunder mit demselben Ziel, vollendet die Eizelle ihre Meiose erst **zum Zeitpunkt der Befruchtung**, wodurch dann aufgrund ihrer Einmaligkeit keine „gesunde Alternative" zur Verfügung steht. Dies bedeutet, dass die Eizellen von Geburt der zukünftigen Mutter an desto länger möglicherweise schädlichen Umwelteinflüssen ausgesetzt sind, je älter die Frau zum Zeitpunkt der Befruchtung ist.

Vor allem die Trisomie 21 stellt mit einem Vorkommen von durchschnittlich 1/700 Geburten eine häufige Aberration dar. In Deutschland soll es insgesamt rund 40.000 Betroffene geben. Während bis zum 25. Lebensjahr der Gebärenden weniger als 0,1 % von der Anomalie betroffen sind, sind es um das **40.** Lebensjahr herum bereits **1 % der Kinder**, um dann bis zum Ende der Gebärfähigkeit, mit etwa 50 Jahren, auf eine Wahrscheinlichkeit von 10 % anzusteigen. Schwangere etwa ab dem 40. Lebensjahr könnten demnach eine vorsorgliche Fruchtwasseranalyse in Erwägung ziehen. Dies gilt besonders in den Fällen, bei denen bei der Ultraschalluntersuchung ab der 12. SSW Unklarheiten bestehen bleiben. Seit 2012 existiert allerdings ein **Pränatal-Test** (Praena Test®), der erstmals eine weitgehend **zuverlässige Analyse** aus dem **mütterlichen Blut** erlaubt und damit die nicht unerheblichen Risiken der Amniozentese oder Chorionzottenbiopsie vermeidet (→ mehrere Hundert dabei induzierte Spontanaborte/Jahr in Deutschland). Das Prinzip des Tests besteht in der Isolierung kleiner **DNA-Bruchstücke**, die frei im Blut der Mutter zirkulieren und zu einem Anteil von etwa 10 % aus abgestorbenen Plazentazellen mit der **Erbinformation des Kindes** stammen. Diese Bruchstücke werden im Labor auf einen regulären bzw., beim Down-Syndrom, überhöhten Anteil an Chromosom 21 untersucht.

6

### Down Syndrom (Trisomie 21)

Das Down-Syndrom wurde noch im letzten Jahrhundert als Mongolismus bezeichnet. Anlass hierfür sind die schräg gestellten Lidspalten der Betroffenen, zumeist mit einer Hautfalte im medialen Augenwinkel (= Epikanthus). Das überzählige Autosom 21 führt darüber hinaus zu Fehlanlagen und Entwicklungsstörungen in **zahlreichen Organen** der Betroffenen. Zum Beispiel findet sich in jedem zweiten Fall ein angeborener Herzfehler, zumeist als Septumdefekt (➤ Fach Herz-Kreislauf-System). Etwa 20 % der Betroffenen erreichten noch vor wenigen Jahrzehnten in Folge massiver Störungen nicht einmal das 30. Lebensjahr, wobei sich inzwischen die Überlebensfähigkeit dank der Möglichkeiten der modernen Medizin doch erheblich verbessert hat. Dies gilt auch hinsichtlich der zumeist gegebenen sozialen Integration und beruflichen Ausbildungsfähigkeit der geistig behinderten Menschen. **Störungen**, die bei einem Großteil der Betroffenen auftreten, sind:

- Mikrozephalie mit geistiger Behinderung
- überdurchschnittlich häufiges Auftreten einer Epilepsie
- vorzeitige Entwicklung einer Altersdemenz
- Seh- und/oder Hörstörungen (z.B. Mittelohrschwerhörigkeit)
- Minderwuchs
- rundlicher Kopf mit breiter Nasenwurzel, tief sitzenden Ohren, schrägen Lidspalten und Epikanthus, geöffnetem Mund mit verstärkter Speichelsekretion, vergrößerter Zunge (Makroglossie) und unterentwickeltem Kiefer einschließlich der Zähne
- Herzfehler (v.a. Septumdefekt)
- Vierfingerfurche (quer verlaufende Furche der Handfläche zwischen den Fingern 2–5) (➤ Abb. 6.5)
- Deformierungen an Händen und/oder Füßen (z.B. Sandalenlücke) (➤ Abb. 6.6)
- muskuläre Hypotonie
- Infektanfälligkeit
- Entwicklung von Leukämien in der zweiten Lebenshälfte, während sonstige Malignome nicht häufiger sind

Die **Therapie** beinhaltet eine intensive Krankengymnastik und Sprachtherapie, soziale Eingliederung sowie operative Korrekturen an Herz, Kiefer und weiteren betroffenen Organen.



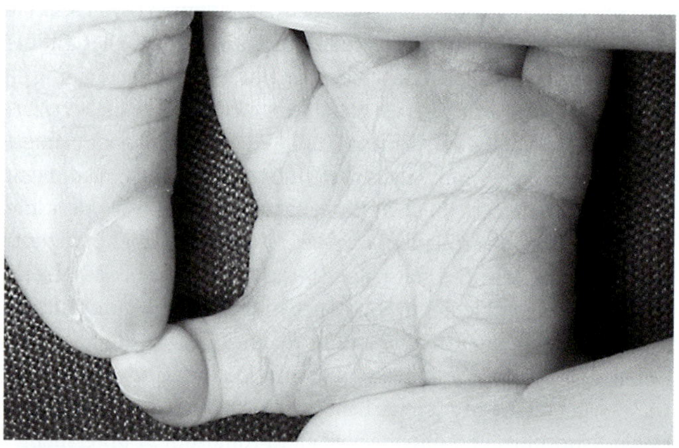

**Abb. 6.5** Vierfingerfurche bei Down-Syndrom [R300]

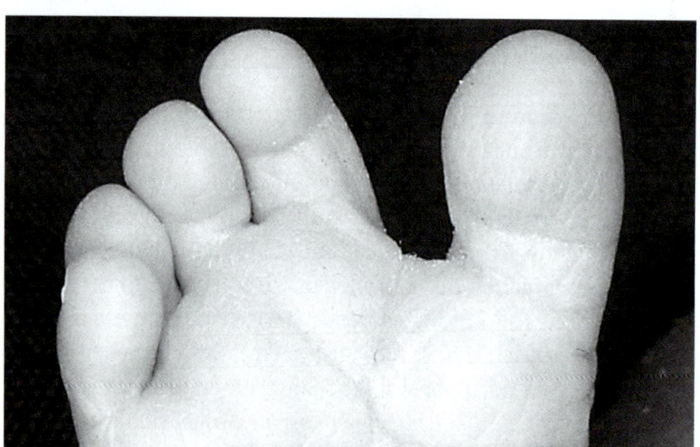

**Abb. 6.6** Sandalenlücke bei Down-Syndrom [R300]

## 6.3 Entzündung

Eine Entzündung entsteht im Organismus grundsätzlich dort, wo **Fremdorganismen** wie Bakterien, Viren oder tierische Parasiten eingedrungen sind und die Integrität bedrohen, oder dort, wo durch äußere Ereignisse wie Traumen oder physikalisch-chemische Noxen bzw. innere Ereignisse wie ischämische Nekrosen **Strukturschäden** entstanden sind. In all diesen Fällen geht es darum, das Immunsystem in Gestalt seiner Zellen und löslichen Faktoren an den Ort der Bedrohung zu holen, um den Schaden zu reparieren und die Integrität des Gesamtorganismus zu erhalten. Die entstehende Entzündung stellt also, wie unangenehm und schmerzhaft sie auch immer sein mag, einen lebensnotwendigen **Schutzmechanismus** dar und ist das sichtbare Zeichen für die Funktionalität des Immunsystems.

Entzündliche Vorgänge sind eng mit Faktoren und Zellen des Immunsystems verbunden. Des Weiteren sind Gefäßendothelien sowie Thrombozyten daran beteiligt. Der Gesamtkomplex der Entzündung wird von daher erst nach Erarbeitung des ➤ Fachs Hämatologie und des ➤ Fachs Immunologie ganz verständlich werden können.

### 6.3.1 Entzündungszeichen

Die Entzündungsreaktion findet ungeachtet ihrer Ursache auf die immer gleiche Weise statt. Immer geht es darum, das Immunsystem in Gestalt seiner Zellen und humoralen (in den Körperflüssigkeiten gelösten) Bestandteile an den Ort der Entzündung zu holen. Die Entzündungsreaktion stellt deshalb sozusagen ein „genormtes Ereignis" dar, aus dessen Symptomen die Ursache ohne Anamnese oder weitergehende Untersuchung nicht abgelesen werden kann. Die Entzündungszeichen sind:

- **Rubor** (Rötung)
- **Calor** (Überwärmung)
- **Tumor** (Schwellung)
- **Dolor** (Schmerz)

Je nach Ursache und Ausprägung erscheint variabel als weiteres Zeichen der Entzündung noch die

- **Functio laesa** (gestörte Funktion bzw. Schädigung von Strukturen).

### 6.3.2 Ursachen

Die Ursachen der Entzündungsreaktion lassen sich in **zwei Kategorien** unterteilen. Entweder sind Fremdorganismen bzw. Fremdantigene in Gewebe eingedrungen und werden hier von Anteilen des Immunsystems erkannt, oder es handelt sich um einen davon unabhängigen Defekt körpereigener Strukturen (➤ Abb. 6.7).

- **Fremdantigene:**
  - Bakterien oder ihre Toxine
  - Viren
  - Protozoen
  - Pilze
  - Würmer bzw. Wurmlarven

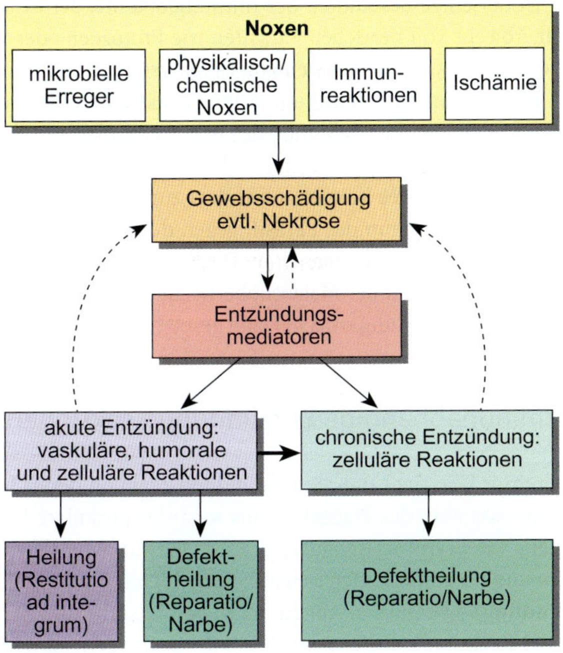


**Abb. 6.7** Ursachen und Folgen der Entzündungsreaktion [L106]

- Transfusion
- Transplantation
- Fremdeiweiß (z.B. in Impfstoffen)
- **Gewebedefekte:**
  - Verletzungen
  - ischämische Nekrosen (Infarkte)
  - physikalisch-chemische Schäden (Strahlung, Säuren, Basen)
  - toxisch wirkende Substanzen (z.B. Medikamente, Insektengifte)

## 6.3.3 Pathophysiologie der Entzündung

Die Entzündung stellt einen aktiven Mechanismus dar, bei dem Faktoren des Immunsystems sowohl zur **Mehrdurchblutung des Gewebes** als auch zu einem **Durchlässigwerden der Wandung von Kapillaren** und direkt nachfolgenden, postkapillären Venolen führen. Die wichtigste Mediatorsubstanz stellt das **Histamin** dar. Weitere, zur Entzündung führende Mediatoren sind Prostaglandine, Leukotriene, Komplementfaktoren, PAF (**p**lättchen**a**ktivierender **F**aktor) und Interleukine wie v.a. IL-1 und TNF-α.

**MERKE**

Mediatoren der Entzündung:
- Histamin
- Prostaglandine
- Leukotriene
- Anaphylatoxine als Bestandteile des Komplement
- PAF
- Interleukine (z.B. IL-1, TNF-α)

### Histaminwirkungen

Im Mittelpunkt der Entzündungsreaktion steht die **Mastzelle** (➤ Abb. 6.8). In ihren Granula ist **Histamin**, der wesentliche Mediator der Entzündung gespeichert. Im Rahmen der Degranulation der Mastzelle gelangt dieser Entzündungsmediator in die Umgebung und beginnt hier innerhalb von Sekunden, seine Wirkung zu entfalten. Anschließend werden in der Mastzelle weitere Entzündungsmediatoren, z.B. die Leukotriene, neu produziert und ebenfalls in die Umgebung abgegeben, sodass die Entzündungsreaktion je nach den Erfordernissen nach Belieben verlängert werden kann.

Mastzellen entstehen sehr wahrscheinlich aus den Basophilen des Blutes, die nach ihrer Produktion im Knochenmark innerhalb weniger Stunden das Transportmedium Blut bereits wieder verlassen haben. Wie bei allen Leukozyten ist dies ein aktiver Prozess, gewissermaßen die Folge eines Zwiegesprächs zwischen den Leukozyten und den Gefäßendothelien, und geschieht im Bereich der Kapillaren bzw. v.a. postkapillären Venolen (➤ Fach Hämatologie).

Histamin ist ein sog. **biogenes Amin**, das bereits in den Vorläuferzellen der Basophilen im Knochenmark (Myelozyten) produziert und abgespeichert wird. Es entsteht aus der Aminosäure Histidin durch Decarboxylierung. Histamin besitzt weitere **Funktionen** im menschlichen Organismus:
- Im Gehirn wirkt es als Überträgerstoff (Neurotransmitter).
- In der Magenschleimhaut stimuliert es die Produktion der Salzsäure und des Enzyms Pepsin (➤ Fach Verdauungsapparat).
- Am Herzen besitzt es eine positiv inotrope (herzkraftstärkende) und chronotrope (frequenzbeschleunigende) Wirkung.

Im Pflanzen- und Tierreich außerhalb des Menschen ist es ebenfalls vertreten. So bewirkt es in Brennnesselhaaren und im Bienengift die gut bekannten, leidvollen Erfahrungen. Es kommt also nach Kontakt zu Brennnesseln oder nach einem Bienenstich auch ohne Mastzellbeteiligung zur Entzündungsreaktion.

Histamin wirkt über **verschiedene Rezeptoren**, die mit $H_1$–$H_4$ („H" für **H**istamin) durchnummeriert werden. Dies hat für den Heilpraktiker keine Bedeutung. Man sollte den Zusammenhang lediglich insofern auf den medizinischen Alltag übertragen, als z.B. im Magen $H_2$-Rezeptoren vorherrschen, die ganz gezielt durch die

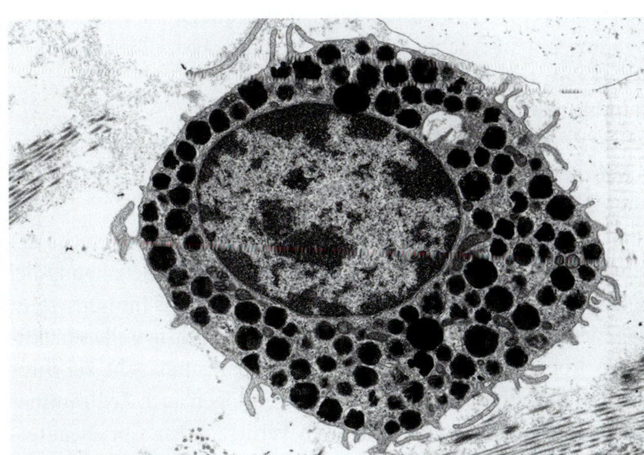

**Abb. 6.8** Mastzelle im Elektronenmikroskop [M375]

6

Medikamentenklasse der $H_2$-Blocker für die Histaminwirkung blockiert werden können. Als Folge einer derartigen Medikation wird die Salzsäureproduktion gedrosselt (➤ Fach Verdauungsapparat), während entzündliche Reaktionen im restlichen Organismus nicht beeinflusst werden.

Nach seiner Freisetzung aus den Granula der Mastzellen wirkt Histamin (über $H_1$-Rezeptoren) sowohl auf die Blutgefäße als auch auf die lokale glatte Muskulatur. Die differenzierten **Wirkungen auf die Blutgefäße** führen zur **Entzündungsreaktion**.

Die **Erweiterung der Arteriolen** hat eine **Mehrdurchblutung** des betroffenen Gewebes zur Folge. Die Mehrdurchblutung bewirkt eine **Rötung (Rubor)** und **Überwärmung (Calor)**. Dadurch, dass gleichzeitig die Kapillaren durchlässiger, und der „Ausgang" für das Blut, die Venolen, eng gestellt werden, wird Blutplasma ins Gewebe abgepresst. Es entsteht ein Ödem, also eine **Schwellung (Tumor)** des Gewebes als drittem Zeichen der Entzündung. Die im betroffenen Gewebe befindlichen freien Nervenendungen, die als Schmerzrezeptoren fungieren, besitzen ebenfalls Bindungsstellen für Histamin. Es entsteht das vierte Zeichen der Entzündung, der **Schmerz (Dolor)**.

**MERKE**

Histamin
- erweitert die Arteriolen,
- verengt die Venolen,
- macht die Kapillarwandung durchlässiger,
- reizt Schmerzrezeptoren (überall) und Juckreizrezeptoren (in der Lederhaut),
- bringt die glatte Muskulatur von Bronchien, Darmwand und Gebärmutter zur Kontraktion,
- wirkt chemotaktisch (anlockend) auf Leukozyten.

6

## Ursachen der Mastzelldegranulation

Im Vordergrund stehen **drei Faktoren**, die zur Degranulation und damit zur histaminbedingten Entzündungsreaktion führen:

1. $C_{3a}$ und $C_{5a}$ als aktivierte **Faktoren des Komplementsystems**. Diese Faktoren werden auch als Anaphylatoxine bezeichnet, weil sie neben anderen an der anaphylaktischen Reaktion beteiligt sind. Sie diffundieren nach ihrer Bildung zu den nächstgelegenen Mastzellen und führen dort zur Degranulation. Zusätzlich induzieren die Anaphylatoxine auch ohne Mastzellbeteiligung eine Entzündung.
2. **Immunglobulin E** (IgE)
3. Einzelne **Oberflächenantigene von Bakterien** werden von Mastzellen unspezifisch erkannt und führen unabhängig von IgE oder Komplement zur Degranulierung.

Eine **Aktivierung des Komplementsystems** kann auf verschiedenen Wegen erfolgen. Im Vordergrund steht seine Beteiligung bei jeglicher Erkennung von Fremdantigenen durch das Immunsystem (➤ Fach Immunologie). Körpereigene, unversehrte Zellen inaktivieren Komplementfaktoren. Dieser Mechanismus geht bei ihrer Schädigung verloren. Auf diese Weise vermögen auch Zelltrümmer nach Verletzungen oder nekrotisch verursachtem Gewebeuntergang (Herzinfarkt, Pankreatitis u.a.) nicht nur Phagozyten, sondern auch das Komplement zu aktivieren.

**IgE** ist derjenige Bestandteil der Immunglobuline, der evolutionär zur Abwehr von tierischen Parasiten wie Protozoen oder Würmern entwickelt wurde. Daneben gibt es fehlgesteuerte Immunsysteme, die vollkommen harmlose Fremdstrukturen (z.B. Pollen, Tierhaare oder Nahrungsbestandteile) gewissermaßen mit Parasiten verwechseln und IgE erzeugen (➤ Fach Immunologie). IgE besetzt die Mastzellen des Körpers, ohne dort zunächst eine Reaktion zu erzeugen. Sobald nun der Parasit, gegen den das IgE spezifisch gebildet wurde, oder das, was vom Disponierten dafür gehalten wird, an dieses IgE auf der Mastzelloberfläche bindet, degranuliert dieselbe. Die Entzündung wird in Gang gesetzt.

## Histaminunabhängige Entzündungsreaktionen

Je nach ihrer Ursache kann die Entzündungsreaktion derart **heftig** ablaufen, dass über das Plasma hinaus sogar korpuskuläre Blutbestandteile wie Erythrozyten durch die Kapillarwandung abgepresst werden und im umliegenden Gewebe erscheinen **(hämorrhagische Entzündung)**. Ebenfalls in Abhängigkeit von Ursache und Ausprägung der Reaktion kommt es hierbei evtl. vorübergehend oder auf Dauer zur **gestörten Funktion (Functio laesa)** als fünftem, variablem Zeichen der Entzündung. Derart massive Entzündungsreaktionen entstehen z.B. in der Folge von **Verbrennungen** oder **Verätzungen** durch Säuren oder Laugen. Auch manche **bakteriellen Toxine** besitzen eigene, von den Mediatoren der Entzündung unabhängige Wirkungen. In solchen Fällen entsteht nicht einfach nur eine erhöhte Kapillardurchlässigkeit, indem die Endothelien durch Zellkontraktionen schmale Spalte zwischen sich entstehen lassen. Vielmehr kommt es nun zu **Nekrosen** oder zumindest **Ablösungen** der **Endothelzellen** von der darunter liegenden **Basalmembran**.

Nach Degranulation werden von der Mastzelle **zusätzliche Mediatoren** produziert und sezerniert. Die wichtigsten sind **Leukotriene** und **Prostaglandine**. Histamin besitzt eine Halbwertzeit von wenigen Minuten, wodurch eine akute Entzündung sehr zügig abklingt. Ist die Ursache in dieser Zeitspanne jedoch nicht beseitigt, wird die Reaktion durch die nachproduzierten Mediatoren **verlängert** und der Situation angepasst. Daneben wirken die Mediatoren **chemotaktisch** und locken so weitere Leukozyten ins betroffene Gewebe.

Während Entzündungsmediatoren wie Prostaglandine und Leukotriene überwiegend von Mastzellen gebildet werden, entstammen weitere Mediatoren aus Endothelien oder Leukozyten. **Lysosomale Enzyme** und **Sauerstoffradikale** aus zerfallenden Neutrophilen, der Faktor **PAF** aus Endothelien oder Thrombozyten (➤ Fach Hämatologie) und v.a. **Interleukine** wie IL-1 und TNF-α aus Makrophagen (➤ Fach Immunologie) führen histaminunabhängig zur Mehrdurchblutung und verstärkten Kapillardurchlässigkeit und damit zur Entzündungsreaktion. Zusätzlich besitzen diese Interleukine auch **systemische Wirkungen**. Sofern die Entzündung also nicht umschrieben abläuft, sondern größere Gewebebereiche erfasst und deswegen auch vermehrt Interleukine gebildet werden und ins Blut gelangen, kommt es zu vielfältigen systemischen Begleiterscheinungen. Unter anderem entstehen nun die **allgemeinen Entzündungszeichen** Fieber, Leukozytose und beschleunigte Blutsenkung sowie eine Aktivierung der Atem- und Herzfrequenz.

**HINWEIS PRÜFUNG**

Die Kenntnis einzelner Entzündungsmediatoren ist mit Ausnahme von Histamin nicht prüfungsrelevant. Wichtig ist ein Grundverständnis dafür, dass einerseits Mechanismen, die zur Mastzelldegranulation führen, eine Entzündung auslösen, andererseits aber auch zahlreiche Mechanismen und Faktoren des Immunsystems hierfür verantwortlich sein können. Letztendlich führt jede Schädigung von Strukturen, wie auch immer sie entstanden sein mag, zur klassischen Entzündungsreaktion.

### 6.3.4 Der biologische Sinn der Entzündung

Für die Beseitigung von Fremdorganismen oder körpereigenen Abfallprodukten wie Zelltrümmern wird das Immunsystem benötigt. Es ist in Gestalt seiner Leukozyten grundsätzlich in jedem Gewebe bereits vorhanden, allerdings in Größenordnungen, die nicht jeder Situation gerecht werden können. So besitzen z.B. zahlreiche Bakterien Generationszeiten (Teilungsraten) von lediglich 10–15 Minuten. Dies bedeutet, dass aus einem einzigen, ins Gewebe eingedrungenen Bakterium innerhalb von 5 Stunden bereits 1 Million Tochterzellen entstanden sind. Es entstehen also bei einer „Unaufmerksamkeit" oder einer zu trägen Reaktion des Immunsystems sehr schnell Situationen, die das System überfordern und die **Integrität des Organismus** gefährden. Um einer solchen Gefährdung vorzubeugen, wurde die Entzündungsreaktion geschaffen.

Die **Mehrdurchblutung (Rubor, Calor)** bringt die **zellulären und humoralen Bestandteile des Immunsystems** aus dem Blut an den Ort der Bedrohung. Dazu gehören die Monozyten und Neutrophilen, Eosinophilen, Lymphozyten und Basophilen zur Vermehrung der ortsständigen Mastzellen. Zu den im Blutplasma gelösten Faktoren zählen u.a. die spezifischen Antikörper sowie das Komplementsystem (➤ Fach Immunologie).

Damit diese Komponenten des Immunsystems nicht wirkungslos durch das betroffene Gewebe hindurchgelangen, wird der Ausgang (die Venolen) „verriegelt" und damit der **Blutstrom verlangsamt** bzw. gestaut. Chemotaktisch wirkende Faktoren bewirken ein erstes Anheften der Leukozyten an der Gefäßwand. Gleichzeitig werden die **Kapillaren** und **postkapillären Venolen** durch eine Kontraktion der Endothelien soweit **durchlässig**, dass alle diese Elemente aktiv (Leukozyten) oder passiv (lösliche Faktoren) ins Interstitium gelangen können – genau dorthin, wo die Ursache der Entzündung angesiedelt ist. Es kommt zum **Ödem (Tumor)**. Zusätzlich sorgt der erhöhte Gewebsdruck dafür, dass die Lymphflüssigkeit mitsamt den evtl. enthaltenen Erregern beschleunigt zu den regionären Lymphknoten transportiert wird.

Manchmal ist ein aktives Eingreifen des Betroffenen notwendig, um sein Überleben zu sichern. Aus diesem Grunde muss das Geschehen ins Bewusstsein gelangen – auch wenn es sich z.B. in einer Körperregion abspielen sollte, in der die Sinnesorgane üblicherweise weniger aufmerksam sind oder wie am Rücken oder bei inneren Organen keinen Zugang haben. Hierfür dient der begleitende **Schmerz (Dolor)**.

In den Granula der **Mastzellen** ist neben Histamin auch **Heparin** gespeichert. Heparin wird dementsprechend bei jeder Degranulation gemeinsam mit Histamin in die Umgebung freigesetzt. Es handelt sich um ein saures Polysaccharid, das sich an einzelne, ins Gewebe austretende Plasmafaktoren bindet und dadurch eine **Gerinnung** der austretenden Flüssigkeit zuverlässig **verhindert**. Eine Gerinnung würde die Tätigkeit der Immunfaktoren behindern, mithin den mikrobiellen Eindringlingen Überleben und Vermehrung ermöglichen.

Man kann hier die ausgeklügelte, jedem Erfordernis gerecht werdende Feinabstimmung der einzelnen Reaktionen zur Kenntnis nehmen: Bei einer Verletzung von Blutgefäßen *muss* das austretende Blut möglichst umgehend gerinnen, um einen lebenserhaltenden Verschluss zu schaffen. Bei einem Austreten des Blutes im Rahmen einer Entzündung *darf* es dagegen *nicht* gerinnen, damit das biologische Ziel nicht unerreichbar wird.

6

### 6.3.5 Wundheilung

Unter Wunde versteht man einen **traumatischen Gewebedefekt** oder eine **Zusammenhangstrennung**, z.B. durch einen Schnitt.

Unmittelbar nach dem Entstehen der Wunde wird der Defekt aus den verletzten Gefäßen mit Blut gefüllt, das in der Folge gerinnt und damit einen ersten provisorischen Wundverschluss bildet. In den verletzten Kapillaren und Arteriolen bilden sich **Thromben**, wodurch größere Blutverluste verhindert werden.

In der zweiten Phase der Wundheilung (➤ Abb. 6.9), im Allgemeinen bereits nach wenigen Stunden, wandern aus dem umliegenden gesunden Gewebe **Granulozyten** und **Makrophagen** in das geronnene Blut ein und schließen mit ihren fibrinolytischen Enzymen das Gerinnsel auf. Daneben phagozytieren sie Gewebetrümmer.

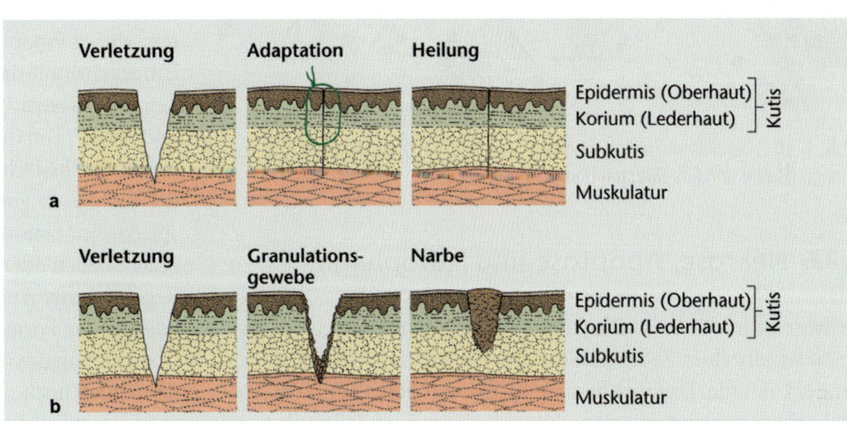


**Abb. 6.9** Wundheilung: **a** Primäre Wundheilung, hier nach einer sofort chirurgisch versorgten Verletzung. **b** Die sekundäre Wundheilung verläuft langsamer und hinterlässt größere Narben. [L190]

In der dritten Phase, etwa am 3. Tag, sprossen vom Rand her Kapillaren, Histiozyten (= Makrophagen) und Fibroblasten ein, wodurch ein sehr aktives, ungewöhnlich gut durchblutetes Gewebe entsteht. Dieses Ersatzgewebe nennt man **Granulationsgewebe** (➤ Abb. 6.10). Es füllt schließlich den ganzen Gewebedefekt aus. Sobald das Granulationsgewebe (bei einer Hautverletzung) bis an die Hautoberfläche gelangt ist, wird es aus der umliegenden, gesunden Epidermis überhäutet. Erst hierdurch wird die Wunde endgültig verschlossen und die Infektionsgefahr gebannt. Das Epithel verliert in diesem Bereich seine ursprüngliche Differenzierung und kann auch nicht mehr verhornen.

Zuletzt wird von den Fibroblasten zunehmend **kollagenes Bindegewebe** gebildet, also Grundsubstanz mit reichlichen Mengen an Kollagen. Je dichter dieses wird, umso weniger Kapillaren, Histiozyten und Fibroblasten bleiben bestehen, sodass schließlich ein faserreiches, derbes und zellarmes Gewebe entsteht, das **Narbengewebe**. Die Rückbildung der Kapillaren und Zellen führt im Verein mit dem hohen Kollagenanteil und dem reduzierten Wassergehalt des Narbengewebes zu einer zunehmenden **Schrumpfung**, die an einem Einziehen der Hautoberfläche erkennbar wird (➤ Abb. 6.9d).

Zugrunde gegangene Hautanhangsgebilde oder weitere Strukturen wie Merkel-Zellen und Melanozyten können nicht regenerieren. Eine Narbe im Bereich der Haut enthält also weder Haare, noch Talgdrüsen, noch Schweißdrüsen, noch sensible Strukturen. Fehlende Pigmentierung und Durchblutung bedingen ihre helle bzw. meist weiße Färbung.



Die Narbenbildung kann durch **bakterielle Entzündungen** kompliziert werden. Auch **Fremdkörper** wie Splitter oder Fadenmaterial können die **Heilung stören**.

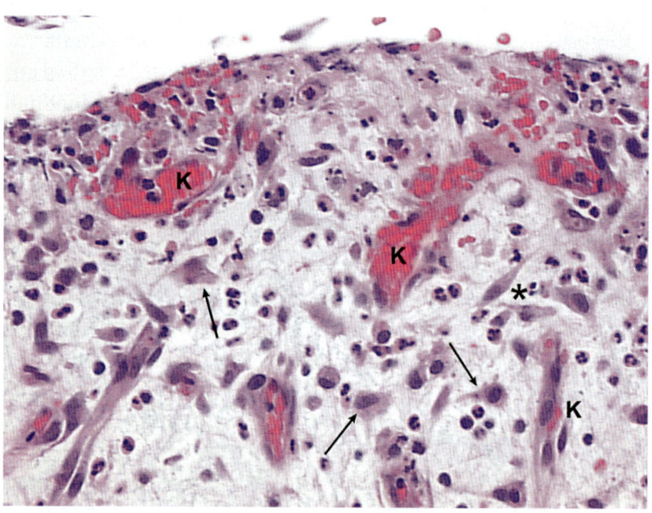


**Abb. 6.10** Granulationsgewebe mit den typischen Kapillarsprossen (K), Makrophagen (Pfeile) und Fibroblasten (Sternchen) [R235]

## 6.3.6 Nekrose, Apoptose und Autophagie

Nekrose bedeutet den **Untergang** bzw. die **Zerstörung** eines Gewebes oder einzelner Zellen (Zellnekrose) durch Einwirkung schädigender Faktoren. Dagegen beschreibt man mit dem Begriff der Apoptose einen **programmierten**, durch die betroffene Zelle selbst vorbereiteten und durchgeführten **Zelltod**, sozusagen einen „zytologischen Suizid". Allerdings kann die Apoptose gewissermaßen auch einen Teilaspekt einer Nekrose darstellen bzw. dann als Folge einer Gewebeschädigung bevorzugt werden, wenn dieser Zelle noch ausreichend ATP-Vorräte für die Durchführung zur Verfügung stehen. Hinsichtlich der Folgen besteht der wichtigste Unterschied darin, dass **Nekrosen** infolge der immunstimulierenden Wirkung der entstehenden Zelltrümmer zu **entzündlichen Reaktionen** führen, während die Zelle bei der **Apoptose** in membranumschlossene Vesikel zerfällt, die anschließend **ohne jeglichen Entzündungsreiz** von Makrophagen weggeräumt (phagozytiert) werden. Die abgestorbenen Zellen werden üblicherweise durch **Nachproduktion aus Stammzellen**, aber auch durch Teilung verbliebener Zellen oder durch Einwandern von Zellen aus der Nachbarschaft ersetzt (➤ Abb. 6.11).

**MERKE**

**Nekrose:** Zerstörung von Geweben oder einzelnen Zellen durch pathogene Noxen
**Apoptose:** programmierter Zelltod als physiologischer Vorgang
**Autophagie:** zelleigenes „Müllverwertungssystem", das allen Lebensformen eigen ist

### Apoptose

Die Apoptose stellt einen geordneten Vorgang dar, der auf zwei unterschiedlichen Wegen eingeleitet werden kann – einem extrinsischen durch externe Stimuli und einem intrinsischen durch intrazelluläre Faktoren. Die **externen Faktoren** gehören zur Familie der **Tumornekrosefaktoren** (TNF) mit ihrem wichtigsten Vertreter TNF-α. TNF bindet an Rezeptoren der Zellmembran, die sinnigerweise **Todesrezeptoren** genannt werden. Allerdings entscheidet die Zelle selbst, ob sie diese Rezeptoren einbaut und den nachfolgenden Signalweg freigibt. Die Bindung aktiviert sog. **Caspasen**, ein intrazelluläres System aus Proteinasen (eiweißspaltenden Enzymen). Deren Wirkung besteht im Abbau von DNA, Zytoskelett und weiteren Zellstrukturen. Abschließend werden aus der Zelle membranumschlossene Vesikel gebildet, die überwiegend durch Makrophagen weggeräumt werden.

Bedeutung besitzt der extrinsische Weg z.B. bei der Prägung immunkompetenter T- und B-Lymphozyten, indem Lymphozyten, deren Erkennungsstrukturen mit körpereigenen Antigenen reagieren, durch Apoptose-Signale aus dem Verkehr gezogen werden. Umgekehrt gilt dies auch für Zellen, die nicht mehr benötigt werden, aus diesem Grund keine Überlebenssignale mehr empfangen und einen „Tod durch Vernachlässigung" erleiden.

Der **intrinsische Weg** wird beschritten, sobald die Zellen an einer biologisch vorgegebenen Grenze angekommen sind, also beispielsweise eine definierte Zahl von Zellteilungen hinter sich gebracht haben oder schlicht überaltert sind. Dabei kommt es in aller Regel zu einer Anhäufung von zellulären Schäden, v.a. in der DNA oder in der Form von intrazellulären Ablagerungen, die von den Überwachungssystemen der Zellen registriert werden. Dabei wird dann auch noch sehr fein unterschieden, ob es sich tatsächlich bereits um altersbedingte Schädigungen einschließlich eventuell irreparabler DNA-Fehler handelt oder lediglich um zytosolische Ablagerungen, weil in diesen Fällen der Prozess der Autophagie im Vordergrund steht (s. unten).

Es existiert also neben Faktoren, die über die Kontrolle der ungestörten DNA-Funktion u.a. einer möglichen Entartung der Zelle vorbeugen, auch eine Art **genetischer Programmierung** in Bezug auf Zellalterung und Zahl maximal möglicher Zellteilungen. Diese Mechanismen sind als Hauptursache dafür anzusehen, dass sich einerseits maligne Erkrankungen mehrheitlich erst im fortgeschrittenen Lebensalter entwickeln, wenn einzelne Kontrollmechanismen insuffizient geworden sind, und sich andererseits sämtliche Gewebe des Organismus mit Ausnahme des Nervensystems beständig erneuern. Allerdings wurden inzwischen selbst im Zerebrum vereinzelte Stammzellen entdeckt, sodass sich sogar im Nervensystem nicht nur die gegenseitigen Verschaltungen jederzeit einer neuen Situation anpassen können, sondern in geringem Umfang eine Neubildung von Zellen möglich scheint.

Eine intrinsische Apoptose besitzt bei einer großen Zahl weiterer Ereignisse große Bedeutung. Zum Beispiel induzieren Strahlen- und Chemotherapien zumindest teilweise eine Apoptose in dem behandelten Gewebe, die v.a. über einzelne Strukturschäden vermittelt wird. Im Umkehrschluss sind etliche Krebse gegenüber einer Strahlen- oder Chemotherapie deswegen besonders resistent, weil ihre Zellen durch Synthese bestimmter Faktoren eine Apoptose verhindern. Andere Malignome verändern durch Mutationen die Struktur ihrer Todesrezeptoren, sodass TNF-α seine Wirkung verliert. In der Embryogenese werden fehlerhaft differenzierte Zellen, auch u.a. Nervenzellen, apoptotisch entfernt. Dies gilt auch für Organanlagen, die nicht (mehr) gebraucht werden.

Im Zentrum der zellinternen, **intrinsischen Apoptose** stehen die **Mitochondrien**. Der Prozess beginnt mit einer Freisetzung von Cytochrom C aus der Atmungskette. Diese Freisetzung kann durch verschiedene Signale behindert, durch andere begünstigt werden. Freies Cytochrom C aktiviert in der Folge wiederum das System der **Caspasen**, sodass der weitere Fortgang weitgehend mit dem extrinsischen Weg übereinstimmt. Damit besitzen die Mitochondrien nicht nur überragende Bedeutung für Stoffwechsel und Energieerzeugung tierischer Zellen, sondern zusätzlich auch als zentrale Organellen der (intrinsischen) Apoptose.

## Autophagie

Unter dem Begriff der Autophagie, manchmal auch als Autophagozytose bezeichnet, versteht man einen zellulären Mechanismus, den bereits die ersten Einzeller entwickelt hatten und der in sämtlichen nachfolgenden Lebensformen bis hin zum Menschen konserviert wurde. Dem japanischen Erstbeschreiber des Prozesses, Yoshinori Ohsumi, wurde 2016 der Nobelpreis für Medizin verliehen. Die Autophagie besteht in einem sehr komplexen Zusammenspiel zahlreicher zellulärer Mechanismen, bei dem **fehlerhafte, überalterte** oder **nicht mehr benötigte** Zellstrukturen oder Moleküle **erkannt** und gewissermaßen als Müll entsorgt werden. Dabei wird jedoch höchst ökonomisch der deklarierte Abfall der **Wiederverwertung** zugeführt. Beteiligt an der Steuerung dieses intrazellulären Recyclings sind annähernd 40 Gene und eine ganze Reihe von Botenstoffen.

Grundsätzlich werden nahezu alle Strukturen im menschlichen (tierischen) Organismus ständig abgebaut und wieder neu aufgebaut, um den jeweils aktuellen Bedarf exakt abzubilden. Soweit es dabei um ganze Zellen geht, wird die Apoptose eingesetzt. Geht es dagegen um intrazelluläre Organellen oder Moleküle, steht die Autophagie im Vordergrund. Dabei müssen grundsätzlich sämtliche Enzyme, Strukturproteine oder Zellmembranproteine z.B. mit Carrier-Funktion, die bei einem akuten Mehrbedarf einer Zelle zusätzlich gebildet und eingebaut worden waren und nachfolgend nicht mehr benötigt werden, entsorgt werden. Dies gilt auch für Zellorganellen wie z.B. Ribosomen, die in sehr aktiven Zellphasen millionenfach im Zytosol vorhanden sein können, in nachfolgenden Ruhephasen aber nicht mehr in diesem Umfang gebraucht werden. Auch Zellen, die sich beispielsweise aus der Vorstufe einer Stammzelle in einen spezifischen Zelltypus umwandeln, müssen hinsichtlich ihrer Ausstattung sozusagen umkonstruiert werden.

Der Prozess beginnt damit, dass derjenige Teil des Zytoplasmas, in dem sich die abzubauenden Strukturen befinden, von einer (üblichen) Doppelmembran umschlossen und damit vom Zytosol der Zelle abgetrennt wird. Die für diesen Vorgang benötigten Phospholipide wurden genauso wie die Proteine und spezifischen Enzyme zuvor bereitgestellt. Es entsteht das **Autophagosom**, das im nächsten Schritt mit einem Lysosom verschmilzt, sodass dessen lytische Enzyme Kontakt zu den abzubauenden Strukturen erhalten. Die entstehenden Molekülbausteine, v.a. Aminosäuren und Monosaccharide, werden schließlich dem Stoffwechsel der Zelle zugeführt und für den Aufbau neuer Strukturen oder zur Energiegewinnung verwendet.

6

Prinzipiell entspricht also der gesamte Prozess den Vorgängen bei der Phagozytose, nur dass es sich nun eben nicht um Fremdmaterial, sondern um zelleigene Strukturen handelt. Das muss dann auch bedeuten, dass die abzubauenden Materialien zuvor spezifisch als *überflüssig* gekennzeichnet wurden, dass es hierfür also genetisch fixierte Überwachungsinstanzen gibt, und dass die entstehenden Bruchstücke auch nicht wie im Rahmen einer Phagozytose oder einer viralen Infektion der Zelle dem Immunsystem präsentiert werden dürfen. Tatsächlich ist der gesamte Prozess der Autophagie dermaßen ausgefeilt, dass sogar den beteiligten Lysosomen bei Bedarf zusätzlich benötigte lysierende Enzyme beigemischt werden, um keine Reste zuzulassen.

**EXKURS**

**Insulin** gilt als wichtigster Signalgeber, der den Prozess der Autophagie **hemmt**, Spermidin gilt als wichtigster Stimulator der Autophagie. Hohe Insulinspiegel finden sich im zeitlichen Zusammenhang mit der Nahrungsaufnahme, während die Serumspiegel im Hunger niedrig sind. Der Zusammenhang ist darin zu sehen, dass die Selbstverdauung zelleigener Moleküle im Hunger alle Strukturen betrifft, die zu diesem Zeitpunkt entbehrlich sind, die demnach abgebaut und zur Energiegewinnung der Zelle verwendet werden können, um ihr Überleben zu sichern. Diese Phasen werden jedoch gleichzeitig dazu genutzt, die Zellen „zu entschlacken", also liegen gebliebene Reste abzubauen, die sich bei seltenen oder unzureichenden Autophagie-Phasen abgelagert hatten. Sport aktiviert diesen Prozess ebenfalls. Dies dürfte damit zusammenhängen, dass er die Verbrennung zusätzlicher Kalorien stimuliert und damit Nahrungsmangel simuliert.

Auf den Alltag übertragen bedeuten die Ergebnisse, dass die angeblich im Sinne einer gesunden Ernährung gegebene Empfehlung, mehrere (z.B. 6) kleine Mahlzeiten über den Tag verteilt zuzuführen, mit Blick auf die intrazellulären Reinigungsvorgänge gerade **ungünstig** ist, weil der Insulinspiegel damit künstlich und unphysiologisch hochgehalten wird. Dagegen wird mit einer oder allerhöchstens zwei Hauptmahlzeiten/Tag, ohne die üblichen Zwischenmahlzeiten, über die entstehenden Fastenstunden der Reinigungsprozess der Autophagie angekurbelt. Auch ganz ohne Kenntnis der Zusammenhänge entspricht ein solches Vorgehen sehr viel mehr den evolutionären Gegebenheiten. Im Hinblick auf Erkrankungen, deren Ursache überwiegend oder teilweise in intra- und extrazellulären Ablagerungen besteht (u.a. Morbus Alzheimer oder Parkinson), könnte mit dieser Ernährungsweise eventuell eine gewisse Prophylaxe betrieben werden.
Frank Madeo von der Uni Graz, der seit vielen Jahren schwerpunktmäßig die Prozesse der Autophagie erforscht, hält Fastenperioden sogar für eine Art Allzweckwaffe gegen altersbedingte Krankheiten und gibt als Hilfestellung mit auf den Weg: „Begrüßen Sie den Hunger wie einen Freund, dann wird Ihr Körper aufgeräumt." Und er bezeichnet temporäres Fasten, z.B. einmal/Woche für 15–20 Stunden, als „Doping für die Zellen".
**Spermidin** ist der wichtigste **Aktivator der Autophagie**, der sogar ihre Hemmung durch Insulin zu überstimmen vermag. Man findet dieses kurzkettige Molekül aus 7 C-Atomen und 3 Aminogruppen in sämtlichen Zellen. In besonders hoher Konzentration ist es in der Samenflüssigkeit nachzuweisen, also im Umfeld von Zellen, die fehlerfrei sein müssen. Tatsächlich ist auch z.B. eine chromosomale Aberration wie das Down-Syndrom eines Neugeborenen vom Alter der Mutter abhängig, während dasjenige des Vaters keine Rolle spielt. Spermidin scheint ein ubiquitäres Prinzip darzustellen, weil man es in den Zellen aller Lebensformen finden kann. Unter anderem ist es in Weizenkeimen oder Sojabohnen reichlich vorhanden. Ganz pauschal lässt seine Produktion mit zunehmendem Alter deutlich nach, womit es an den ebenfalls zurückgehenden Prozess der Autophagie gekoppelt zu sein scheint. Die intrazellulären Ablagerungen nehmen zu und die Alterung und Degeneration der Gewebe schreitet voran. Passend hierzu lebten in Versuchsreihen mit verschiedenen Tierarten die zusätzlich mit Spermidin gefütterten Tiere länger und gesünder als üblich. Studien am Menschen stehen allerdings noch aus.

Seit wenigen Jahren stehen Apoptose und Autophagie, die gegenseitige Schnittstellen aufweisen, auch zentral in der Erforschung maligner Erkrankungen. Man versucht, die „Schalter" zu finden und pharmakologisch u.a. über Antikörper zu beeinflussen, die durch mutationsbedingte Fehlfunktionen der beiden Prozesse das maligne Geschehen auslösen oder beeinflussen könnten. So scheinen einige erfolgreiche Tumortherapeutika über eine Aktivierung der Autophagie-Prozesse wirksam zu werden. Andererseits hat man bei einzelnen Tumoren beobachtet, dass eine Hemmung der Autophagie die entarteten Zellen leichter in die Apoptose führt, sodass es (nur) in diesen Fällen sogar hilfreich sein könnte, die Autophagie gezielt zu hemmen. Dabei muss allerdings, um Missverständnissen vorzubeugen, besonders betont werden, dass dies nicht für gesunde Zellen, sondern lediglich für einzelne maligne entartete Zellen gilt, prophylaktisch also kontraproduktiv wäre, weil es ja gerade ohne Autophagie-Phasen zur Anhäufung von „Abfall" und damit eher zur Entartung kommt. Man darf auf die weitere Forschung sehr gespannt sein. Jedenfalls scheint hier ein weiteres pharmakologisches Instrument für die Tumorbekämpfung heranzureifen. Möglicherweise entstehen aus diesen Forschungsarbeiten sogar gezielte Empfehlungen hinsichtlich einer optimierten Ernährungsstrategie bei unterschiedlichen Tumoren in der Art, dass im Einzelfall kurzfristige Fastenzeiten und in anderen Fällen eher deren strikte Vermeidung hilfreich sein könnten.

**HINWEIS PRÜFUNG**

Ursachen, Zusammenhänge und die einzelnen Schritte von Apoptose und Autophagie sind eigentlich sehr spannend, aber wie immer bei derartigen Details nicht prüfungsrelevant.

## Nekrose

Im Rahmen einer Nekrose entstehen durch unterschiedliche Noxen erzwungene Zellzerstörungen, in deren Folge das Immunsystem eine **Entzündungsreaktion** auslöst. Dabei werden von den zerfallenden Zellen selbst chemotaktisch wirkende Strukturen freigesetzt, die diese Reaktion einleiten.

Die wichtigsten **Ursachen**, die zur Nekrotisierung von Gewebe führen, sind:

- Mangeldurchblutung (Ischämie)
- Verätzungen durch Säuren, Laugen oder sonstige Chemikalien
- Zellzerstörung durch Bakterien und ihre Toxine, Viren und weitere Erreger

### Formen

Es lassen sich zwei Formen einer Nekrose unterscheiden, die Koagulationsnekrose und die Kolliquationsnekrose.

Bei der **Koagulationsnekrose** kommt es zur Denaturierung der Proteinstrukturen, sodass die Gewebestruktur zunächst noch erkennbar bleibt, bevor die Nekrose in Heilung (selten) oder in eine Narbe übergeht (meistens). Dies ist die übliche Form einer Nekrose. Sie entstehen **ischämisch** (Herzinfarkt, Milz- und Niereninfarkte), bei **Säureverätzungen** oder bei **Verbrennungen**. Bei Säureverätzungen bildet sich in der Folge der Koagulation ein Schorf, der das weitere Eindringen der Säure in die Tiefe verhindert.

Kolliquation bedeutet Verflüssigung des Gewebes. **Kolliquationsnekrosen** (Erweichungsnekrosen) entstehen in fettreichen, eiweißarmen Geweben, z.B. bei einem **Hirninfarkt**, im **Pankreas** durch die enzymbedingte Autolyse des Gewebes oder im Rahmen von **Laugenverätzungen**. Die Lauge kann sich hierbei in die Tiefe ausbreiten, sodass Laugenverätzungen vom Ausmaß her meist sehr viel folgenreicher sind als Säureverätzungen.

### Folgen

In Abhängigkeit von der Ursache, vom Ausmaß der Schädigung und dem betroffenen Gewebe gibt es grundsätzlich drei Möglichkeiten hinsichtlich der Folgen. Entweder es gelingt eine vollständige **Wiederherstellung der Struktur (Restitutio ad integrum)**. Oder das ursprüngliche Gewebe wird durch eine stabile **Narbe** ersetzt. Schließlich kann es bei einem ischämisch absterbenden Gewebe auch zur **Gangrän** kommen, weil ohne Sauerstoff weder eine Heilung noch eine Narbenbildung möglich ist.

Eine **Gangrän** entsteht üblicherweise bei **arteriellen Verschlüssen** im Bereich der Extremitäten aus einer **Koagulationsnekrose**. Erkennbar wird sie an der Schwarzverfärbung des betroffenen Gewebes (➤ Abb. 6.11). Während die zunächst entstehende Gangrän durch den Wasserverlust des Gewebes **trocken**, sozusagen mumifiziert imponiert, kann sie durch **bakterielle Superinfektion** sekundär erweichen. Es entsteht die **feuchte** Gangrän, aus der sich eine **Sepsis** („Blutvergiftung") entwickeln kann. Der betroffene Teil der Extremität muss amputiert werden. Dies gilt allerdings prophylaktisch bereits für die trockene Gangrän, weil ein zerfallenes, nicht mehr durchblutetes Gewebe jederzeit bakteriell infiziert werden kann.

Nekrosen können auch vom umgebenden Gewebe abgestoßen, **demarkiert** werden. Häufig verflüssigen sie sich in der weiteren Folge durch Autolyse, wodurch flüssigkeitsgefüllte Höhlen entstehen, sog. **Pseudozysten**. Zysten besitzen definitionsgemäß epitheliale Wandungen, die in diesen Fällen fehlen, weshalb der Begriff der Pseudozyste entstanden ist.

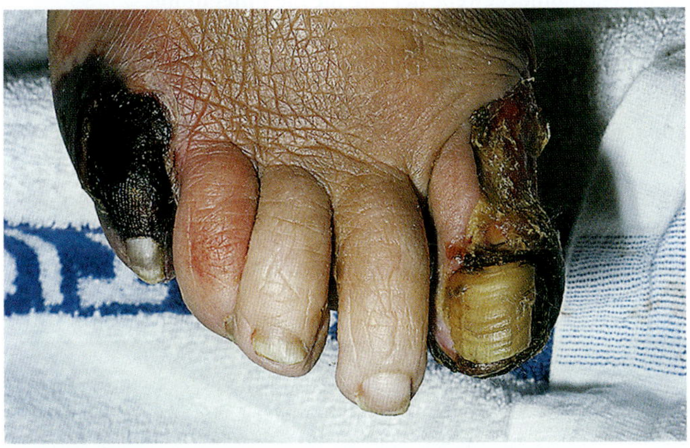

**Abb. 6.11** Gangrän bei arteriellem Gefäßverschluss [E426]

**PATHOLOGIE**

Besonders häufig entstehen Pseudozysten im Rahmen einer **nekrotisierenden Pankreatitis**, weil die aktivierten Pankreasenzyme zur Auflösung und Verflüssigung des Gewebes beitragen. Auch im Zentrum **tuberkulöser Herde** entstehen manchmal flüssigkeitsgefüllte Höhlen.

**Narben** entstehen im Rahmen von **ischämischen Infarkten**, wenn der Sauerstoffmangel eine Heilung unmöglich macht, aber aus dem umliegenden, noch durchbluteten Gewebe ein **Einsprossen** von Phagozyten, Fibroblasten und Kapillaren **möglich ist**. Ischämische Nekrosen gehen also, soweit sie nicht eine akrale Endstrecke mit vollständigem Abschneiden von durchblutetem Gewebe betreffen, üblicherweise in eine Narbe über (➤ Abb. 6.12). Dies bedeutet, dass eine Gangrän weit überwiegend nur an den Akren, v.a. **Fingern und Zehen**, entstehen kann, weil es hier keine gesunde Umgebung mehr gibt, die eine Narbenbildung ermöglichen würde. Wird der betroffene Bereich allerdings amputiert, wird nun das bis dahin nicht betroffene, proximal befindliche Gewebe zur akralen Endstrecke, die bei erneutem oder weiter bestehendem Sauerstoffmangel wiederum gangränös zerfallen kann. Überwiegend schlecht eingestellte Diabetiker oder starke Raucher weisen manchmal eine regelrechte „Amputationskarriere" auf, die z.B. am Vorfuß beginnt und so lange voranschreitet, bis nach Jahren oder Jahrzehnten nur noch ein Oberschenkelstumpf übrig bleibt.

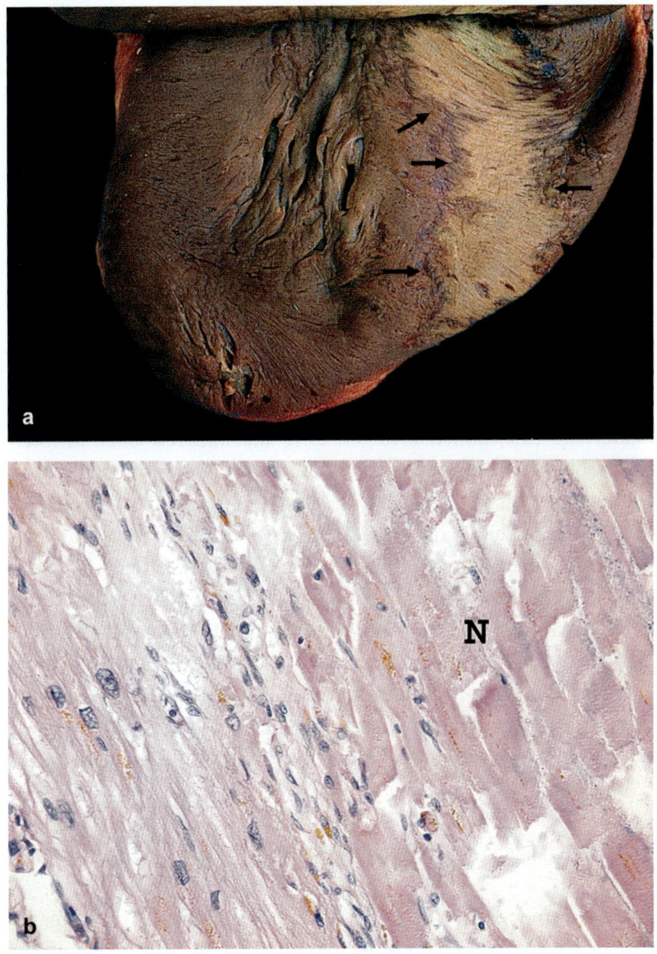


**Abb. 6.12** Narbenbildung im Herzmuskel nach Herzinfarkt [R235]

## 6.3.7 Virale Entzündungen

**Viren** aktivieren bevorzugt die **zellvermittelte Abwehr** (➤ Fach Immunologie). Im Vordergrund stehen Makrophagen, NK-Zellen (natürliche Killerzellen), T-Helfer- und T-Killerzellen, während

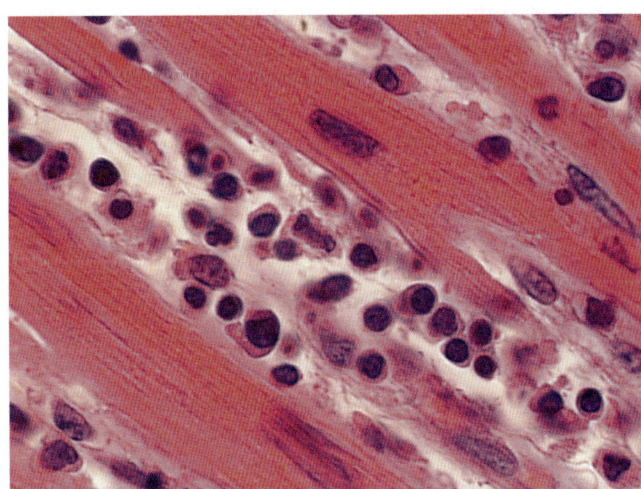

**Abb. 6.13** Lymphozytäre Infiltration bei viraler Myokarditis [R235]

neutrophile Granulozyten in der Regel keine Rolle spielen. Man findet in den infizierten Geweben also eine überwiegend **lymphozytäre Infiltration**, ergänzt durch **Makrophagen**, aber **keinen Eiter**, da dieser neutrophiler Granulozyten bedarf. Das histologische Bild einer lymphozytären Infiltration bei Ausbleiben einer Eiterbildung weist also auf die virale Ätiologie hin (➤ Abb. 6.13). Allerdings sieht man auch bei Autoimmunkrankheiten oder bei Transplantatabstoßungen lymphozytäre Infiltrationen, weil hierbei ebenfalls die zellvermittelte Abwehr aktiviert wird.

## 6.3.8 Bakterielle Entzündungen

Bakterielle Infektionen erfolgen über die äußeren oder inneren Körperoberflächen. Die **Mehrzahl** der Keime vermehrt sich in den Geweben unabhängig von den Zellen des Wirts, also **extrazellulär**. Ein **kleinerer Teil** ist dagegen auf Wirtszellen angewiesen und vermehrt sich überwiegend oder ausschließlich **intrazellulär**.

Die **Generationszeiten** (Teilungszyklen) sind sehr **unterschiedlich**. Bakterien wie Escherichia coli oder Salmonellen benötigen lediglich 10–20 Minuten von einer Teilung zur nächsten, sodass innerhalb von Stunden sehr große Erregerzahlen entstehen, die das lokale Immunsystem evtl. bereits überfordern. Bei den Mykobakterien der Tuberkulose dauert diese Generationszeit dagegen 12 Stunden.

6

### Eiterbildung

Die erste und wichtigste Barriere des unspezifischen Immunsystems bei bakteriellen Infektionen besteht in den **neutrophilen Granulozyten**. Rund 100 Milliarden dieser Zellen werden Tag für Tag vom Knochenmark v.a. hierfür zur Verfügung gestellt. Neutrophile phagozytieren die Keime, können aber auch „Netze" über sie auswerfen und sie damit „einfangen" (➤ Fach Immunologie).

Bei der Auseinandersetzung sterben sowohl die Bakterien als auch die Neutrophilen selbst. Das Gewebe, in dem sich der Kampf abspielt, wird v.a. durch die lysosomalen Enzyme der Granulozyten und die Toxine der Bakterien in das Geschehen einbezogen. Je nach dem Ausmaß der Reaktion werden die **Zellen nekrotisch**. **Zytokine** führen zur **Entzündungsreaktion**. Im Ergebnis entsteht eine gelbliche, rahmige Flüssigkeit aus entzündlichem, fibrinösem Exsudat, nekrotischen Zellen (Zelldetritus), intakten und abgestorbenen Neutrophilen, einzelnen Makrophagen sowie bakteriellen Überresten. Diese Flüssigkeit wird als **Eiter** bezeichnet. Je nach Bakterienart und den von diesen gebildeten Farbstoffen kann sich die eitrige Flüssigkeit verfärben. So entsteht z.B. bei einer bakteriellen Infektion durch Pseudomonas aeruginosa ein grünlich-blauer Eiter.

Grundsätzlich steht eine **Eiterbildung** also für eine **bakterielle Infektion**. Bei einer viralen Infektion z.B. der Atemwege ist das Sekret flüssig-schleimig (serös) und hell. Wird es eitrig, kann man von einer **bakteriellen Superinfektion** ausgehen. Die vorhandenen, eventuell sogar physiologischen Bakterien haben sich auf dem Boden der viral verursachten Gewebeschäden nun ihrerseits vermehrt und hierdurch auch die Neutrophilen in das Geschehen miteinbezogen. Als Ausnahme von diesem Zusammenhang kann man Fremdkörperreaktionen betrachten. So kann ein Spreißel oder Fadenmaterial unter Eiterbildung abgestoßen werden, weil hierbei ebenfalls Neutrophile unter entzündlicher Nekrosenbildung aktiv beteiligt sind. Auch bei den vergleichsweise seltenen mykotischen (durch Pilze verursachten) Infektionen tief liegender Gewebe kann Eiter entstehen.

### Besondere Formen der Eiterbildung

**Streptokokken** produzieren Enzyme wie **Hyaluronidase**, mit denen sie die Matrix der Grundsubstanz auflösen können. Die durch sie verursachte eitrige Entzündung breitet sich dadurch **flächenhaft** aus und erfasst größere Gewebebereiche. Im Corium der Oberhaut entsteht so das **Erysipel** (➤ Abb. 6.14), in der Subkutis oder im interstitiellen Bindegewebe der Organe die **Phlegmone**.

Diese Ausbreitungsfaktoren fehlen dagegen den **Staphylokokken** (Staphylococcus aureus), wodurch es bei diesen Bakterien zu **umschriebenen**, gegenüber der Umgebung **abgekapselten Einschmelzungen** von Gewebe kommt. Es entsteht der **Abszess**. Bildet sich ein solcher Abszess in der Haut im Bereich der Haarfollikel, spricht man vom **Furunkel** (➤ Abb. 6.15) bzw., wenn mehrere benachbarte Follikelgruppen in den abszedierenden Prozess einbezogen sind, vom **Karbunkel**. Gelangen Staphylokokken in apokrine Schweißdrüsen,

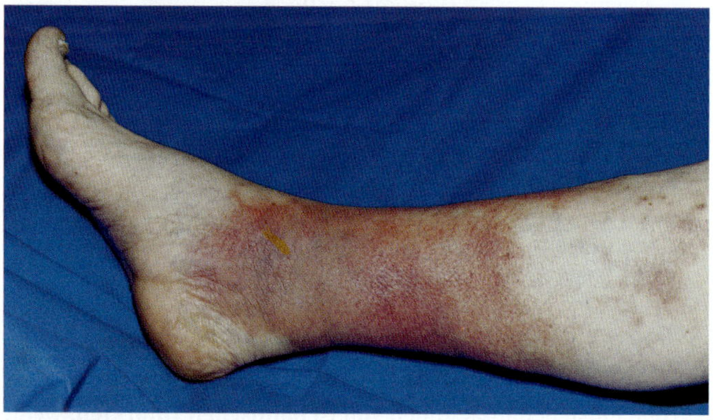

**Abb. 6.14** Erysipel [M174]

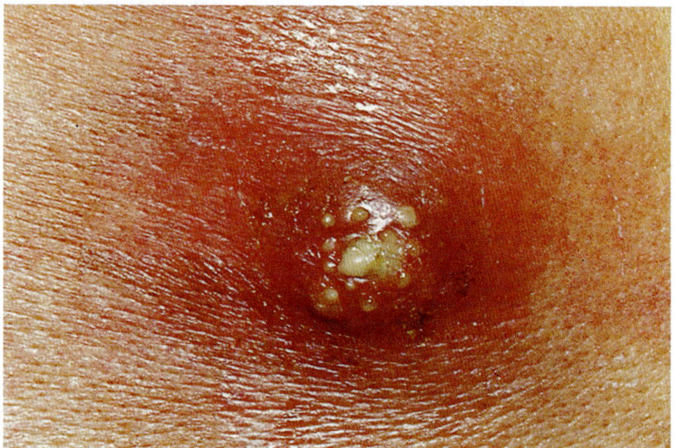

**Abb. 6.15** Furunkel [M174]

verursachen sie dort den **Schweißdrüsenabszess**. Abszesse innerer Organe tragen keine Eigennamen. Staphylokokken verursachen dort z.B. einen Leber-, Lungen- oder Nierenabszess.

Während Abszessbildungen grundsätzlich unter lokaler Einschmelzung von Gewebe ablaufen, fehlt diese Einschmelzung in bereits vorhandenen Hohlräumen wie dem Pleuraspalt oder der Gallenblase. Eine **Eiterbildung** in solchen **Hohlräumen** wird deshalb nicht als Abszess, sondern als **Empyem** bezeichnet.

**MERKE**

Formen eitriger Entzündung (➤ Abb. 6.16):
- Erysipel, Phlegmone: flächige Eiterbildungen durch Streptokokken und weitere Bakterien
- Furunkel, Karbunkel, Schweißdrüsenabszess und Abszesse innerer Organe: meist durch Staphylokokken verursachte umschriebene, unter Gewebeeinschmelzung entstehende, durch bindegewebige Umhüllungen (Kapseln) isolierte Eiterhöhlen
- Empyem: Eiterbildung durch Staphylokokken in präformierten Hohlräumen (Pleuraspalt, Gallenblase, Harnblase)
- nicht bakteriell verursachte Eiterbildungen v.a. durch Fremdkörper oder (seltener) Pilze

Ein Pickel macht kein Fieber. Je umfangreicher dagegen der eitrige Prozess geworden ist, desto ausgeprägter zeigen sich auch die **systemischen Entzündungsreaktionen**, weil hierbei nun größere Mengen an **Zytokinen** gebildet werden und in den **Kreislauf** gelangen. Bei **Organabszessen**, **Empyem**, **Karbunkel**, **Erysipel** und **Phlegmone** kommt es deshalb zu schwerem Krankheitsgefühl und hohem Fieber. Im Blut entsteht eine Leukozytose, die BSG ist beschleunigt.

## 6.3.9 Granulom

Granulome sind **Gewebeknötchen**. Sie stellen eine besondere Form einer Immunreaktion dar, an der die **zellvermittelte** Immunabwehr beteiligt ist. Bei den beteiligten Zellen handelt es sich v.a. um **Makrophagen**, zu **Epitheloidzellen** oder in **mehrkernige Riesenzellen** umgewandelte Makrophagen sowie um **T-Lymphozyten**. Die Zytokine (Botenstoffe), die in erster Linie die Immunreaktion steuern, sind Interleukin 12 (IL-12), IL-2 und α-Interferon (IFN-α) (➤ Fach Immunologie).

### Granulomentstehung

Granulome entstehen besonders häufig dann, wenn **intrazellulär** lebende und sich vermehrende **Erreger** Schutzmechanismen vor dem Immunsystem entwickelt haben, sodass sie von den beteiligten **Makrophagen nicht verdaut werden können**. Diese Situation wird von den Makrophagen über Interleukine an T-Lymphozyten gemeldet. Deren Aktivitäten ermöglicht es den Makrophagen, ihre zytolytische Potenz zu steigern. Zusätzlich werden weitere Leukozyten an den Ort der Bedrohung gelockt. Vor allem IFN-α und IL-2 aus T-Lymphozyten stimulieren die Umwandlung der Makrophagen in Epitheloidzellen und ihr Verschmelzen zu mehrkernigen Riesenzellen (➤ Abb. 6.17).

Schließlich entstehen **Ansammlungen** aus **Makrophagen**, **Epitheloidzellen**, **Riesenzellen** und **Neutrophilen**, die von einem Wall aus **T-Lymphozyten umgeben** werden. Das Bindegewebe beteiligt sich durch Proliferation, sodass es im Bereich der Granulome zur

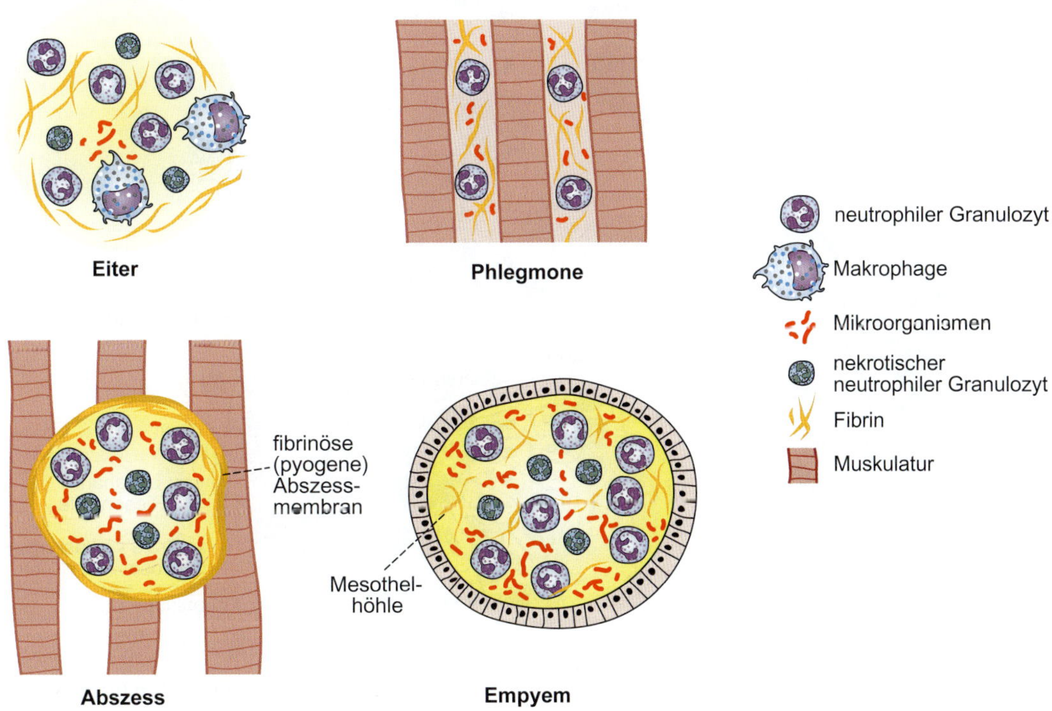


**Abb. 6.16** Formen eitriger Entzündung [L112]

**Fibrosierung** kommt. Hauptsächlich hierdurch erreichen die Granulome eine makroskopisch erkennbare Größe, häufig vergleichbar mit Hirsekörnern (Milien). In manchen Fällen laufen derart umfangreiche Reaktionen ab, dass aus den zunächst eher mikroskopisch kleinen Knötchen Knoten bis Walnussgröße oder darüber hinaus entstehen. Beispiele sind die **Rheumaknoten** beim rheumatischen Fieber oder bei der rheumatoiden Arthritis.

Im **Zentrum** der Granulome können wegen der entzündlichen Begleitreaktion **Nekrosen** entstehen, die an krümeligen Käse erinnern. Man spricht von **verkäsenden Granulomen**. Diese Nekrotisierung ist für manche bakterielle Infektionen, z.B. die **Tuberkulose**, besonders typisch und kann dann bei zunächst unklarer Ursache einer Erkrankung zur Diagnose beitragen. Für andere Erreger ist hingegen das **Fehlen einer Nekrose** typisch. Es gibt deshalb neben den verkäsenden auch die **nicht-verkäsenden Granulome**. Fremdkörper wie Spreißel, Metallsplitter oder Nahtmaterial, die sich nicht eitrig aus dem Gewebe herausarbeiten oder chirurgisch entfernt werden, führen teilweise ebenfalls zur Granulombildung. Man spricht in diesen Fällen vom **Fremdkörpergranulom**.

**Rheumaknoten** (Granulome) des rheumatischen Fiebers, der rheumatoiden Arthritis oder Granulome, die bevorzugt an den Unterschenkelstreckseiten als grobknotiges Erythema nodosum entstehen, enthalten weder Bakterien noch Fremdkörper. Sie entstehen überwiegend aus im Gewebe abgelagerten fibrosierten Immunkomplexen, die allerdings auf Makrophagen wie unverdauliche Fremdkörper wirken. Das **Erythema nodosum**, rötliche knotige Infiltrationen der Haut, entsteht bevorzugt bei der Sarkoidose, Tuberkulose, dem Morbus Crohn, der Colitis ulcerosa, Ornithose und Yersinienerkrankungen.

Manchmal ist die Auseinandersetzung zwischen den beteiligten Leukozyten und den gefangenen Erregern derart heftig, dass die zentral gebildeten **Nekrosen zerfallen**. Es bilden sich flüssigkeitsgefüllte Hohlräume, die v.a. bei einer Tuberkulose der Lunge riesige Ausmaße erreichen können. Es entstehen die sog. **Kavernen**.

Die Aktivierung der Makrophagen und die Granulombildung können dazu führen, dass die **Erreger vernichtet** werden. In diesen Fällen entsteht aus dem Granulom eine **Narbe**. Sehr häufig jedoch gelingt diese Vernichtung nicht oder zumindest nicht vollständig.

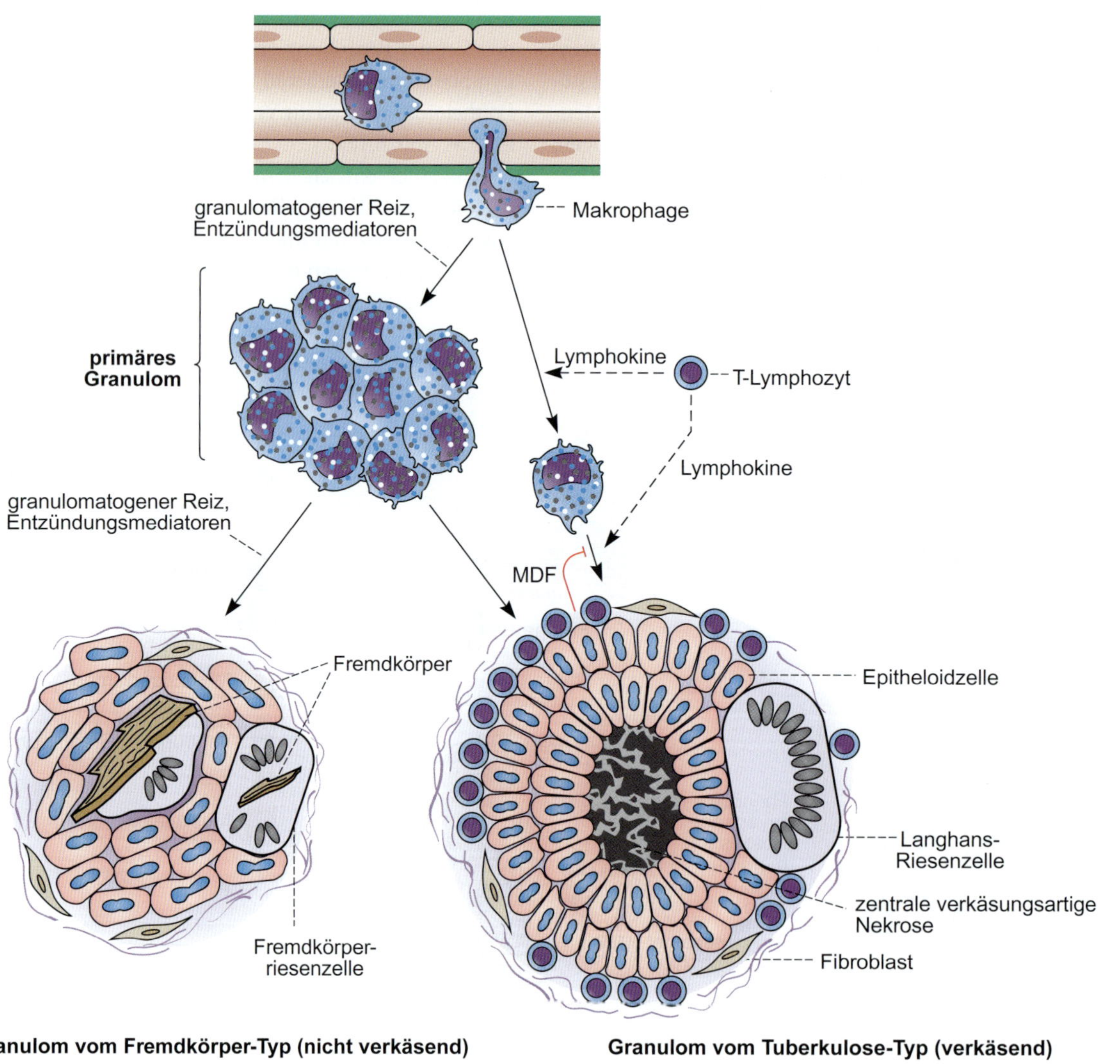


**Abb. 6.17** Entstehung von Granulomen [L112]

Die Makrophagen halten die phagozytierten Keime mehr oder weniger zuverlässig gefangen, können sie aber nicht abtöten. Es entsteht eine Pattsituation, evtl. über viele Jahre, bei der **Bakterien**, z.B. die Mykobakterien der Tuberkulose, im Zentrum der Granulome **überleben**. Kommt es im Verlauf des Lebens zu einer **Schwächung des Immunsystems**, z.B. durch AIDS oder eine zytostatische Therapie (Chemotherapie) im Rahmen einer malignen Erkrankung, können sich die **Erreger erneut vermehren** und die Immunschranke durchbrechen. Die lange überstanden geglaubte Erkrankung bricht von Neuem aus.

### Spezifische Granulome

Es gibt eine ganze Reihe von Erkrankungen, für die die **Granulombildung** besonders **typisch** ist. Ein Teil von ihnen ist ursächlich geklärt. Fast regelmäßig handelt es sich in diesen Fällen um intrazellulär lebende Bakterien, eher selten auch um Mykosen (Pilzinfektionen). Bekannte Beispiele sind, neben der **Tuberkulose**, die **Listeriose**, **Syphilis**, **Brucellose**, **Lepra** oder der **Typhus abdominalis**. In diesen ätiologisch definierten Fällen erhalten die entstehenden Granulome besondere Bezeichnungen, die auf die Erkrankung hinweisen. Man spricht von Tuberkulomen, Listeriomen, Syphilomen, Brucellomen, Lepromen oder Typhomen.

Häufig kommt es aber auch bei ätiologisch ungeklärten Krankheiten zu Granulomen, z.B. beim **Morbus Crohn** in der Darmwand oder bei der **Sarkoidose** in multiplen Organen einschließlich der Lunge. Immerhin bieten die Granulome in solchen Fällen den **Hinweis** auf eine **bakterielle Ursache**, doch ist der Nachweis eben bis heute nicht gelungen.

## 6.4 Amyloidose

**HINWEIS PRÜFUNG**

Die Amyloidose ist im Detail nicht prüfungsrelevant. Es reicht deshalb vollkommen aus, die folgenden Ausführungen lediglich für ein allgemeines Grundverständnis des Krankheitsbildes zu nutzen.

### Definition

Amyloidose ist der Oberbegriff für eine ganze **Gruppe von Krankheiten**, die darin übereinstimmen, dass **in Geweben Proteine abgelagert** werden. Die Eiweiße liegen extrazellulär und sind wegen einer besonderen Anordnung ihrer Fibrillen (sog. β-Faltblattstruktur) unlöslich. Dies würde für sich genommen in der Regel keine besonderen Störungen verursachen, doch werden einzelne Fibrillen auch von Zellen aufgenommen und wirken auf dieselben toxisch.

Der Name Amyloidose rührt daher, dass sich die Proteine aufgrund ihrer besonderen Struktur mit bestimmten Farbstoffen, die man zur Anfärbung pflanzlicher Stärke (= Amylum) benutzt hatte, anfärben ließen, sodass man vor 150 Jahren, als man diese Ablagerungen erstmals definierte, davon ausging, dass sie stärkehaltig seien.

Entsprechend der Gruppe der Autoimmunkrankheiten wird auch diejenige der Amyloidosen mit zunehmendem Kenntnisstand der Medizin immer größer. Die wichtigsten Amyloidosen sind:

- Morbus Alzheimer
- infektiöse Prion-Erkrankungen (spongiforme Enzephalopathie)
- ein Teil der Plasmozytome

Die Mehrzahl der Amyloidosen wird nicht mit Eigennamen, sondern mit dem **Buchstabenkürzel AX** belegt. Dabei steht das A für Amyloidose, während X das Fibrillenprotein bezeichnet. Die AL-Amyloidose ist z.B. eine Amyloidose, bei der das Protein aus einer unlöslichen Variante der **L**-Kette eines Immunglobulins besteht. Bei der AA-Amyloidose besteht das Protein aus einem **A**kute-Phase-Protein, bei der A$\beta_2$M-Amyloidose aus dem $\beta_2$-Mikroglobulin.

Amyloidosen können lokal oder systemisch auftreten. Sie sind angeboren oder werden im späteren Leben erworben.

### Krankheitsentstehung

Die **Unlöslichkeit der Proteine** entsteht aufgrund einer **Fehlfaltung**. Proteine werden als lange Kette (Primärstruktur) an den Ribosomen der Zelle synthetisiert. Nach Fertigstellung falten sie sich in den allermeisten Fällen innerhalb von Sekunden in die immer gleiche dreidimensionale Struktur. Unter Tausenden von Möglichkeiten wird grundsätzlich die einzige verwirklicht, die der angestrebten Funktion gerecht wird. Jede andere Faltung, die chemisch aufgrund der gegenseitigen Anziehungskräfte der aus dem Protein ragenden Seitenketten durchaus ebenfalls möglich wäre, wird verworfen, weil das Molekül ansonsten unwirksam wäre. Es könnte seine Aufgabe nicht erfüllen.

**HINWEIS DES AUTORS**

Popp, Sheldrake u.a. machen für diese Formgebung ein informatives Prinzip in Gestalt von Biophotonen bzw. morphischen Feldern verantwortlich, weil die immer gleiche Faltung auf andere Weise nicht erklärbar scheint. Aus chemischer Sicht betrachtet würde ein Molekül aus Hunderten oder Tausenden von Aminosäuren Stunden oder Tage benötigen, um alle möglichen Faltungsmöglichkeiten durchzuspielen. Es könnte keinesfalls innerhalb von Sekunden damit fertig sein. Schließlich kann man auch berechnen, dass solche Proteine in jeweils mehreren möglichen Konformationen vorkommen sollten, die eine vergleichbare Stabilität aufweisen. Gerade dies jedoch ist nicht der Fall.

Andererseits kennt man Proteine, die sog. **Chaperone**, die den neu synthetisierten Proteinen der Zelle bei ihrer Faltung helfen, sozusagen die Matrize hierfür liefern. Doch bräuchte man dann für Tausende von Proteinen auch Tausende Chaperone. Und wer liefert die Matrize für die Chaperone? Theoretisch die Chaperon-Chaperone, die es aber nicht geben kann, denn daraus resultierte eine Endlosschleife. Das eigentliche Problem korrekter Faltung wird also vorläufig auch durch die Chaperone nicht gelöst, zumindest noch nicht vollständig. Andererseits werden in einem geradezu atemberaubenden Tempo ständig zusätzliche Funktionen neu entdeckter oder bereits bekannter Peptide definiert, wodurch selbst bereits gut bekannte Reaktionskaskaden immer von Neuem erweitert bzw. ergänzt werden müssen.

Wird in einer langen Kette von Aminosäuren aufgrund einer Mutation des codierenden Gens auch nur eine einzige gegen eine andere ausgetauscht, ist eine reguläre Faltung in der Regel nicht mehr möglich. Das Molekül verliert damit seine Funktion oder ist darin zumindest eingeschränkt. Ein Teil der Amyloidosen ist auf derartige **Gendefekte** zurückzuführen. Dies gilt z.B. für die autosomal dominant vererbte AF-Amyloidose, von der das Präalbumin des Serums betroffen ist. Interessant ist, dass man bei einem Viertel aller 80-Jährigen Amyloidablagerungen des Präalbumins im Herzmuskel und in weiteren Organen findet, obwohl hier kein Gendefekt besteht. Dieser Zusammenhang gilt grundsätzlich für eine Reihe weiterer Eiweißablagerungen. Beispielsweise findet man die Proteinfibrillen, die in zerebralen Nervenzellen zu deren Zerstörung und damit zur **Alzheimer-Krankheit** führen, postmortal in geringerer Menge in nahezu allen Gehirnen alter Menschen.

Bei der Mehrzahl der Amyloidosen ist die **Ursache** der Fehlfaltung **nicht bekannt**. So scheint es bei Erkrankungen wie einem **Morbus Waldenström** oder einem **Plasmozytom** (➤ Fach Hämatologie) dem Zufall überlassen, ob sich die L-Ketten aus den malignen Plasmazellen regulär falten und damit löslich bleiben, oder ob (bei einem Teil der Erkrankten) zusätzlich oder ausschließlich eine **AL-Amyloidose** entsteht (➤ Abb. 6.18).

Fehlgefaltete Proteine ohne Funktion werden üblicherweise von der Zelle wieder abgebaut. Erst wenn die Kapazität hierfür überschritten ist, werden sie in der Zelle abgelagert. Intrazelluläre Ablagerungen führen allerdings nicht zur Amyloidose. Definitionsgemäß bedarf es hierfür **extrazellulär** abgelagerten, unlöslichen Proteins.

Die **AA-Amyloidose** entsteht üblicherweise im Zusammenhang mit **chronischen Infektionen** (z.B. Tuberkulose) bzw. **chronischen systemischen Entzündungen** wie einer rheumatoiden Arthritis, einem Lupus erythematodes oder einem Morbus Crohn. Das abgelagerte Amyloid besteht dabei meist aus Teilen eines Akute-Phase-Proteins der Leber. Bevorzugt betroffen sind Milz, Leber und Niere (➤ Abb. 6.18).

Das $\beta_2$-Mikroglobulin der **A$\beta_2$M-Amyloidose** ist Bestandteil der Klasse-I-Proteine der Zellmembranen. Dieses Protein wird normalerweise über die Niere ausgeschieden. Bei einer terminalen Niereninsuffizienz bzw. bei Dialysepatienten reichert es sich im Körper an und kann zur Amyloidose führen.

Manche Amyloidproteine binden an die Glykosaminoglykane der Grundsubstanz. Wenn man derartige Wechselwirkungen unterbindet, kann man damit einer Fibrillenbildung und damit Ablagerung vorbeugen. Mit dem Medikament Eprodisat wurde kürzlich ein solcher Hemmstoff auf den Markt gebracht.

## Symptomatik

Einheitliche Symptome einer Amyloidose kann es nicht geben, da es sich um eine sehr heterogene Gruppe von Erkrankungen handelt. Je nachdem, wo sich die Ablagerungen bevorzugt bilden, entstehen Störungen der betroffenen Organe. Dabei treten die Symptome meist erst in der zweiten Lebenshälfte auf. Dies gilt auch für die erblichen Formen, woraus hervorgeht, dass Symptome in der Regel erst entstehen, wenn es zu **umfangreicheren Amyloidablagerungen** gekommen ist.

6

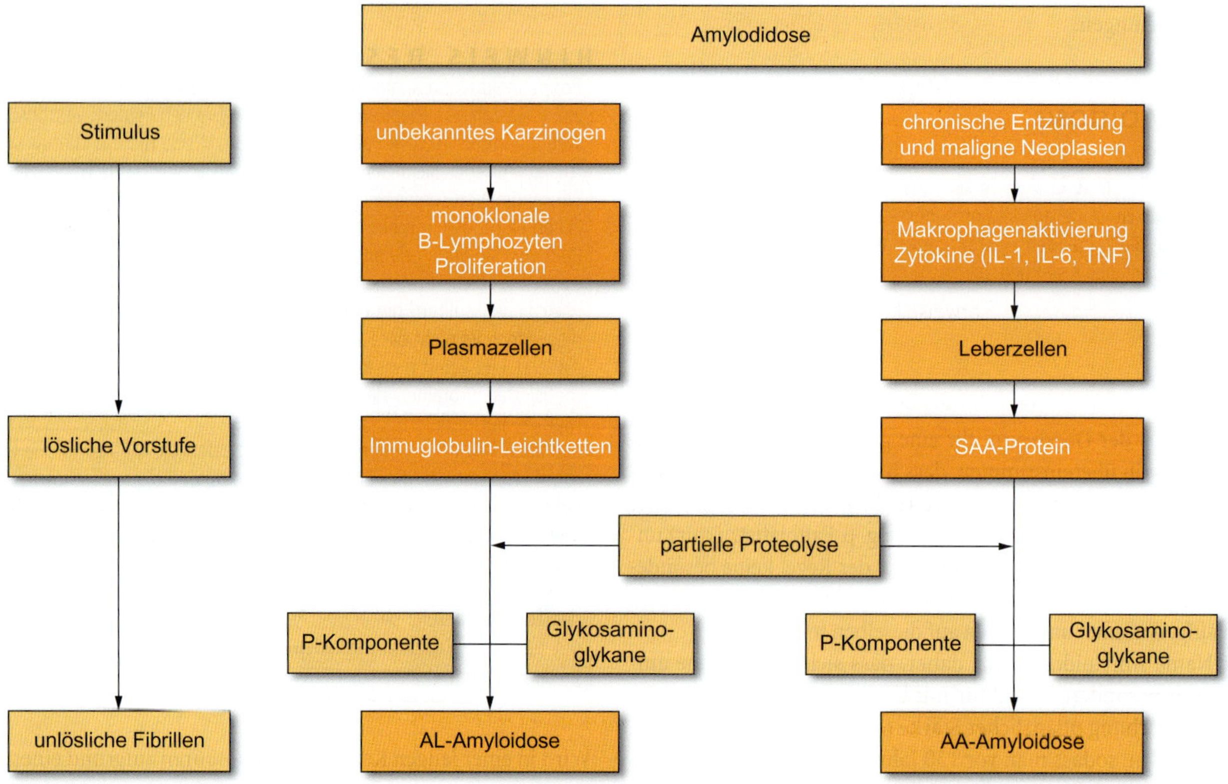


**Abb. 6.18** AL- und AA-Amyloidose [L252]

Von einzelnen systemischen Formen wie der **AF-Amyloidose** sind häufig nur einzelne Organe betroffen. Im Vordergrund steht dann z.B. eine **Herzbeteiligung**, häufig auch als Störung des Reizleitungssystems, sodass evtl. ein Schrittmacher notwendig wird. Dagegen bestehen bei der **AL-Amyloidose** oft erhebliche Ablagerungen in multiplen Organen. Es kommt dann regelhaft zu Störungen der **Nierenfunktion** und zur **Herzbeteiligung**, die auch zur häufigsten Todesursache wird. Die Ablagerungen im Herzmuskel verursachen eine Verdickung der Ventrikelmuskulatur mit diastolischer Insuffizienz. Relativ häufig findet man eine **periphere Polyneuropathie** und eine Beteiligung der **Milz** mit Splenomegalie und Funktionsstörung. Ablagerungen in endokrinen Organen führen zu hormonellen Störungen. Bei der **A$\beta_2$M-Amyloidose** entstehen regelhaft **Gelenkentzündungen** und ein **Karpaltunnelsyndrom** (Ablagerungen im Karpaltunnel der Handwurzel).

Gerade das Karpaltunnelsyndrom kann ganz allgemein als besonders typisch für systemische Amyloidosen gelten, neben einer Herz-, Milz- und Nierenbeteiligung. Daneben entsteht teilweise eine **Makroglossie** (vergrößerte Zunge), die durch die Amyloidablagerungen im Bereich der Zunge verursacht ist.

### Diagnostik

Für die Diagnostik von Amyloidosen müssen die **Ablagerungen** aufgefunden und histochemisch bzw. biochemisch definiert werden. Bei systemischen Amyloidosen gelingt der Nachweis relativ einfach, weil die Ablagerungen in zahlreichen Organen erscheinen. Besonders regelmäßig findet man sie im **Fettgewebe**, sodass man lediglich in Lokalanästhesie etwas Bauchfett entnehmen, auf einen Objektträger verstreichen und mikroskopisch bzw. elektronenmikroskopisch aufarbeiten muss. Wird man hier nicht fündig, kann z.B. über eine **Leber- oder Nierenbiopsie** Material gewonnen werden.

Das Alter des Patienten, seine Vorerkrankungen und klinischen Symptome mit den betroffenen Organen und eine sorgfältige Familienanamnese liefern die entscheidenden Hinweise, in welcher Richtung man die Ablagerungen immunhistochemisch aufzuarbeiten hat, um zu einer genauen Diagnose zu gelangen.

Im Serum findet man üblicherweise keine Parameter, die zur Diagnose beitragen könnten. Die **Blutsenkung** ist häufig **mäßig beschleunigt**. Bei manchen Formen besteht eine **Proteinurie**, teilweise in erheblichem Umfang als große Proteinurie ($>$ 3,5 g/Tag). Ist das **Herz** beteiligt, können die Serumspiegel an **BNP** oder **Troponin** erhöht sein, wie man dies bei der Herzinsuffizienz oder einem Herzinfarkt sieht. Bei einer **Leberbeteiligung** entwickelt sich häufig ein Gallestau (**Cholestase**), sodass u.a. die alkalische Phosphatase (AP) im Serum erhöht ist. Bei der **AL-Amyloidose** findet man in **Serum und Urin** die **L-Ketten** der entarteten Plasmazellen.

**MERKE**

Amyloidosen sind in der zweiten Lebenshälfte relativ häufige Erkrankungen. Oftmals geht es v.a. darum, überhaupt an diese Möglichkeit zu denken. Besonders dringend wird dies bei ursächlich unklaren Erkrankungen von Herz und Niere, bei Magen-Darm-Störungen, Makroglossie und einem Karpaltunnelsyndrom bei älteren Menschen.

### Therapie

Die Therapie ist abhängig von der Grunderkrankung. Mehr als eine Behandlung der **Symptome** ist in der Regel nicht möglich, weil sich die Ablagerungen nicht auflösen lassen. Bei der AL-Amyloidose therapiert man entsprechend der Grunderkrankung des Plasmozytoms mit Zytostatika und Kortikosteroiden (Cortisol). Bei der AA-Amyloidose muss es vorrangig darum gehen, die entzündliche Ursache in den Griff zu bekommen. Mit **Eprodisat** wurde 2008 ein Medikament eingeführt, das die Amyloidablagerungen verringert, indem es die Bindung der Eiweißfibrillen an die Glykosaminoglykane der Grundsubstanz hemmt. Ein neuartiger Therapieansatz eröffnet sich bei der Alzheimer-Krankheit, bei der es inzwischen im Tierversuch möglich ist, durch eine **Impfung** das Immunsystem soweit zu sensibilisieren, dass die abgelagerten Fibrillen wieder aufgelöst werden.

## 6.5 Neubildungen und Tumoren

Ein Tumor ist eine **Geschwulst** bzw. **Schwellung von Gewebe**, wobei zunächst über Ursache und eventuelle Auswirkungen noch keinerlei Aussage getroffen wird. Eine reversible, entzündlich-ödematöse Schwellung wird also genauso mit diesem Oberbegriff belegt wie z.B. eine maligne Neubildung, die möglicherweise innerhalb kurzer Zeit zum Tode führt. Eine Milzvergrößerung (Splenomegalie) oder Lebervergrößerung (Hepatomegalie) lassen sich als Milz- bzw. Lebertumor bezeichnen.

Ähnlich kann man den Begriff der **Resistenz** definieren. Wird z.B. bei einer abdominellen Palpation „irgendetwas" getastet, stellt dies eine Resistenz dar, einen Widerstand für die untersuchenden Hände, irgendein nicht näher bezeichnetes Gewebe. Aus der anatomischen Kenntnis des Untersuchenden heraus muss dann entschieden werden, ob es sich hierbei um physiologisches Gewebe handelt, das genau zu dieser Lokalisation passt, oder ob z.B. an dieser Stelle normalerweise gar nichts tastbar sein dürfte. Das Spektrum reicht bei dem Begriff der Resistenz also ähnlich demjenigen des Tumors von unauffälligem Gewebe über harmlose, noch physiologische oder entzündliche Gewebevermehrungen oder eine benigne Neubildung bis hin zu malignen Tumoren.

Im engeren Sinn versteht man unter dem Begriff Tumor eine **umschriebene, zusätzliche oder neu gebildete Ansammlung von Gewebe**. Dieses Gewebe kann der Umgebung entsprechen, in der es entsteht, es kann sich jedoch auch davon unterscheiden. Hinsichtlich seiner Dignität kann es **gutartig (benigne)**, **bösartig (maligne)** oder auch **„halb bösartig" (semimaligne)** sein. Benigne Tumore verursachen evtl. lokale Probleme; maligne Tumore setzen dagegen Tochtergeschwülste (Metastasen), an denen der Patient ohne wirksame Therapie versterben wird.

Zahlreiche benigne Tumore bleiben unbemerkt, weil sie z.B. im Körperinneren wachsen und dort keine erkennbaren Symptome verursachen. Andere wie Schleimhautwucherungen in den Nasengängen (nasale Polypen) werden erkennbar, weil sie die Atmung behindern. Oder sie entstehen im Gehirn und führen dort durch Verdrängung und Schädigung nervaler Strukturen zum Tod, obwohl sie selbst benigne sind und an anderer Stelle nicht einmal bemerkt würden. Manche Tumoren **produzieren** Substanzen wie **Hormone** oder **biogene Amine**, die auch dann systemische Wirkungen entfalten, wenn der Tumor selbst benigne ist und lokal überhaupt nicht in Erscheinung tritt.

Während also maligne Tumore grundsätzlich das Leben des Betroffenen bedrohen, hängen die Konsequenzen bei benignen Neubildungen davon ab, wo sie sich befinden, ob sie evtl. systemisch wirksame Substanzen produzieren und ob sie im Einzelfall eine Größe erreichen, die lokal zu Problemen führen kann. Einzelne zunächst benigne Neubildungen neigen auch dazu, bei weiterem Wachstum zu entarten. So geht z.B. der überwiegende Teil der Dickdarmkarzinome aus zunächst gutartigen Schleimhautpolypen hervor.

## 6.5.1 Benigne Neubildungen

### Hyperplasie und Hypertrophie

#### Definition

6

**Hypertrophie** bedeutet eine Gewebevergrößerung, die dadurch entsteht, dass sich die **einzelnen Zellen** eines Gewebes **vergrößern** (➤ Abb. 6.19). Ein gut bekanntes Beispiel bietet die Hypertrophie der Skelettmuskulatur, die durch vermehrte Beanspruchung, also körperliches Training, entsteht. Hier lagern die einzelnen Muskelfasern zusätzliche Myofibrillen ein, sodass sie dicker werden und ihre Kontraktionskraft vermehren. Zusätzliche Zellen werden dagegen nicht gebildet. Man spricht von der **Muskelhypertrophie**.

Dagegen besagt der Begriff der **Hyperplasie**, dass sich ein Gewebe dadurch vergrößert, dass die enthaltenen **Zellen** durch Zellteilungen ihre **Anzahl vergrößern** (➤ Abb. 6.19). Ein im Alltag wichtiges Beispiel hierfür bietet die Prostata (Vorsteherdrüse) des Mannes, die fast regelhaft in der zweiten Lebenshälfte durch zunehmende Zellneubildung anschwillt. Es entsteht die **Prostatahyperplasie**.

In manchen Geweben kommt es auch zu **Mischtypen** aus beiden Vorgängen. Zum Beispiel vergrößert sich **Fettgewebe** sowohl durch Zellvergrößerung, indem sich in vorhandene Zellen zusätzliches Fett einlagert, als auch durch zusätzliche Zellteilungen vorhandener Fettzellen (Adipozyten).

Man kann einem Gewebe makroskopisch nicht ansehen, ob es durch Hypertrophie, Hyperplasie oder eine Mischung aus beidem angewachsen ist. Dies stellt eine Aufgabe für den Pathologen dar, der betroffenes Gewebe aufarbeitet und seine Befunde weitergibt. Aus solchen Untersuchungen stammen die medizinischen Erkenntnisse darüber, dass dies eben auf eine für bestimmte Gewebe sehr typische Weise geschieht, die Allgemeingültigkeit besitzt. Bei einer muskulären Zunahme handelt es sich danach eben grundsätzlich um eine Hypertrophie, bei der Vergrößerung der Vorsteherdrüse um eine Hyperplasie, bei der Vergrößerung des Fettgewebes um eine Mischung aus beidem, wobei einmal die Hypertrophie im Vordergrund steht und ein anderes Mal die Hyperplasie.

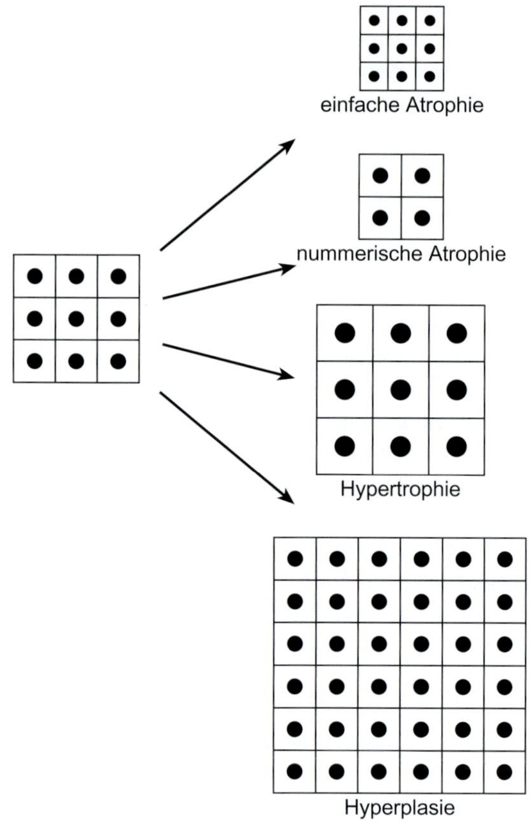


**Abb. 6.19** Atrophie, Hypertrophie und Hyperplasie [L112]

#### Ursachen

Die wesentliche Ursache für eine **Hypertrophie** besteht in einer **vermehrten Beanspruchung** des betroffenen Gewebes. Eine **Hyperplasie** entwickelt sich in erster Linie aufgrund einer **vermehrten Stimulation** durch Wachstumsfaktoren wie u.a. Hormone. So wächst die Muskulatur von Skelett oder Myokard durch Beanspruchung. Dagegen entwickelt sich die Prostatahyperplasie testosteronstimuliert, Myome der Gebärmutter östrogenstimuliert. Auch die Schilddrüse wächst bei vermehrter Hormonstimulation (TSH) durch Hyperplasie.

Dass diese Zuordnungen **nicht ausnahmslos** gelten, erkennt man z.B. an der **Oberhaut** (Epidermis), die auf mechanischen Druck, also Mehrbeanspruchung, mit einer Hyperplasie reagiert, aus der dann eine dickere Hornschicht (Stratum corneum) hervorgeht. Hornhautschwielen an den Füßen entstehen beim Barfußlaufen, durch Fehlstellungen der Füße oder ungeeignetes Schuhwerk als Folge umschriebener Druckerhöhungen. Dies gilt auch für Hühneraugen (Clavi), die sich bevorzugt an den Zehen durch den Druck schlecht angepassten Schuhwerks entwickeln.

Die Zellen zahlreicher Gewebe können sich **entweder vergrößern oder** eine Gewebevermehrung durch **Zellteilung** in die Wege leiten. Manche Zellarten, nicht nur die Adipozyten des Fettgewebes, sind jedoch sowohl zur Hypertrophie als auch zur Hyperplasie in der Lage. **Leberzellen** (Hepatozyten) lagern bei vermehrter Beanspruchung zusätzliche Zellorganellen ein. Nach einer Resektion (Teilentfernung) von Lebergewebe vermehren sich die übrig gebliebenen Zellen so lange, bis das Organ in etwa wieder seine ursprüngliche Größe erreicht hat. **Lymphozyten** können sich beliebig teilen. Je nach Erfordernis vergrößern sie aber auch ihren Zellkörper. Dies gilt z.B. für aktivierte T-Killerzellen oder für B-Lymphozyten, die sich in Plasmazellen umwandeln.

### Atrophie

#### Definition

Die Atrophie ist gewissermaßen das Gegenteil von Hypertrophie und Hyperplasie. Das betroffene Organ oder Gewebe hat sich **zurückgebildet**. Analog zur Gewebevermehrung kann man, rein theoretisch und ohne praktische Bedeutung, noch differenzieren, ob diese Rückbildung durch eine **Verminderung der Zellzahl** zustande gekommen ist (**nummerische Atrophie**) oder ob bei unveränderter Zellzahl die Zellen an **Volumen verloren** haben (**einfache Atrophie**) (➤ Abb. 6.19).

#### Ursachen

Atrophien können **physiologisch** vorgegeben sein. Dies gilt z.B. gerade für den unzureichend beanspruchten Skelettmuskel oder auch das Knochengewebe. Hier gilt grundsätzlich, dass jede verminderte oder vermehrte Beanspruchung zu Atrophie oder Hypertrophie führen muss und dass diese Vorgänge bei veränderter Belastung jederzeit reversibel sind. Ergänzt werden solche Anpassungsvorgänge allerdings häufig durch Hormone und Wachstumsfaktoren. So wird der Knochenabbau der Frau nach der Menopause nicht nur durch die meist rückläufigen körperlichen Beanspruchungen, sondern zumindest im selben Umfang durch den Ausfall der Östrogene verursacht. Der Thymus erfährt ab der Pubertät eine allmähliche Rückbildung und Umwandlung in Fettgewebe (Thymusinvolution). Junge Männer entwickeln testosteronstimuliert auch dann reichliche Mengen an Knochen und Muskulatur, wenn sie körperlich eher träge agieren.

Physiologisch ist auch, neben dem Abbau von Knochen und Muskulatur, die Atrophie zahlreicher weiterer Gewebe, die im **Alter** beobachtet werden kann. Die Haut wird dünner, der Wassergehalt der Gewebe nimmt ab, die Vernetzung der Proteine des Bindegewebes ändert sich, der Grundumsatz sinkt und das Fettgewebe nimmt zu. Nahezu sämtliche Organe verlieren an Leistungsfähigkeit und Reservekapazität. Als Ursache für diese Altersatrophien werden u.a. folgende Mechanismen angesehen:

Menschliche Zellen besitzen eine **endliche Teilungsfähigkeit**. So können sich z.B. Fibroblasten lediglich rund 50-mal teilen, bevor sie absterben. Nur bei malignen Zellen ist diese Begrenzung aufgrund chromosomaler Veränderungen aufgehoben, sodass sie „unsterblich" geworden sind.

Neben dieser programmierten Beschränkung von Teilung und Regenerationsfähigkeit physiologischer Zellen kommt es im Laufe der Jahre auch zu **Ablagerungen** in Zellen und Geweben als Folge von Oxidationen (Radikale) oder durch Chemikalien einschließlich Medikamenten. **Fehlfaltungen von Proteinen** oder **DNA-Schäden**, die nicht mehr repariert werden, nehmen zu. Die **schlechtere Durchblutung**, die u.a. arteriosklerotisch verursacht ist, trägt dazu bei. Dies gilt auch für die häufig zu beobachtende Unterversorgung alter Menschen mit Vitaminen und weiteren essenziellen Nahrungsfaktoren. Vieles am programmierten Lebenszyklus von Tieren und Menschen ist allerdings letztlich unklar.

**Pathologisch** erzwungene Atrophien entstehen bei **Mangeldurchblutung** (Ischämie), **Ausfall oder Unterfunktion von endokrinen Organen** und **Mangel an Nahrungsfaktoren** – kalorisch oder in Bezug auf Bestandteile, die für eine Neubildung von Zellen und Gewebe essenziell sind. Im Vordergrund stehen hier Mangelzustände hinsichtlich Eiweiß, Eisen und den B-Vitaminen $B_{12}$ und Folsäure. Muskulatur, deren **nervale Versorgung** unwiederbringlich zerstört wurde, atrophiert. Die **Druckatrophie** entsteht durch Kompression von Gewebe.

## 6.5.2 Benigne Tumoren

Im menschlichen Organismus existieren insgesamt rund 200 unterscheidbare Zellarten. Aus all diesen Zellen können prinzipiell Tumoren entstehen. Die Namensgebung erfolgt nach dem betroffenen Gewebe bzw. der betroffenen Zellart, unter Hinzufügung der Endung **-om** (Oma = Geschwulst, Tumor). So bedeutet der Begriff Fibrom, dass es sich um einen gutartigen Tumor handelt, der aus den Fibrozyten des Bindegewebes hervorgegangen ist. Das Lipom ist ein benigner Tumor des Fettgewebes (Lipos = Fett), das Chondrom einer des Knorpels (Chondros = Knorpel).

6

#### Ursachen

Die Entstehungsursache der meisten gutartigen Tumore ist **unklar**. Bei den Adenomen der Schilddrüse ist bekannt, dass sie ihren Ausgang von einzelnen Epithelzellen der Follikel nehmen, die den Rückkopplungsmechanismen mit den Faktoren der übergeordneten Drüse (Hypophyse) weniger gut gehorchen als die Nachbarzellen. Schleimhautpolypen (z.B. als nasale Polyposis) entstehen häufig reaktiv als Folge rezidivierender Entzündungen. Fibrome sieht man häufiger bei adipösen Menschen. Ganz allgemein entwickeln sich benigne und maligne Tumore im **Alter** mit zunehmender Häufigkeit.

#### Beispiele benigner Tumoren

Tumoren aus

- Epithelgewebe:
  - **Papillom:** Tumor des Oberflächenepithels an Haut (Warzen) und Schleimhaut, oft als Mischtumor gemeinsam mit Bindegewebe
  - **Adenom:** Tumor aus Drüsengewebe; z.B. in Schilddrüse, Nebennierenrinde, Nebennierenmark (Phäochromozytom), Pankreas (Insulinom) oder Hypophyse (Prolaktinom); auch gutartige Schleimhauttumoren (Polypen) werden in Abhängigkeit von ihrem histologischen Aufbau den Adenomen zugeordnet.

- **Polypen:** Wucherungen der Schleimhäute in Atemwegen und Verdauungstrakt; adenomatöse Polypen des Verdauungstrakts können auch maligne entarten.
- **Zysten** wie u.a. **Atherome**
- Bindegewebe:
  - **Fibrom**
  - **Fibroadenom** der Mamma (Mischtumor aus Drüsen- und Bindegewebe)
- Muskelgewebe: Myom
  - **Leiomyom:** Tumor der glatten Muskulatur
  - **Rhabdomyom:** Tumor der quergestreiften Muskulatur
  - **Fibromyom:** Mischtyp mit Bindegewebe
- Fettgewebe: **Lipom**
- Knochengewebe: **Osteom**
- Knorpelgewebe: **Chondrom**
- Gefäßen: Angiom
  - **Hämangiom:** Tumor aus Blutgefäßen
  - **Lymphangiom:** Tumor aus Lymphgefäßen
- Melanozyten: **Nävus** („Muttermal")

### Merkmale

Vor allem zwei Faktoren entscheiden über die **Dignität** (biologische Wertigkeit bzw. Zuordnung) eines Tumors. Der eine betrifft das lokale Wachstum, der zweite die Frage, ob aus einem Tumor Absiedelungen (Metastasen) fern vom Ort des Primärtumors entstehen können.

Gutartige Tumoren **wachsen** zumeist sehr **langsam** über Jahre. Je nach ihrer Lokalisation bleibt dieses Wachstum folgenlos oder es kommt durch Druck auf Nachbarstrukturen zu Symptomen, evtl. auch zu Schäden an diesen Strukturen. So können evtl. eine Druckatrophie entstehen oder das Lumen angrenzender Hohlräume komprimiert oder verlegt werden. Polypen entwickeln sich aus Schleimhäuten – evtl. so lange, bis sie durch Verlegung des Lumens zu Problemen führen. Hämangiome können durch mechanische Irritation bluten, z.B. Hämangiome der Leber. Im Gehirn kann das Wachstum benigner Tumoren, z.B. eines Meningeoms oder Glioms, erhebliche Schäden benachbarter nervaler Strukturen erzeugen. In jedem Fall aber erfolgt das Wachstum lediglich Nachbarstrukturen **verdrängend**, niemals infiltrierend oder destruierend (zerstörend).

Die **Zellen** gutartiger Tumoren sind **hoch differenziert** und **entsprechen dem Gewebe**, aus dem sie hervorgehen. Dies gilt auch für alle weiteren Eigenschaften. So gehorchen sie den Gesetzen der Apoptose, sind also nach einer vorbestimmten Zahl an Zellteilungen auf ihren eigenen Zelltod programmiert. Sie **achten Grenzen**, die durch benachbarte Gewebe vorgegeben werden, können hier also nicht einwachsen. Sie setzen **niemals Metastasen** (➤ Tab. 6.1).

## 6.5.3 Maligne Tumoren

In den westlichen Ländern nimmt die Anzahl maligner Tumoren seit vielen Jahren beständig immer weiter zu, was in erster Linie an der gestiegenen Lebenserwartung liegen dürfte. Ein besonders markantes Beispiel hierfür liefert das **Prostatakarzinom**, von dem nach Sektionsergebnissen nahezu bei **jedem Mann** im **hohen Lebensalter** zumindest frühe Stadien nachweisbar werden, dessen sichtbare Folgen allerdings weit überwiegend nicht mehr zum Tragen kommen, weil die Betroffenen vorher an einer Herz-Kreislauf-Erkrankung bzw. deshalb versterben, weil sie an ihrer biologischen Grenze angelangt sind.

In **Deutschland** erkranken nach den bisher noch üblichen Hochrechnungen (Schätzungen) etwa **490.000 Menschen/Jahr** an einer malignen Erkrankung. Umgerechnet bedeutet dies, dass **mehr als die Hälfte aller Deutschen** im Verlauf ihres Lebens von einer malignen Erkrankung betroffen sein wird. Während noch vor wenigen Jahrzehnten die Diagnose „Krebs" zumindest in fortgeschrittenen Stadien einem Todesurteil gleichkam, hat sich das Bild dank der immensen Fortschritte der modernen Medizin radikal gewandelt: Aktuell liegt die **Letalität** an diesen Erkrankungen noch bei knapp **40 %** und es ist kontinuierlich mit weiteren Fortschritten zu rechnen. Dies ist vergleichbar mit der Diagnose HIV/AIDS, die noch bis zur Jahrhundertwende den sicheren Tod bedeutete, während heute die Lebenserwartung kaum noch eingeschränkt ist, auch wenn in diesem Fall und im Gegensatz zu den Malignomen Heilungen im eigentlichen Sinn noch nicht erreichbar sind.

**Tab. 6.1** Unterscheidungsmerkmale benigner und maligner Tumoren

| Merkmal | Benigner Tumor | Maligner Tumor |
|---|---|---|
| Wachstum | in der Regel langsam bis sehr langsam über Jahre und Jahrzehnte | meist langsam über Jahre bis zu den ersten Symptomen (eher selten schnell innerhalb von Monaten) |
| Lokale Ausbreitung | solide, scharf begrenzt, oft von einer bindegewebigen Kapsel umgeben, die Umgebung verdrängend | unscharf begrenzt, die Umgebung infiltrierend und destruierend (zerstörend) |
| Histologie | hoch differenzierte Zellen, von üblichen Zellen dieses Bereichs nicht zu unterscheiden | zumindest Zellatypien, oft vollständiger Differenzierungsverlust, kaum noch dem Ursprungsgewebe zuzuordnen |
| Umgebung | evtl. Kompression, Druckatrophie | Infiltration, Destruktion |
| Metastasenbildung | Niemals | immer (früher oder später) |
| Symptome | evtl. Symptome durch Kompression oder Verlegung der Umgebung, bei Adenomen evtl. Symptome der Hormonproduktion | in frühen Stadien und oft über lange Zeiträume in der Regel keine Symptome, keine Schmerzen |
| Therapie | in der Regel operativ heilbar | in frühen Stadien meist operativ heilbar; später Bestrahlung und/oder Chemotherapie |

Mit > 200.000 Todesfällen/Jahr in Deutschland stellen maligne Erkrankungen in ihrer Summe nach den Herz-Kreislauf-Erkrankungen immer noch die **zweithäufigste Todesursache** dar. Dies gilt für alle westlichen Länder. Wenn man die „Herz-Kreislauf-Erkrankung", an der der 95-Jährige angeblich verstirbt, korrekt zuordnete, würde sich die Reihenfolge höchstwahrscheinlich sogar umkehren.

## Häufigkeiten einzelner Malignome

In ➤ Tab. 6.2 sind die wichtigsten malignen Erkrankungen in der Reihenfolge ihrer Häufigkeiten und getrennt nach den Geschlechtern gelistet. Zugrunde gelegt wurden die Hochrechnungen von 2010. Die bei der Frau in der Summe weit im Vordergrund stehenden geschlechtsspezifischen Malignome sind durch Fettdruck hervorgehoben.

## Vorstadien (Präkanzerosen)

### Dysplasie, Carcinoma in situ

Der Begriff der **Dysplasie** beschreibt die **fehlerhafte Entwicklung** eines Gewebes oder Organs (Beispiel: Hüftdysplasie als angeborene Fehlanlage des Hüftgelenks). Im weiteren Sinn meint man damit auch eine **Veränderung von Epithelgewebe**, die sich darin ausdrückt, dass sich die betroffenen Zellen entdifferenzieren und vermehrt Mitosen bilden. Sie entwickeln sich in Richtung malignen Gewebes, ohne jedoch bereits entartet zu sein. Eine Dysplasie ist also gewissermaßen ein Zwischenstadium auf dem Weg zum Malignom, eine Präkanzerose.

Eine **schwere bzw. hochgradige Dysplasie** beinhaltet Zellen, die bereits die Zeichen der Malignität aufweisen, doch ist die **Basalmembran** als Abgrenzung gegenüber der Umgebung noch **intakt**. Ein derartiges direktes Vorstadium eines invasiven Karzinoms nennt man **Carcinoma in situ**. Wird ein Gewebe in diesem Stadium erkannt und operativ entfernt, liegt die Heilungsrate für den Patienten bei 100 %.

Vor allem am Gebärmutterhals erfasst man im Rahmen der Vorsorgeuntersuchungen häufig Dysplasien oder sogar ein Carcinoma in situ. Da diese Veränderungen keinerlei Symptome verursachen, würden sie ohne Vorsorgemaßnahmen mit einiger Sicherheit dem Nachweis und damit auch der frühzeitigen Therapiemöglichkeit entgehen.

### Metaplasie

Metaplasie bezeichnet die **Umwandlung** eines **differenzierten Gewebes** in ein ebenfalls differenziertes Gewebe, das jedoch an dieser Stelle normalerweise nicht vorkommt.

Beispiele:

- Die Mundschleimhaut besitzt einen Überzug aus einem mehrschichtigen, nicht verhornenden Plattenepithel. Als Folge eines chronischen Reizes bzw. Druckes, z.B. durch das Mundstück der Pfeife beim Pfeifenraucher, wandelt sich das Epithel an der Auflagefläche in ein mehrschichtiges, verhornendes Plattenepithel um, wie es an der Oberhaut besteht. Die Verhornung wird als weißliche Schicht erkennbar. Man spricht von der **Leukoplakie**.
- Beim chronischen Reflux von Magensäure in die Speiseröhre wandelt sich deren mehrschichtiges, nicht verhornendes Plattenepithel in ein einschichtiges Epithel um, das dem Oberflächenepithel des Magens ähnelt.
- Im Rahmen der chronisch entzündlichen Vorgänge der Atemwege beim Raucher wird das Flimmerepithel an manchen Stellen durch ein widerstandsfähigeres mehrschichtiges Plattenepithel ersetzt. Die Reinigungsfunktion (durch Becherzellen und Flimmerhaare) geht dabei allerdings verloren (➤ Abb. 6.20).

Metaplasien stellen also eigentlich **sinnvolle Anpassungsvorgänge** von Geweben dar, die **veränderten Beanspruchungen** zu genügen haben. Definitionsgemäß sind diese Veränderungen reversibel, doch ist davon im Alltag nichts zu bemerken. Weder die Leukoplakie des Pfeifenrauchers noch die Metaplasien in Speiseröhre und

**Tab. 6.2** Häufigkeiten maligner Erkrankungen

| Frau | | | Mann | |
|---|---|---|---|---|
| **Mammakarzinom** | 70.300 (beim Mann: 610) | 1 | Prostatakarzinom | 66.000 |
| Darm | 28.600 | 2 | Lunge | 35.000 |
| Lunge | 17.000 | 3 | Darm | 33.800 |
| Leukämien/Lymphome | 16.300 | 4 | Leukämien/Lymphome | 19.900 |
| **Gebärmutter** (Korpus) | 11.600 | 5 | Harnblase | 11.300 |
| Malignes Melanom | 9.600 | 6 | Malignes Melanom | 9.600 |
| Pankreas | 8.100 | 7 | Mundhöhle/Rachen | 9.300 |
| **Eierstöcke** | 7.800 | 8 | Magen | 9.200 |
| Magen | 6.700 | 9 | Niere | 9.000 |
| Niere | 5.600 | 10 | Pankreas | 8.000 |
| **Gebärmutter** (Zervix) | 4.700 | 11 | Leber | 5.900 |
| Harnblase | 4.200 | 12 | Speiseröhre | 4.900 |
| Mundhöhle/Rachen | 3.500 | 13 | ZNS | 3.900 |
| **Vulva** | 3.200 | 14 | Hoden | 3.800 |

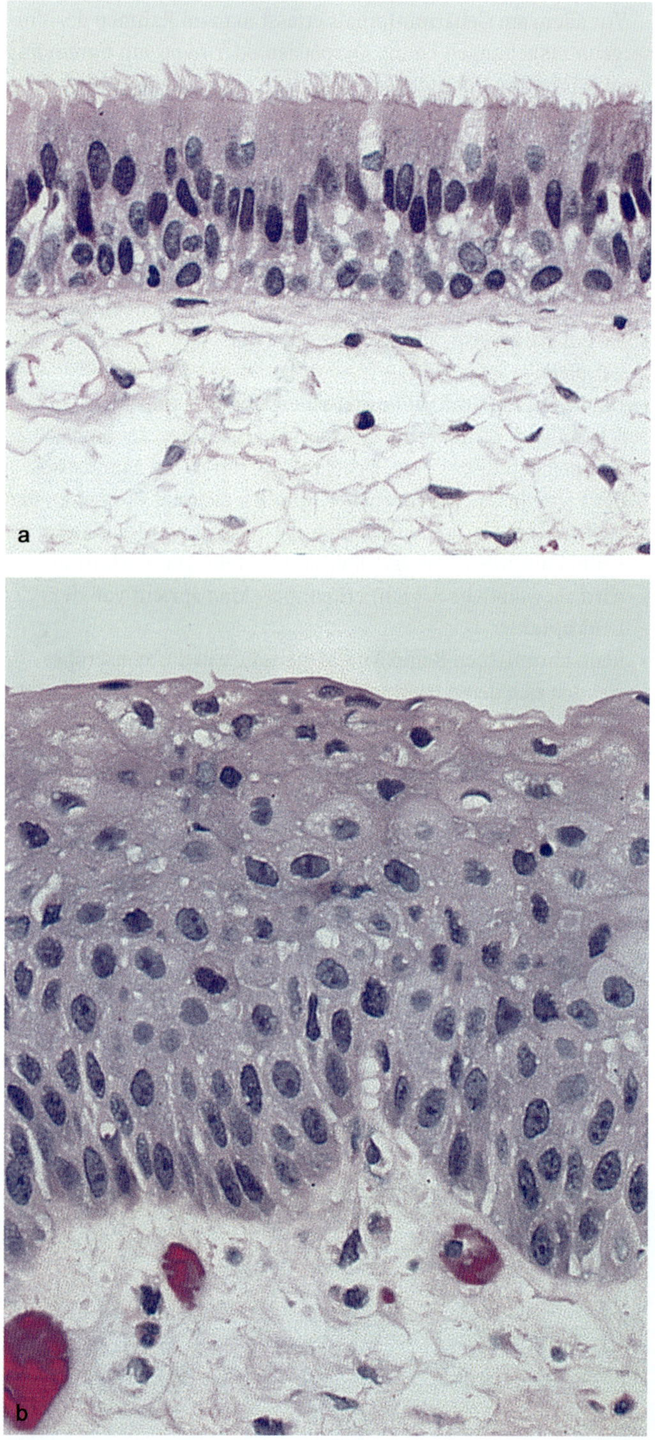


**Abb. 6.20** Metaplasie der Atemwege. Ersatz des Flimmerepithels (**a**) durch Plattenepithel (**b**) [R235]

Atemwegen bilden sich nach Beendigung des Dauerreizes vollständig zurück. Schlimmer ist, dass Metaplasien meist den Keim der malignen Entartung in sich tragen und deshalb operativ entfernt oder zumindest beobachtet werden müssen. Sie stellen prinzipiell **Präkanzerosen** dar. Allerdings kann bei einer Präkanzerose niemals genau vorhergesagt werden, wann und ob überhaupt eine Entartung des betroffenen Gewebes stattfinden wird.

## Ursachen

Die auffallendste Abweichung maligner Zellen gegenüber physiologischen Zellen findet sich im Bereich der DNA. Translokationen, Chromosomenbrüche, Abweichungen in Größe und Form der Kerne und atypische Mitosen sind üblich. Meist ist der DNA-Gehalt dieser Zellen erhöht, oftmals auch die Zahl an Chromosomen. Die Ursachen maligner Entartung sollten also mit den Ursachen der **DNA-Veränderungen** gleichzusetzen sein.

Vieles lässt sich empirisch einordnen. Noch aufschlussreicher verlief die Forschung der letzten Jahre, v.a. seit die menschlichen Gene und ihre Lage auf den Chromosomen bekannt geworden sind. Eine Flut an neuen Detailinformationen gesellt sich Jahr für Jahr dazu. Klar scheint inzwischen, dass es die eine Ursache für die Entstehung von Krebs nicht geben kann. Vielmehr bedarf es neben einer Handvoll im Vordergrund stehender Ursachen offensichtlich jeweils etlicher **Kofaktoren**, um eine Zelle letztendlich in die Malignität zu führen.

**Hauptursachen** und **Risikofaktoren:**

- radioaktive (ionisierende) Strahlung, UV-Strahlung
- chemische Umweltgifte: u.a. Benzol, Tabakrauch, Asbest, Ruß
- Umweltgifte: Aflatoxine, Nitrosamine
- Hemmung der Zellteilung, z.B. durch Zytostatika
- angeborene oder erworbene Schwächen des Immunsystems
- familiäre Belastungen, z.B. durch sog. Onkogene („Krebsgene")
- angeborene Chromosomenanomalien, z.B. Trisomien
- chronische Infektionen durch einzelne Viren, z.B. mit Epstein-Barr-Virus, Hepatitis-B-Viren und HPV-Viren
- chronische Entzündungen und Reizzustände: Kolitis, Gastritis, Zöliakie, Hepatitis, Bronchitis
- Ernährungsfaktoren: fettreich, Mangel an Obst, Gemüse und Ballaststoffen
- Mangel an körperlicher Aktivität
- Adipositas als Risikofaktor für die Karzinome von Darm, Mamma, Ovar und Prostata

**HINWEIS PRÜFUNG**

Die weiteren Ausführungen dieses Abschnitts sowie der Abschnitt zum Wachstum maligner Tumoren sind für Verständnis und medizinischen Alltag durchaus von Bedeutung, nicht jedoch im Hinblick auf die Prüfung.

### Beispiele betroffener Gene

Die Gene, die von den Mutationen betroffen sind und über verschiedenste Mechanismen zur Entartung betroffener Zellen führen können, fasst man unter Begriffen wie **Onkogene** und **Tumorsuppressorgene** zusammen. Zusätzlich geschädigt sind häufig **Apoptose-Gene**, **DNA-Reparaturgene** oder Gene für **Wachstumsfaktoren**. Auch Gene, die eine weitere Zellteilung verhindern, wenn Nachbargewebe berührt werden, verlieren ihre Funktion – ebenso diejenigen, die für die Einhaltung der physiologisch eingestellten Begrenzung auf maximal 25–50 Zellteilungen bei differenzierten Zellen sorgen.

**DNA-Reparaturgene** können auch als **Kurator-Gene** bezeichnet werden. Geht ihre „kurierende" Wirkung aufgrund von Mutationen verloren, können die üblichen, in einer Vielzahl von Zellen durch oxidierende oder äußere Einflüsse wie z.B. Strahlung auftretenden DNA-Schäden bis hin zu Chromosomenbrüchen nicht mehr repariert werden. **Tumorsuppressorgene** sind mit den von ihnen codierten Proteinen an der Zellteilung beteiligt. Sie **verhindern Zellteilungen**, sobald bei den verschiedenen Checkpoints der $G_1$-, S- oder $G_2$-Phase Fehler erkannt worden sind, und initiieren die Apoptose solcher Zellen. Ist von einer derartigen Mutation nur ein Allel betroffen, wird die Anlage also heterozygot weitergegeben, kommt es im Verlauf des Lebens dann zur malignen Entartung, wenn es in irgendeiner Zelle zur zusätzlichen Mutation des bisher gesunden Allels gekommen ist und gleichzeitig weitere Mutationen diesbezüglich wichtiger Gene entstanden sind. Im Gegensatz zu dieser familiären Disposition ist es weit weniger wahrscheinlich, dass bei einer Person ohne familiäre Anlage gleich beide ursprünglich gesunden Allele eines Merkmals im Verlauf der Jahre verändert werden. Die überragende Bedeutung der zelleigenen Überwachung der verschiedenen Abschnitte der Mitose, im Zusammenhang mit der Funktion der Tumorsuppressorgene, wird daraus ersichtlich, dass die meisten Malignome, und nahezu alle Karzinome, eine abweichende Zahl an Chromosomen **(Aneuploidie)** aufweisen. Derartige Abweichungen können beim geborenen Menschen ausschließlich durch Fehler im Rahmen der Teilung einzelner Zellen entstehen.

Während die Mutation von Tumorsuppressorgenen einen Teil der zellulären **Schutzeinrichtungen** unwirksam macht, sofern die Allele beider Chromosomen betroffen sind, besitzen **Onkogene** bereits bei einer isolierten Punktmutation einen direkt schädigenden Einfluss auf einzelne Zellfunktionen. Ihre **Wirkungsweise** ist also **dominant** sowohl bei einer familiären Belastung als auch dann, wenn die Mutation erst im Lauf des Lebens erworben wird. Onkogene sind z.B. Gene, deren Mutation dazu führt, dass die codierten Proteine im Übermaß und ohne die üblichen Rückkopplungen produziert werden. Diese Genprodukte verändern dann die intrazellulären Signalwege auf eine Weise, dass die Zellvermehrung der physiologischen Überwachung entgeht oder z.B. dadurch, dass übliche, auf dem Blutweg ankommende Wachstumsstimuli an den mutierten Zellen eine weit stärkere Wirkung erzielen.

Zellen sind üblicherweise durch eine Vielzahl von Mechanismen vor einer Entartung geschützt. Erst die **gleichzeitige Schädigung mehrerer Faktoren** kann diesen Schutz so weit unwirksam machen, dass Zellen sich verselbstständigen. Dabei dauert es in aller Regel Jahrzehnte (bis zu 40 Jahre), bis die schädigenden Faktoren alle Schutzmechanismen überspielt und die Tumorentstehung initiiert haben, bis eine Zelle also so viele Mutationen angehäuft hat, dass die Voraussetzungen gegeben sind. Ein treffendes Beispiel für diesen Zusammenhang liefert das maligne Melanom: Die Sonnenbrände des Kindesalters begünstigen die Melanomentstehung der zweiten Lebenshälfte. Gleichzeitig wird aus diesem Zusammenhang heraus verständlich, warum die meisten Krebse das fortgeschrittene Lebensalter betreffen.

**MERKE**

Familiäre Faktoren tragen sehr wahrscheinlich bei der Mehrzahl der Krebse zu einem erhöhten Risiko bei. Dieses gegenüber der Normalbevölkerung zusätzliche Risiko kann in Abhängigkeit vom jeweils betroffenen Gen relativ gering, aber auch sehr ausgeprägt vorhanden sein – im Einzelfall so sehr, dass die Wahrscheinlichkeit für die Entstehung einer definierten Krebsart > 50 % beträgt. Dagegen liegt der prozentuale Anteil familiärer Faktoren in Relation zu allen weiteren Ursachen der Krebsentstehung selbst bei den diesbezüglich im Vordergrund stehenden Krebsarten Mammakarzinom (BRCA-Gene) und Dickdarmkarzinom (APC-Gen) bei maximal 10 %. Genetische Beratungen und evtl. auch Untersuchungen ergeben also nur dann einen Sinn, wenn in mehreren Generationen einer Familie eine auffallende Häufung an einer bestimmten Krebsart zu verzeichnen war.

### Wachstum maligner Tumoren

Maligne Tumoren entwickeln sich grundsätzlich aus einer **einzelnen** entarteten Zelle. Sobald die Vermehrung dieser Zelle in Gang gekommen ist, zeigen die neu entstehenden Zellen zunächst zwei Besonderheiten: Zum einen ist die Zellteilungsrate sehr hoch, entspricht z.B. derjenigen der Erythropoese. Zum anderen teilen sich sämtliche Tochterzellen im selben Rhythmus weiter, sodass in kurzer Zeit riesige Zellzahlen entstehen. Man kann davon ausgehen, dass ein maligner Tumor häufig innerhalb weniger Wochen oder Monate einen Durchmesser von 1 mm erreicht hat. Dies entspricht einer Zellzahl von $10^6$, also 1 Million Zellen.

6

Glücklicherweise geht die Zellteilungsrate anschließend kontinuierlich immer weiter zurück, weil sich eine zunehmende Zahl an Zellen nicht mehr am Wachstum beteiligt, bis die **Zellteilungsrate** bei einer Tumorgröße oberhalb $10^9$ Zellen (1 Milliarde Zellen = 1 cm Tumordurchmesser) nur noch rund **2–3 %** aller vorhandenen Zellen betrifft. Dieser Zusammenhang mag die Hauptursache dafür darstellen, dass es in vielen Fällen Jahre oder Jahrzehnte dauert, bis die Tumoren im Anschluss an ihre Entstehung symptomatisch geworden sind.

Als Ursachen dieser für die meisten soliden Tumoren recht typischen Wachstumskinetik werden die folgenden Zusammenhänge diskutiert:

- Bereits die maligne entartete Mutterzelle eines beliebigen Tumors weist zahlreiche, zumindest aber 5–10 einzelne Mutationen auf, die in ihrer Summe zur Entartung dieser Zelle geführt hatten. Eines der Merkmale maligner Tumoren besteht darin, dass sich bei den Generationen der Tochterzellen beständig neue Mutationen dazugesellen, bis eine weitere Zellteilung evtl. unmöglich wird.
- Etliche unter diesen inaktiv gewordenen Zellen behalten allerdings ihr potenzielles Teilungspotenzial bei. Wird die Tumormasse therapeutisch, z.B. operativ oder durch Chemotherapie, wesentlich verkleinert, treten sie erneut in den Zellzyklus ein, sodass solche „Tumorreste" häufig umso schneller nachwachsen, bis die ursprüngliche Größe erreicht oder übertroffen ist. Das Problem ist, dass sie dabei durch neuerliche Mutationen häufig ihre Eigenschaften so weit verändern, dass sie von der ursprünglich wirksamen Chemotherapie nicht mehr erreicht werden.

- Bis zu einer Tumorgröße von etwa 1 mm Durchmesser erfolgt die Ernährung der Zellen durch Diffusion aus der Umgebung. Bei weiterem Wachstum ist der Tumor im Sinn seines Überlebens zunehmend auf neu gebildete Blutgefäße angewiesen, die Zugang zur gesunden Umgebung finden. Entsprechend stimulierende Faktoren werden von den Malignomen selbst produziert und in die Umgebung ausgeschieden. Diese Angiogenese gelingt jedoch häufig nicht ausreichend und v.a. nicht adäquat zur Wachstumsgeschwindigkeit, wodurch in den meisten soliden Tumoren Bereiche entstehen, die wegen des zunehmenden Nährstoffmangels nicht mehr am Wachstum teilnehmen oder sogar durch Apoptose oder nekrotischen Zerfall zugrunde gehen.
- Manche Stoffwechselmetabolite maligner Zellen besitzen toxische Wirkungen auf ihre Nachbarzellen. Wenn sich derartige Metabolite aufgrund mangelnden Abtransports anhäufen, kann dies das Gesamtwachstum einschränken.
- Besonders wesentlich scheint eine weitere Eigenschaft, die maligne Tumoren mit normalem Gewebe verbindet: In den meisten physiologischen Geweben gibt es mehr oder weniger undifferenzierte **Stammzellen**, von denen aus dieses Gewebe sich einschließlich aller enthaltenen Zelltypen erneuern kann. Solche Stammzellen finden sich in Geweben wie Knochenmark oder Dünndarmmukosa in großer Zahl, in anderen wie Fett- oder Muskelgewebe nur in bescheidenem Umfang, doch kann man grundsätzlich davon ausgehen, dass sich die menschlichen Gewebe überwiegend aus den vorhandenen Stammzellen heraus erneuern. Diese Eigenschaft gilt nun erstaunlicherweise auch für maligne Neubildungen, die offensichtlich nur über einige Generationen hinweg ihre Stammzelleigenschaft ausnahmslos behalten, um sie danach zumindest teilweise zu verlieren. Unglücklicherweise sind gerade die **Krebsstammzellen** besonders **resistent** gegenüber Chemotherapien, sodass dieser Zusammenhang dazu beitragen mag, dass zahlreiche Krebse allein durch Chemotherapie (noch) nicht geheilt werden können. Maligne Neubildungen, deren Zellen sich wie z.B. die hämatopoetischen Neubildungen (Leukämien und Lymphome) auf größere Gewebebereiche verteilen, ohne umschriebene Zellansammlungen zu bilden, behalten teilweise ihre ursprüngliche, schnelle Zellteilungsrate bei, obwohl auch hier Stammzellen existieren. Dies bedeutet zwar, dass die allgemein bei Malignomen als tödlich angenommene Zelllast von etwa $10^{12}$ (1 Billion) Zellen häufig sehr viel schneller erreicht wird, doch werden hochaktive Zellen ohne Stammzelleigenschaften, die sich beständig teilen, gleichzeitig auch durch eine Chemotherapie sehr viel umfassender getroffen als dies bei soliden Tumoren möglich ist. Dies liegt nicht nur an der Teilungs- bzw. Stoffwechselaktivität der Zellen, sondern auch pauschal an der grundsätzlichen Erreichbarkeit maligner Zellen. Solide Tumoren wachsen in ihren einzelnen Anteilen zwiebelschalenartig um ihre neu gebildeten Blutgefäße herum. Therapeutika gelangen auf dem Blutweg problemlos in die direkt perivasal gelegenen Gewebeanteile, jedoch häufig nicht mehr oder nicht ausreichend zu den Zellen der Randbezirke, sodass sie dort auch keine Wirkungen entfalten können.



## Namensgebung maligner Tumore

Von **Epithelgewebe** ausgehende maligne Tumore nennt man **Karzinome**. Je nach ihrem Ausgangsgewebe und ihrem Aufbau werden sie unterteilt in:

- **Plattenepithelkarzinome:** verhornend oder nicht verhornend; an Oberhaut, Mundhöhle, Atemwegen, Speiseröhre und Vagina
- **Adenokarzinome:** mit oder ohne Hormonproduktion; an Dickdarm, Mamma, Prostata, Bronchien, Magen, Uterus, Niere usw.; stellen die häufigsten Neoplasien überhaupt dar; nehmen ihren Ausgang von Drüsen- oder Schleimhautepithel und sind häufig noch erkennbar differenziert
- **undifferenzierte (anaplastische) Karzinome**

Neoplasien, die vom **Bindegewebe** ihren Ausgang nehmen, heißen **Sarkome**. So wird aus dem benignen Fibrom das maligne Fibrosarkom, aus dem Chondrom das Chondrosarkom, aus dem Osteom das Osteosarkom und aus dem Lipom das Liposarkom. Myo- bzw. Rhabdomyosarkome sind außerordentlich selten. Sarkome entwickeln sich in aller Regel nicht aus ihren benignen Varianten (Myom, Lipom usw.), sondern entstehen von Anfang an (primär) maligne. Man unterscheidet:

- **Fibrosarkom:** Sarkom des Bindegewebes
- **Chondrosarkom:** Sarkom des Knorpels
- **Osteosarkom:** Sarkom des Knochens
- **Liposarkom:** Sarkom des Fettgewebes
- **Leiomyosarkom:** Sarkome des glatten Muskelgewebes
- **Rhabdomyosarkom:** Sarkome des quergestreiften Muskelgewebes

**Unreife** oder **embryonale Neoplasien** werden als **Blastome** bezeichnet. Dazu zählen:

- Neuroblastom
- Retinoblastom
- Glioblastom

Schließlich gibt es noch Sonderformen wie das **maligne Melanom**, Malignome des **Nervengewebes** oder die große Gruppe der **Leukämien** und **Lymphome**.

## Frühsymptome

Wenn ein solider Tumor **1 cm** groß geworden ist (und damit etwa **1 g** wiegt), besteht er aus etwa $10^9$, also 1 Milliarde Zellen. In diesem Stadium wird er **apparativ** zuverlässig **diagnostizierbar** – je nach Lokalisation z.B. durch Röntgen oder Ultraschall –, verursacht jedoch in aller Regel noch **keinerlei subjektiv bemerkbare Symptome**. Tumoren dieser Größenordnung werden daher höchstens zufällig oder im Rahmen von Vorsorgemaßnahmen entdeckt. Die Mehrzahl maligner Tumoren besteht bei Diagnosestellung bereits aus mindestens $10^{10}$ Zellen.

Eigentliche **Frühsymptome** sind eher **selten**, wenn man einmal von Tumoren absieht, die sich durch die Produktion von systemisch aktiven Substanzen wie z.B. Hormonen bemerkbar machen. Beispielsweise kann ein Phäochromozytom der Nebenniere bereits in einem Stadium auffällig werden, in dem selbst mit CT oder Kernspin noch kein Nachweis gelingt. Dasselbe gilt auch für hormonell aktive Tumoren von Hypophyse oder Hypothalamus.

**Schmerzen** bestehen **fast niemals**. **Blutungen** aus Darm oder Urogenitalbereich können in frühen Stadien auftreten, werden zumeist erst bei fortgeschritteneren Malignomen erkennbar. Dies gilt auch z.B. für den Wechsel der Stuhlgewohnheiten beim Dickdarmkarzinom, also den Wechsel zwischen Obstipation und Diarrhö, oder die Schluckstörung (Dysphagie) beim Karzinom der Speiseröhre. Die Mehrzahl der Karzinome zeigt selbst in nicht mehr ganz frühen Stadien lediglich außerordentlich **diskrete Hinweise**, z.B. bei Oberbauchkarzinomen mehr ein unbestimmtes Gefühl, dass da irgendetwas „nicht stimmt". Umso entscheidender ist es für den Therapeuten, eine Art sechsten Sinn für dezenteste Hinweise zu entwickeln, um Abklärung und Therapie in einem Stadium einzuleiten, in dem noch beste Aussichten auf Erfolg bestehen.

**Frühsymptome** bzw. **Warnzeichen** können sein:

- Änderung der Stuhlgewohnheiten
- Blutungen aus Darm, Atemwegen oder Urogenitalbereich
- ungewöhnlicher Fluor genitalis
- jede sicht- oder tastbare Neubildung von Gewebe, Veränderung eines Nävus
- Störungen der Verdauung, des Schluckens, der Atmung
- chronischer Husten oder Heiserkeit
- häufige Infekte, verzögerte Wundheilung, verlängerte Blutungen
- Sensibilitätsstörungen oder Lähmungen
- Müdigkeit, Unwohlsein, Leistungsknick
- unklare Temperaturerhöhungen, Nachtschweiß
- Inappetenz mit Gewichtsverlust
- Änderung der Essgewohnheiten, z.B. Widerwillen gegen Fleisch
- paraneoplastische Syndrome

## Paraneoplastische Syndrome

Paraneoplastische Syndrome finden sich bei rund 10 % der Patienten. Es handelt sich um Funktionsstörungen oder Auffälligkeiten, die im Zusammenhang mit Neoplasien auftreten können, jedoch weder mit dem lokalen Wachstum des Tumors noch mit einer etwaigen Metastasierung zusammenhängen. So bilden einige Tumore wie das **Karzinoidsyndrom** oder das **kleinzellige Bronchialkarzinom** hormonell aktive Substanzen, sodass deren Auswirkungen erkennbar werden. Anämien oder eine abakterielle Endokarditis können symptomatisch werden.

Nicht so selten fällt die **Acanthosis nigricans** (➤ Abb. 6.21) auf, besonders bei abdominellen Karzinomen. Aufgrund vermehrt zirkulierender Wachstumsfaktoren (IGF bzw. Somatomedine) entstehen hierbei bräunlich-schwärzliche Verfärbungen der Haut axillär, genital oder im Nacken, manchmal auch an den Handflächen, an Knie- oder Ellenbeugen. Derartige Hyperpigmentierungen sollten also stets Anlass für genauere Untersuchungen sein.

Ein weiteres paraneoplastisches Syndrom einer gewissen Häufigkeit stellen **rezidivierende Thrombenbildungen** dar, z.B. als **tiefe Beinvenenthrombose** oder als oberflächliche **Thrombophlebitis saltans** im Bereich der Extremitäten bei Karzinomen von Pankreas, Lunge u.a. Ursächlich hierfür sind Faktoren, die von den Karzinomen selbst produziert werden, aber auch die von der Leber, durch TNF-α stimuliert, gebildeten **Akute-Phase-Proteine**, zu denen u.a. auch Gerinnungsfaktoren wie **Fibrinogen** gehören. Ein wichtiger Laborparameter, der als „paraneoplastischer Serumwert" Hinweise auf ein malignes Geschehen liefern kann, wenn er fälschlich bzw. übermäßig erhöht ist, stellt **Ferritin** dar. Dies wird unten nochmals deutlicher besprochen. Weitere paraneoplastische Syndrome, die mit einer gewissen Häufigkeit bei unterschiedlichen Tumoren erscheinen, sind:

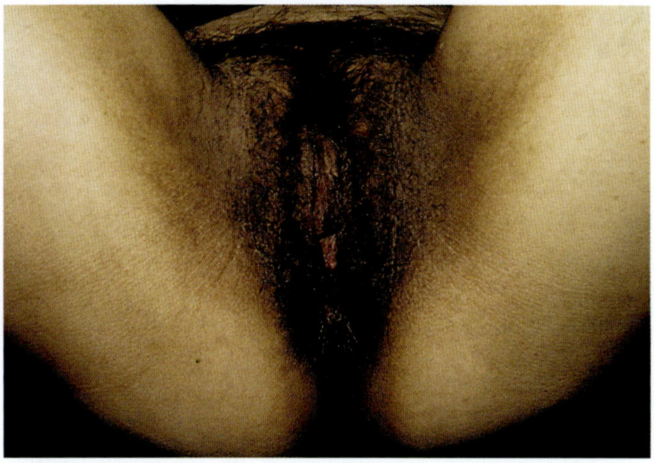

**Abb. 6.21** Acanthosis nigricans (bei einem Ovarialkarzinom) [M174]

- Pruritus (Juckreiz) „sine materia" (ohne erkennbare Ursache)
- Hypoglykämie – wahrscheinlich als Folge des hohen Glukosebedarfs maligner Tumoren
- neu auftretender arterieller Hochdruck
- Arthritis, auch als Polyarthritis, ohne erkennbaren Zusammenhang
- Alopecia areata (umschriebener Haarausfall)
- Knochenschmerzen, v.a. am Bein
- neurologische Auffälligkeiten
- Verhornungsstörungen z.B. an den Handflächen

**MERKE**

Entscheidend bei Symptomen, die u.a. auch als paraneoplastische Syndrome auftreten können, ist, dass man an diesen Zusammenhang überhaupt denkt und zumindest bei Patienten in der zweiten Lebenshälfte immer dann „auf die Suche geht", wenn derlei Auffälligkeiten nicht zwanglos mit üblichen bzw. bereits bekannten Ursachen erklärt werden können.

## Folgen (➤ Abb. 6.22)

Hinsichtlich der Folgen maligner Tumoren muss in solche unterschieden werden, die **lokal** durch den Primärtumor verursacht werden, und in solche, die **systemisch** durch tumorspezifische Faktoren und durch eine Metastasenbildung entstehen.

Die aus einer entarteten Zelle hervorgegangenen Tochterzellen bilden Zellklone, die zunächst durch Diffusion aus der Umgebung ernährt werden. Dies gelingt allerdings nur bis zu einem Durchmesser von 1 bis maximal 2 mm. Ab dieser Größe benötigt das wachsende Tumorgewebe entweder Anschluss an die Gefäßversorgung oder es wird nekrotisch. Solide Tumoren produzieren deshalb Faktoren, welche die Neubildung von Gefäßen induzieren. Diese **Gefäßneubildung** kann nicht immer mit dem Tumorwachstum

6

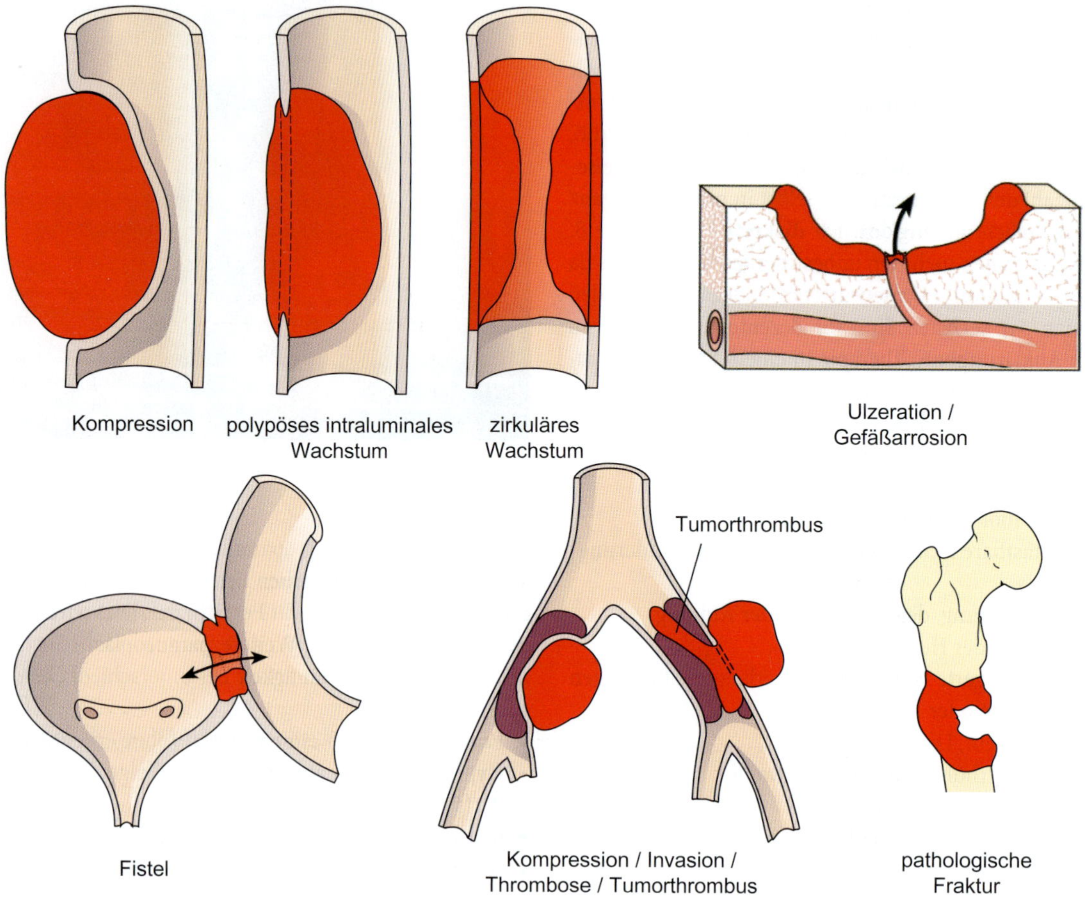


**Abb. 6.22** Lokale Folgen des Tumorwachstums [L112]

Schritt halten, sodass ein Teil der Tumormasse nekrotisiert (s. oben). Solche **Nekrosen** können auch durch die Schädigung umliegenden Gewebes entstehen.

Die Folgen tumorbedingter Nekrosen bestehen, z.B. an inneren Körperoberflächen, in **Ulzerationen** oder **Fistelungen** in Nachbarorgane, z.B. aus einem Darmtumor in Blase oder Vagina. Die Blutungen können sich als **Hämaturie** oder als **Darmblutung** bzw. **Teerstuhl** (Meläna) zeigen und zur **Anämie** führen. Eine Anämie **(Tumoranämie)** entsteht nicht nur als Folge von Blutverlusten (Eisenmangelanämie = hypochrome Anämie), sondern auch durch den Verbrauch der Tumoren an essenziellen Nährstoffen oder in Folge der Behinderung der Hämatopoese. Eine Anämie als nicht so seltener früher Hinweis auf ein malignes Geschehen wäre demnach bei blutenden Tumoren (z.B. Dickdarmkarzinom, Karzinom der Harnwege) als hypochrome, mikrozytäre Anämie zu erwarten, während man bei Malignomen ohne vorhandenen Blutverlust nach außen auch normochrome Anämien beobachtet (➤ Fach Hämatologie).

**ACHTUNG**

Die Anämie als mögliches Frühsymptom eines Malignoms bildet die wesentliche Ursache dafür, dass eine jede neu diagnostizierte Anämie zunächst penibel abgeklärt werden muss, anstatt sie einfach nur zu therapieren.

Wenn der Tumor in Gefäße, meist Venen einwächst, bilden sich dort **Thromben**, die das Gefäß verschließen oder als venöse Emboli fortgespült werden.

Tumoren oder Tumormetastasen des Knochens destruieren die Knochenstruktur. In der Folge kommt es bereits unter physiologischen Belastungen zu Frakturen (**pathologische Fraktur**).

Polypös ins **Lumen** von Darm oder Gallenwegen einwachsende Karzinome führen dort evtl. zu einer **Verlegung**. Im Bereich des Darms kommt es zum **Ileus**, beim Verschluss der Gallenwege zur **Cholestase**.

Karzinome der Bronchien verursachen **Hustenreiz**, können aber in den abhängigen Lungenpartien auch zur **Atelektase** oder zum **Emphysem** führen.

Zahlreiche Patienten magern im Verlauf ihres Tumorleidens ab. Man spricht von der **Tumorkachexie**. Hierfür maßgeblich sind mehrere Faktoren, die sich gegenseitig potenzieren. So weisen schnell wachsende Gewebe einen hohen Verbrauch an Energie (Glukose) und essenziellen Nahrungsfaktoren auf, dem jedoch durch den meist sehr geringen Appetit des Patienten nicht ausreichend entsprochen werden kann. Ferner tragen depressive Verstimmungen und Beeinträchtigungen des Geschmacksempfindens dazu bei. Blutverluste beinhalten zusätzlich zum Eisen auch einen Verlust an Proteinen und weiteren Faktoren. Das häufig verstärkt gebildete Zytokin TNF-α heißt mit zweitem Namen auch **Kachektin**, weil es gerade bei Tumorpatienten zur **Kachexie** (Abmagerung) führt, u.a. durch eine zentrale Dämpfung des Appetits.

TNF-α wirkt auch auf das hypothalamische Temperaturzentrum, sodass viele Patienten zumindest **subfebrile Temperaturen** (Temperaturerhöhung bis 38 °C) entwickeln. Die körperliche Auszehrung nebst Schwächung des Immunsystems, teilweise therapiebedingt, führen zur **Infektanfälligkeit**. Eine häufige Todesursache maligner Erkrankungen besteht dementsprechend in einem systemischen Infekt, nicht ganz so selten an üblicherweise harmlosen Erregern wie z.B. Candida albicans.

## Metastasenbildung

Eine wichtige Eigenschaft maligner Tumore ist ihre Fähigkeit, fern von ihrem primären Wachstumsort **Tochtergeschwülste** (Metastasen) auszubilden. Eine solche Metastasierung ist auf dreierlei Arten möglich: Die Verschleppung maligner Zellen kann auf dem Blutweg (**hämatogen**), über die Lymphe (**lymphogen**) sowie in Einzelfällen auch über **Körperhöhlen** erfolgen, v.a. bei Tumoren, die in die Bauchhöhle einwachsen.

Nicht so selten kommt es erst und gerade im Rahmen der Diagnostik eines malignen Tumors zur Verschleppung einzelner Zellen und damit zur Metastasierung. Dies kann im Zuge ausgedehnter, v.a. grober Palpationen geschehen oder durch bioptische Maßnahmen wie Probeexzisionen und Nadelbiopsien. Auch die eigentliche Operation kann, je nach Geschick des Chirurgen, zur Streuung führen. In manchen Kliniken wird, wann immer möglich, präoperativ bestrahlt oder chemotherapeutisch behandelt, wodurch dieses Risiko zweifellos gemindert wird. Auch der Tumor selbst kann hierdurch oft entscheidend verkleinert werden.

### Hämatogene Metastasierung

Maligne Tumoren wachsen infiltrierend und destruierend. Dies bedeutet u.a., dass ihre Zellen Grenzen wie Basalmembranen durchbrechen und dadurch auch direkt in angrenzende **Blutgefäße** gelangen. Hier werden sie dann mit dem Blutstrom fortgespült und bleiben zumeist erst wieder im nachgeschalteten Kapillarbett hängen. Bei Karzinomen im Einzugsgebiet der Pfortader (Magen, Darm, Pankreas, Milz) sind dies die Kapillaren der **Leber**. Maligne Zellen aus anderen Körperregionen gelangen über Hohlvenen und rechtes Herz in die Kapillaren der **Lunge**. Maligne Zellen aus Lungentumoren werden über das arterielle Blut des linken Ventrikels potenziell auf sämtliche Organe verteilt.

Man weiß heute, dass die allermeisten Zellen, die sich auf diese Weise vom Primärtumor ablösen, zugrunde gehen. Von Millionen solcher Zellen bleiben einige wenige übrig. Diese Relation kann sich allerdings zwischen verschiedenen Tumoren beträchtlich unterscheiden. Es gibt Malignome, die oft **sehr frühzeitig** metastasieren, und andere, bei denen dies in der Regel **eher spät** geschieht. Allgemein nimmt die Wahrscheinlichkeit für das Überleben einzelner Zellen und damit auch die Metastasierungswahrscheinlichkeit mit der Größe des Primärtumors zu.

Das Ankommen einzelner Tumorzellen in einer Kapillare ist also mit einer Invasion und einer Vermehrung dieser Zelle längst nicht gleichzusetzen. Das Blut scheint auf Tumorzellen hemmende oder sogar abtötende Eigenschaften zu besitzen. Manche Tumorzellen induzieren eine lokale Gerinnung und umgeben und schützen sich dadurch mit einem Gerinnsel aus Thrombozyten und Fibrin. In jedem Fall jedoch benötigen sie offensichtlich gewisse **Rezeptoren der Kapillarendothelien**, um hier anzuhaften und in der Folge hindurchzugelangen. Sind sie im Gewebe angekommen, beginnt die Teilung und damit auch die Bildung einer Tochtergeschwulst. Solche Rezeptoren scheinen nicht von allen Endothelien bereitgestellt zu werden. Dies dürfte die wichtigste Ursache dafür sein, dass zahlreiche maligne Tumoren relativ spezifisch in die immer gleichen Organe metastasieren, während sie in anderen kaum einmal erscheinen, obwohl sie auch dorthin streuen.

Ein weiterer Faktor, der die Metastasenbildung in bestimmten Geweben ermöglicht, wurde beim **Mammakarzinom** entdeckt. Der Primärtumor produziert in diesen Fällen häufig (bei 85 % der Karzinome) ein bestimmtes Protein („LOX") mit enzymatischer Wirkung, das auf dem Blutweg u.a. in den Knochen gelangt und dort lysierende Wirkungen besitzt. Die entstehenden Lücken werden dann von malignen Zellen des Tumors besiedelt, sodass das Mammakarzinom durch die Produktion von „LOX" sozusagen seinen eigenen Fortbestand sichert. Interessant ist, dass sich die enzymatische Wirkung des Proteins möglicherweise durch die für die Therapie der Osteoporose (➤ Fach Bewegungsapparat) eingesetzten Bisphosphonate blockieren lässt, wodurch künftig eventuell eine Metastasierung des Karzinoms unterbunden oder wenigstens verzögert werden kann. Neben dem Mammakarzinom gibt es noch einige wenige Karzinome wie diejenigen von **Lunge, Prostata und Niere**, die ebenfalls mit einer gewissen Regelmäßigkeit in **knöcherne Strukturen** streuen. Möglicherweise werden hier künftig dem „LOX" des Mammakarzinoms vergleichbare Mechanismen als Ursache für dieses Verhalten entdeckt.

Ganz allgemein jedoch lässt sich ableiten, dass diejenigen Organe, zu denen maligne Zellen mit dem Blutstrom zuallererst gelangen, auch am häufigsten Metastasen bilden. Bei Tumoren im Einzugsgebiet der Pfortader ist dies die Leber. Tumore im Einzugsgebiet der Hohlvenen streuen dagegen besonders regelmäßig in die Lunge. Damit stellen gerade **Leber** und **Lunge** diejenigen Organe dar, in denen Metastasen **weitaus am häufigsten** auftreten.

### Lymphogene Metastasierung

Die lymphogene Metastasierung erfolgt aus den Randbereichen des Primärtumors, aus dem sich einzelne Zellen ablösen und über die Lymphspalten und Lymphgefäße zu den **regionären Lymphknoten** gelangen. Dabei gelangt die Lymphe eines umschriebenen Gebiets bevorzugt zu einem einzelnen Lymphknoten der regionären Lymphknotengruppe. Dieser zugehörige Knoten wird als **Wächterlymphknoten** bezeichnet (➤ Fach Immunologie). Es ist üblich, den oder die Wächterlymphknoten eines Primärtumors perioperativ darzustellen, zu exstirpieren und histopathologisch aufzuarbeiten. Werden hier keine malignen Zellen nachgewiesen, kann davon ausgegangen werden, dass es zu keiner lymphogenen Metastasierung gekommen ist. Werden dagegen maligne Zellen gefunden, wird in einem zweiten Durchgang die Lymphknotengruppe komplett entfernt.

Es ist unklar, warum Tumorzellen teilweise vom Immunsystem abgefangen und vernichtet werden, während sie in anderen Fällen zu Lymphknotenmetastasen führen. Klar ist lediglich die pauschalierte Ursache: Nur entartete Zellen, die zusätzliche und „unphysiologische" Molekülstrukturen in ihre Zellmembranen einbauen, können von den Zellen des Immunsystems als fremd bzw. „gefährlich" identifiziert und vernichtet werden.

## Stadieneinteilung

Es ist üblich, maligne Tumoren nach dem **TNM-System** zu klassifizieren. „T" steht hierbei für die **Größe des Primär*t*umors**, „N" für die Aussage, ob **Lymphknoten** (*N*odulus) befallen sind oder nicht, und „M" steht für die hämatogene ***M*etastasierung**. Ein Tumor gewisser Ausdehnung, bei dem weder eine hämatogene noch lymphogene Metastasierung nachgewiesen werden kann, würde dann z.B. mit T2N0M0 klassifiziert.

## Diagnostik

Ein maligner Tumor wächst in der Mehrzahl der Fälle Jahre oder sogar Jahrzehnte, bis er eine Größe erreicht hat, die ihn klinisch nachweisbar werden lässt. Diese kritische Größe liegt, wie oben bereits ausgeführt, bei etwa **1 cm Durchmesser**, entsprechend einem Gewicht von **1 g**. In diesem Stadium besteht er aus rund $10^9$ (= 1 Milliarde) Zellen. In den üblichen bildgebenden Verfahren (Röntgen, Ultraschall) werden Tumoren ab dieser Größe **sicher erkennbar**. Dies bedeutet gleichzeitig, dass die übliche Routinediagnostik, die z.B. dazu dienen soll, Metastasen bei erkanntem Primärtumor aufzuspüren, nicht allzu effektiv sein kann. Die dem Patienten übermittelte Botschaft, dass nichts gefunden wurde, hat in der Regel keinerlei Bedeutung hinsichtlich seiner Prognose, denn viele Metastasen bleiben zunächst über Jahre sehr klein, bis sie dann evtl. umso schneller zu wachsen beginnen.

Zahlreiche Tumoren produzieren Substanzen, die für sie selbst und ihr Wachstum relativ spezifisch sind und die deshalb als **Tumormarker** bezeichnet werden. Solche Tumormarker können problemlos aus dem Serum nachgewiesen werden. Die Spezifität gilt allerdings nicht absolut, sodass keiner dieser Marker für eine prophylaktische Suche geeignet ist – vielleicht mit Ausnahme des PSA, sofern dessen Serumwert massiv überhöht ist. Sie dienen hauptsächlich der **Verlaufsbeobachtung**, können z.B. frühzeitig eine Metastasierung oder ein Rezidiv nach einer Operation anzeigen.

Beispiele **wichtiger Tumormarker** sind:

- **CEA** (**c**arcino**e**mbryonales **A**ntigen): Aus Karzinomen des Bauchraums, der Lunge und der Mamma. Dieses physiologischerweise nur aus embryonalen Zellen gebildete Protein ist auch bei einer Hepatitis oder Leberzirrhose im Serum erhöht.
- **AFP** (**α**-**F**eto**p**rotein): aus Karzinomen der Leber und des Hodens
- **PSA** (**p**rostata**s**pezifisches **A**ntigen): aus dem Karzinom der Prostata; ist auch bei Prostatitis und Prostatahyperplasie erhöht, sodass erst weit überhöhte Werte eine gewisse Sicherheit erreichen
- **$\beta_2$-Mikroglobulin:** (Teil der Klasse-I-Proteine der Zellmembran): Marker für Non-Hodgkin-Lymphome einschließlich Plasmozytom
- **Ferritin** ist üblicherweise ein Laborparameter, der sehr viel genauer als weitere, häufig bestimmte Serumwerte wie v.a. Eisen (Fe) die tatsächlichen Eisenvorräte des Organismus anzeigt. Andererseits gehört Ferritin auch zu den sog. Akute-Phase-Proteinen (s. oben), sodass es unabhängig von den Eisenvorräten auch bei systemischen Entzündungen bzw. eben bei beliebigen malignen Erkrankungen erhöht sein kann und in diesen Fällen als **unspezifischer Tumormarker** anzusehen ist. Dies bedeutet im Umkehrschluss, dass ein vom Spektrum weiterer Parameter wie MCH, MCV, Hb und Transferrin abweichendes, erhöhtes Ferritin eine entsprechende Suche beim Patienten veranlassen sollte.
- Seit wenigen Jahren ist mit dem **Schebo® Tumor M2-PK-Test** ein weiterer, für das Dickdarmkarzinom und seine Vorstufen sehr spezifischer Tumormarker in den Apotheken erhältlich, der allerdings als **Stuhltest** zur Anwendung kommt. Er weist das tumorspezifische Isoenzym M2 der Pyruvatkinase (PK) nach, das von diesen Tumoren bereits in frühen Stadien gebildet und an den Stuhl abgegeben wird. Damit ist dieser Test als einer der wenigen neben (eingeschränkt) Ferritin und PSA bereits zur **prophylaktischen Abklärung** und nicht nur zur Verlaufskontrolle geeignet.

**MERKE**

Auf der Basis der immer weiter perfektionierten molekulargenetischen Möglichkeiten mit dem Zuordnen tumorspezifischer Strukturen ist der Ausblick auf die kommenden Jahre ungewöhnlich verheißungsvoll. Genauer ausgedrückt darf nun hinsichtlich der Früherkennung maligner Tumoren geradezu mit einem Quantensprung gerechnet werden.

Dies gilt z.B. für den Nachweis von **DNA-Bruchstücken**, die von nahezu allen Tumoren ins Blut freigesetzt werden und sehr spezifisch zuzuordnen sind. Gleichzeitig ergibt sich hierdurch die Möglichkeit einer angepassten, personalisierten Therapie. Als weiterer Hoffnungsträger gilt die **MicroRNA** (**miRNA**), welche die Proteinsynthese sämtlicher Zellen v.a. an der Translation der Ribosomen steuert und einschließlich der malignen Zellen unterschiedlichster Tumoren sehr spezifisch zu sein scheint (➤ Kap. 3.6.5). Sie kann mit den modernen Labortechniken ebenfalls zuverlässig aus dem Blut der Patienten nachgewiesen werden. Beim Pankreaskarzinom, für das bisher keinerlei Parameter existierten, die eine Früherkennung erlaubt hätten, wurden aktuell (2015) kleine Partikel (**Exosomen**) nachgewiesen, die von diesem Tumor offensichtlich mit großer Regelmäßigkeit aus seinen Zellen abgeschnürt und ins Blut abgegeben werden. Zusätzlich wird eine zunehmende Zahl an **Antikörpern** gegen spezifische, verschiedenen Tumoren zuzuordnenden Strukturen definiert. Diese Ansatzmöglichkeiten befinden sich teilweise bereits in Stadien klinischer Erprobung, sodass mittelfristig mit ihrer Markteinführung gerechnet werden kann.

## 6.5.4 Semimaligne Tumoren

Es gibt einzelne Tumoren, die **lokal infiltrierend** und **destruierend** wachsen, mit sämtlichen Zeichen der Malignität, die aber praktisch **niemals metastasieren**. Das hierfür wichtigste Beispiel bietet das **Basaliom** der Haut – ein Tumor, der meist im höheren Lebensalter und bevorzugt an sonnenexponierter Haut entsteht (➤ Abb. 6.23; ➤ Fach Dermatologie). Das Basaliom wächst außerordentlich langsam über viele Jahre und Jahrzehnte und kann problemlos und zu jeder Zeit exzidiert werden, ohne dass das Leben des Patienten zu irgendeinem Zeitpunkt gefährdet wäre. Derartige Tumore nennt man deshalb „halbbösartig“, semimaligne. Es gibt allerdings vereinzelt indolente Menschen, die solche Basaliome z.B. im Bereich des Kopfes so lange weiterwachsen lassen, bis dieselben in der Tiefe angekommen sind und nun doch noch ihr Leben gefährden.

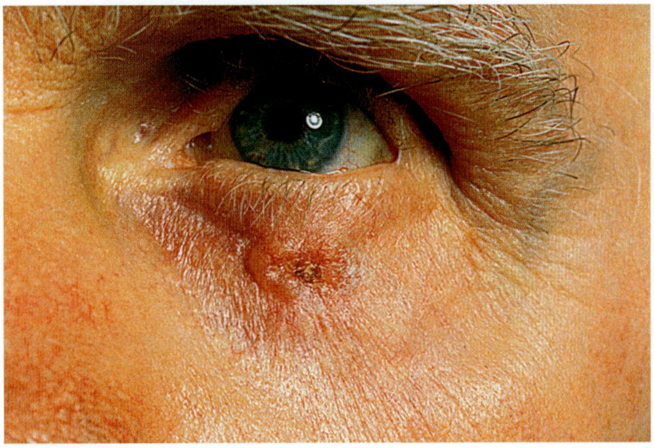

**Abb. 6.23** Basaliom [E421]

### 6.5.4 Semimaligne Tumoren

Es gibt einzelne Tumoren, die lokal infiltrierend und destruierend wachsen, [illegible]

# Register